Francisco Fajardo. D.O.
MROE

Académico de la Academia Costantiniana de Letras,
Arte y Ciencia de Palermo, Italia:
"En reconocimiento al excepcional mérito al servicio
de la cultura universal y por la afirmación del valor
en el conocimiento humano"

TRATADO DE OSTEOPATÍA
Tomo II

Libro 1

- El sacro - El coxis
- La columna lumbar
  (patología degenerativa y patología mecánica)

Editorial Dilema
Madrid, 2025

© Francisco Fajardo Ruiz
© Editorial Dilema, 2025
Ibáñez Marín, 11 - 28019 Madrid
Teléfonos: 91 472 9071 / 91 548 0954
info@editorialdilema.com
www.editorialdilema.com
I.S.B.N. Tomo II. Libro 1: 978-84-9827-610-7
I.S.B.N. (Obra completa): 978-84-9827-807-1
Depósito Legal: M-21877-2025

Maquetación e impresión: GRUPO DILEMA
Portada: María Pérez-Aguilera
          mariap.aguilera@gmail.com

Agradecimientos

A Editorial Maloine
A Editorial Médica Panamericana
A Editorial Wolters Kluwer/Lippincott Williams & Wilkins

Cuyas obras citadas en la bibliografía han enriquecido el presente libro

A Dara Bonino Reverón por sus fotografías

Índice

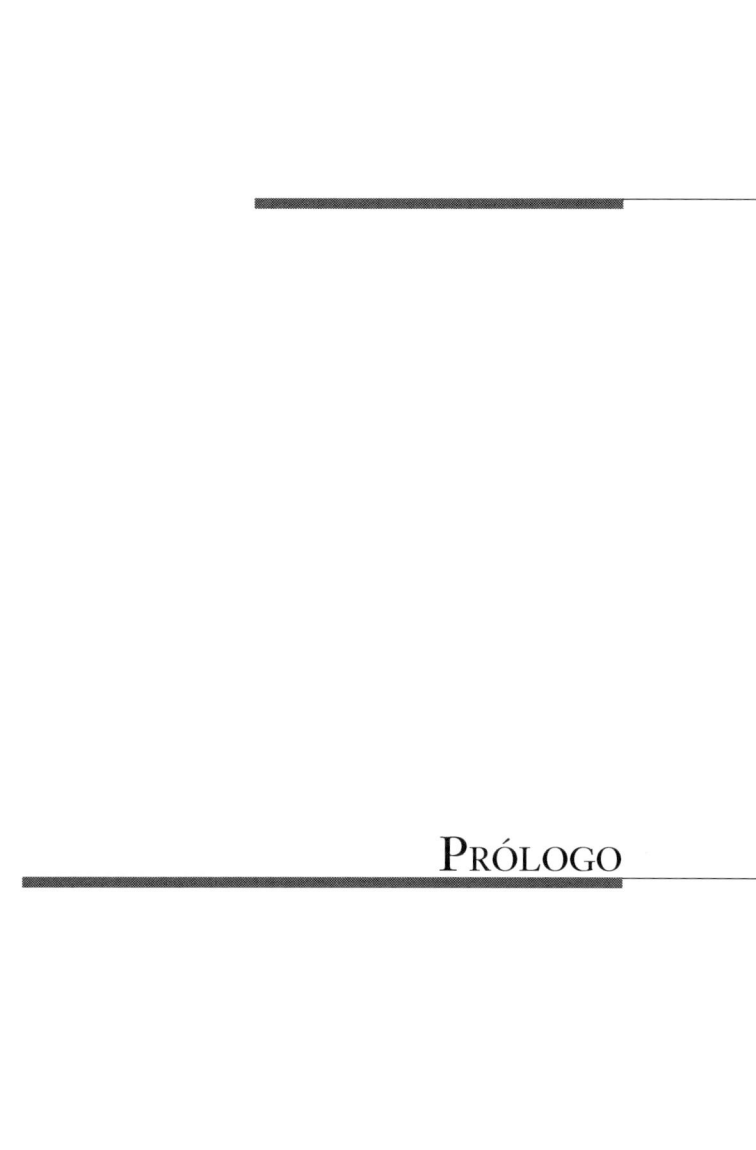

PRÓLOGO

Han pasado más de 13 años desde que publiqué el primer libro de la colección Cuadernos de Osteopatía. Desde entonces, mi carrera profesional como osteópata ha evolucionado de manera exponencial y he adquirido un grado de madurez personal y profesional que son la base para estos nuevos libros.

A día de hoy, son ya 33 años de profesional y casi 33.000 tratamientos realizados en consulta: mucho esfuerzo, sudor y sangre en pro de la osteopatía; y en beneficio del pilar fundamental de esta nueva colección, la experiencia.

Esta nueva colección, que que ya cuenta con 6 tomos, es ante todo un material de texto que utilizamos en el Instituto Internacional de Osteopatía Avanzada (IIOA), y en el Centro de Investigación y Desarrollo Osteopático (CIDO), para nuestros alumnos.

Igualmente, va dirigido a toda aquella persona, estudiante o profesional, que quiera poseer un libro moderno, actualizado al último detalle y con un gran contenido informativo y formativo sobre la osteopatía. No es un libro de tantos, que habla sobre la osteopatía. Es un libro que desarrolla la teoría y práctica de la osteopatía al más alto nivel académico.

Siguiendo los principios de Still, en esta obra se desarrollan ampliamente la anatomía y la fisiología de cada área corporal que posteriormente abordamos osteopáticamente. Una anatomía y fisiología con orientación clínica hacia nuestro trabajo de osteopático, porque aunque la anatomía es la misma para un médico que para un osteópata, el uso que le da cada uno está claramente diferenciado. El osteópata vive de tocar y reconocer con el tacto cada parte integrante de nuestro cuerpo, diferenciando así su correcta fisiología o la alteración de la misma, desembocando con ello en la patología e implicación de otras estructuras cercanas o lejanas, internas o externas.

Still siempre decía que *todo lo que un osteópata necesita es anatomía, anatomía y anatomía.*

La osteopatía es mi profesión... mi pasión. Me ha dado y me sigue dando tantas satisfacciones que es difícil expresar con palabras lo que siento por ella. Espero que estas obras puedan transmitir toda la magia y belleza que aporta la osteopatía y que tú también consigas el Gen... el Gen osteopático, impreso en cada célula de tu cuerpo.

Francisco Fajardo
Donostia, 03 de septiembre de 2018

¿QUÉ ES LA OSTEOPATÍA?

La osteopatía es una filosofía, una ciencia, un arte y una terapéutica manual cuya finalidad, partiendo de una escucha y un enfoque global, es restaurar en el hombre las movilidades tisulares y el equilibrio funcional estimulando sus fuerzas auto-curativas naturales.

Su filosofía esgrime el concepto de la unidad de la estructura y función del organismo vivo en la salud y en la enfermedad.

Su contenido científico comprende los conocimientos biológicos, conductuales, químicos, físicos y espirituales relacionados con el mantenimiento y el restablecimiento de la salud, así como la identificación, la prevención, la curación y el alivio de la enfermedad. Exige una idoneidad especial, un profundo conocimiento del cuerpo humano y de las interacciones entre los distintos sistemas del cuerpo.

Su arte consiste en la aplicación de esta filosofía en el ejercicio de la profesión de la osteopatía, por profesionales con talento y convicción, quienes apoyándose sobre un concepto filosófico, sobre su experiencia y su intuición detectan los desequilibrios y tensiones que liberan gracias a sus percepciones y su tacto especial, siguiendo progresivamente las tensiones del proceso patológico. Esta práctica del toque preciso, minucioso, exacto es la base de la osteopatía. La intervención del osteópata siempre está perfectamente dosificada. Es la búsqueda del gesto mínimo indispensable y benefactor.

Es una terapéutica únicamente manual opuesta en este punto a la medicina clásica pero, sin embargo, totalmente complementaria e interactiva con ella en la búsqueda de la salud del individuo.

Lo que caracteriza el estado de salud de un organismo humano es el equilibrio entre todos los elementos que componen su estructura y todos los que componen sus funciones. Uno de los principios básicos de la osteopatía es que la primera manifestación de la vida es el movimiento. Uno de sus objetivos esenciales es pues, restaurar las movilidades necesarias a la vida del hombre con buena salud para restablecer los equilibrios perturbados en todos los planos funcionales del cuerpo humano.

La osteopatía es pues un acercamiento al hombre como ejemplar único. A través de las manos del osteópata se buscarán los desequilibrios psicofisiológicos.

La meta final de la osteopatía es pues permitir que el paciente se encuentre de nuevo libre sobre sus bases cuales sean, y empezar no sólo a existir sino a ser.

¿Cuál es la situación actual de la osteopatía en España?

Es lamentable asistir cada día a la guerra que se libra en nuestro país por apoderarse de la osteopatía desde los diferentes colectivos, especialmente algunos fisioterapeutas, los cuales dicen públicamente, en sus web y en diversos medios de prensa, que la osteopatía en España es exclusiva de los fisioterapeutas o que para ser osteópata hay que ser obligatoriamente fisioterapeuta.

A día de hoy, 03 de septiembre de 2018, no existe ninguna ley que así lo recoja en nuestro país. Por lo tanto, quienes afirman tales cosas mienten.

De hecho, no existe ningún país del mundo donde la osteopatía sea exclusiva de ningún colectivo sanitario. Excluyendo, por supuesto, a aquellos países que tienen la osteopatía como carrera universitaria (USA, Reino Unido, Australia, Nueva Zelanda...).

Personalmente creo que una regulación académica solucionaría toda esta absurda polémica y pondría a cada uno en su lugar. Como dijo Confucio *donde hay educación no hay distinción de clases.*

Casi 20 países del mundo tienen la osteopatía reglada, pero nosotros seguimos esperando a que nuestros *ilustres* políticos se decidan a igualarnos con otros países de la Comunidad Europea a la que pertenecemos.

En Estados Unidos, donde he trabajado impartiendo clases de osteopatía durante 4 años, la osteopatía es una carrera a parte de la medicina, donde el osteópata es médico-osteópata. Además, en USA, el masaje, la acupuntura y la naturopatía están igualmente reguladas y perfectamente legisladas. Cada uno tiene su campo de acción y de actuación perfectamente demarcado, evitando así las absurdas polémicas que se crean en este país.

A ver cuando tenemos el mismo talante para igualarnos con los países más grandes del mundo. Hay que regular a todos, y no aniquilar o pretender sacar leyes que prohíban el ejercicio profesional de unos en beneficio de otros.

En este país existen varias asociaciones de osteópatas, todas con la misma validez legal. Cada una viene a ser, más o menos, lo mismo que un partido político, las cuales defienden sus intereses a capa y espada contra los de las otras asociaciones. Y como ocurre siempre en política, el juego sucio está a la orden del día, así como el descrédito hacia quienes no son "*como yo*" o no han tenido su misma línea formativa.

En Europa, la osteopatía NO es una especialidad de otra profesión. Se desarrolló como profesión independiente de tal manera que responde a las necesidades de una población atraída por su simplicidad, su ausencia de peligro y su eficacia.

El 29 de mayo de 1997 el Parlamento Europeo votó una resolución (ley) sobre las medicinas no convencionales del diputado Paul LANNOYE, A4-0075/1997.

La Organización Mundial de la Salud (OMS) considera la Osteopatía una profesión sanitaria de primera intención e independiente de otras (por ejemplo medicina o fisioterapia), y define el acceso formativo a la misma en su documento "WHO Benchmarks for Training in Osteopathy" (apps.who.int/medicinedocs/documents/s17555en/s17555en.pdf), publicado en 2010; y en "Estrategia de la OMS sobre Medicina Tradicional", 2014-2023.

La osteopatía es una profesión independiente reconocida por la OMS, por el Parlamento Europeo, por Estados Unidos, Reino Unido, Francia, Portugal, Italia, Bélgica, Australia, Nueva Zelanda, etc.

Una titulación reglada (en otra área sanitaria, puesto que la osteopatía no lo está) no siempre garantiza la calidad profesional de quien trabaja como osteópata. De la misma manera que no todos los osteópatas sin una formación reglada de base son excelentes profesionales.

Hay que saber que no existe un titulo de masajista-osteópata, de fisioterapeuta-osteópata, de médico-osteópata (salvo en USA). Que algunos lo utilizan para esconder su incapacidad como osteópata detrás de un masaje, un aparato de electroterapia o una infiltración de cortisona.

La osteopatía no precisa de ningún colectivo sanitario que la parasite y menos que la fagocite. La osteopatía tiene su propia filosofía y su propia idiosincrasia.

Yo defiendo la osteopatía clásica tal y como la creo Andrew Taylor Still. Y digo No a la fisioterapización y a la medicalización de la osteopatía, puesto que no suponen más que una tergiversación de los principios y las doctrinas de su fundador, A.T.Still.

La osteopatía es mucho más que una profesión, es un estilo de vida. Y esto, muy pocos lo entienden.

Para finalizar, unas palabras de nuestro gran maestro, A.T. Still, padre de la osteopatía, que ya desde su época opinaba sobre esta temática:

> *Creemos que nuestra casa terapéutica se ajusta solamente al tamaño de la osteopatía y que cuando otros métodos pretenden entrar en ella, necesariamente una parte de la osteopatía debe salir de esa casa.*

LA OSTEOPATÍA Y EL OSTEÓPATA: LA SALUD EN SUS MANOS

Existen muchas formas para definir o clasificar la osteopatía. Mucho se ha escrito sobre esto, y hoy día la inmensa mayoría de la población sigue arrugando la cara cuando alguien le habla de esta profesión de salud (reconocida como tal en casi 20 países del mundo). Conclusión: el desconocimiento de esta técnica está casi tan extendida como su popularidad.

El osteópata es una persona que ha decidido dedicar su vida profesional al servicio de la salud. Pero no ha elegido el camino de la medicina, a pesar de existir médicos osteópatas; tampoco a elegido el camino de la fisioterapia, a pesar de existir fisioterapeutas osteópatas; tampoco a elegido el camino de la odontología, a pesar de existir odontólogos osteópatas... ni el de la enfermería, acupuntura, naturopatía, homeopatía, etc, a pesar de existir osteópatas provenientes de todas estas ramas que velan por la salud de sus pacientes.

El osteópata es, fundamental y mayoritariamente, un profesional independiente, formado con rigor, cuya labor es la de valorar y solventar todo tipo de desequilibrios o alteraciones funcionales que se presentan a diario en el ser humano. Se desmarca y destaca de otras disciplinas afines o similares porque:

1. Sólo utiliza, exclusivamente, sus manos como única herramienta.
2. Considera a la persona como un todo indivisible. O sea, si hay un dolor o sufrimiento (síntoma), esto no es algo aislado, sino el resultado de un desequilibrio global del cuerpo (causa). No enferma un tobillo, la columna lumbar o nuestro estómago: es la persona en conjunto quien lo hace.
3. El osteópata no trata enfermedades, trata personas.

Un osteópata es un profesional cualificado, con una base científica proveniente de una formación basada en dos pilares fundamentales:

1. La anatomía, dentro de ella la biomecánica, fundamentalmente, y
2. La neurología

Además, el osteópata está formado en fisiología, clínica, radiología, biología... y terapia manual.

Nuestro Instituto de Osteopatía, haciendo frente a la realidad académica osteopática que reina en Europa, ha modificado su ya riguroso y completo programa de formación otorgándole una composición acorde al modelo de estudios superiores que preside la Unión Europea: 4 años de formación para la obtención del título de Grado en Osteopatía; un año de formación adicional para la obtención del título Máster en Osteopatía; y un año más de formación para la obtención del título de Doctor en Osteopatía.

A continuación, seguimos ofreciendo todos los años formación continuada a nuestros ex alumnos u otros de escuelas de otros países.

De entre las herramientas con que cuenta un osteópata destacan las técnicas de tejido blando, los estiramientos analíticos miofasciales, las técnicas globales correctivas posturales, las normalizaciones articulares, los bombeos y tracciones manuales, las técnicas sacro-craneales, las manipulaciones viscerales, las técnicas de liberación energética y emocional, etc.

Cuando un paciente acude a un osteópata aquejado de un dolor, éste, buscará el origen de dicho dolor, restableciendo la totalidad de todas y cada una de las estructuras y tejidos que encuentre en desequilibrio (no solamente en el área del dolor o síntoma), con la misión de devolver la armonía al conjunto del organismo de la persona afectada. De este modo, las tensiones, dolores, disfunciones o alteraciones que sufre el paciente remitirán al haberse restablecido de manera coherente los focos primarios disfuncionales que originaban fenómenos patológicos, localmente o a distancia.

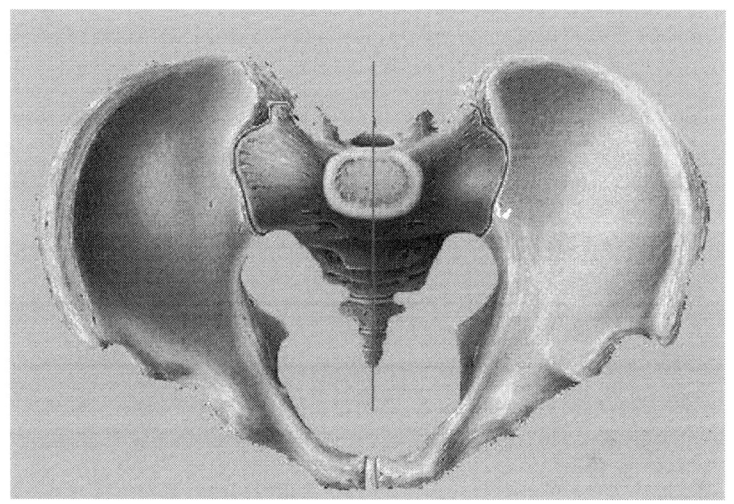

Capítulo I

Concepto osteopático del sacro

■ INTRODUCCIÓN

Las disfunciones sacro-ilíacas afectan a la movilidad del sacro en relación al ilíaco. Estas lesiones perturban la biomecánica de la locomoción, del eje cráneo-sacro y tienen también repercusiones neurovegetativas.

Mediante la unión de la duramadre, el sacro transmite tensiones:

- al occipital, repercutiendo en la patología cervical y cráneo-sacra,
- al perineurio, unión de la duramadre espinal con los nervios del SNP.

De manera inversa, cualquier lesión del occipital o de la SEB (sincondrosis esfeno basilar), afectan, a través de la duramadre, sobre la mecánica del sacro y del conjunto de la pelvis.

Nos encontramos así frente a una unidad funcional indisociable formada por el sacro y el occipital, unidos por la duramadre espinal, inelástica, y auténtica transmisora de las lesiones cráneo-sacras y sacro-craneales.

El sacro tiene un movimiento de oscilación entre los huesos ilíacos, como si de un péndulo se tratara. Este movimiento está sincronizado con el occipucio, mediante la duramadre inelástica, que hace de vínculo central entre ambos.

El sacro y el coxis forman los componentes inferiores del sistema cráneo-sacro. Si el sacro se encuentra en perfecto estado de salud es de vital importancia para el sistema cráneo-sacro, ya que proporciona un anclaje para la tensión y el ritmo meníngeo.

El sacro forma parte de la columna vertebral. Esta zona es la encargada de soportar el peso del cuerpo y de transportar los plexos sacro y coxígeo (figura 7).

El sacro es en realidad un lugar de micro-movimiento continuo relacionado con la respiración pulmonar, la marcha o ejercicio físico y con el movimiento respiratorio primario.

Una afectación del sacro puede generar múltiples trastornos, como dolores del nervio ciático, dolores lumbo-sacros, perturbaciones urinarias y genitales, cefaleas, perturbaciones del equilibrio, disturbios hormonales, dolores de rodilla, pierna corta, etc.

El ángulo lumbo-sacro (41°) es muy importante para la lordosis lumbar, es la base estructural donde se asentará el resto de la columna vertebral. El sacro, la 5ª lumbar y la articulación coxo-femoral forman una unidad funcional indisociable.

FISIOLOGÍA OSTEOPÁTICA DE LA MARCHA

Durante la locomoción, el ser humano realiza una serie de movimientos en la columna vertebral y pelvis perfectamente adaptados a un equilibrio postural dinámico.

En estática, este equilibrio postural transmite una coherente y equitativa repartición de cargas con el mínimo gasto energético y el máximo beneficio en confort.

Cuando alguno de estos movimientos no se ejecutan correctamente debido a algún bloqueo (disfunción somática), se ponen en marcha todo el séquito de adaptaciones, lesiones secundarias, lesiones reflejas, estasis vasculares... y, en definitiva, dolor: motivo principal de consulta de nuestros pacientes.

Desparasitar las áreas en restricción, devolver la movilidad a los niveles articulares en disfunción y permitir la libre circulación de los fluidos del cuerpo humano, son las principales funciones del osteópata; consiguiendo un perfecto equilibrio estático y dinámico que permita a esta gran obra de ingeniería que es el cuerpo humano desarrollar sus funciones con armonía y eficacia.

El conocimiento de la fisiología osteopática de la marcha es imprescindible antes de abordar el sacro y sus repercusiones lesionales, ya que las lesiones sacras que a continuación vamos a desarrollar son movimientos fisiológicos que se producen cientos de veces cada día durante los diversos movimientos que realizamos.

Cualquier lesión sacra repercute de manera directa y proporcional en la biomecánica de la marcha que pasamos a describir.

Ejemplo: el cuerpo está en apoyo sobre la extremidad izquierda y el sujeto se propone avanzar la extremidad derecha. Figura 2.

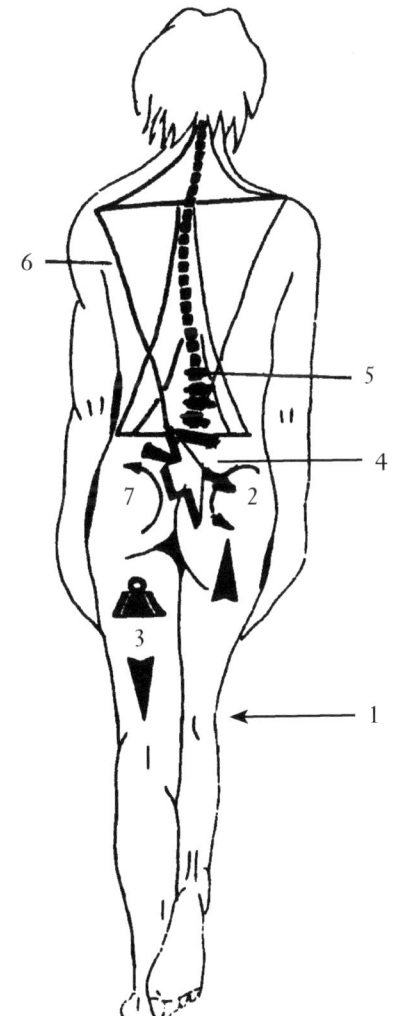

Figura 2

1. Desbloqueo de la rodilla derecha

2. Báscula pélvica derecha

3. El peso del cuerpo se sitúa en la izquierda

4. Torsión sacra izquierda-izquierda

5. La columna lumbar está convexa a la derecha, con una rotación de los cuerpos vertebrales lumbares de izquierda a derecha.

6. La columna dorsal está convexa a la izquierda, con una rotación de los cuerpos vertebrales de derecha a izquierda.

7. El ala ilíaca izquierda comienza una rotación anterior sobre su eje transverso inferior.

Fases sucesivas durante la fisiología de la marcha

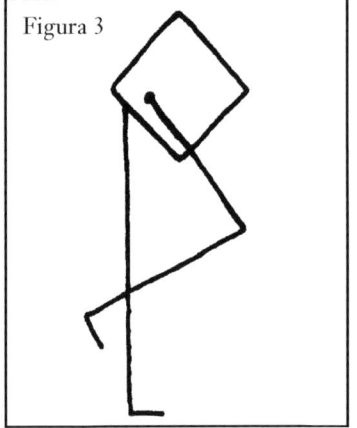

Figura 3

- Rotación torácica izquierda de tipo NLR
- Rotación lumbar derecha de tipo NLR
- Torsión sacra izquierda-izquierda
- El ilíaco izquierdo comienza una rotación anterior
- El ilíaco derecho comienza una rotación posterior

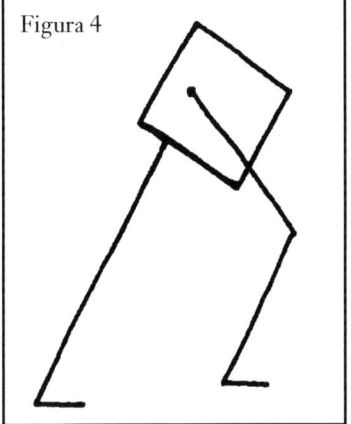

Figura 4

- La rotación torácica se anula
- La rotación lumbar desaparece
- El sacro se coloca en posición neutra
- El ilíaco izquierdo se posiciona en anterioridad
- El ilíaco derecho se posiciona en posterioridad

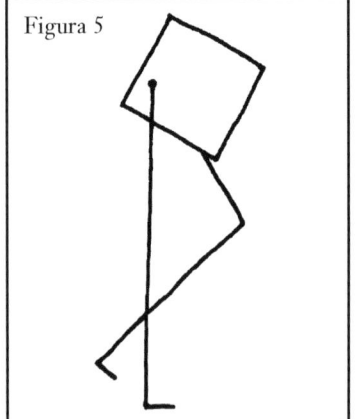

Figura 5

- Rotación torácica derecha de tipo NLR
- Rotación lumbar izquierda de tipo NLR
- Torsión sacra derecha-derecha
- El ilíaco derecho comienza una rotación anterior
- El ilíaco izquierdo comienza una rotación posterior

Figuras 3, 4 y 5. Según Fred L. Mitchell, Neil A. Pruzzo y Peter S. Moran.

RECUERDO ANATÓMICO

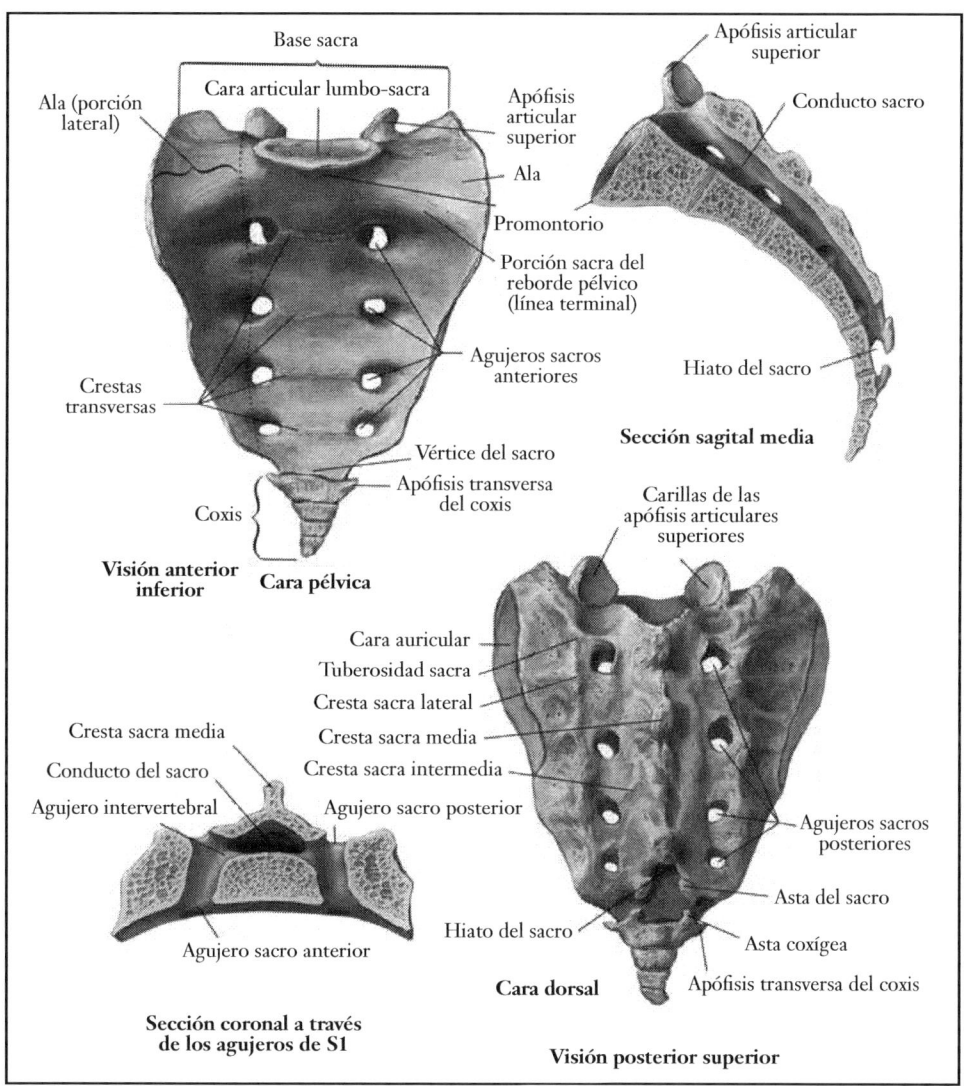

Figura 6. Anatomía del sacro

La anatomía referente a la pelvis ya quedó reflejada en el tomo I de esta colección.

Se trata de un hueso impar, constituido por la fusión de cinco vértebras sacras, y los discos que yacen entre ellas. Localizado en la zona posterior de la pelvis, está fijo entre los dos huesos coxales. Tiene forma de pirámide cuadrangular, en la que se distinguen cuatro caras, una base y un vértice.

CARAS DEL SACRO

1. Cara anterior o superficie pélvica: es cóncava. Presenta cuatro pares de orificios, conocidos como orificios sacros anteriores (por donde salen las ramas anteriores de los cuatro nervios sacros, figura 7). Estos orificios sacros se encuentran unidos por unas líneas transversales, que indican las líneas de fusión entre los cuerpos de las cinco vértebras originales.

2. Cara posterior o superficie dorsal: es convexa. Posee otros cuatro pares de agujeros, denominados agujeros sacros posteriores (salida de las ramas posteriores de los cuatro nervios sacros, figura 7), así como cinco crestas verticales situadas paralelamente, que son la consecuencia de la fusión de los diferentes procesos vertebrales:

- Cresta sacra media: formada por la unión de las apófisis espinosas de las vértebras sacras. Esta cresta termina justo por encima del orificio o hiato sacro, que representa la apertura inferior del canal vertebral a nivel de la 4ª vértebra sacra. Los dos cuernos o astas del sacro, limitan el agujero lateralmente.
- 2 crestas sacras postero-internas: son la representación de la fusión de las apófisis articulares. Se localizan entra la cresta sacra media y los agujeros sacros posteriores.
- 2 crestas sacras postero-externas: se producen como consecuencia de la fusión de las apófisis transversas de las vértebras sacras. Se encuentran por fuera de los orificios sacros posteriores.

2 y 3. Dos caras laterales: presentan una superficie articular que se corresponde con el coxal (faceta auricular del sacro). Por detrás de esta zona articular, se encuentra una zona rugosa conocida como tuberosidad sacra, que sirve de inserción a ligamentos.

BASE SACRA

La base sacra, se articula en su parte media con la 5ª vértebra lumbar. En la zona anterior tiene un punto más prominente llamado promontorio sacro. A ambos lados de la base sacra se extienden las alas del sacro o alerones sacros.

VÉRTICE SACRO

Es la parte inferior del sacro, que se articula con el coxis. Justo por encima y a los lados del mismo se encuentran los ángulos infero-laterales del sacro.

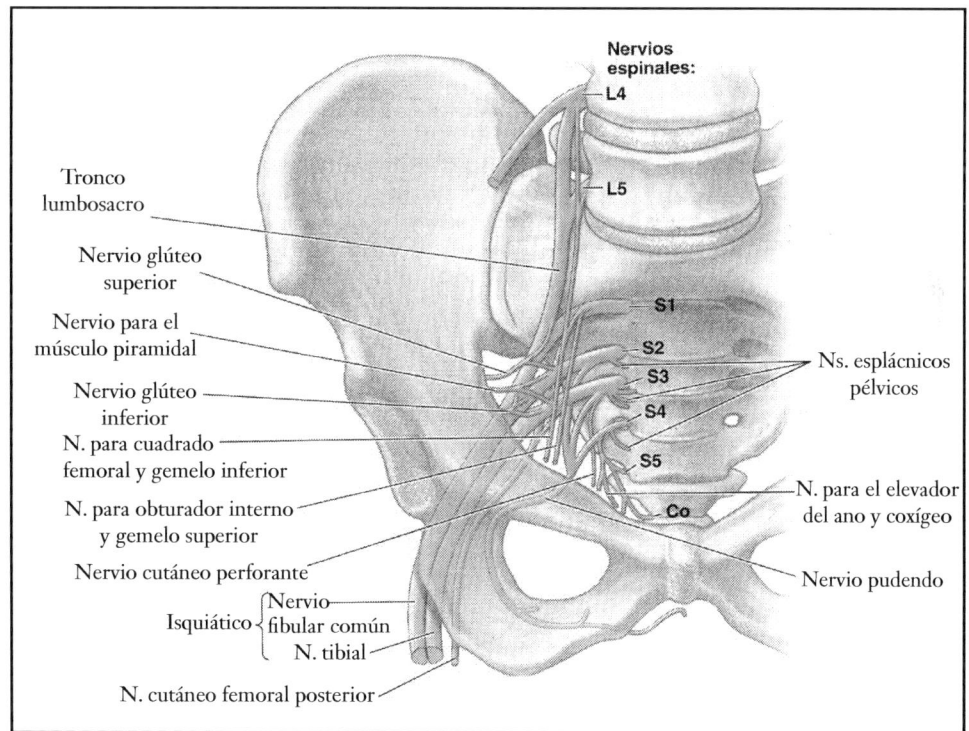

Figura 7. Plexo sacro

Tabla 1
Nervios del plexo sacro

Nervios	Segmentos	Músculos	Piel
N. del cuadrado femoral	L4-S1	Gemelo inferior, cuadrado crural	
N. glúteo superior	L4-S1	Glúteo medio, glúteo menor, Tensor de la fascia lata	
N. ciático	L4-S3		
N. tibial	L4-S3	Compartimento posterior de la pierna	Pierna y pie posterolateral - Nervio cutáneo sural medial
N. fibular común	L4-S3	Compartimento anterior y lateral de la pierna	Pierna y pie anterolateral - Nervio cutáneo sural lateral, Nervio cutáneo dorsal medial, Nervio cutáneo dorsal intermedio
N. del obturador interno	L5-S2	Gemelo superior, obturador interno	
N. glúteo inferior	L5-S2	Glúteo mayor	
N. del músculo piriforme	S1-S2	Músculo piriforme	
N. cutáneo posterior del muslo	S1-S3		Muslo
N. cutáneo perforante	S2-S3		
N. pudendo	S2-S4	Bulboesponjoso, Músculo transverso profundo del periné, Isquiocavernoso, Esfínter uretral, Músculo transverso superficial del periné	Clítoris, pene
N. coccígeo	S4-Co1		Perineo

NOCIONES FUNDAMENTALES SOBRE EL SACRO

1. El sacro es una pieza ósea de la pelvis comprendida entre ambos ilíacos. Situado como una cuña, queda **suspendido** entre ambos huesos coxales.

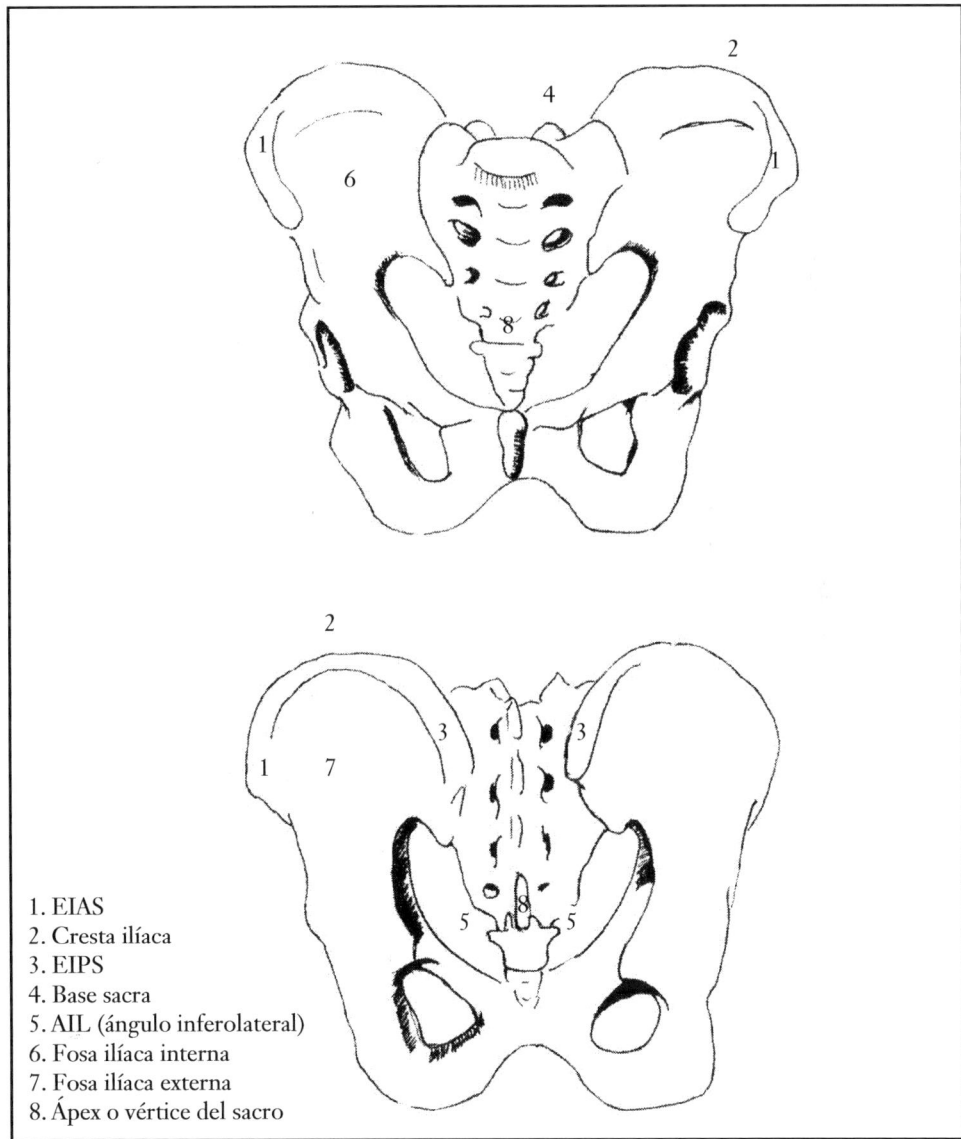

1. EIAS
2. Cresta ilíaca
3. EIPS
4. Base sacra
5. AIL (ángulo inferolateral)
6. Fosa ilíaca interna
7. Fosa ilíaca externa
8. Ápex o vértice del sacro

Figura 8. Puntos de referencia

2. **Terminación inferior** de la columna vertebral, uniéndose a los ilíacos, los eslabones superiores del miembro inferior.

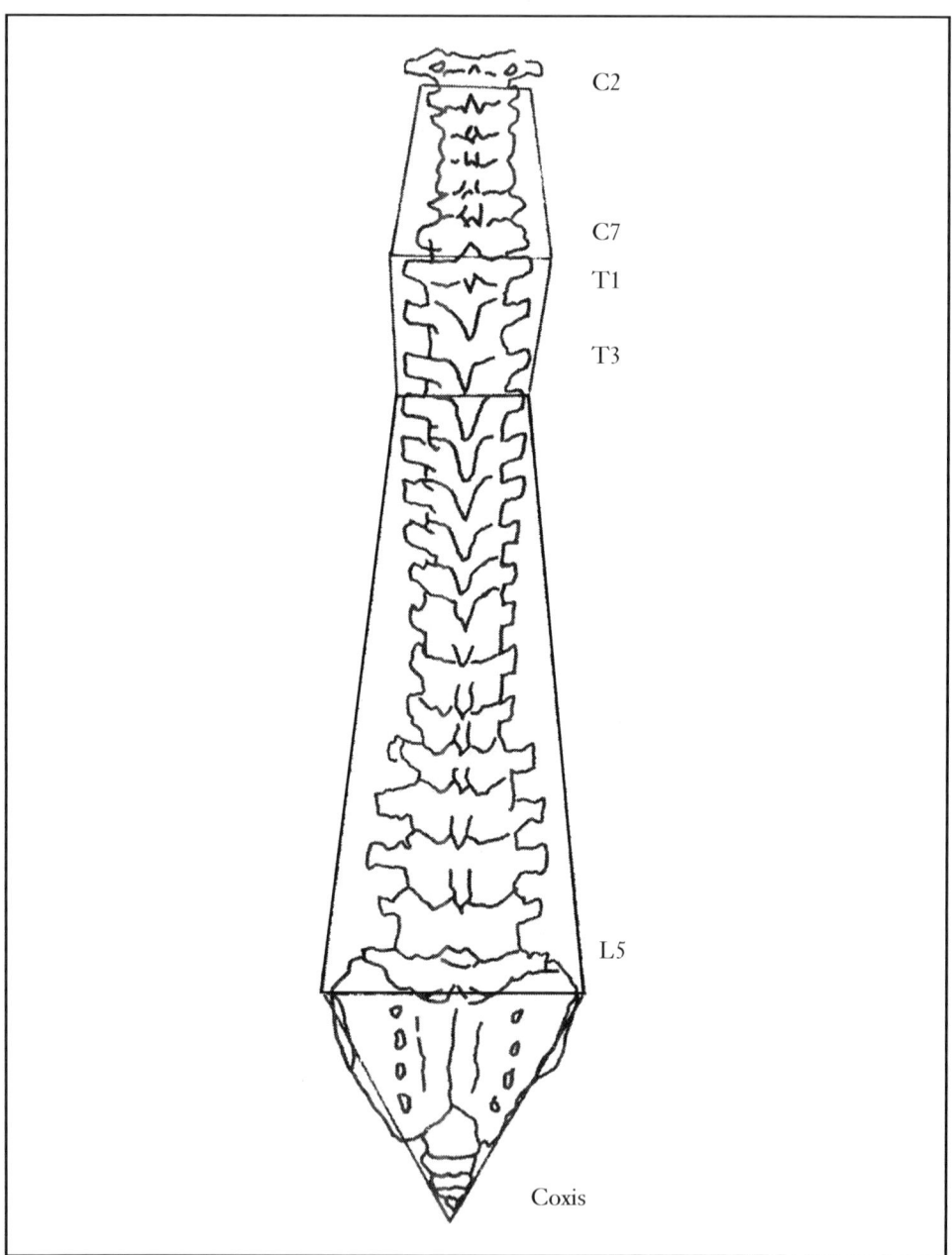

Figura 9

3. Constituye una **curvatura primaria**, de concavidad anterior (como las vértebras torácicas). Es una curvatura primaria rígida; el sacro está formado por la fusión de cinco vértebras primitivas.

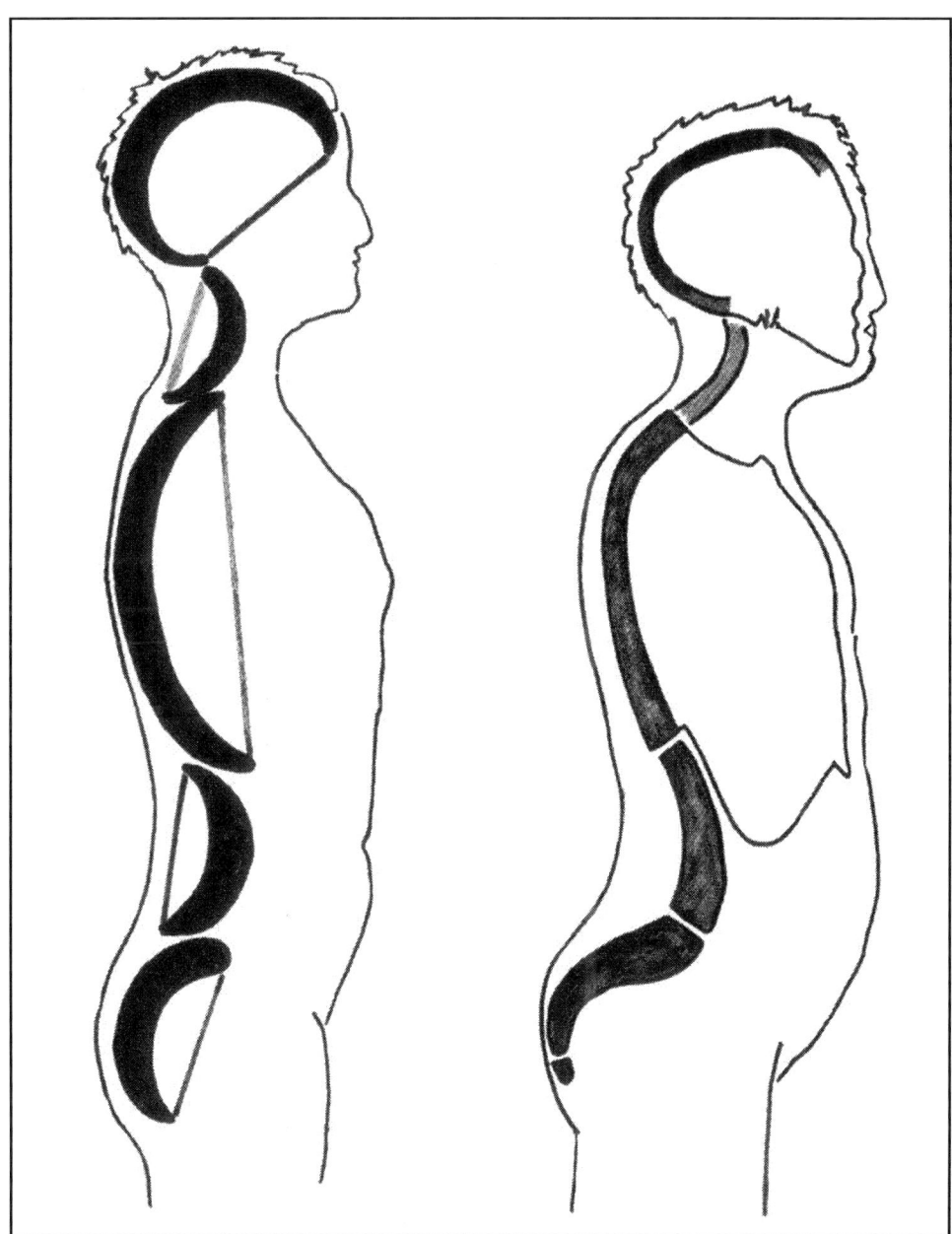

Figura 10

4. Forma uno de los cinco elementos que actuaban simultáneamente en el mecanismo respiratorio primario; estos cinco elementos son:
- el cerebro y su movilidad inherente,
- el LCR y su fluctuación,
- los huesos del cráneo y su movilidad,
- las membranas de tensión recíproca,
- **el sacro, en este caso, con sus movimientos involuntarios.**

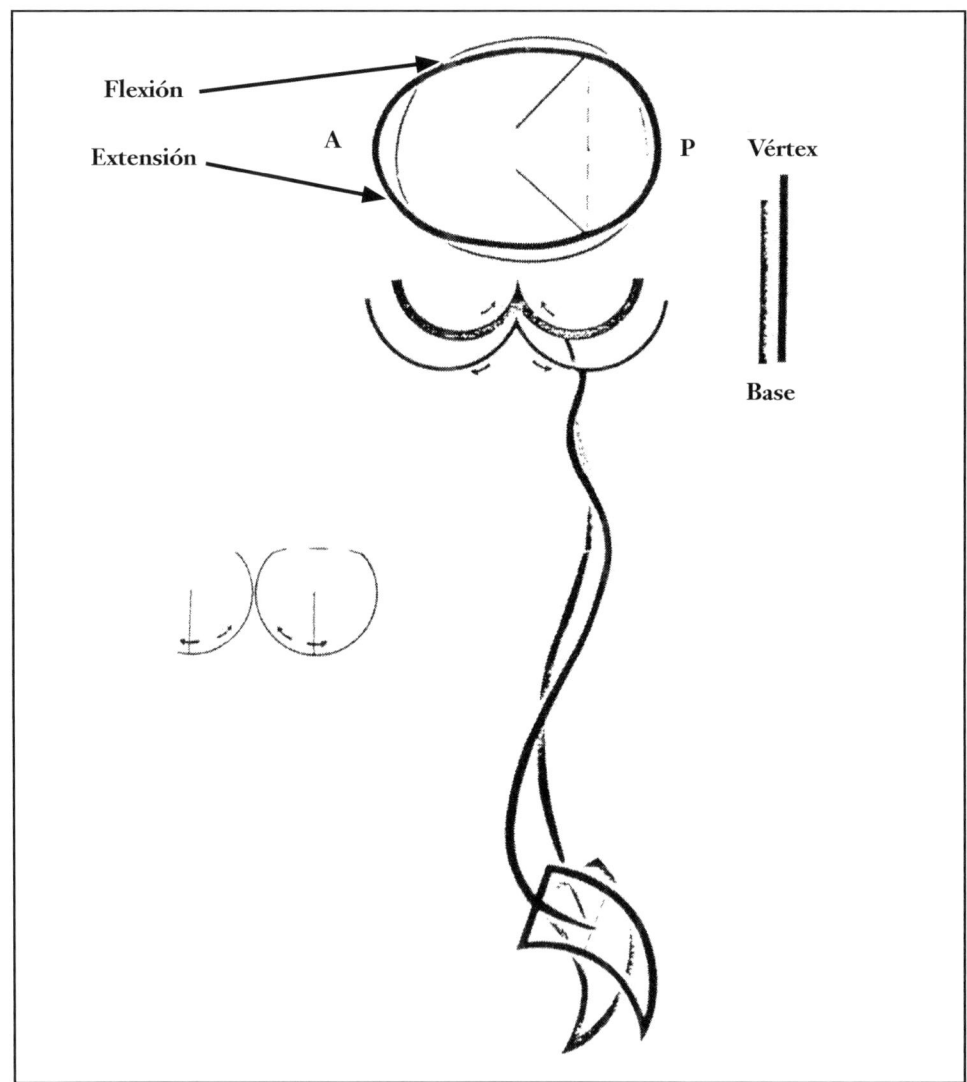

Figura 11

5. Relevo fascial entre la cabeza y los pies; una dorsiflexión de los pies provocará una báscula de la pelvis hacia atrás así como una flexión del occipucio.

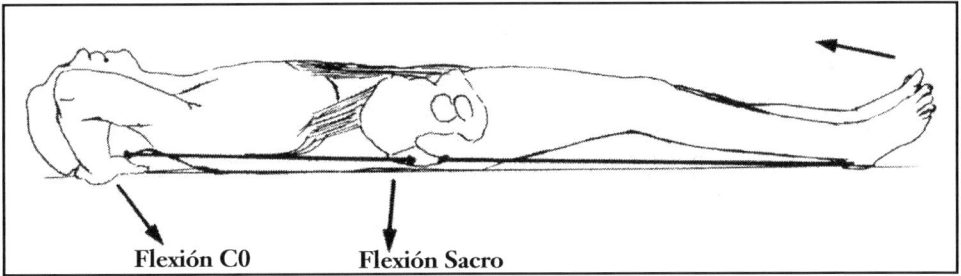

Figura 12

Occipital	Sacro	Pies
Flexión	Flexión (base posterior)	Dorsiflexión
Extensión	Extensión (base anterior)	Flexión plantar

6. **Relevo muscular** entre ambos trocánteres mayores por los **piramidales** que se insertan sobre su cara anterior.

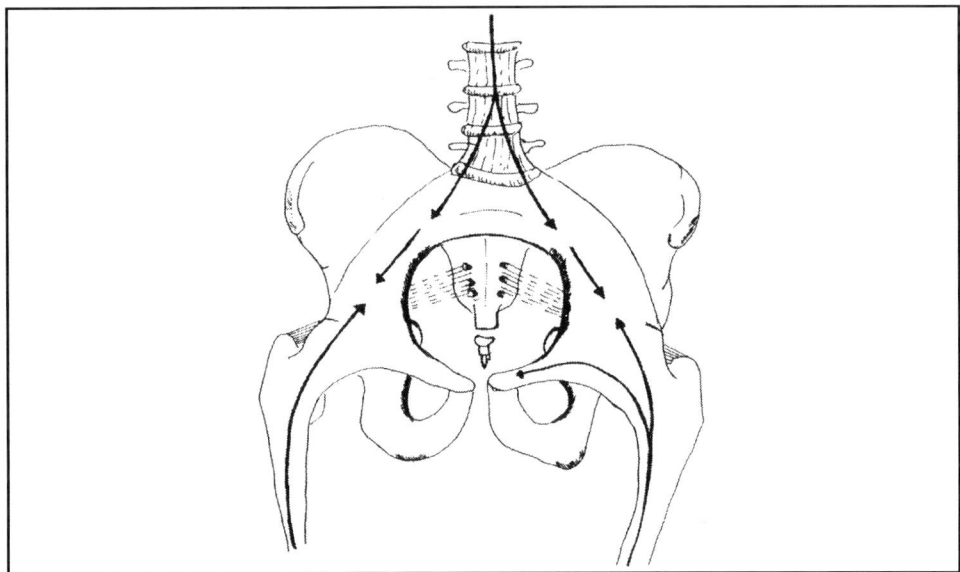

Figura 13

7. **Protector de los órganos genitales** frente a la gravedad; por su posición inclinada adelante, constituye una cúpula.

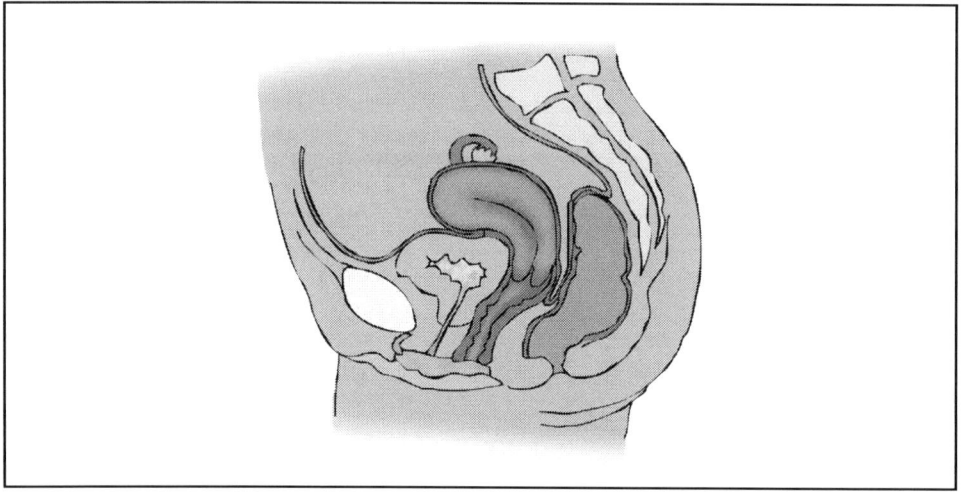

Figura 14

8. **Distribuidor de la gravedad:** la línea de gravedad baja por L3, pasa por L5, llega a la base del sacro. Se divide entonces en dos partes que, pasando por las superficies auriculares, van hacia las cabezas femorales donde van a encontrar las fuerzas ascendentes del suelo.

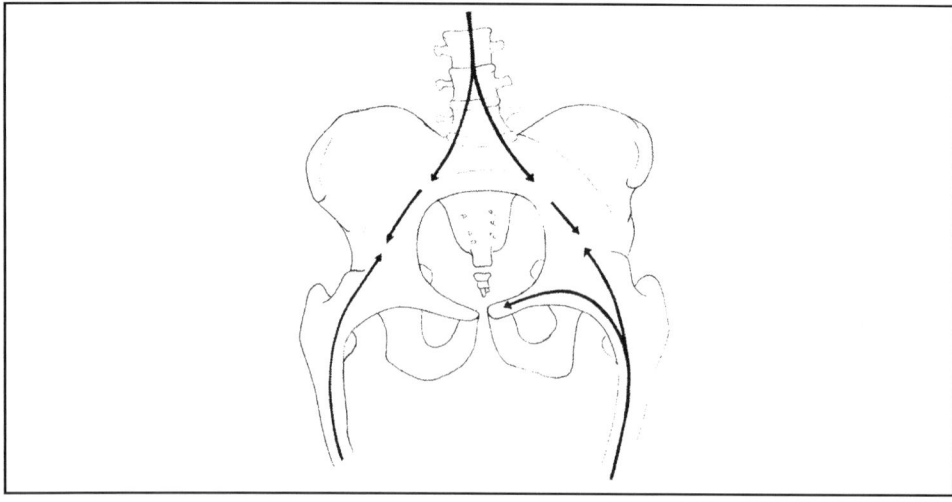

Figura 15

9. La articulación auricular es una diartrosis (articulación móvil) que tiene un movimiento limitado. Está formada por **un brazo menor casi vertical** y por **un brazo mayor casi horizontal** (figura 16).

10. La superficie auricular sacra normalmente es cóncava y forma un **mono-carril** hueco que corresponde al carril ocupado por el ilíaco.

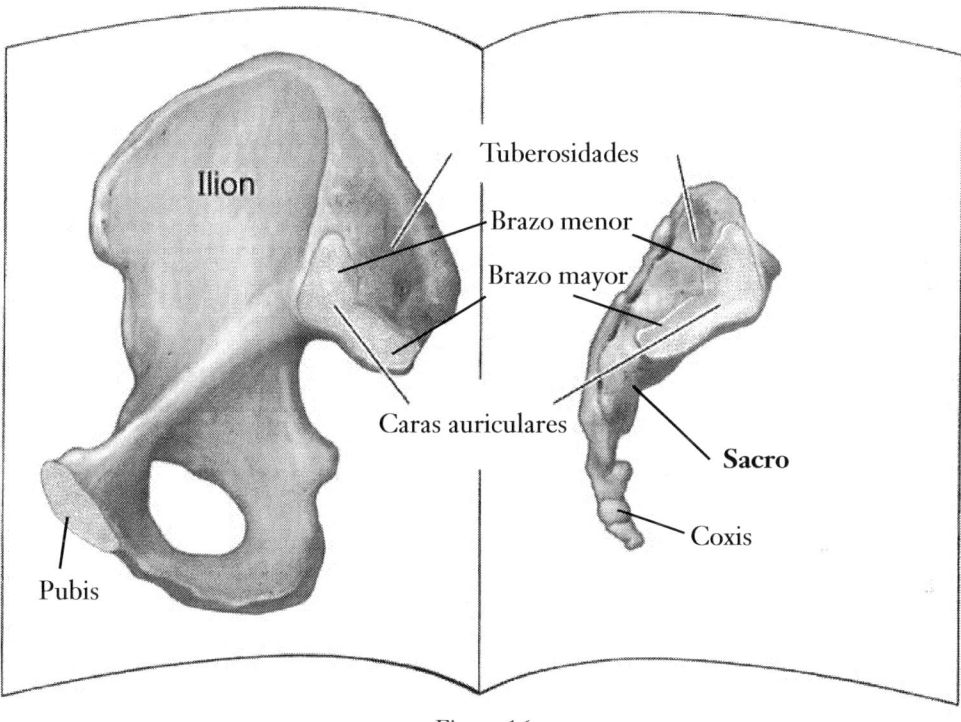

Figura 16

11. La articulación sacro-ilíaca es únicamente ligamentosa; los músculos que pueden intervenir en sus movimientos no pueden hacerlo más que indirectamente. Los numerosos ligamentos aclaran la noción de **hueso suspendido.**

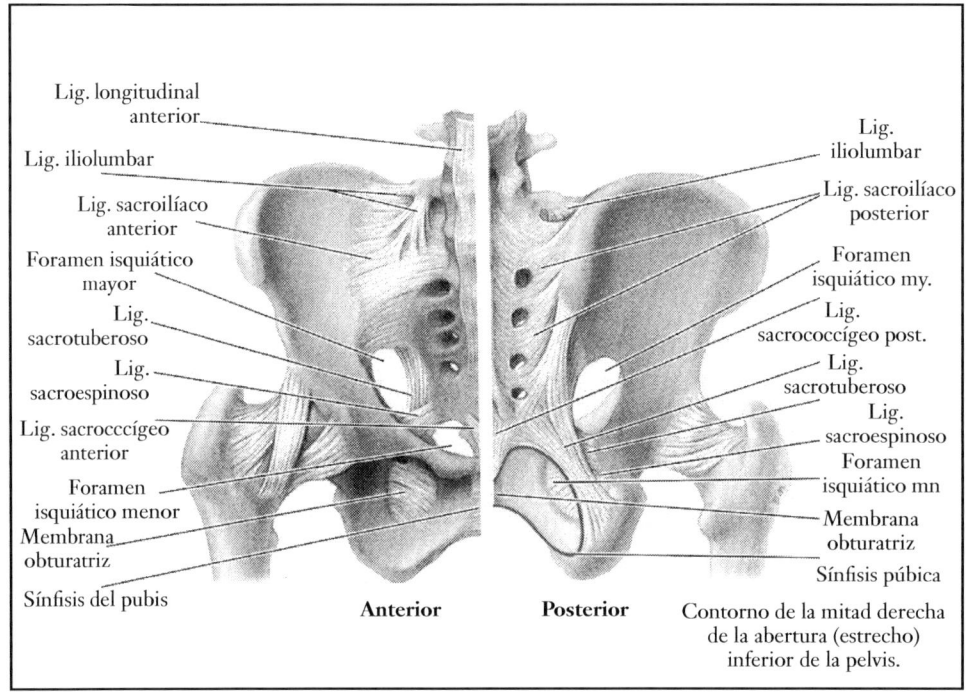

Figura 17. Ligamentos de la cintura pélvica

12. La articulación sacro-ilíaca constituye un **punto de equilibrio** poco móvil entre dos articulaciones muy móviles: la coxo-femoral y la charnela L5-S1. Estas tres articulaciones, con los huesos que las bordean, constituyen una **unidad fisiológica.**

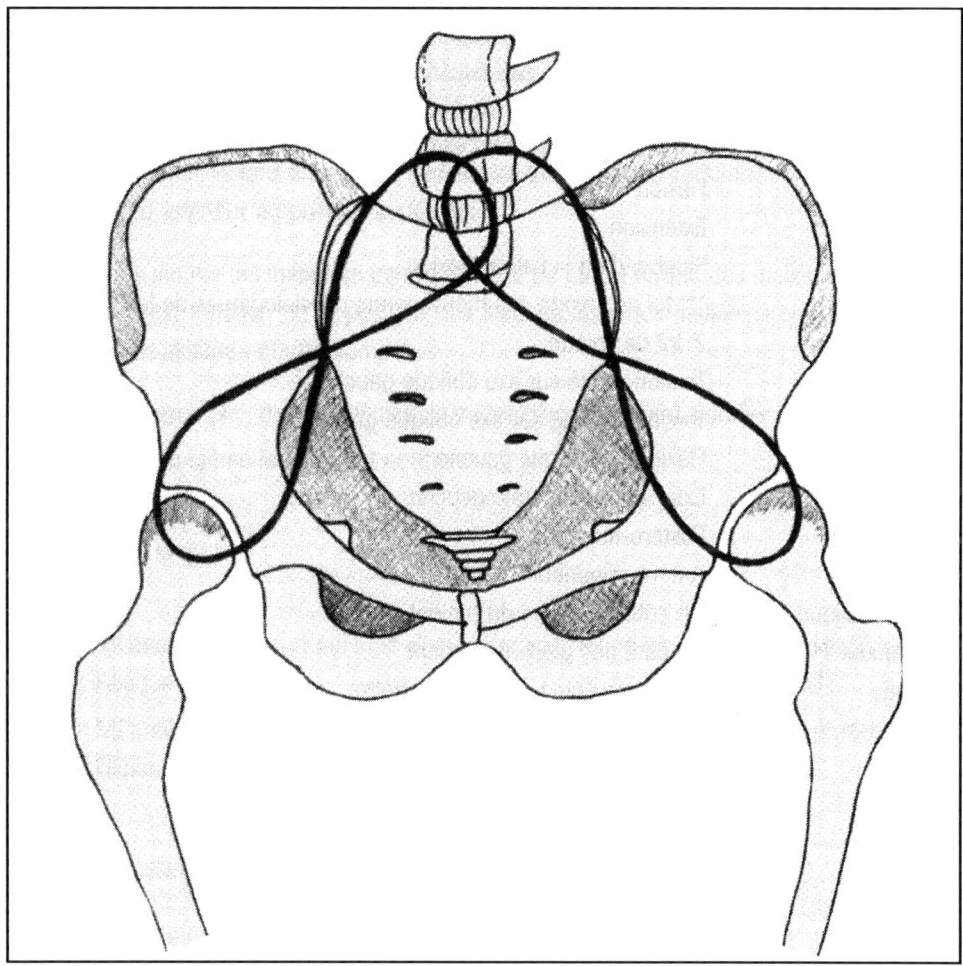

Figura 18. Relaciones lemniscales entre la coxo-femoral, la sacro-ilíaca y L5-S1

13. Hay una **infinidad de variedades** de superficies articulares auriculares. Numerosos son los factores que influyen: sexo, posturas, hábitos, fatiga, crecimiento, herencia, lesiones, traumatismos, etc.

14. En definitiva, no olvidar nunca la **flexibilidad de los huesos vivos.**

TOPOGRAFÍA Y FISIOLOGÍA DE LOS EJES

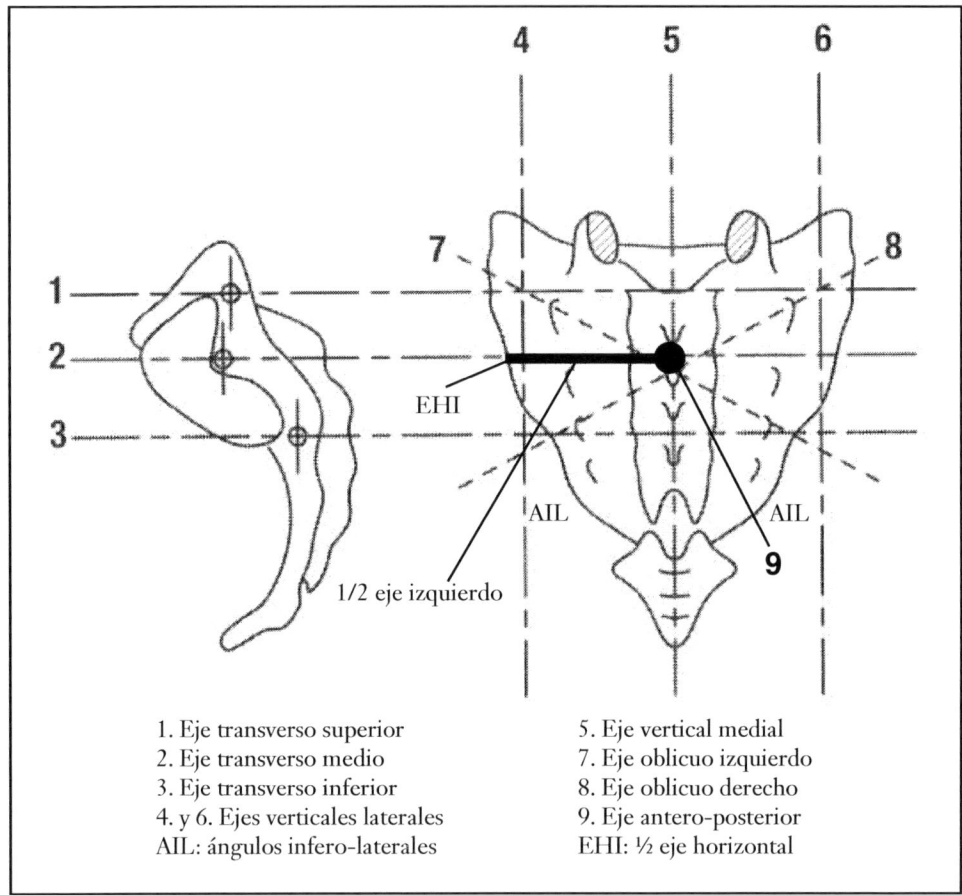

1. Eje transverso superior
2. Eje transverso medio
3. Eje transverso inferior
4. y 6. Ejes verticales laterales
AIL: ángulos infero-laterales

5. Eje vertical medial
7. Eje oblicuo izquierdo
8. Eje oblicuo derecho
9. Eje antero-posterior
EHI: ½ eje horizontal

Figura 19. Ejes del sacro

En el sacro tenemos los siguientes ejes:

- Ejes horizontales (transverso superior, transverso medio y transverso inferior).
- Ejes oblicuos (izquierdo y derecho).
- Ejes Verticales (laterales y medial).
- Eje antero-posterior

Quedan resumidos en la tabla 3.

Tabla 3

Ejes	Nivel	Patología
Horizontales:		
• Eje transverso superior	S1–S2	Flexo-extensión respiratoria
• Eje transverso medio	S2	Sacro anterior bilateral Sacro posterior bilateral Depresión sacra
• Eje transverso inferior	S3 (polo inferior aurículas sacras)	Rotaciones del ilíaco en relación al sacro
Oblicuos:		
• Eje oblicuo izquierdo	Del polo superior izquierdo al polo inferior derecho de las aurículas del sacro	Sacro izquierdo-izquierdo Sacro izquierdo-derecho
• Eje oblicuo derecho	Del polo superior derecho al polo inferior izquierdo de las aurículas del sacro	Sacro derecho-derecho Sacro derecho-izquierdo
Verticales:		
• Ejes verticales laterales	Unen la parte superior del brazo menor con la superior del brazo mayor del mismo lado	Crean un 1/2 eje horizontal por el lado opuesto
• Eje vertical medial	Pasa por la cresta sacra posterior	Lesión traumática sacra en rotación pura derecha o izquierda
Eje antero-posterior	Pasa por la intersección de los ejes oblicuos	Lesión sacra traumática en latero-flexión pura derecha o izquierda

No es asombroso que los antiguos adoradores fálicos
hubieran llamado a la base de la columna "el hueso sagrado".
Es la sede del centro de gravedad transverso,
la llave del arco de la pelvis, la base de la columna.
Es la fuente de nuestra fuerza más grande
y de nuestra debilidad más grande, de nuestros grandes romances
y tragedias, de nuestros placeres más grandes y de nuestros más grandes dolores.

Harrison H. Fryette, D.O. (1878-1960)
(Ver reseña histórica en la página 393)

EJES HORIZONTALES

1. Eje transverso superior (ETS), de Sutherland o de MRP

Es el eje respiratorio de Sutherland. Es transversal y horizontal y pasa entre los procesos articulares de S1 y S2.

Sobre este eje el sacro va a realizar movimientos fisiológicos de flexo-extensión respiratoria. La flexión sacra respiratoria se produce en la inspiración. La base sacra va a posteriorizarse y el vértice se anterioriza.

La extensión respiratoria sacra se produce durante la espiración. La base sacra se anterioriza y el vértice se posterioriza.

La flexión respiratoria del sacro, en el movimiento involuntario, va a corresponder a un sacro bilateral posterior, en el movimiento voluntario.

La extensión respiratoria sacra, en el movimiento involuntario, corresponderá a un sacro bilateral anterior, en el movimiento voluntario.

El sacro está íntimamente unido al occipital, Atlas e inconstantemente al axis, por medio de la duramadre espinal y, por supuesto, al cráneo por el desdoblamiento de la duramadre espinal que llamamos hoz del cerebro y tienda del cerebelo.

Todas estas membranas de tensión recíproca, tienen un carácter inelástico, demostrando con evidencia la interdependencia funcional que existe entre el cráneo, occipital y el complejo occipital-C1-C2 y el sacro.

Esto significa, que la flexión respiratoria sacra va a corresponderse con la flexión esfenobasilar y la extensión respiratoria sacra va a corresponderse con la extensión esfenobasilar.

Existen dos grandes consecuencias mecánicas fisiológicas entre el sacro y el occipital:

- La consecuencia mecánica ascendente, sacro-esfenobasilar,

Extensión respiratoria sacra.........duramadre espinal........
........extensión esfenobasilar

- La consecuencia mecánica descendente cráneo-sacra,

Flexión esfenobasilar........duramadre espinal........
........flexión respiratoria sacra

2. Eje transverso medio, ETM

Es un eje transversal horizontal que pasa entre los dos brazos de la L auricular, a nivel del istmo. Es decir, al nivel de S2.

Es el eje de rotación del sacro con relación a los ilíacos. Se encuentra al nivel de S2 y los movimientos que se realizan sobre este eje son movimientos de flexo-extensión.

Las **patologías osteopáticas** que se presentan en este eje son:

- Sacro bilateral anterior
- Sacro bilateral posterior
- Depresión sacra

3. Eje transverso inferior, ETI

Es un eje transversal horizontal que pasa por el polo inferior de las aurículas sacras, al nivel de S3.

Es un eje de rotación ilíaca y no un eje sacro. Sin embargo:

· cuando el ala ilíaca realiza una rotación posterior: el sacro ocupa una posición relativa antero-inferior,

· cuando el ala ilíaca realiza una rotación anterior: el sacro ocupa una posición postero-superior.

EJES OBLICUOS

4-5. Ejes oblicuos, EO

Son dos ejes. Uno derecho y otro izquierdo. El eje oblicuo parte del polo superior de la aurícula sacra de un lado para dirigirse al polo inferior de la aurícula sacra del lado opuesto. Se llama eje oblicuo por su polo superior de origen.

Por ejemplo, el eje oblicuo izquierdo, es un eje que se origina en la parte superior de la aurícula sacra izquierda, para dirigirse al polo inferior de la aurícula sacra derecha.

En los ejes oblicuos el sacro realiza movimientos de torsión sacra, llamados torsión sacra hacia delante:

- izquierda-izquierda: significa que el sacro, en su eje oblicuo izquierdo, ha rotado hacia la izquierda.
- derecha-derecha: significa que el sacro, en su eje oblicuo derecho, ha rotado hacia la derecha.

Las torsiones sacras hacia atrás no forman parte de la fisiología articular:

- izquierda-derecha: significa que el sacro, en su eje oblicuo izquierdo, ha rotado hacia la derecha,
- derecha-izquierda: significa que el sacro, en su eje oblicuo derecho, ha rotado hacia la izquierda.

El movimiento de torsión del sacro sobre los ejes oblicuos está dirigido por el reparto de las presiones del peso del cuerpo. Por ejemplo:

- Peso del cuerpo en la extremidad inferior izquierda: movimiento sobre el eje oblicuo izquierdo en forma de una torsión sacra izquierda-izquierda.
- Peso del cuerpo en la extremidad inferior derecha: movimiento sobre el eje oblicuo derecho en forma de una torsión sacra derecha-derecha.

Dos músculos van a ser muy importantes en la fisiología de los ejes oblicuos:

- El piramidal
- Glúteo mayor

Los ejes oblicuos son creados por la gravedad que será trasladada de un lado y que formará así un "punto de ralentización" en el vértice del brazo menor, el glúteo mayor y el piramidal de la pelvis por el otro lado responden entonces para "fijar" el vértice del brazo mayor opuesto.

Representan dos componentes cuya resultante es el eje oblicuo. Durante la marcha pasamos de una torsión sacra izquierda-izquierda a una torsión derecha-derecha.

Las **patologías osteopáticas** que se presentan en estos ejes son:

- Sacro izquierdo-izquierdo
- Sacro izquierdo-derecho
- Sacro derecho-derecho
- Sacro derecho-izquierdo

EJES VERTICALES

6-7. Ejes verticales laterales, EVL

Unen la parte superior del brazo menor con la superior del brazo mayor del mismo lado.

En realidad, en estos casos (y a razón de la flexibilidad de los huesos vivos, así como de la necesidad vital del movimiento del sacro), se crea un 1/2 eje horizontal por el lado opuesto (figura 19).

Ejemplo EVL derecho: sobre los ejes verticales laterales el único movimiento posible es la rotación del hemisacro, pero como este movimiento no entra en la fisiología del sacro es imposible. Ello genera un déficit de movilidad en la derecha del EVL, lo cual hace que el cuerpo compense con un 1/2 eje horizontal izquierdo buscando la máxima movilidad posible, que se presentará en la forma de:

- sacro unilateral anterior o en hemiextensión izquierdo,
- sacro unilateral posterior o en hemiflexión izquierdo.

Las **patologías osteopáticas** que se presentan en estos ejes son:

- Sacro unilateral anterior o en hemiextensión izquierdo
- Sacro unilateral posterior o en hemiflexión izquierdo
- Sacro unilateral anterior o en hemiextensión derecho
- Sacro unilateral posterior o en hemiflexión derecho

8. Eje vertical medial. EVM

Es un eje vertical que pasa por la cresta sacra posterior.

Sobre este eje vertical medial no hay fisiología articular sacra. Sobre este eje se producen las **lesiones traumáticas sacras en rotación pura.**

EJE ANTERO-POSTERIOR

9. Eje antero-posterior. EAP

Es un eje antero-posterior que pasa por la intersección de los ejes oblicuos.

Sobre este eje no hay fisiología articular sacra. Sobre este eje se producen las **lesiones sacras traumáticas en latero - flexión pura.**

■ MOVIMIENTOS FISIOLÓGICOS

MOVIMIENTOS DE LOS BRAZOS MAYOR Y MENOR

Cada vez que un brazo menor (derecho o izquierdo) asciende o desciende, el brazo mayor opuesto (derecho o izquierdo) avanza o retrocede.

MOVIMIENTOS DEL SACRO

- El movimiento mayor es la flexión-extensión.
- Los movimientos menores son la rotación y la latero-flexión.

Flexión sacra

- Durante la flexión bilateral, la base va hacia arriba y hacia atrás, el ápex va hacia delante. El movimiento se hizo alrededor del ETM.

- El sacro sube sobre los brazos menores y avanzó sobre los brazos mayores.
- La flexión sacra acompaña la inspiración (fase durante la cual todas las curvaturas fisiológicas de la columna vertebral tienden a borrarse).
- La flexión sacra es favorecida por la extensión de los pies y la flexión de la columna lumbar.

Extensión sacra

- Durante la extensión bilateral, la base va hacia abajo y hacia delante, el ápex va hacia atrás.
- El sacro desciende sobre los brazos menores y retrocede sobre los brazos mayores.
- La extensión sacra acompaña la espiración (fase durante la cual todas las curvaturas fisiológicas de la columna vertebral tienden a acentuarse).
- Es favorecida por la flexión de los pies y la extensión lumbar.

Movimientos menores

- La rotación y la latero-flexión constituyen los movimientos menores: estos dos movimientos son combinados y se hacen alrededor de un eje oblicuo. La rotación y la latero-flexión son siempre en sentido contrario.

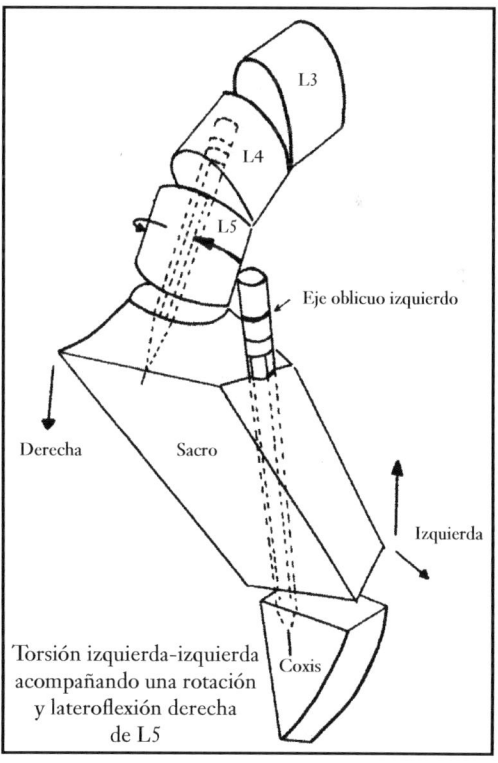

Figura 20. Torsión sacra izda-izda, según Fred Mitchell, D.O.

Ejemplos de movilidad en los ejes oblicuos:

- si el sacro hace una torsión izquierda sobre el eje oblicuo izquierdo (izdo-izdo), su base se inclina a la derecha, y es normal ya que es el brazo menor derecho el que desciende;
- si el sacro hace una torsión derecha sobre el eje oblicuo izquierdo (izdo-dcho), su base se inclina a la izquierda, y es normal ya que es el brazo menor derecho el que asciende.

Las torsiones alrededor de los ejes oblicuos pueden estar consideradas como movimientos de acomodación del sacro a los movimientos fisiológicos de la 5ª vértebra lumbar.

Esto nos conduce a precisar las leyes de Fryette (ver página 393) sobre los movimientos fisiológicos de la columna vertebral (estas leyes no se aplican en las cervicales).

En primer lugar, No vamos a adoptar la semántica de Fryette que concernía a la definición de una flexión-extensión:

- la flexión (F) es la exageración de una curvatura fisiológica;
- la extensión (E) es la tendencia a la pérdida de la curvatura fisiológica;
- la posición neutra (N) se manifiesta por el "no-contacto" de las superficies articulares.

Primera ley de Fryette

Cuando las vértebras están en posición neutra o ligera flexión, para hacer una rotación en un sentido, primero realizan una latero-flexión en el sentido opuesto. Es el movimiento NL≠R. NS≠R según la terminología anglosajona.

Segunda ley de Fryette

Cuando las vértebras están en extensión o hiperextensión o hiperflexión, para hacer una latero-flexión de un lado, están obligadas a realizar primero una rotación del mismo lado. Es el movimiento ER=L o FR=L. ER=S o ER=S según la terminología anglosajona.

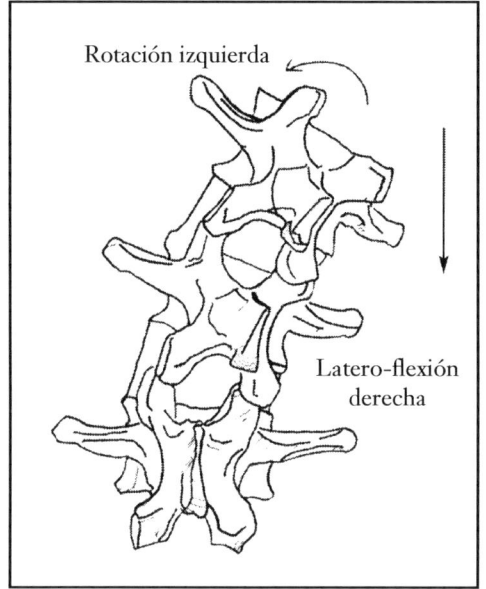

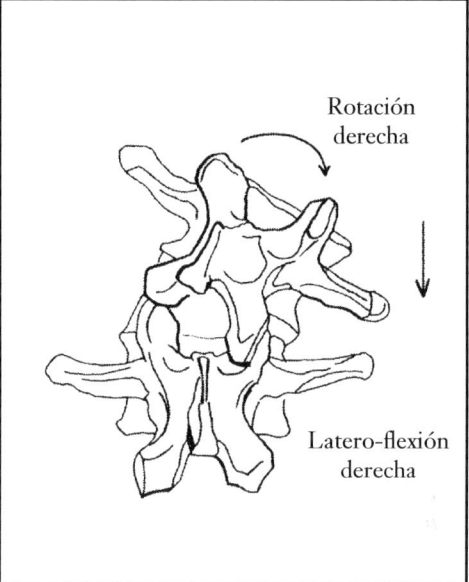

Figura 21. NLDchaRIzda   Figura 22. ERDchaLDcha

Cuando uno de estos movimientos se produce de manera extrema y cuando, por una razón u otra, no hay posibilidad de regreso a la posición neutra, diremos entonces que hay lesión.

Las lesiones en NLR son, en general, las lesiones posturales, de grupo, no dolorosas; la escoliosis es una ilustración.

Las lesiones de ERL-FRL son, en general, las lesiones traumáticas, individuales y dolorosas.

Los músculos paravertebrales:

- los profundos están tensos y contracturados del lado de la apófisis transversa posterior;
- los superficiales están tensos y contracturados del lado de la convexidad;

Podemos decir que, en los casos de lesión de ERL-FRL, la persona tendrá dolor en barra, es decir dolor en los dos lados de la columna, mientras que en las lesiones de NLR (característica de las escoliosis), los músculos superficiales y profundos están tensos del mismo lado.

- Lesiones en ERL o FRL: dolor bilateral lumbar. ◄►
- Lesiones en NLR: dolor unilateral lumbar:

  – NLR Dcha: dolor unilateral en la derecha. ►
  – NLR Izda: dolor unilateral en la izquierda. ◄

RELACIÓN L5-SACRO

No tenemos en cuenta las anomalías congénitas:

- si L5 está en Extensión: el sacro está en Extensión,
- si L5 está en Flexión: el sacro está en Flexión,
- si L5 gira a la Izquierda: el sacro hace una torsión Derecha,
- si L5 gira a la Derecha: el sacro hace una torsión Izquierda.

Cuando L5 se inclina de un lado (y, por consiguiente, girará del mismo lado o del opuesto), la gravedad que se desplaza de este lado va a crear un punto de ralentización en el vértice del brazo menor de este lado, dando origen así a un eje oblicuo.

Una lesión de NLRDcha o ERLDcha de L5 se acompaña de un sacro izdo-izdo
Una lesión de FRLIzda de L5 se acompaña de un sacro izdo-dcho

Por otro lado, contrariamente a las afirmaciones de Fryette (según el cual las lesiones unilaterales sacras no existen), seremos más categóricos que Mitchell (para él, no son frecuentes), diciendo que se pueden ver a menudo lesiones sacras unilaterales; en este caso, hay dos puntos de ralentización por el mismo lado: en la cumbre del brazo menor y en la cumbre del brazo mayor, provocando así la formación de un 1/2 eje transversal por el otro lado (ver figura 19). Alrededor de este medio eje transversal, encontraremos una lesión específica del sacro, sin relación inicial con L5, de F o E unilateral.

Para esquematizar, representamos el sacro por un cuadrado que dividimos en 4 cuadrantes:

- Los cuadrantes superiores representan el primer segmento sacro y la base, es decir lo que está por encima del eje transversal que pasa por S2.
- Los dos segmentos inferiores representan los AIL del sacro.

Las cruces expresarán los puntos de ralentización de los diferentes cuadrantes.

En la figura 23 mostramos los diferentes casos posibles de lesiones fisiológicas.

RELACIÓN DE LAS DIFERENTES LESIONES SACRAS

Según la mayoría de los colegios osteopáticos del mundo, las lesiones que se presentan en el sacro son:

Lesiones fisiológicas	Lesiones traumáticas
1. Sacro izquierdo-izquierdo	1. Sacro en rotación pura derecha
2. Sacro izquierdo-derecho	2. Sacro en rotación pura izquierda
3. Sacro derecho-derecho	3. Sacro en latero-flexión pura derecha
4. Sacro derecho-izquierdo	4. Sacro en latero-flexión pura izquierda
5. Sacro bilateral anterior	
6. Sacro bilateral posterior	
7. Sacro unilateral anterior izquierdo	
8. Sacro unilateral posterior izquierdo	
9. Sacro unilateral anterior derecho	
10. Sacro unilateral posterior derecho	

No obstante, la realidad es bien distinta cuando el diagnóstico se realiza adecuadamente. Y demostraremos que muchas de estas lesiones no se encuentran nunca o prácticamente nunca.

Principales lesiones del sacro

Según Albert Bénichou, D.O., uno de los que fuera máximo exponente de la osteopatía funcional del mundo, las principales lesiones fisiológicas sacras son:

Ejes oblicuos

- Sacro izquierdo-izquierdo: lesión frecuente
- Sacro izquierdo-derecho: lesión frecuente
- Sacro derecho-derecho: lesión jamás encontrada
- Sacro derecho- izquierdo: lesión jamás encontrada

Eje transverso medio

- Sacro bilateral posterior o sacro en flexión: lesión poco frecuente
- Sacro bilateral anterior o sacro en extensión: lesión poco frecuente
- Sacro unilateral posterior o en hemiflexión derecha: lesión jamás encontrada
- Sacro unilateral anterior o en hemiextensión derecha: lesión jamás encontrada
- Sacro unilateral posterior o en hemiflexión izquierda: lesión frecuente
- Sacro unilateral anterior o en hemiextensión derecha: lesión frecuente

Albert BÉNICHOU, D.O. (Bob como todos le apodaban afectuosamente) obtuvo su diploma de fisioterapeuta en 1949; alumno de Borís DOLTO que influyó mucho sobre él en su práctica, persiguió su propia formación particularmente por viajes 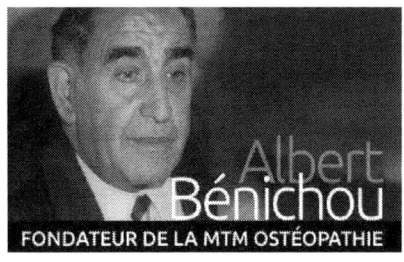 en Inglaterra e hizo más profundo sus conocimientos osteopáticos.

Crea entonces una Asociación, MTA (Manual Therapy Association), la verdadera primera escuela de Osteopatía en Francia, estructura su enseñanza y regularmente contrata a Denis BROOKES, osteópata diplomado de la B.S.O en Londres, pero sobre todo alumno de KIMBERLEY en USA.

Solicita al Ministerio de la Salud intentando lograr un reconocimiento Osteopático como especialidad de la fisioterapia revocando el decreto de 1962 que prohibía la práctica de la osteopatía a los no médicos. Pero varias de estas escuelas que adoptan una política "dura", rechazan la fisioterapia y definen la Osteopatía como una "medicina total". Albert BÉNICHOU, niega esta orientación, que posteriormente es la que se ha impuesto en Francia.

La MTA creada en 1963 se convierte en la Casa de la Terapia Manual (M.T.M). En los años 80, junto con Nicette SERGUEEF, D.O. y Patrick FRIED, D.O., se dedican a la formación de médicos y fisioterapeutas.

Albert Bénichou fallece en 1994. En 2001 la ley que reconoce la osteopatía en Francia es votada, los decretos de aplicaciones aparecen en marzo de 2007. El MTM también obtiene el grado para dispensar la osteopatía a los profesionales de la salud el 27 de febrero de 2008.

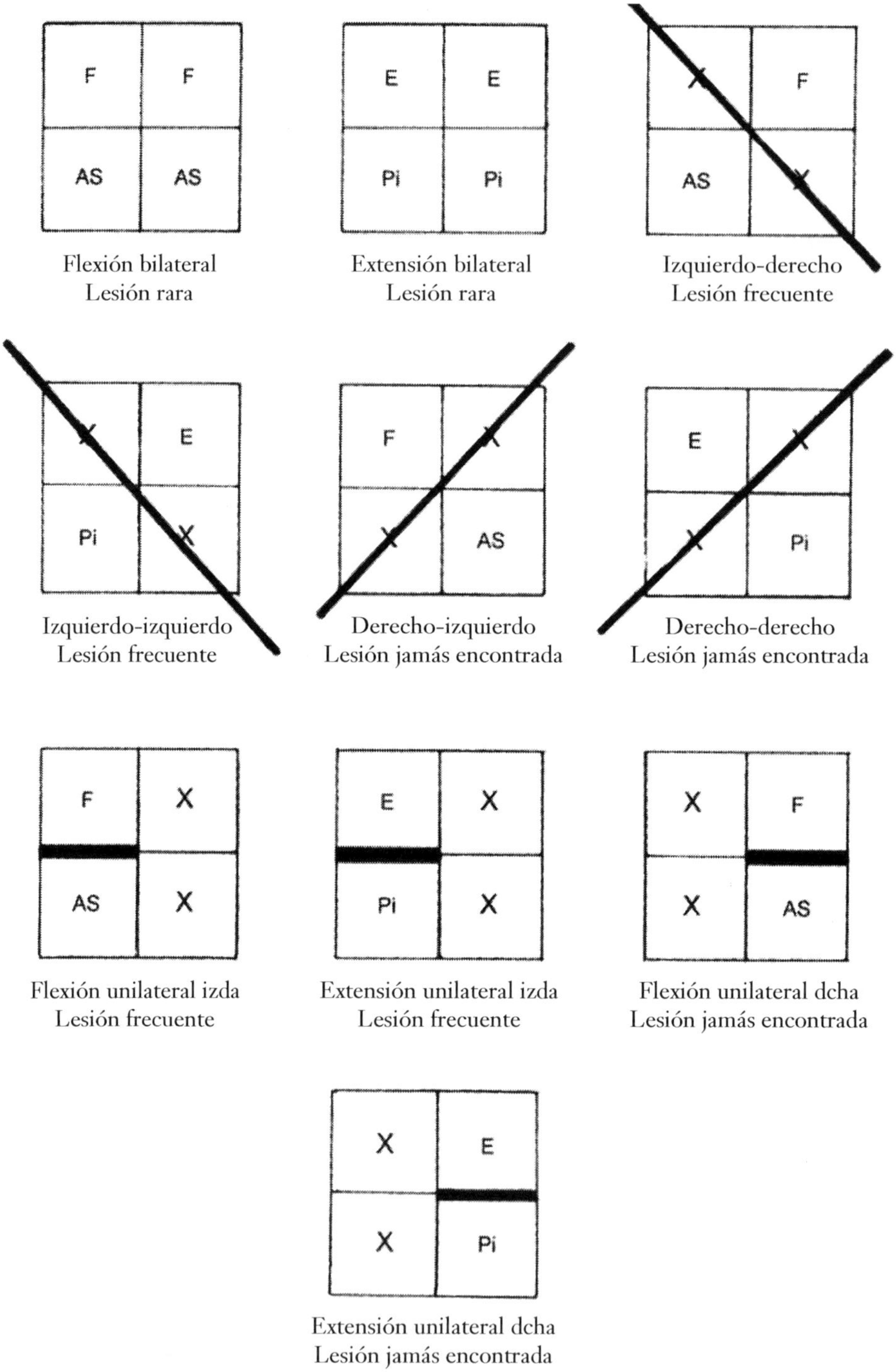

F	F
AS	AS

Flexión bilateral
Lesión rara

E	E
Pi	Pi

Extensión bilateral
Lesión rara

X	F
AS	X

Izquierdo-derecho
Lesión frecuente

X	E
Pi	X

Izquierdo-izquierdo
Lesión frecuente

F	X
X	AS

Derecho-izquierdo
Lesión jamás encontrada

E	X
X	Pi

Derecho-derecho
Lesión jamás encontrada

F	X
AS	X

Flexión unilateral izda
Lesión frecuente

E	X
Pi	X

Extensión unilateral izda
Lesión frecuente

X	F
X	AS

Flexión unilateral dcha
Lesión jamás encontrada

X	E
X	Pi

Extensión unilateral dcha
Lesión jamás encontrada

Figura 23. Las diferentes lesiones fisiológicas del sacro, según Albert Bénichou

DIAGNÓSTICO DE LAS LESIONES DEL SACRO

CONSIDERACIONES GENERALES OSTEOPÁTICAS

- Una lesión articular es debida a un desequilibrio de tensión ligamentosa.
- Decimos que hay lesión cuando podemos posicionar fácilmente y sin dolor un hueso en un sentido y puede volver lentamente al punto neutro, mientras que es imposible (o difícil) y doloroso llevarlo en el otro sentido. La lesión tomará el nombre del lado de la holgura, del lado de la facilidad. Decimos que podemos ir en el sentido de la lesión.
- Casi todas las articulaciones presentan un movimiento mayor y un movimiento menor: estos últimos rigen el movimiento mayor.
- El osteópata debe ante todo normalizar los movimientos menores para recuperar los movimientos mayores.
- La respiración es la mejor herramienta de la corrección.
- Durante la inspiración la base sacra se posterioriza y los AIL se anteriorizan.
- Durante la espiración la base sacra se anterioriza y los AIL se posteriorizan.

TEST DE FLEXIÓN SENTADO, TFS

El paciente en sedestación sobre la camilla, con las rodillas al borde de la misma y los pies sobre un taburete. Las manos sobre sus muslos o cruzadas una sobre cada hombro contrario.

El osteópata, en sedestación, en una silla detrás del paciente.

Situamos los pulgares de manera precisa a la altura de S1. Las EIPS están al nivel de S2. Los pulgares reposan horizontalmente por encima de las EIPS, con la falange distal por dentro de ésta.

Nota: hay que insistir en la necesidad de precisión en el emplazamiento de los pulgares. Demasiado bajos estarían a la altura de S2, o sea, a la altura del eje de movimiento. Demasiado altos, estarían a la altura de L5; el resultado sería erróneo desde el principio.

Solicitamos al paciente que se incline lentamente lo más lejos posible hacia delante, mientras el osteópata siente y ve el pulgar que sube más en dirección craneal.

A continuación, situamos los pulgares de una y otra parte del vértice de la línea interglútea, sobre los AIL, y solicitamos de nuevo al paciente inclinarse hacia delante, valorando el que sube más.

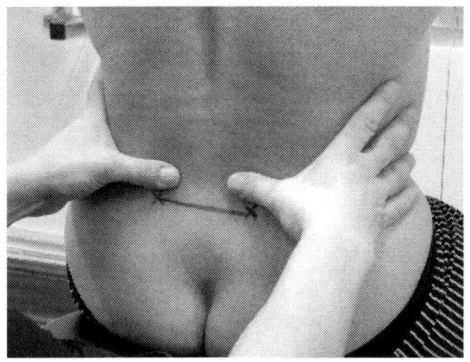 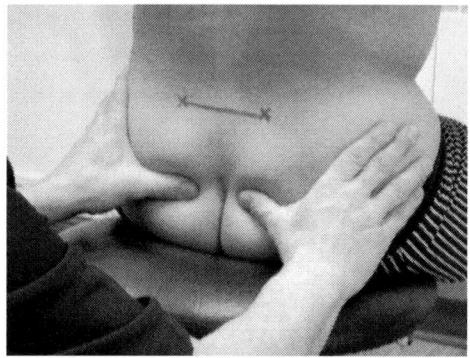

Foto 2. Test de flexión sentado, TFS   Foto 3. Test de flexión sentado, TFS
   Contacto en S1   Contacto en los AIL

Interpretación del test

Puede producirse que ambos pulgares suban de la misma manera. En este caso:

- el sacro puede ser normal,
- el sacro puede estar en lesión de flexión,
- el sacro puede estar en lesión de extensión,
- el sacro puede estar en lesión traumática bilateral.

Primera posibilidad lesional

Si el pulgar izquierdo sube más en el cuadrante superior y el pulgar derecho en el cuadrante inferior, la línea que unirá estos dos puntos formará un **eje oblicuo izquierdo** alrededor del cual tendremos dos posibilidades lesionales:

- Sacro izquierdo-izquierdo
- Sacro izquierdo-derecho

Segunda posibilidad lesional

Si el pulgar derecho sube más alto en el cuadrante superior y en el cuadrante inferior, tendremos entonces un eje vertical derecho que provocará la creación de un **semi-eje transversal izquierdo** alrededor del cual tendremos dos posibilidades lesionales:

- Sacro unilateral posterior o en flexión izquierdo
- Sacro unilateral anterior o en extensión izquierdo

A continuación, para concretar específicamente la lesión que presenta nuestro paciente utilizaremos el test de Downing.

Sabemos que la hemibase del sacro se posiciona en dirección opuesta a la rotación del ilíaco, por lo que este test nos ayudará a concretar el posicionamiento de la hemibase, concretando definitivamente la lesión que presenta el sacro.

TEST DE DOWNING

Este test es específico para las disfunciones ilio-sacras. Pero como en las lesiones sacro-ilíacas el ilíaco adopta una posición relativa en dirección opuesta a la hemibase sacra homolateral, lo utilizaremos para concretar el esquema lesional del sacro.

El test de Downing sólo hace intervenir a los elementos no contráctiles de la articulación, es decir:

- La cápsula
- El ligamento ileofemoral (Bertín)
- El ligamento isquiofemoral
- El ligamento pubofemoral (este último el que menos)

A estos elementos, no contráctiles, de la articulación se añadirá el brazo de palanca del fémur.

Sirve para objetivar las disfunciones del ilíaco en anterioridad o posterioridad, así como su déficit parcial de movilidad con relación al sacro. Está basado en la puesta en tensión de los ligamentos y de la cápsula articular de la coxo-femoral para movilizar las articulaciones sacro-ilíacas.

Se practica de modo bilateral tanto en alargamiento como en acortamiento del miembro inferior.

Los alargamientos y los acortamientos fisiológicos, con esta maniobra, son del orden de quince a veinte milímetros.

El paciente en decúbito supino, miembros inferiores extendidos.

Antes de realizar el test, solicitaremos al paciente que flexione las rodillas y caderas y, con los talones juntos, que levante el glúteo de la camilla durante un segundo. Esto se realiza para inhibir las diferentes tensiones músculo-ligamentarias.

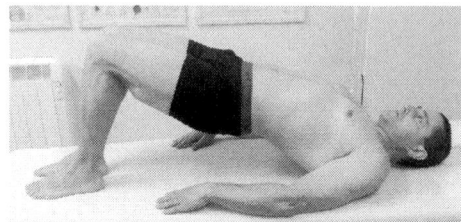

Foto 4. Inhibición tensional

A continuación, el paciente vuelve a extender las extremidades.

Después, realizamos una marca de rotulador en cada maléolo interno, al mismo nivel.

El test de Downing puede realizarse de manera estática o dinámica:

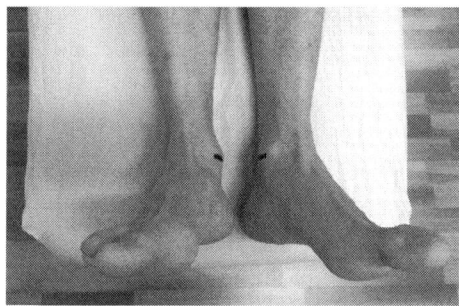

Foto 5. Marcas en los maléolos

Maniobra estática

a) Test de alargamiento

El test de alargamiento consiste en una aducción + rotación externa del fémur.

En este test, la pierna debe alargarse con respecto a la otra extremidad.

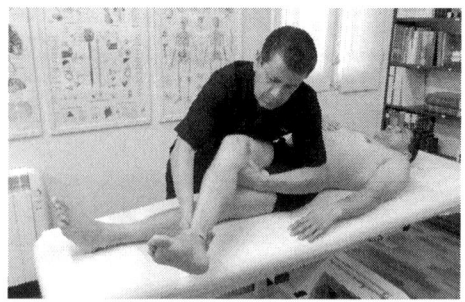

Foto 6. Test de alargamiento

b) Test de acortamiento

El test de acortamiento consiste en una abducción + rotación interna del fémur. En el test de acortamiento, la pierna debe acortarse con respecto al lado opuesto.

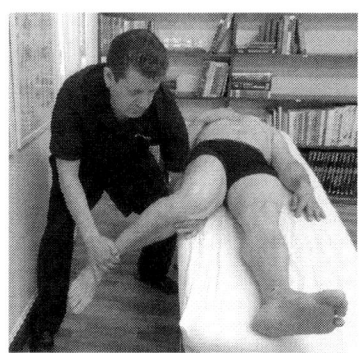

Foto 7. Test de acortamiento

Maniobra dinámica

a) Test de alargamiento

El osteópata coge al miembro inferior del paciente y lo posiciona en flexión abducción-rotación lateral, luego devuelve al miembro inferior en extensión haciendo resbalar el pie sobre la cara anterior del muslo y de la pierna contralateral.

b) Test de acortamiento

El osteópata coge al miembro inferior del paciente y lo posiciona en flexión aducción-rotación medial, luego devuelve al miembro inferior en extensión haciendo resbalar la rodilla sobre la cara anterior del muslo contralateral.

Valoración global

Primer ejemplo lesional: afectación del eje oblicuo izquierdo

Realizamos el test de Downing en el ilíaco derecho.

- Si el ilíaco está anterior: sacro izquierdo-derecho, puesto que la hemibase sacra se encuentra posteriorizada, lo cual se explica por la posterioridad del brazo menor derecho.
  El AIL izquierdo se encuentra anterior y craneal, lo cual se explica porque el brazo mayor izquierdo avanzó y subió para compensar la posterioridad del brazo menor en la derecha.

- Si el ilíaco está posterior: sacro izquierdo-izquierdo, puesto que la hemibase sacra se encuentra anteriorizada, lo cual se explica por la anterioridad del brazo menor derecho.
  El AIL izquierdo se encuentra posterior y caudal, lo cual se explica porque el brazo mayor izquierdo retrocedió y bajó para compensar la anterioridad del brazo menor en la derecha.

Segundo ejemplo lesional: afectación del semi-eje transversal izquierdo

Realizamos el test de Downing en el ilíaco izquierdo.

- Si el ilíaco está anterior: sacro unilateral posterior o en flexión izquierdo, puesto que la hemibase sacra se encuentra posteriorizada, lo cual se explica por la posterioridad del brazo menor izquierdo.
  El AIL izquierdo se encuentra anterior y craneal, lo cual se explica porque el brazo mayor izquierdo avanzó y subió para compensar la posterioridad del brazo menor en la izquierda.
- Si el ilíaco está posterior: sacro unilateral anterior o en extensión izquierdo, puesto que la hemibase sacra se encuentra anteriorizada, lo cual se explica por la anterioridad del brazo menor izquierdo.
  El AIL izquierdo se encuentra posterior y caudal, lo cual se explica porque el brazo mayor izquierdo retrocedió y bajó para compensar la anterioridad del brazo menor en la izquierda.

TEST DEL SACRO POR PALPACIÓN

Este test podemos utilizarlo cuando por cualquier circunstancia el test de Downing no pueda realizarse (artrosis coxo-femoral, por ejemplo).

El paciente está en decúbito prono. El osteópata en bipedestación a la altura de la pelvis. Situamos los pulgares sobre los AIL del sacro y los índices sobre los sulcus (hendidura). Foto 8.

- Si ambos índices son huidizos y ambos pulgares prominentes, esto orienta hacia un sacro bilateral anterior.

- Si ambos índices son prominentes y ambos pulgares huidizos, esto orienta hacia un sacro bilateral posterior.
- Si el índice de una mano es huidizo y el pulgar de la misma mano prominente, esto orienta hacia un sacro unilateral anterior.
- Si el índice de una mano es prominente y el pulgar de la misma mano es huidizo, esto orienta hacia un sacro unilateral posterior.

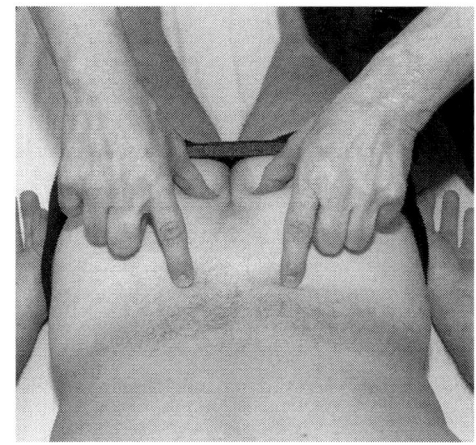

Foto 8. Test del sacro por palpación

- Si el índice de una mano es huidizo y el pulgar de la otra mano prominente, esto orienta hacia una torsión anterior.
- Si el índice de una mano es prominente y el pulgar de la otra mano es huidizo, esto orienta hacia una torsión posterior.

TEST RESPIRATORIO SACRO EN DECÚBITO PRONO

Este test lo realizamos para valorar exclusivamente si estamos en presencia de un sacro bilateral anterior o posterior. Foto 9.

Paciente en decúbito prono. El osteópata, en bipedestación, a la altura de la pelvis.

Situamos una de nuestras manos sobre el sacro del paciente, quedando la punta de nuestros dedos sobre la base sacra. Solicitamos al paciente una inspiración profunda seguida de una espiración profunda. En ausencia de patología el sacro se posterioriza durante la inspiración y se anterioriza durante la espiración con la misma amplitud.

- Si durante la inspiración el sacro rehuye posteriorizarse, o lo hace en menor amplitud que durante la fase espiratoria y durante la espiración el sacro se anterioriza bien, o lo hace en mayor amplitud que durante la fase inspiratoria, significa que estamos ante un sacro bilateral anterior.

• Si durante la espiración el sacro rehuye anteriorizarse, o lo hace en menor amplitud que durante la fase inspiratoria y durante la inspiración el sacro se posterioriza bien, o lo hace en mayor amplitud que durante la fase espiratoria, significa que estamos ante un sacro bilateral posterior.

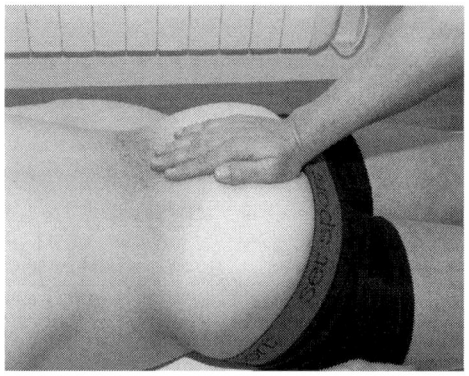

Foto 9. Test respiratorio sacro en decúbito prono

DIFERENCIA ENTRE UNA LESIÓN ILÍACA PRIMARIA/SACRA SECUNDARIA O SACRA PRIMARIA/ILÍACA SECUNDARIA

• Nueve de cada diez lesiones que afectan a la pelvis son sacras y solamente una ilíaca.
• Las lesiones sacras comprometen a la columna vertebral y al cráneo.
• Las lesiones ilíacas trabajan más particularmente con los miembros inferiores.
• Cuando existe una lesión sacra primaria el ilíaco adopta una posición relativa adaptativa. En este caso, la liberación de la lesión sacra restituye el posicionamiento correcto del ilíaco sin necesidad de intervenir terapéuticamente sobre él.
• Cuando existe una lesión ilíaca primaria el sacro adopta una posición relativa adaptativa. En este caso, la liberación de la lesión ilíaca restituye el posicionamiento correcto del sacro sin necesidad de intervenir terapéuticamente sobre él.
• Pueden coexistir lesiones del sacro y del ilíaco al mismo tiempo donde sean precisas normalizaciones para ambos huesos.
• Cuando el TFS da negativo, o sea, arrastran ambos lados por igual tanto en S1 como en los AIL y el test respiratorio sacro en decúbito prono también da negativo, entonces podemos afirmar que es-

tamos ante una patología primaria del ilíaco. En este caso, el TFP nos marcará el ilíaco en disfunción. Nuestro campo de actuación deberá centrarse sobre el ilíaco.

• Cuando el TFS da positivo o el test respiratorio en decúbito prono da positivo, entonces podemos afirmar que estamos ante una patología primaria del sacro. Nuestro campo de actuación deberá centrarse sobre el sacro.

PROCESOS MECÁNICOS ASCENDENTES SACRO-CRANEALES Y DESCENDENTES CRÁNEO-SACROS

Por norma general los sacros posteriorizados se inscriben dentro de las lesiones descendentes cráneo-sacras:

• Sacro izquierdo-derecho o derecho-izquierdo
• Sacro bilateral posterior
• Sacro unilateral posterior

Los sacros anteriorizados se inscriben dentro de las lesiones ascendentes sacro-craneales:

• Sacro izquierdo-izquierdo o derecho-derecho
• Sacro bilateral anterior
• Sacro unilateral anterior

SUPERPOSICIÓN DE LAS LESIONES DEL SACRO

Al igual que en la SEB (sincondrosis esfenobasilar), en el sacro pueden presentarse dos lesiones a la vez (cosa de todos modos no muy común). Las relaciones lesionales pueden ser:

• Sacro izquierdo-derecho o derecho-izquierdo con bilateral posterior
• Sacro unilateral posterior con bilateral posterior
• Sacro izquierdo-izquierdo o derecho-derecho con bilateral anterior
• Sacro unilateral anterior con bilateral anterior

▌ TRATAMIENTO DE LAS LESIONES FISIOLÓGICAS DEL SACRO

1. Torsión sacra izquierda-izquierda

- El eje oblicuo es izquierdo.
- La base sacra derecha es anterior, sobre el brazo corto de la L auricular.
- El ángulo sacro izquierdo es posterior y caudal, sobre el brazo largo de la L auricular.
- La pierna derecha es falsamente larga.
- La 5ª vértebra lumbar se encuentra en NLRdcha o ERLdcha, y es quien predispone esta lesión.
- Implicación del glúteo mayor izquierdo (ralentizando el vértice del brazo menor izquierdo) y del piramidal derecho (fijando el brazo mayor derecho).

Sintomatología

Esta lesión puede ser asintomática. Cuando existe sintomatología dolorosa será, con mayor frecuencia, sacro-ilíaca derecha y podrá aparecer durante la marcha, al apoyar la pierna derecha.

Consecuencias uterinas

El sistema de suspensión del útero lo constituyen formaciones mioconjuntivas que desde el cuello uterino se irradian a la paded pelviana; forman hacia los lados los ligamentos cardinales de McKenrodt, o ligamento cervical transverso, hacia atrás los ligamentos uterosacros, que terminan en las vértebras sacras, y hacia delante los pilares de la vejiga, que se continúan con los ligamentos pubovesicales.

Estas formaciones mioconjuntivas constituyen el plano medio de soporte del útero y la vagina. Ver figura 24.

El sistema de orientación del útero está formado por los ligamentos redondos y los ligamentos anchos. Los ligamentos redondos son dos cordones de unos 12 cm que se insertan en ambos cuernos uterinos, por debajo de la salida de la trompa, y se extienden hacia la pared abdominal hasta el conducto inguinal y a través de él llegan los labios mayores.

Los ligamentos anchos se extienden desde los bordes del útero a la pared pelviana. Están constituidos por dos hojas peritoneales que contienen tejido conjuntivo, vasos y nervios.

Forman el soporte superior del útero y contribuyen a la anteversión de este, formando el eje de este órgano, un ángulo recto con el eje de la vagina.

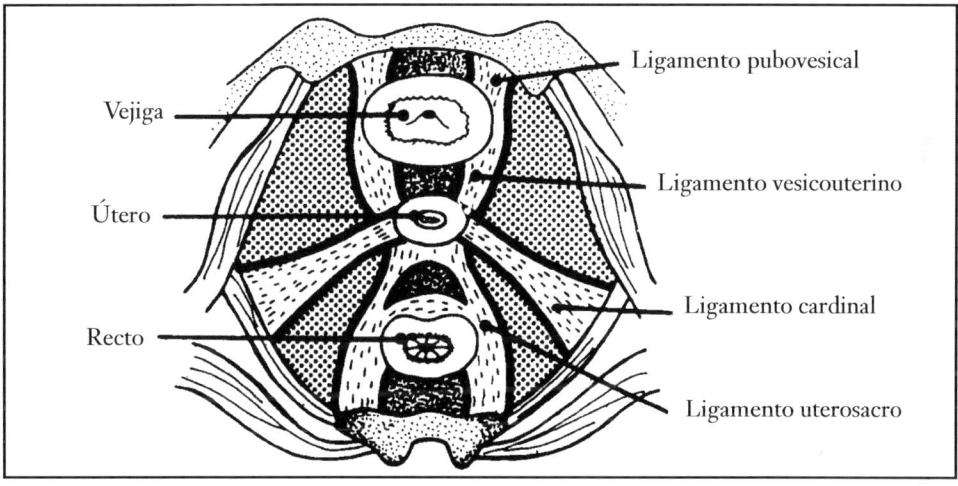

Figura 24

Los ligamentos útero-sacros van de la parte postero-lateral del cuello del útero, es decir, de la parte vaginal del útero. Suben hacia arriba y hacia atrás, enmarcando el resto, para terminar en la cara anterior del sacro al nivel de S2, inmediatamente, por dentro de las articulaciones sacro-ilíacas.

Una lesión en torsión del sacro tiene consecuencias en el sistema suspensor del útero:

- El ligamento útero-sacro derecho estará más bajo y relajado
- El ligamento útero-sacro izquierdo estará más alto y tenso
- El cuello del útero estará desplazado hacia la izquierda
- El cuerpo del útero estará desplazado hacia la derecha, con la condición, sin embargo, que el ángulo cuello-cuerpo sea rígido.

La anomalía de posición del útero se denomina por la posición del cuerpo. En este caso, se tratará de una latero-flexión uterina derecha. El cuello está a la izquierda y el cuerpo a la derecha.

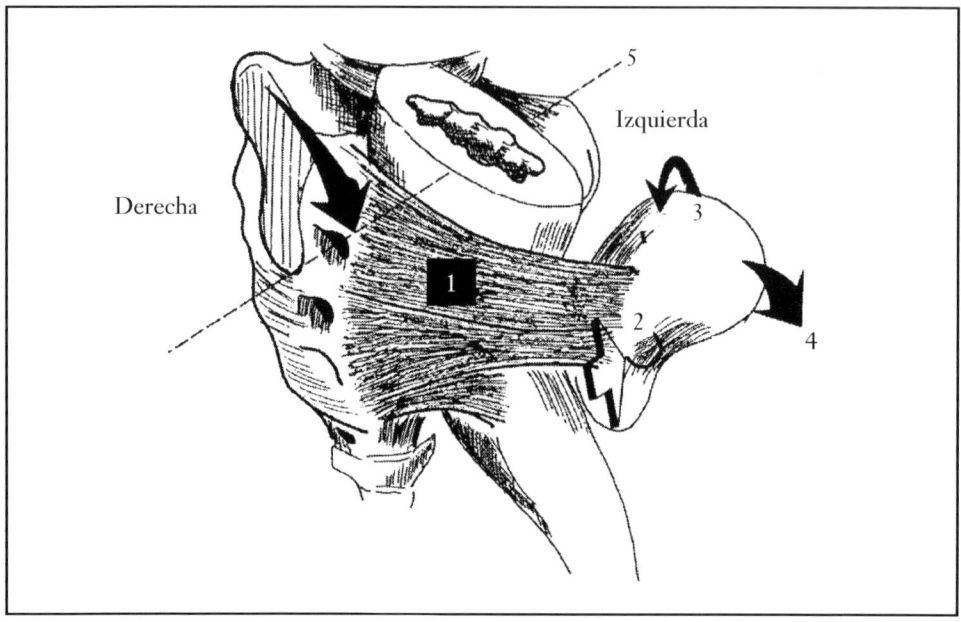

Figura 25. Torsión sacra izquierda-izquierda.
1, ligamento útero-sacro; 2, el cuello uterino es desplazado hacia atrás y hacia arriba.
Se encuentra desviado a la izquierda; 3 y 4, el cuerpo uterino está en lateroversión derecha, con tendencia a la anteversión, si la unión cuello-cuerpo está rígida; 5, eje oblícuo sacro izquierdo.
Lesión: lateroflexión uterina derecha

Consecuencia esfenobasilar

A la torsión sacra izquierda-izquierda podrá corresponderle alguna de estas lesiones en la SEB:

• una lesión de torsión derecha,
• o una lesión de flexión lateral-rotación derecha.

Radiología

– Pelvis en carga
– Columna lumbar de cara y de perfil, centrado en L5

Numerosas torsiones sacras hacia delante no son radiológicamente objetivables, lo cual no quiere decir que no existan lesiones sacras aunque no se vean radiológicamente.

Cuando esta lesión sacra es radiológicamente objetivable se aprecian las siguientes referencias:

- La tangente a las cabezas femorales mostrará una apariencia radiológica de falsa pierna larga derecha.
- La recta que pasa por la cresta sacra posterior diverge de la vertical que pasa que pasa por la sínfisis del pubis.
- La columna lumbar es convexa a la derecha, con una rotación de los cuerpos vertebrales en la convexidad formada, que se puede objetivar radiológicamente por la proyección de las apófisis espinosas, a través de los cuerpos vertebrales.

Técnicas de normalización

Sacro izquierdo-izquierdo, técnica de la llave

Paciente en decúbito prono, con flexión de rodillas y caderas a 90°, las rodillas apoyadas sobre el muslo del osteópata.

El osteópata en bipedestación del lado derecho del paciente.

Solicitamos al paciente que inspire y, en apnea, empuje con los pies hacia arriba (techo), contra la resistencia del osteópata, durante 4-5 segundos. A continuación, solicitamos al paciente que espire y relaje el empuje, momento en el que ganamos una nueva barrera motriz, llevando sus pies hacia el suelo.

Técnica respiratoria en decúbito prono

Paciente en decúbito prono, con la pierna derecha cruzada sobre la izquierda para abrir la articulación sacro-ilíaca.

El osteópata situado del lado izquierdo del paciente apoya la

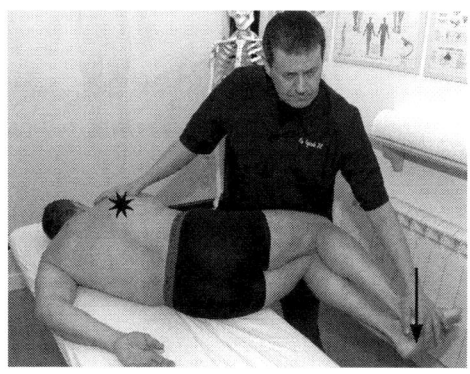

Foto 10. Técnica de la llave para sacro izdo-izdo

eminencia tenar de su mano caudal sobre el ángulo sacro izquierdo del paciente, mientras con su mano craneal fija la hemibase sacra del mismo lado.

Solicitamos al paciente que inspire y espire profundamente. En cada fase inspiratoria el osteópata empuja con su mano caudal del ángulo sacro en dirección antero-lateral, manteniendo durante la fase de espiración.

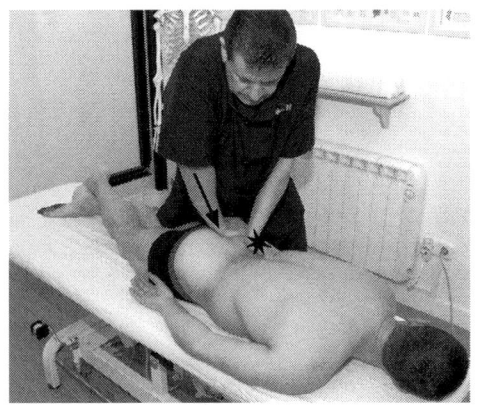

Foto 11. Técnica respiratoria en decúbito prono para sacro izdo-izdo

2. Torsión sacra izquierda-derecha

- El eje oblicuo es izquierdo.
- La base sacra derecha es posterior.
- El ángulo sacro izquierdo es anterior y craneal, sobre el brazo largo de la L auricular.
- La pierna derecha es falsa corta.
- La columna lumbar es convexa a la izquierda.
- La 5ª vértebra lumbar se encuentra en ERLizda (2ª ley de Fryette), y es quien predispone esta lesión.

Consecuencias uterinas

No hay, ya que las torsiones sacras hacia atrás tienen una amplitud articular más pequeña que las torsiones sacras hacia delante y no producen consecuencias uterinas sobre el sistema suspensor.

Consecuencias esfenobasilares

Existen, por medio de la duramadre espinal, pero no se pueden codificar. Habrá que practicar los test de movilidad craneal sistemáticamente. Las lesiones más comunes en este caso son:

- una lesión de torsión izquierda,
- o una lesión de flexión lateral-rotación izquierda.

La torsión sacra izquierda-derecha es la adaptación a la lesión de la 5ª lumbar, pero también pueden existir como consecuencia de un traumatismo o en las personas que presentan una inversión de la columna lumbar por la pérdida de compensación de una torsión sacra izquierda-izquierda.

Si se levantan pesos grandes en malas posiciones, se puede perder la compensación. No vamos a cambiar de eje, seguiremos siempre en el mismo eje izquierdo, perdiendo la compensación bajo la forma de una torsión izquierda-derecha.

Cuando tenemos una persona con una torsión hacia atrás izquierda-derecha, con restricción de la movilidad, está claro que cuando ande no va a poder pasar de una torsión sacra izquierda-izquierda y derecha-derecha. Tendrá dolores en el apoyo de la pierna izquierda.

Radiología

- Pelvis en carga
- Columna lumbar de cara y de perfil centrado en L5

Esta lesión no se puede objetivar radiológicamente, lo cual no quiere decir que no exista.

Técnicas de normalización

Sacro izquierdo-derecho, técnica de la llave

Paciente en decúbito supino, con flexión de rodillas y caderas a 90º, las rodillas apoyadas sobre el muslo del osteópata.

El osteópata en bipedestación del lado izquierdo del paciente.

Solicitamos al paciente que inspire y, en apnea, empuje con los

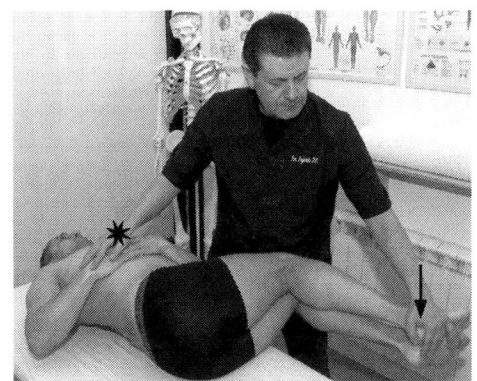

Foto 12. Técnica de la llave para sacro izdo-dcho

pies hacia arriba (techo), contra la resistencia del osteópata, durante 4-5 segundos. A continuación, solicitamos al paciente que espire y relaje el empuje, momento en el que ganamos una nueva barrera motriz, llevando sus pies hacia el suelo.

Técnica respiratoria en decúbito prono

Paciente en decúbito prono, con la pierna derecha cruzada sobre la izquierda para abrir la articulación sacro-ilíaca.

El osteópata, situado del lado derecho del paciente, apoya la eminencia tenar de su mano craneal sobre la hemibase sacra derecha del paciente, mientras con su mano caudal fija el ángulo sacro del mismo lado.

Solicitamos al paciente que inspire y espire profundamente. En cada fase espiratoria el osteópata empuja con su mano craneal la hemibase sacra en dirección antero-lateral, manteniendo lo ganado durante la fase de inspiración.

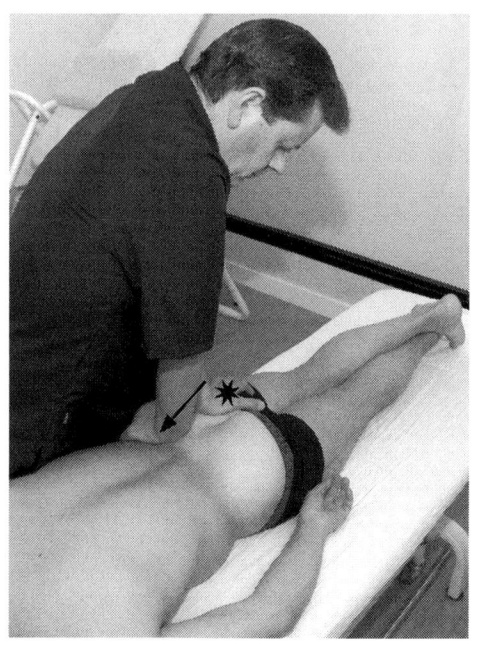

Foto 13. Técnica respiratoria en decúbito prono para sacro izdo-dcho

3. Sacro unilateral anterior izquierdo

- 1/2 eje horizontal izquierdo.
- La base sacra izquierda es anterior sobre el brazo menor de la L auricular
- El ángulo sacro izquierdo es posterior y caudal sobre el brazo mayor de la L auricular.
- La pierna izquierda es falsa larga.
- El sulcus (hendidura sacro-ilíaca) es profunda en la izquierda.

- No hay consecuencias uterinas.
- Las consecuencias esfenobasilares no se pueden codificar.

Técnica de normalización

Sacro unilateral anterior izquierdo

Paciente en decúbito prono, con la pierna izquierda cruzada sobre la derecha.

El osteópata del lado de la lesión, sitúa el pisiforme de su mano derecha sobre el ángulo infero-lateral izquierdo del sacro del paciente, realizando una presión en dirección antero-inferior durante la fase de inspiración, manteniendo durante la fase de espiración.

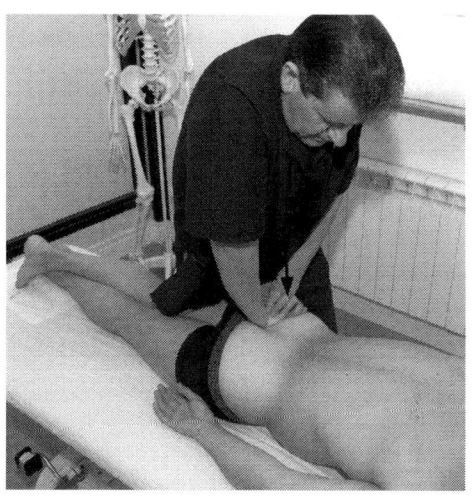

Foto 14. Técnica para sacro unilateral anterior izquierdo

4. Sacro unilateral posterior izquierdo

- 1/2 eje horizontal izquierdo.
- La base sacra izquierda es posterior sobre el brazo menor de la L auricular.
- El ángulo sacro izquierdo es anterior y craneal sobre el brazo mayor de la L auricular.
- La pierna izquierda es falsa corta.
- El sulcus (hendidura sacro-ilíaca) está borrada en la izquierda.
- No hay consecuencias uterinas.
- Las consecuencias esfenobasilares no se pueden codificar.

Técnica de normalización

Sacro unilateral posterior izquierdo

Paciente en decúbito prono, con la pierna izquierda cruzada sobre la derecha. Foto 15.

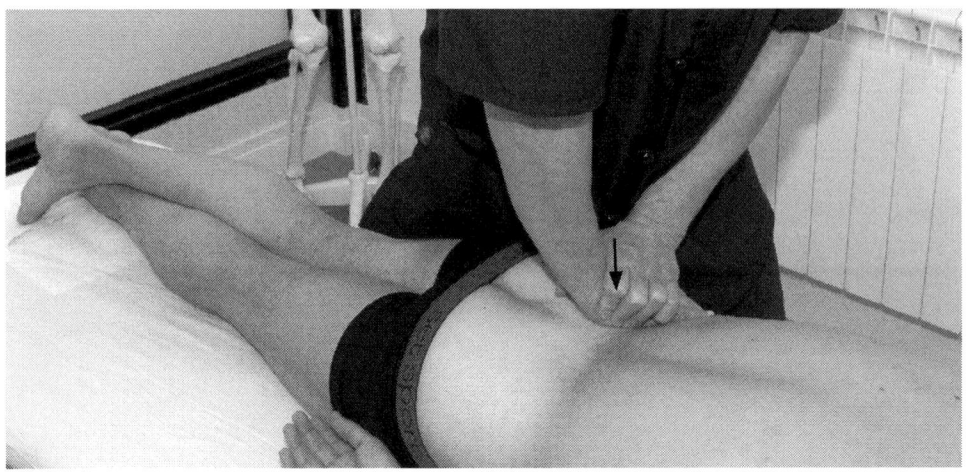

Foto 15. Técnica para sacro unilateral posterior izquierdo

El osteópata del lado de la lesión, coloca el pisiforme de su mano derecha sobre la hemibase izquierda del sacro del paciente, realizando una presión en dirección antero-craneal durante la fase de espiración, manteniendo durante la fase de inspiración.

5. Sacro bilateral posterior

Hay que distinguir entre el adulto y el niño. En el adulto, el sacro posterior bilateral es raro, mientras que es muy frecuente en el niño, sobre todo en la fase pre-ambulatoria.

En el nacimiento el niño es convexo, desde el occipital hasta el sacro. Adquiere la lordosis lumbar cuando comienza a andar y la lordosis cervical hacia el tercer, cuarto o quinto mes. El sacro bilateral posterior en el niño, en el periodo previo a la marcha, es muy frecuente.

En los niños (bebés sobre todo), hasta los 7 años, cualquiera que sea el motivo de consulta tendremos que verificar sistemáticamente el sacro, ya que en los niños ocurre algo muy peculiar: el carácter indoloro de esta lesión.

En pocas ocasiones veremos a un niño que presente un sacro bilateral posterior con dolores lumbo-pélvicos o sacros. El niño vendrá quejándose de dolores en la rodilla, tobillo...

En el adulto, se encontrará en un contexto traumático:

- Caída sobre los glúteos.
- En personas que presentan una inversión de la curvatura lumbar o una rigidez lumbar, lo cual favorece este sacro posterior bilateral.
- También en ciertas profesiones como los azulejistas.

Clínica

- La disfunción se produce en el eje transverso medio.
- Las dos EIPS están separadas de la línea media.
- La disfunción es fijada por el espasmo de los piramidales e isquio-coxígeo.
- Dificultades para incorporarse.
- Las hendiduras sacro-ilíacas (sulcus) han desaparecido.
- La base sacra es posterior, debido primero al movimiento sobre el brazo mayor auricular de atrás hacia delante y de abajo hacia arriba y segundo sobre los brazos menores de delante hacia atrás y de bajo hacia arriba.
- El ápex sacro es anterior.
- Los AIL sacros son anteriores y están borrados.
- El sacro se verticaliza.
- Ausencia de desigualdad en los miembros inferiores.
- Disminución de la lordosis lumbar baja.
- Puede tratarse de una consecuencia mecánica descendente cráneo-sacra, en cuyo caso:
  - La lesión primaria sería esfenobasilar en flexión.
  - El diafragma pélvico estará descendido.
  - El diafragma craneal estará descendido a causa de la rotación externa de los temporales.
  - El paladar estará plano, por la influencia del etmoides.

Diagnóstico

En el test sacro respiratorio en decúbito prono (página 59), durante la espiración el sacro rehuye anteriorizarse, o lo hace en menor amplitud que durante la fase inspiratoria y durante la inspiración el sacro se posterioriza bien, o lo hace en mayor amplitud que durante la fase espiratoria.

Consecuencias uterinas

Anteversión uterina.

Consecuencia esfenobasilar

Se inscribe en el cuadro de una consecuencia mecánica descendente cráneo-sacra, por lo que la SEB puede encontrarse en flexión.

Radiología

- Pelvis en carga
- Columna lumbar de cara y de perfil centrado sobre L5

Sólo el perfil lumbo-sacro presenta interés, mostrándonos un sacro que tiene tendencia a la verticalización con una disminución de la lordosis lumbar baja, si el sacro es traumático, o bien un aumento de la inversión de la curvatura lumbar en general.

Técnica de normalización

Paciente en decúbito prono, con las piernas cruzadas.

El osteópata situado sobre la camilla, coloca sus eminencias tenares sobre las EIPS del paciente.

Solicitamos al paciente que inspire y espire profundamente.

Durante la fase de espiración el osteópata empuja en dirección antero-superior, manteniendo durante la fase de inspiración.

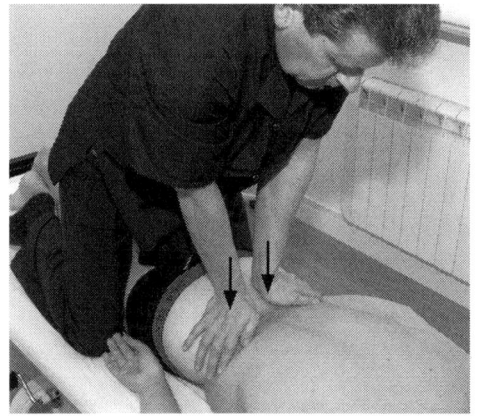

Foto 16. Técnica para sacro bilateral posterior

6. Sacro bilateral anterior

- La disfunción se produce en el eje transverso medio.
- Las dos EIPS están aproximadas a la línea media.
- Las hendiduras sacro-ilíacas (sulcus) son profundas.

- La base se anterioriza sobre los brazos menores auriculares de atrás hacia delante y de abajo hacia arriba y sobre los brazos mayores auriculares de delante hacia atrás y de arriba hacia abajo.
- El ápex y los AIL son posteriores y prominentes con una tensión dolorosa en la inserción de los ligamentos sacro-ciáticos en los ángulos sacros.
- Dolor en el ligamento interespinoso L5-S1
- El sacro se horizontaliza.
- Ausencia de desigualdad de la longitud de los miembros inferiores, y de existir no tiene relación con esta disfunción.
- Aumento de la lordosis lumbar baja.
- Dificultades para inclinarse hacia delante.
- Consecuencia mecánica ascendente.

Consecuencias patológicas

El paciente podrá consultar por patologías respiratorias de tipo:

- Asma
- Enfisema

En la mujer, por patologías relacionadas con el eje Hipotálamo - Hipófisis - Ovario.

Diagnóstico

En el test sacro respiratorio en decúbito prono (página 59), durante la inspiración el sacro rehuye posteriorizarse, o lo hace en menor amplitud que durante la fase espiratoria.

Durante la espiración el sacro se anterioriza bien, o lo hace en mayor amplitud que durante la fase inspiratoria.

Técnica de normalización

Paciente en decúbito prono, con las piernas cruzadas.

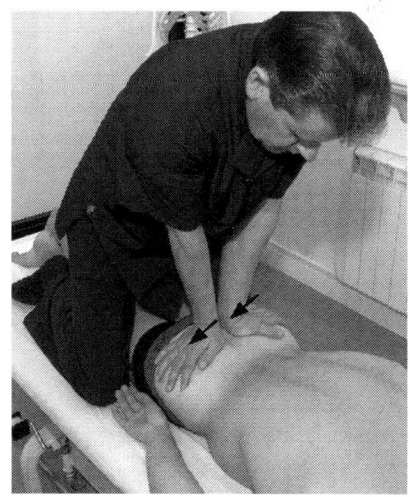

Foto 17. Técnica para sacro bilateral anterior

El osteópata situado sobre la camilla, coloca sus eminencias tenares sobre los AIL del paciente.

Solicitamos al paciente que inspire y espire profundamente.

Durante la fase de inspiración el osteópata empuja en dirección antero-inferior, manteniendo durante la fase de espiración.

7. Depresión sacra

Mecanismo lesional

Todo comienza con un sacro bilateral anterior, sobre un eje transverso medio.

Se produce un desenclavamiento de la pequeña prominencia ósea que se encuentra sobre la aurícula ilíaca. Se encuentra sobre la unión de los dos brazos de la L auricular, a nivel del istmo. Se une a una pequeña depresión que se sitúa en la aurícula sacra, en la unión de los dos brazos de la L auricular.

A esta disfunción en USA la denominan "sacro descendido traumático".

El movimiento, que se había iniciado en el E.T.M., se va a continuar sobre el E.T.I. que pasa por S3. Tendremos:

- La base sacra extremadamente hacia delante.
- El ápex y los AIL extremadamente hacia atrás, prominentes.
- Las EIPS se encuentran extremadamente juntas (1,5 a 2 cm).

A veces dan dolores lumbo-sacros y otras veces depresiones post parto. Esto no quiere decir que todas las depresiones post parto son producidas por esta lesión. El sacro, en esta posición extrema, produce cada vez que la mujer camina microtraumatismos percibidos por las estructuras superiores que pueden desencadenar un síndrome depresivo post parto.

Mecanismo productor

- Sobre todo, tras partos problemáticos.
- Caídas sobre los glúteos.
- Movimientos en falso, como levantar un objeto pesado el cual se nos ha escapado.

Clínica

- Los AIL sacros son posteriores y prominentes, con una tensión dolorosa en la inserción de los ligamentos sacro-ciáticos sobre los ángulos sacros.
- Sacro horizontalizado.
- Aumento severo de la lordosis lumbar baja, acompañada de un conflicto discal lumbo-sacro.
- Ausencia de desigualdad en los miembros inferiores consecutivas a esta lesión.

Los motivos de consulta podrán ser:

- Dolor sacro o lumbo-sacro
- Por un conflicto severo discal lumbo-sacro
- Estado depresivo post parto
- Por una patología respiratoria tipo asma o enfisema
- Por una amenorrea, síndrome premenstrual, etc.

Consecuencias uterinas eventuales

Retroversión uterina

Consecuencia esfenobasilar

Una depresión sacra se corresponde a un sacro en extensión respiratoria, por lo tanto:

- Extensión esfenobasilar.
- Rotación interna de los huesos pares craneales.
- Ascenso del diafragma craneal.
- Paladar hueco.
- Patología respiratoria. Patología que afecta al eje hipotálamo - hipófisis - ovario, en la mujer.

Radiología

- Pelvis en carga
- Columna lumbar de cara y de perfil centrado sobre L5

Sólo el perfil lumbo sacro va a tener un interés osteopático, mostrando un sacro muy horizontal, pudiendo sospechar un conflicto discal posterior lumbo-sacro.

Diagnóstico

En el test sacro respiratorio en decúbito prono (página 59), durante la inspiración el sacro rehuye posteriorizarse, mientras que durante la espiración, el sacro, se anterioriza y se desplaza en dirección anterior.

Protocolo terapéutico para la depresión sacra

1. OAA
2. Occipital-mandíbula
3. Diafragma pélvico
4. Técnica de sacro bilateral anterior
5. Técnica de Sutherland para depresión sacra
6. Técnica de L5 en flexión respiratoria
7. Diafragma pélvico

1. OAA (Occipital-Atlas-Axis)

Paciente en decúbito supino, con la cabeza rotada hacia el lado opuesto al cóndilo a tratar.

El osteópata se sitúa del mismo lado del cóndilo occipital a tratar.

El dedo corazón de una mano bordea el cóndilo occipital que está en contacto con la camilla, mientras la eminencia tenar de la otra mano realiza un contacto con el otro cóndilo.

El osteópata realiza una descoaptación con ambas manos hasta alcanzar la barrera motriz y, al final de la espiración, realiza un thrust con ambas manos en sentido craneal.

Se realiza de ambos lados.

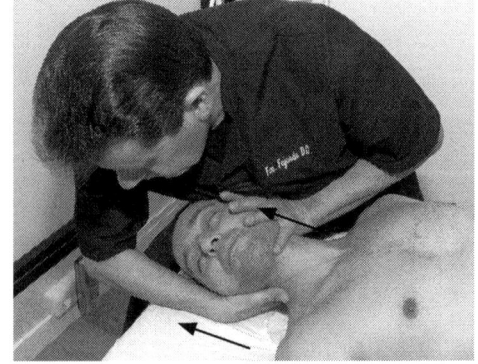

Foto 18. OAA

2. Occipital-mandíbula

Paciente en decúbito supino. El osteópata a la cabecera del paciente, ligeramente oblicuo.

El osteópata atrapa con una mano el occipital del paciente mientras con la otra realiza un punto de fijación sobre la región frontal del paciente, situando los dedos índice y corazón entre la nariz. El antebrazo del osteópata perpendicular al plano de la camilla.

Solicitamos al paciente una inspiración profunda y que, a continuación, meta el mentón (rotación anterior), mientras el osteópata guía este movimiento. Durante la fase de espiración mantenemos el movimiento ganado. Se realiza varias veces hasta el final de la barrera motriz.

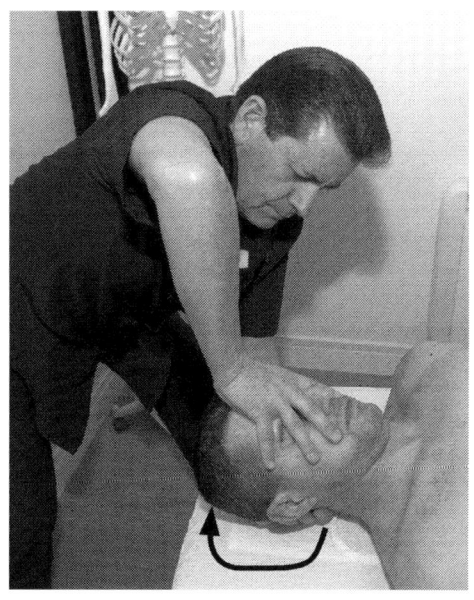

Foto 19. Occipital-mandíbula

Nota: esta técnica la podemos utilizar igualmente en casos de hiperlordosis cervical. Pero está contraindicada en caso de rectificación de la lordosis cervical.

3. Diafragma pélvico

Fase 1. El paciente en decúbito supino, con las rodillas y el cuello flexionados. Realiza una inspiración profunda y, a continuación, espira completamente realizando una apnea en esta fase. Foto 20.

Fase 2. En apnea espiratoria, el paciente eleva la pelvis de la camilla y realiza una contracción glútea máxima mientras contrae el abdomen hacia la posterioridad todo lo que le sea posible. Mantiene esta postura todo el tiempo que sea capaz sin respirar. Foto 21.

El ejercicio se repite 3 veces, descansando entre cada repetición el mismo tiempo que ha empleado en su realización.

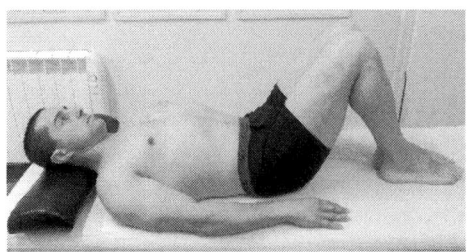 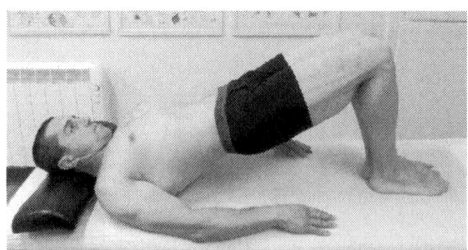

Foto 20. Diafragma pélvico, fase I   Foto 21. Diafragma pélvico, fase II

4. *Técnica de sacro bilateral anterior*

Ver página 73.

5. *Técnica de Sutherland para depresión sacra*

Paciente sentado al borde de la camilla con ambos pies apoyados en el suelo. El osteópata por detrás.

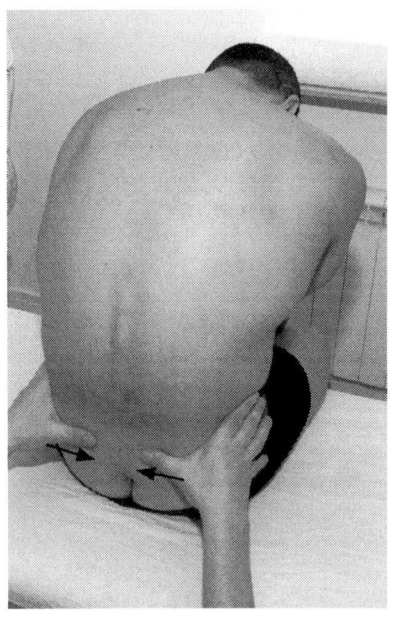 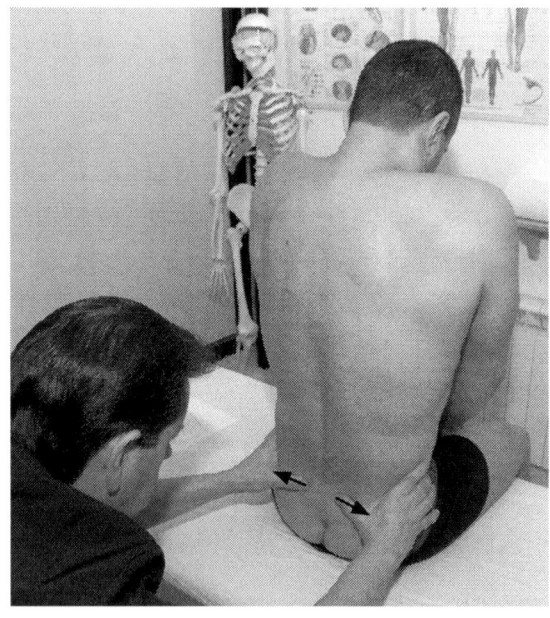

Foto 22. Técnica Sutherland, fase I   Foto 23. Técnica Sutherland, fase II

Fase I. El paciente espira a la vez que realiza una flexión del tronco. El osteópata aproxima las EIPS.

Fase II. El paciente al inspirar nuevamente realiza una extensión del tronco, encogiendo los hombros y flexionando la cabeza. El osteópata realiza un gesto de apertura de ambas EIPS.

Fases III y IV. El paciente espira a la vez que se deja caer sobre el osteópata, mientras este mantiene el gesto de apertura de ambas EIPS.

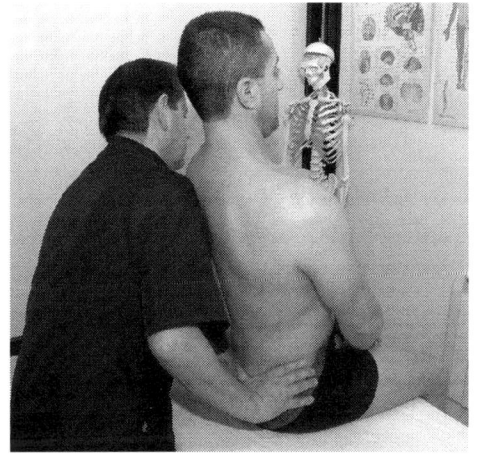

Foto 24. Técnica Sutherland, fase III

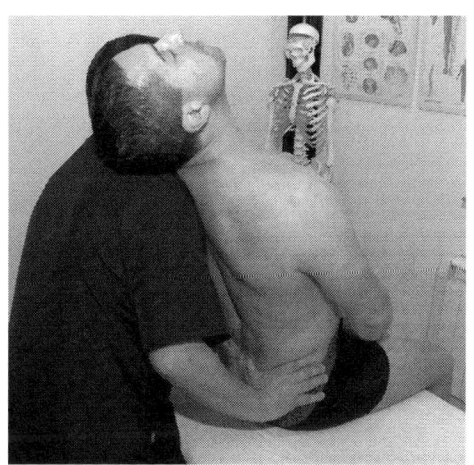

Foto 25. Técnica Sutherland, fase IV

6. *Técnica de L5 en flexión respiratoria*

Paciente en decúbito prono. El osteópata sobre la camilla, con ambas eminencias tenares sobre las EIPS del paciente.

Solicitamos al paciente que realice una inspiración profunda seguida de una espiración. A continuación, se solicita una nueva inspiración, momento en el cual el osteópata realiza un thrust en dirección antero-superior.

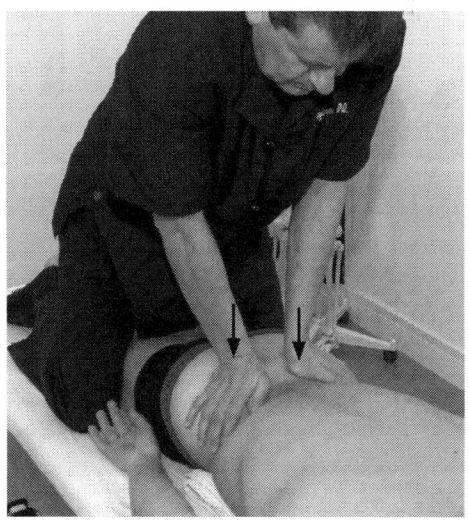

Foto 26. L5 en flexión respiratoria

7. *Diafragma pélvico*

Ver página 77.

Otras lesiones sacras

Las disfunciones sacras:

• Derecho-derecho
• Derecho-izquierdo
• Sacro unilateral posterior o en flexión derecho
• Sacro unilateral anterior o en extensión derecho

Son prácticamente imposible encontrárselas. No obstante, su tratamiento es idéntico al mostrado precedentemente, pero posicionando al paciente del lado contrario a las disfunciones mostradas.

Resumen de las lesiones sacras

1. Aunque la teoría nos dice que el sacro presenta diez lesiones posibles, en la práctica nos encontramos solamente con dos tipos de lesiones:

• Extensión o Flexión unilateral izquierda.
• Sacro izquierdo-izquierdo o sacro izquierdo-derecho.

2. Podemos decir que las lesiones unilaterales son unas lesiones sacro-ilíacas izquierdas, constituyendo una unidad funcional con la coxo-femoral izquierda y la charnela L5-S1. Las lesiones de torsión son unas lesiones sacro-ilíacas derechas, constituyendo una unidad funcional con la coxo-femoral derecha y la charnela L5-S1.

3. En el curso del TFS:

• Es siempre el pulgar derecho el que sube abajo y a la derecha.
• Si, para los cuadrantes superiores, el pulgar izquierdo sube, estamos seguros de tener una torsión.
• Si el pulgar derecho sube en el cuadrante superior, estamos seguros de tener una lesión unilateral izquierda.

4. En las lesiones en torsión, en el eje oblicuo izquierdo, la lesión nos la dará el test de Downing en el ilíaco derecho:

- Ilíaco posterior: sacro izquierdo-izquierdo ....L5 en NLR dcha-ERLdcha.
- Ilíaco anterior: sacro izquierdo-derecho .... L5 en ERL izda.

Nota: las lesiones de torsión son acomodaciones a las lesiones de L5.

5. Las lesiones unilaterales son específicas al sacro, la lesión (en los sacros unilaterales izquierdos) nos la dará el test de Downing en el ilíaco izquierdo:

- Ilíaco posterior: sacro unilateral anterior o en extensión.
- Ilíaco anterior: sacro unilateral posterior o en flexión.

6. Las herramientas de elección son los pies y la respiración.

7. Los métodos de diagnóstico y de tratamiento que acabamos de exponer dan resultados excelentes, sobre todo si se respeta el principio holístico. En las lesiones sacras hay que prestar atención particularmente al cráneo, a las cervicales, a la primera torácica y a los pies.

8. Still afirma que toda corrección sacra debe acompañarse de una normalización del calcáneo. En el caso de lesiones unilaterales, nos ocuparemos del calcáneo izquierdo. En los casos de torsión, nos ocuparemos del calcáneo derecho.

Estas técnicas se mostrarán en el capítulo VI, concepto osteopático del pie-tobillo.

▌LESIONES TRAUMÁTICAS SACRAS

EJE VERTICAL

En este eje se va a organizar la subluxación sacra en rotación anterior izquierda o derecha. Esta lesión no es una exageración de la fisiología. Es una lesión sacra en rotación pura, sin inclinación, lo cual no puede ser una exageración de la fisiología. Sólo puede ser un traumatismo, es una dislocación.

Una subluxación supone siempre:

- Una causa traumática o bien,
- Una anomalía de conformación.

Por lo tanto, las condiciones de producción son traumáticas. Sobre todo los accidentes de circulación con el cinturón puesto.

Sacro en subluxación anterior pura derecha (rotación izquierda)

- La hendidura sacro-ilíaca derecha es profunda.
- La EIPS es relativamente voluminosa a la izquierda.
- El ángulo sacro izquierdo es posterior.
- Tensión del ligamento sacro-ciático en el ángulo izquierdo.
- Ausencia de desigualdad en las extremidades inferiores.
- Psoas derecho retraído (lesión lumbar de grupo NLR).

Radiología

- Pelvis en carga
- Columna lumbar de cara y de perfil centrado sobre L5

Podremos percibir un hemisacro izquierdo que va a aparecer más ancho en las radiografías que el derecho.

Diagnóstico

Ejemplo: sacro en rotación pura a la izquierda

Paciente en sedestación. El osteópata detrás del paciente, con ambos pulgares situados sobre ambas EIPS. Solicitamos al paciente una rotación del tronco de derecha a izquierda, percibiendo el movimiento ascendente del pulgar situado en la EIPS derecha. Después, solicitamos al paciente una rotación de izquierda a derecha y constatamos que el pulgar situado sobre la EIPS izquierda rechaza ascender.

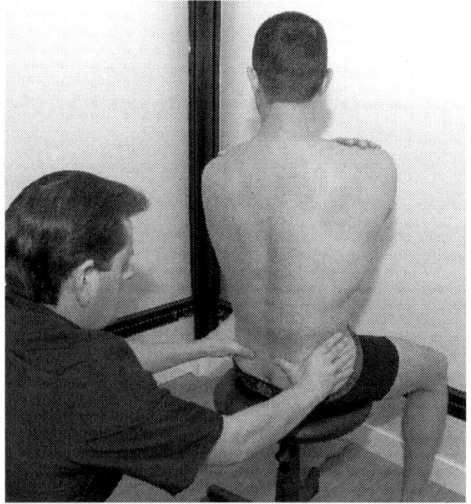

Foto 27. Test para lesiones sacras en rotación pura

Técnica de normalización

Paciente en sedestación sobre la camilla, con los pies apoyados en el suelo y las manos superpuestas y lo más alejadas posibles hacia su lado izquierdo.

El osteópata frente al paciente atrapa con su mano izquierda el ilíaco derecho del paciente, mientras con la mano derecha sujeta la rodilla derecha.

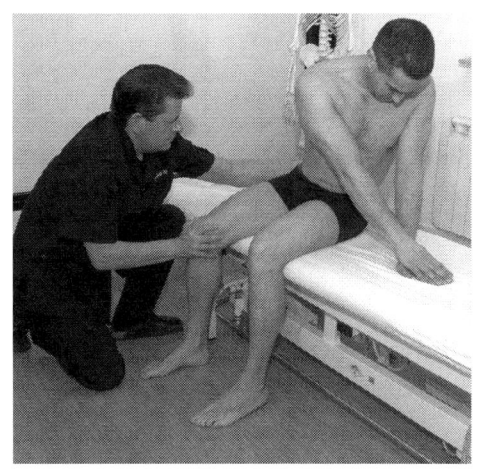

Foto 28. Normalización para sacro en subluxación anterior en la derecha, fase I

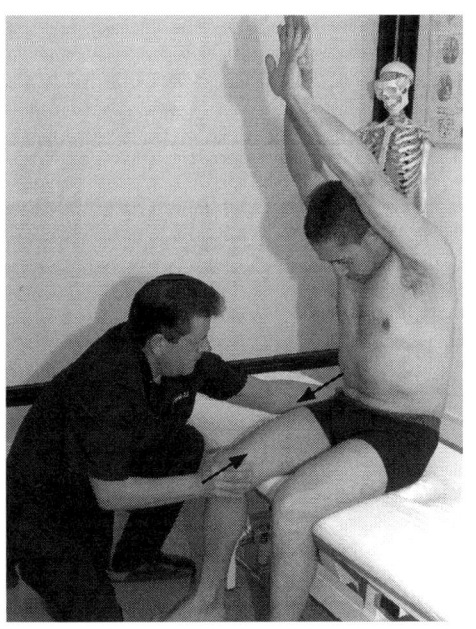

Foto 29. Normalización para sacro en subluxación anterior en la derecha, fase II

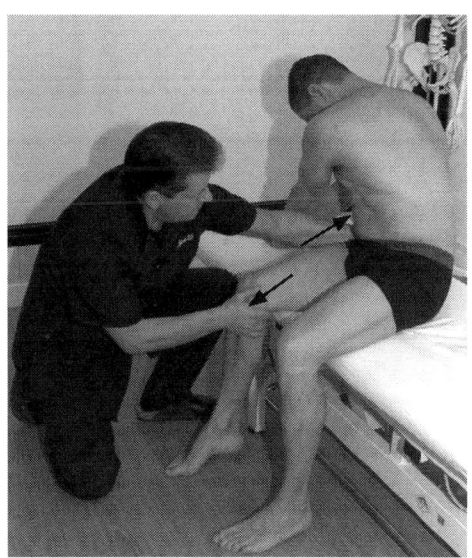

Foto 30. Normalización para sacro en subluxación anterior en la derecha, fase III

Se solicita al paciente que durante la fase de inspiración levante sus manos hacia la vertical, manteniendo la cabeza en flexión, mientras el osteópata realiza un empuje del ilíaco en dirección anterior y de la rodilla en dirección posterior.

A continuación, el paciente espira a la vez que desciende ambas manos hacia su derecha, momento en el cual el osteópata empuja del ilíaco en dirección posterior y de la rodilla en dirección anterior.

Puede repetirse varias veces hasta la corrección de la lesión.

EJE ANTERO POSTERIOR, E.A.P.

Atraviesa el cuerpo de S2: es el paso de todos los ejes del sacro, es decir ambos transversales y ambos oblicuos.

Es un eje muy importante ya que es el punto de equilibrio de todo el sacro.

Si desde un punto de vista pedagógico, se puede determinar:

- los ejes transversales alrededor de los cuales se hacen la flexión y la extensión (involuntarias y voluntarias);
- los ejes oblicuos alrededor de los cuales se ejercen las torsiones derechas o izquierdas;

Podemos creer en los movimientos lemniscales del sacro alrededor de este eje antéro-posterior.

Sobre este eje se organiza una subluxación sacra en inclinación lateral pura, en la derecha o en la izquierda.

Sacro en lateroflexión pura en la derecha

Clínica

- La base sacra está inclinada a la derecha.
- El ángulo sacro derecho es inferior con una tensión en la inserción del ligamento sacro-ciático en el ángulo sacro derecho.
- La pierna derecha es falsa larga.

Diagnóstico

Paciente en sedestación. El osteópata detrás del paciente, con ambos pulgares situados sobre ambas EIPS.

Solicitamos al paciente que se incline lateralmente a la derecha y constatamos que la EIPS izquierda asciende.

Solicitamos una inclinación izquierda, constatando que la EIPS sacra derecha rechaza ascender.

Radiología

– Pelvis en carga
– Columna lumbar de cara y de perfil centrada sobre L5

La base sacra está inclinada a la derecha.

Técnica de normalización

Paciente en sedestación, con los pies apoyados en el suelo. El osteópata, situado por detrás, fija la pelvis del paciente. El paciente si-

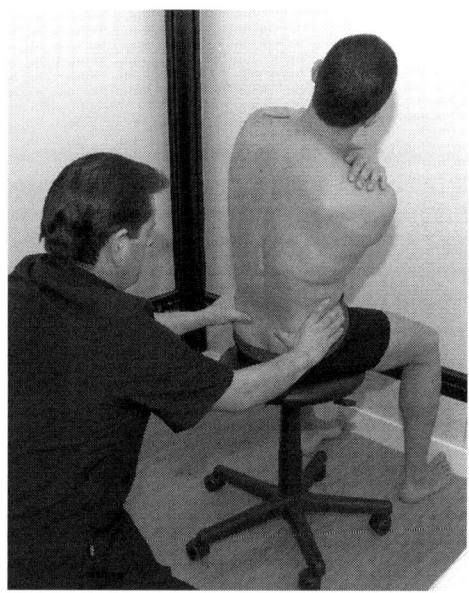

Foto 31. Test para lesiones sacras en lateroflexión pura

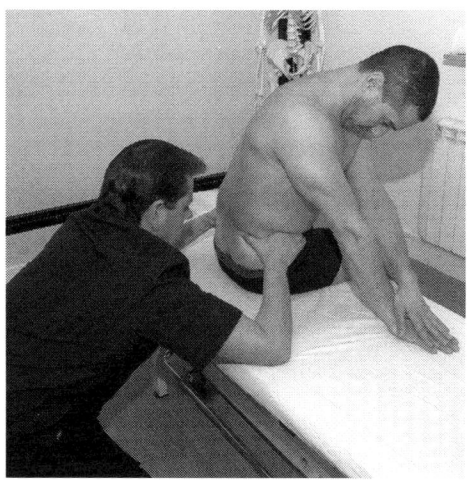

Foto 32. Normalización para sacro en lateroflexión pura derecha, fase I

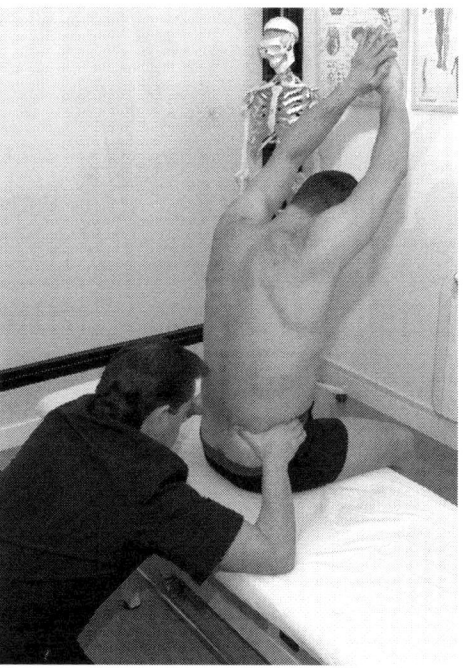

Foto 33. Normalización para sacro en lateroflexión pura derecha, fase II

túa sus manos superpuestas lo más lejos que pueda, partiendo del lado lesionado. Inspira profundamente enderezando el tronco hasta la vertical. A continuación, espira con la cabeza en flexión, bajando las manos hacia el lado opuesto a la lesión.

Esta técnica puede repetirse tantas veces como sea necesario.

Ver fotos 32, 33 y 34.

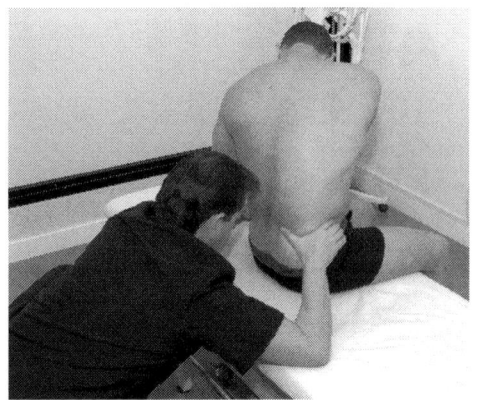

Foto 34. Normalización para sacro en lateroflexión pura derecha, fase III

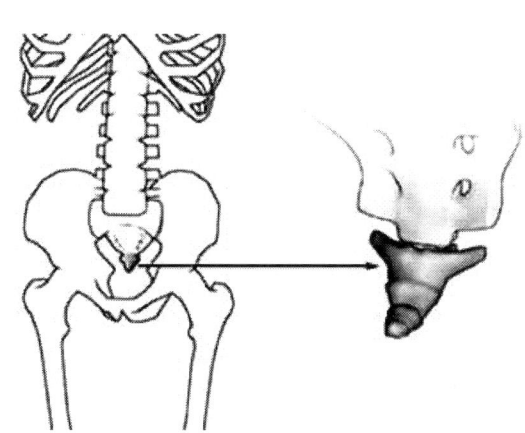

Capítulo II

CONCEPTO OSTEOPÁTICO
DEL COXIS

LA COXIGODINIA

RECUERDO ANATÓMICO

Para más información ver tomo I, página 647.

El coxis, estructura ósea terminal de la columna vertebral, posee una forma triangular de vértice inferior. Hueso muy pequeño (3 x 4 cm), se dispone de arriba abajo, y ligeramente de atrás hacia delante, continuando así caudalmente la concavidad anterior del sacro.

Está constituido por 3 a 5 vértebras unidas entre sí por: ligamentos, articulaciones y discos intervertebrales.

El coxis posee:

- Una cara anterior cóncava, intrapelviana donde se insertan ligamentos.
- Una cara posterior convexa, muy superficial sólo cubierta por la piel.
- Surcos transversales en ambas caras que corresponden a las articulaciones (discos) intervertebrales coxígeos.

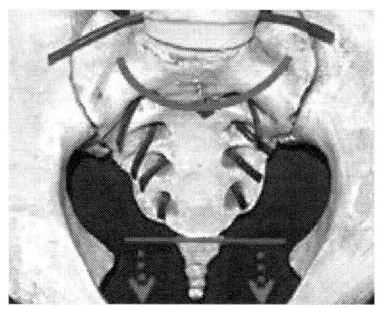 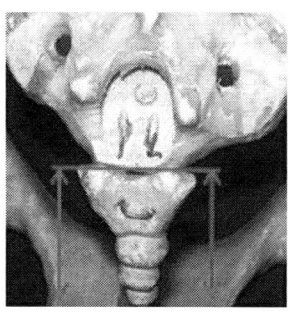 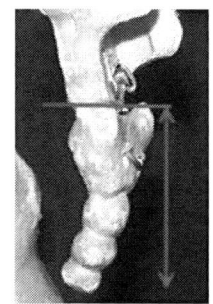

Figura 27. Cara anterior   Figura 28. Cara posterior   Figura 29. Perfil izquierdo

- Dos bordes laterales: área de inserción de ligamentos y músculos.
- Una base superior cuya parte media se articula arriba con una superficie articular similar del sacro (articulación sacro-coxígea). El resto de la base: alerones laterales permanecen libres.
- Un vértice inferior área de inserción de músculos.

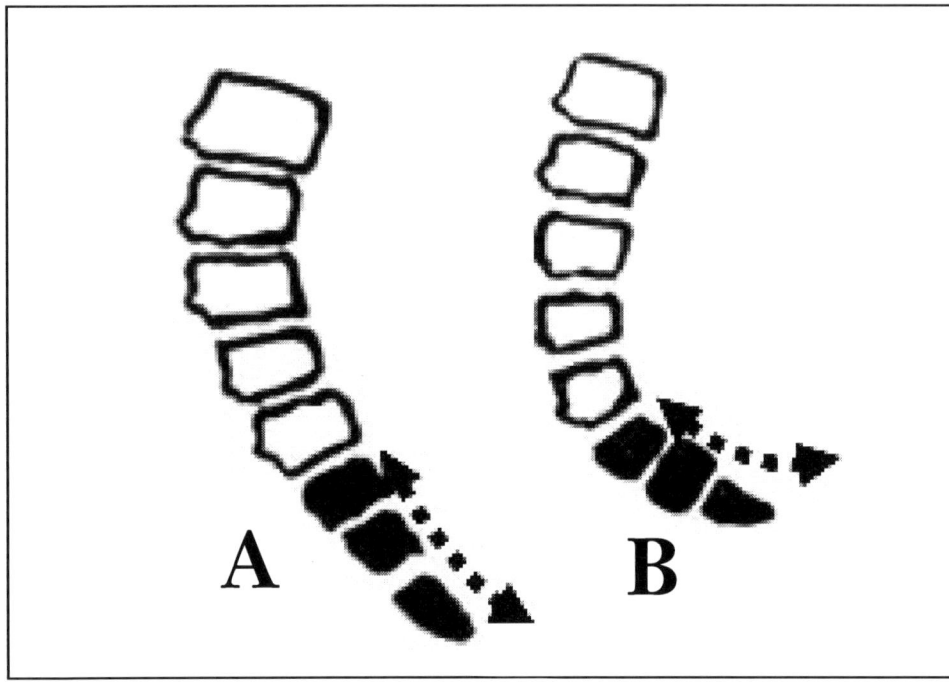

Figura 30
La posición del coxis puede variar tomando un aspecto de concavidad anterior, casi vertical, casi horizontal, o inclusive en forma de gancho.
A: concavidad anterior; B: concavidad horizontal

DEFINICIÓN

Dolor localizado en el coxis y descrito por John Simpson en 1829.

Las disfunciones del coxis pueden ser predispuestas por la mayoría de los problemas de la pelvis. El coxis es a menudo incriminado en las disfunciones viscerales de la esfera genitourinaria e intestinal debido a sus relaciones con el perineo.

La coxigodinia se caracteriza por dolores en la región del coxis, que pueden ser permanentes, intermitentes, a veces fugaces. El dolor aumenta en posición sedente.

El coxigodinia es una afección a menudo rebelde que puede volverse invalidante. Tiene una repercusión psíquica importante y es a menudo favorecida por los estados depresivos.

Puede ser a continuación de un traumatismo o acompañando a otra afección.

El diagnóstico diferencial permite distinguir el coxigodinia común, cuyo dolor es localizado en el coxis, de la coxigodinia con dolores irradiados y dolores en la región ano-rectal.

La coxigodinia es bastante frecuente en la mujer.

ETIOLOGÍA

En la mayoría de los casos, la coxigodinia es secundaria a un traumatismo (80% de los casos) produciendo disfunciones de la articulación sacro-coxígea.

La coxigodinia común es debida a una afección que interesa directamente al coxis. El dolor es localizado, puesto en marcha o aumentado en posición sentada. Puede ser a continuación de:

- Disfunciones traumáticas del coxis (colpe sobre las nalgas, contusión, parto), las luxaciones son las lesiones traumáticas más frecuentes, las fracturas son raras (dos de cada mil).
- Una neuralgia de las ramas posteriores de los nervios sacros y del nervio pudendo.
- Espasmos musculares de los músculos del suelo pélvico.
- Microtraumatismos posturales (bicicleta, equitación, trayecto largo en coche).
- Luxaciones posteriores en posición sentada debidas al sobrepeso.
- Artritis microcristalinas.
- Espícula ósea o espolón coxígeo puede ser la causa del dolor en el coxis en el 14% de los casos. Las espículas solo causan dolor en pacientes delgados, que no poseen grasa o tejido que ejerza acolchamiento sobre ella. Figura 31.

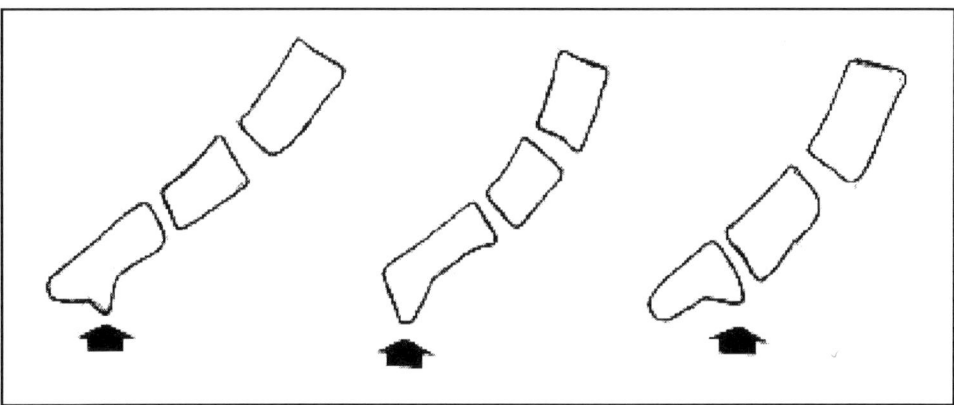

Figura 31. Tres espolones o espículas distintas en el coxis

El interrogatorio, la búsqueda de los signos de alerta son fundamentales. Permiten cercar el origen del dolor y determinar las causas.

El examen clínico es visual (examen del pliegue glúteo) y manual (palpación externa del sistema ligamentario y de la movilidad del coxis).

El examen clínico intra rectal no es un examen de primera intención; es practicado con el fin de buscar espasmos o tensiones en los músculos del suelo pelviano, inspeccionar la región ano rectal, someter a test el reflejo anal superficial (S2/S3/S4) y el reflejo anal profundo (S5). También permite someter a test de modo más analítico los movimientos de flexión-extensión del coxis.

Reflejo anal superficial: reflejo neurológico superficial que se obtiene al acariciar la piel o la mucosa de la vecindad del ano, acción que origina en condiciones normales una contracción del esfínter externo del ano.

La localización del dolor es a veces engañosa y enmascara un dolor referido relacionado a otra disfunción que la no es el coxis:

- Dolor proyectado del raquis lumbo-sacro y de la pelvis.
- Disfunciones ligamentarias.
- Dolor proyectado del espasmo o de tensiones musculares de músculos del suelo de la pelvis.
- Neuralgia del nervio pudendo relacionado a un espasmo del músculo obturador interno.
- Dolor proyectado de la esfera urogenital (endometrio, fibroma...).

- Una infección vecina, anal o genital (infección del fondo de saco de Douglas, infección urinaria...).
- Proctálgias fugaces debidas a espasmos viscerales.
- Dolor asociado a una disfunción del eje cráneo-sacro (disfunción de la SEB).
- Síndrome doloroso osteoligamentario de la parturienta.
- Parto.
- Dolor cicatricial posquirúrgico (episiotomía, histerectomía).
- Dolor de origen psicógeno acompañado de síndromes depresivos.
- Adelgazamiento rápido.

REPERCUSIONES SOBRE EL SISTEMA NERVIOSO VEGETATIVO PÉLVICO

Las disfunciones de la articulación sacro-coxígea tienen una repercusión sobre las fibras a simpáticas nacidas de los cuatro ganglios laterales vertebrales sacros y el ganglio impar coxígeo.

También tienen una repercusión sobre el plexo hipogástrico constituido por redes nerviosas nacidas de los ganglios sacros y de los nervios esplácnicos pélvicos y la anastomosis con el plexo pudendo (S2/S3/S4) y parasimpático pélvico.

FRACTURA DEL COXIS

El mecanismo es debido a una caída sobre las nalgas o a una patada por detrás.

La línea de fractura es transversal y el desplazamiento no es sistemático; cuando se produce, se hace delante bajo la acción de los músculos elevadores del ano.

Signos clínicos:

- Dolor sincopal.
- El paciente no se puede sentar más.
- Dolor exquisito a la palpación externa y en el área rectal.

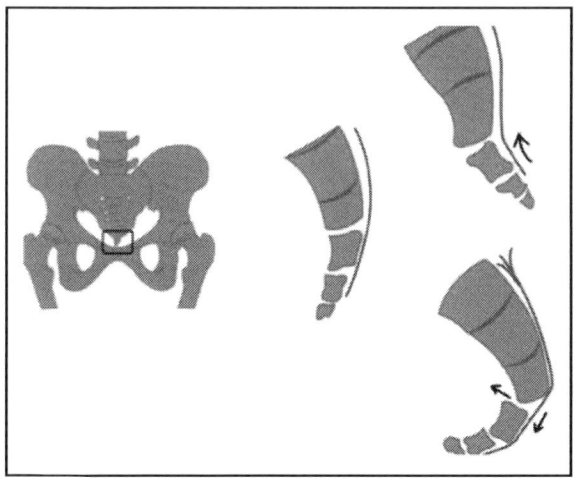

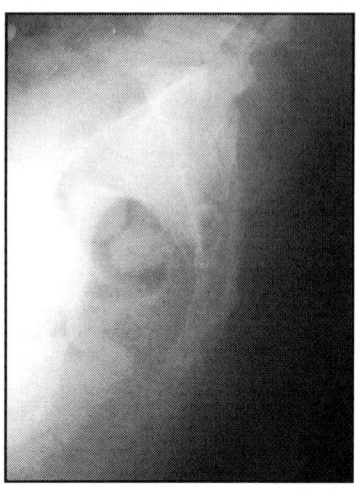

Figura 32. Pérdida de continuidad de las vértebras que forman el coxis.

Figura 33. Fractura de coxis

La evolución se dirige hacia la coxigodinia con secuelas dolorosas. La subluxación anterior del coxis es excesivamente dolorosa y visible mediante radiografía.

SIGNOS CLÍNICOS

Fenómenos dolorosos

- Dolor sacro y coxígeo.
- Dolor en sedestación a causa de los ligamentos sacrotuberosos.
- Dolor a la flexión en bipedestación (los ligamentos sacrotuberosos frenan al sacro y al coxis).
- Puntos dolorosos sobre los procesos espinosos de S2 o S3, patognomónico de disfunciones sacro-coxígeas.
- Dolor al apoyo sobre el coxis.
- Dolor sobre la inserción coxígea del ligamento sacrotuberoso en caso de latero-flexión del coxis.
- Dolor al nivel de los músculos elevadores del ano que traduce su espasmo.

Consecuencias de las disfunciones

- Perturbación del eje cráneo-sacro.
- Disfunción de una articulación sacro-ilíaca recidivante a causa de la tensión del ligamento sacrotuberoso.
- Perturvaciones viscerales:

  — Asociadas a ptosis.
  — Infecciones repetidas, cistitis.
  — Hemorroides.

- Perturbaciones nerviosas:

  — Álgias debidas a la perturbación del nervio coxígeo por la subluxación.
  — Problemas neurovegetativos debidos al ganglio impar.

Sintomatología refleja

- Cefaleas.
- Cervicalgias.
- Problemas depresivos.

La coxigodinia mejora en bipedestación, o en decúbito lateral.

Nota: el hecho de pensar que un dolor en el coxis es siempre de causa mecánica o traumática es un error que se da muy habitualmente.

Si durante el interrogatorio al paciente no encontramos en el origen del dolor en el coxis una caída sobre los glúteos, choques, accidentes, parto... no será útil realizar un tacto rectal para corregir el coxis, puesto que la causa será distinta a un origen mecánico o traumático.

INTERACCIONES

Según Travell y Simons, las disfunciones y los espasmos de los órganos pelvianos y abdominales, así como las disfunciones del marco óseo, generan influjos nerviosos nociceptivos espasmógenos. Pueden ser fuente de cuadros clínicos de coxigodinia por espasmo de los músculos del suelo pelviano.

Las disfunciones del coxis pueden ser predispuestas por la mayoría de los problemas de la pelvis. Es a menudo incriminado en las disfunciones viscerales de la esfera urogenital e intestinal debido a sus relaciones con el perineo.

Las cadenas simpáticas ganglionares laterovertebrales derecha e izquierda se unen entre sí al nivel del coxis mediante el ganglio impar.

La duramadre termina también por el *filum terminale* al nivel del coxis. Las disfunciones sacro-coxígeas tienen una repercusión sobre la homeostasis e integridad de la armonía de la mecánica del cuerpo.

Además, la articulación sacro-coxígea corresponde a la SEB (leyes de lovett, ver pág. 411).

LAS DISFUNCIONES SACRO-COXÍGEAS

Las disfunciones sacro-coxígeas repercuten en la movilidad del coxis en relación al sacro, perturbando así la biomecánica cráneo-sacra. Producen repercusiones neurovegetativas y la mayoría de las veces son de origen traumático.

Se presentan las siguientes disfunciones:

- coxis en flexión, posterior
- coxis en extensión, anterior
- coxis en latero-flexión, asociada a las lesiones en flexión o extensión.

El examen clínico muestra:

- un dolor a la palpación,
- un dolor a la movilización,
- un dolor en sedestación.

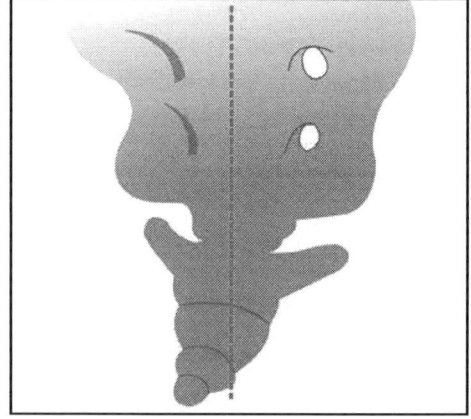

Figura 34. Coxis en lateroflexión

MOVILIDAD MRP DEL COXIS Y DEL SACRO

Fase de inspiración del MRP:

• El coxis se posterioriza y el sacro se posterioriza.

Fase de espiración del MRP:

• El coxis se anterioriza y el sacro se anterioriza.

MOVILIDAD DEL COXIS EN BIPEDESTACIÓN Y SEDESTACIÓN

1. Bipedestación

• **Extensión**. (Movimiento del coxis en dirección anterior).

Se trata de una función activa; producida por:

— La contracción del músculo elevador del ano (diafragma perineal),
— La contracción del esfínter anal externo.

• **Flexión.** (Movimiento del coxis en dirección posterior).

Es una acción pasiva; que sucede ya sea:

— Por la relajación de estos músculos, y/o
— Aumento de la presión intraabdominal (defecación, trabajo de parto).

2. Sedestación

• **Extensión.** (Movimiento del coxis en dirección anterior).

Es una función pasiva secundaria a la presión del asiento sobre el coxis.

• **Flexión.** (Movimiento del coxis en dirección posterior).

Es también una acción pasiva secundaria a un aumento de la presión del asiento sobre el contenido pelviano y abdominal.

DIAGNÓSTICO

El estudio de la función del coxis en sedestación es más importante que en bipedestación, dado que habitualmente la coxigodinia aparece o se exacerba al permanecer sentado.

Podemos utilizar cualquiera de los siguientes test:

1. Test del coxis en bipedestación
2. Test del coxis en sedestación
3. Test del coxis en decúbito prono

1. Test del coxis en bipedestación

Paciente en bipedestación. El osteópata por detrás en cuclillas, sitúa ambos pulgares sobre la parte interna de los pliegues glúteos inferiores por dentro de los isquiones, al nivel de la inserción de los ligamentos sacrotuberosos y sacroespinosos. Foto 35.

Solicitamos al paciente que se incline hacia delante. En ausencia de lesión los dos pulgares ascienden a la vez y al mismo nivel.

Si un pulgar asciende más que el otro es un signo de disfunción del coxis del lado del pulgar más alto.

2. Test del coxis en sedestación

Paciente en sedestación. El osteópata en bipedestación junto al paciente, estabiliza el tronco con una de sus manos. Con la otra toma contacto con el dedo índice sobre el coxis. Apretamos con el índice el coxis hacia delante y arriba con el fin de someter a test

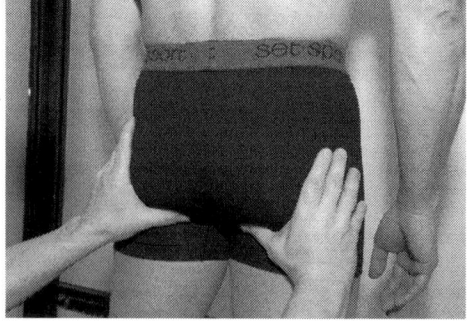

Foto 35. Test coxis en bipedestación

la movilidad en flexión-extensión. Esta maniobra debe ser indolora.

También podemos valorar la movilidad mediante el MRP.

El disparo de dolor y una falta de movilidad confirman una disfunción del coxis.

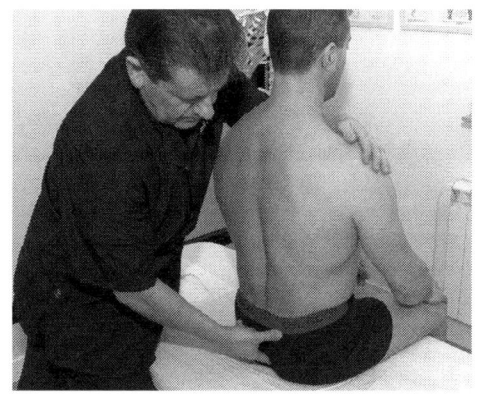

Foto 36. Test coxis en sedestación

3. Test del coxis en decúbito prono

Paciente en decúbito prono. El osteópata en bipedestación a la altura de la pelvis. Apoya el pulgar izquierdo sobre el coxis y la mano derecha sobre el sacro para fijarlo. Apretamos con el pulgar el coxis hacia la mesa y hacia la cabeza del paciente con el fin de someter a test la movilidad en flexión-extensión. Esta maniobra debe ser indolora.

También podemos valorar la movilidad mediante el MRP.

El disparo de dolor y una falta de movilidad confirman una disfunción del coxis.

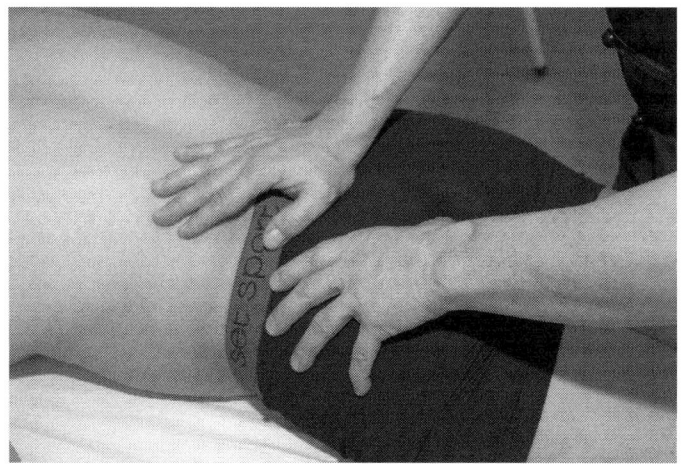

Foto 37. Test coxis en decúbito prono

Palpación de los puntos dolorosos

Paciente en decúbito prono. El osteópata en bipedestación a la altura de la pelvis. Con una mano estabiliza la región lumbo-sacra. Con el pulgar de la otra mano investiga los puntos dolorosos a la compresión.

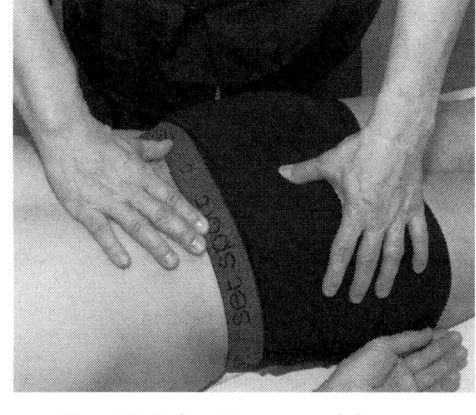

Foto 38. Palpación puntos dolorosos

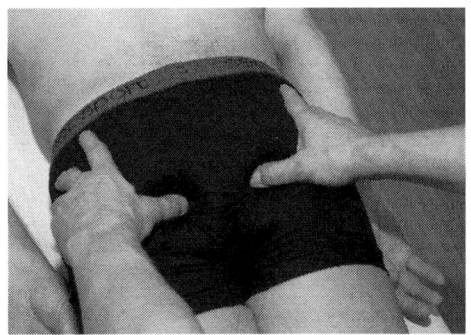

Foto 39. Palpación lig. sacrotuberoso

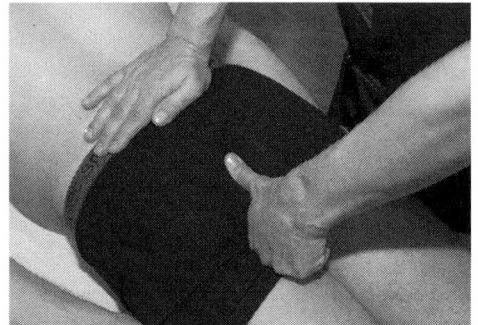

Foto 40. Movilización sacro-coxígea

A continuación palpamos los ligamentos sacrotuberosos por dentro de los isquiones.

Por último, movilizamos el coxis en flexo-extensión.

Signos clínicos

Ciertos signos clínicos son prácticante siempre constantes en las coxigodinias debidas a una disfunción del coxis:

- La palpación del coxis dolorosa.
- La movilización del coxis es dolorosa.
- Los músculos isquiocoxígeos y elevadores del ano están espasmados.

Nota: el tacto rectal no es una prueba para realizar de primera intención. Cuando es realizada, es necesario utilizarla como diagnóstico y como técnica de normalización.

TRATAMIENTO

1. Técnicas antiálgicas

Inhibición del punto gatillo mediante Ortho-Bionomy

Una técnica de manipulación blanda, efectiva en el tratamiento de la coxigodinia, es por Ortho-Bionomy (método creado por Arthur Lincoln Pauls, D.O.). El citado autor la utiliza para obtener la eliminación de dolores por puntos gatillo en ligamentos, articulaciones, tendones y miofascias.

Consiste en maniobras muy sutiles, que empleando una compresión de un segmento del cuerpo hacia el punto doloroso con sólo 20 gramos, relaja las estructuras osteoligamentosas y miofasciales.

Por ejemplo, para un punto doloroso del borde lateral izquierdo del coxis, el osteópata se posiciona a la izquierda del paciente. Sitúa su mano izquierda en el punto doloroso del borde izquierdo del coxis, y su mano derecha en la parte anterior de la cresta ilíaca derecha, con la intención de dirigirla hacia atrás (al techo) y hacia la línea medial, y mantiene esa posición.

Mientras la mano izquierda permanece en el punto, la mano derecha comprime la hemipelvis derecha hacia el punto.

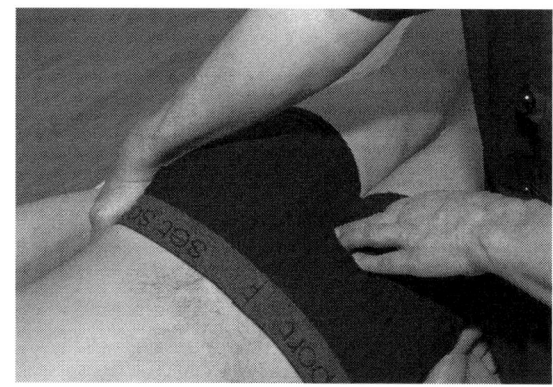

Foto 41. Inhibición punto gatillo

2. Técnicas articulares externas

Ajuste por recoil (retroceso). Coxis anterior

Paciente en decúbito prono. El osteópata en bipedestación a la altura de la pelvis del paciente. Sitúa el pulgar derecho sobre la cara posterior del coxis, reforzado por el pisiforme de la mano izquierda. Posicionamos en coxis en lesión hasta la barrera articular y efectuamos el recoil.

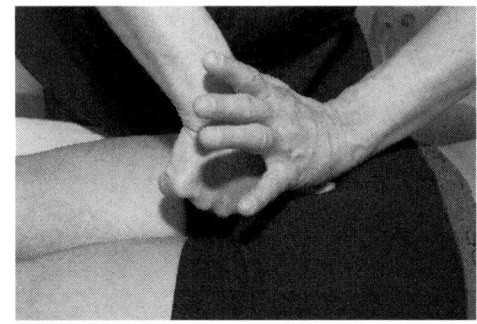

Foto 42. Recoil del coxis

Ajuste espontáneo mediante posicionamiento

Paciente en decúbito prono, con las extremidades inferiores extendidas en ligera abducción y rotación interna. El osteópata en bipedestación a la altura de la pelvis del paciente.

Con la mano izquierda estabiliza el sacro. Con el pulgar de la mano derecha estimula el dolor al nivel del trigger point de la articulación sacro-coxígea. Posicionamos el coxis hacia la lesión durante 90 segundos justo hasta la desaparición del dolor.

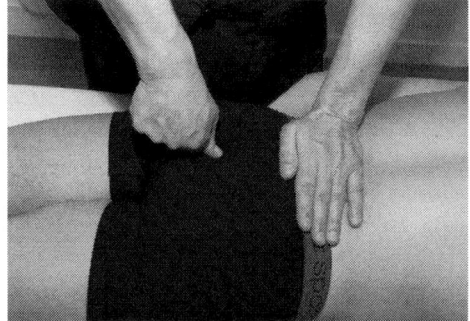

Foto 43. Ajuste espontáneo mediante posicionamiento

Coxis en posterioridad por vía externa

Paciente en decúbito prono. El osteópata en bipedestación a la altura de la pelvis, sitúa el pulgar de

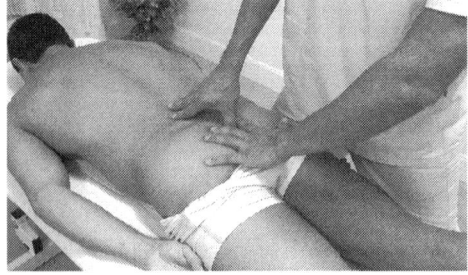

Foto 44. Normalización para coxis en posterioridad por vía externa

una mano en la parte posterior del coxis y el 2º y 3º dedos de la otra a ambos lados, en el ápex del sacro.

Durante la fase de espiración el osteópata presiona en dirección anterior sobre el coxis con el pulgar, manteniendo durante la fase de inspiración.

Coxis en anterioridad por vía externa

Paciente en decúbito prono. El osteópata en bipedestación a la altura de la pelvis, sitúa el dedo pulgar de una mano en la interlínea articular sacro-coxígea y el pulgar de la otra en el ápex del sacro. En esta posición se presiona en el ápex durante la inspiración, manteniendo en espiración.

Nota: es recomendable aplicar talco sobre la piel del paciente para evitar que el pulgar se deslice sobre la piel.

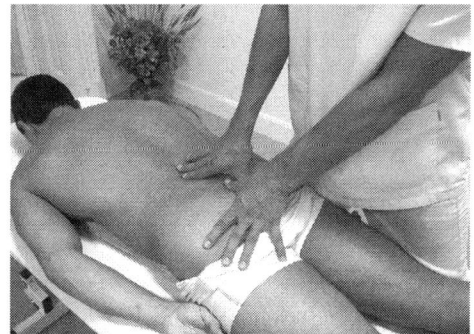

Foto 45. Normalización para coxis en anterioridad por vía externa

3. Técnicas articulares internas

Coxis en anterioridad por vía interna (sin thrust)

Paciente en decúbito prono, con las extremidades inferiores extendidas en ligera abducción y rotación interna. El osteópata en bipedestación a la altura de la pelvis del paciente.

Introducimos suavemente el índice derecho, cubierto de un dedil o de un guante lubricado, por

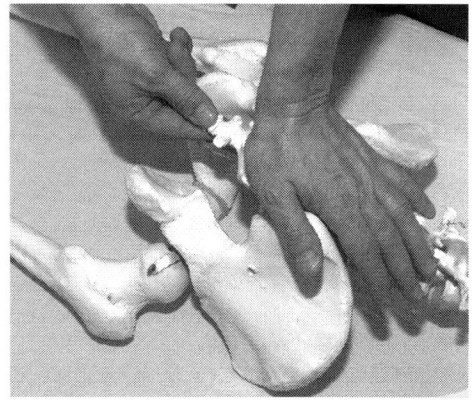

Foto 46. Normalización para coxis en anterioridad por vía interna

vía rectal. El pulgar de esta misma mano reposa sobre la cara posterior del coxis sujetándolo a modo de pinza. La mano izquierda se apoya sobre la base del sacro estabilizándolo mediante una presión en dirección anterior y craneal.

Desde esta posición, solicitamos al paciente inspiraciones y espiraciones profundas. El osteópata moviliza el coxis hacia la posterioridad durante la fase de inspiración, manteniendo durante la espiración. Repetimos la misma secuencia hasta llegar al nivel de corrección.

Observaciones

En el tratamiento de las coxigodinias de origen traumático es muy importante el tratamiento también de:

- El diafragma pélvico.
- Los músculos piramidal, obturadores y glúteo mayor.
- Los ligamentos sacro-ciáticos.
- El sacro (muchos dolores de coxis desaparecen tras liberar las lesiones del sacro).
- El ilíaco y el pubis.

La mayoría de las lesiones más graves del coxis mejoran tras dos o tres sesiones, a razón de una por semana.

Las lesiones menos importantes mejoran, habitualmente, tras una sola sesión.

Capítulo III

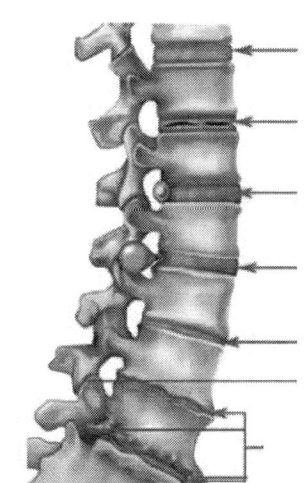

Concepto osteopático
DE LA COLUMNA LUMBAR
Patología degenerativa

▌LAS VÉRTEBRAS LUMBARES

Las vértebras lumbares se hallan en la parte inferior del dorso, entre el tórax y el sacro. Los rasgos característicos de estas vértebras se ilustran en las figuras 36 y 37, y se describen en la tabla 5. Debido a que el peso que soportan va aumentando hacia el extremo inferior de la columna vertebral, las vértebras lumbares tienen un cuerpo muy voluminoso, causa de gran parte del grosor de la zona inferior del tronco

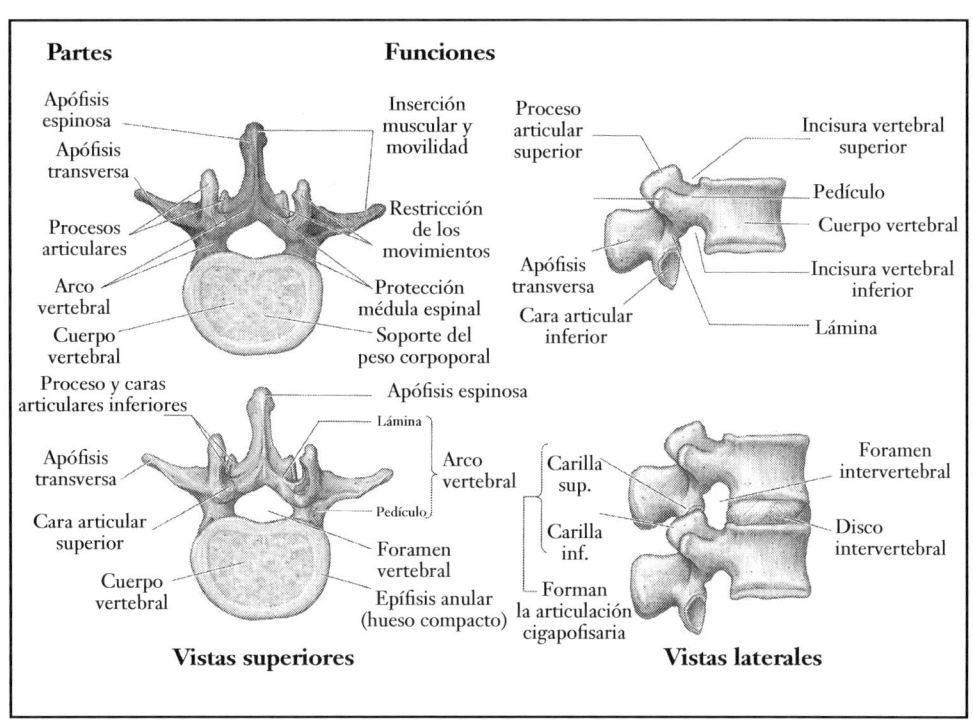

Figura 36

en el plano medio. Sus procesos articulares se extienden verticalmente, con caras articulares orientadas inicialmente en sentido sagital (comenzando de forma brusca en las articulaciones T12-Ll), pero se van orientando más coronalmente a medida que se desciende en la columna.

Las caras de L5-S1 tienen una orientación claramente coronal. En las articulaciones superiores, orientadas desde el punto de vista más sagital, las caras de los procesos articulares inferiores de la vértebra superior, orientadas lateralmente, son «sujetadas» por las caras de los procesos superiores de la vértebra inferior, orientadas medialmente, de tal modo que se facilitan la flexión y la extensión, y se permite la flexión lateral, pero se impide la rotación.

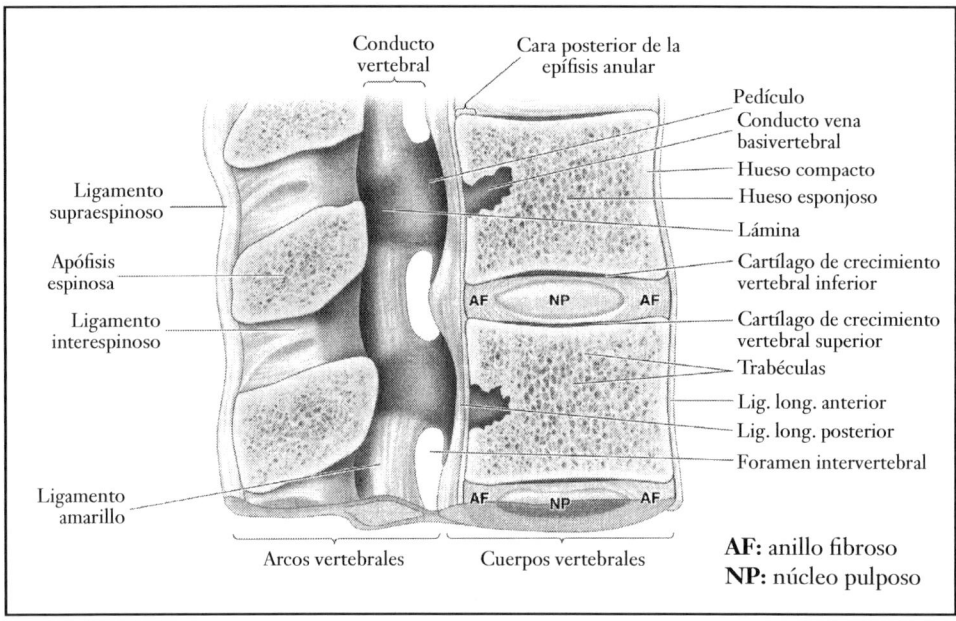

Figura 37

Los procesos transversos (costiformes) se proyectan algo posterosuperiormente y lateralmente. En la superficie posterior de la base de cada proceso transverso existe un pequeño proceso accesorio, que proporciona inserción a los músculos intertransversos. En la superficie posterior de los procesos articulares superiores se encuentran procesos mamilares, donde se insertan los músculos multífido e intertransversos de la espalda.

La vértebra L5, que se distingue por el gran tamaño de su cuerpo y de los procesos transversos, es la mayor de todas las vértebras móviles. Soporta el peso de toda la parte superior del cuerpo. El cuerpo de L5 es notablemente más profundo en la parte anterior; por lo tanto, en gran medida es la causa del ángulo lumbosacro que forman el eje largo de la región lumbar y el del sacro (figura 38). El peso del cuerpo se transmite desde la vértebra L5 a la base del sacro, formada por la cara superior de la S1.

Tabla 5
Vértebras lumbares

Parte	Características
Cuerpo vertebral	Muy grande, reniforme en la vista superior
Foramen vertebral	Triangular, mayor que en las vértebras torácicas y menor que en las vértebras cervicales
Procesos transversos	Largas y delgadas; proceso accesorio en la cara posterior de la base de cada proceso
Procesos articulares	Caras articulares casi verticales; caras superiores dirigidas posteromedialmente (o medialmente); caras inferiores dirigidas anterolateralmente (o lateralmente); proceso mamilar en la cara posterior de cada proceso articular superior
Procesos espinosos	Cortos y robustos; gruesos, anchos y en forma de hacha

En una visión de perfil (figura 38) en una radiografía, pueden constatarse las características de la lordosis lumbar y de la estática raquídea descritas por De Seze:

- el ángulo sacro (**a**) está constituido por la inclinación de la meseta superior de la primera vértebra sacra sobre la horizontal. Su valor medio es de 30°;
- el ángulo lumbosacro (**b**), formado entre el eje de la quinta vértebra lumbar y el eje del sacro, tiene un valor medio de 140°;
- el ángulo de inclinación de la pelvis (**i**) constituido por la inclinación sobre la horizontal de la línea que se extiende entre el promontorio y el borde superior de la sínfisis púbica, tiene un valor medio de 60°;

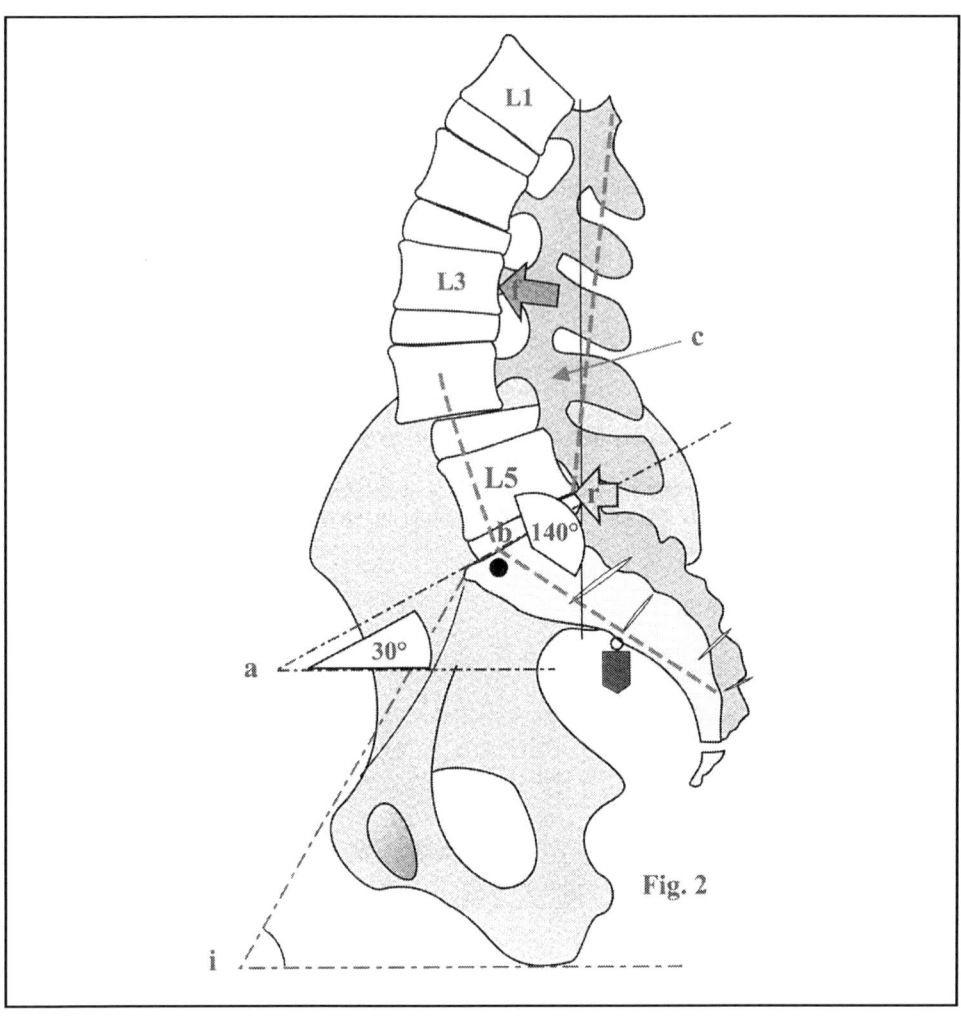

Figura 38

• la flecha de lordosis lumbar **(f)** puede trazarse a partir de la cuerda de la lordosis lumbar que une el borde posterosuperior de la primera vértebra lumbar **L1** al borde posteroinferior de la quinta vértebra lumbar **L5**. Esta línea representa la cuerda de la lordosis lumbar **(c)**. Generalmente la flecha de la curva es máxima a la altura de la tercera vértebra lumbar **L3**. Es tanto más pronunciada cuanto más acentuada sea la lordosis; puede ser nula cuando el raquis lumbar es rectilíneo; incluso puede invertirse en ciertos casos, aunque no es frecuente;

- la reversión posterior **(r)** representa la distancia entre el borde posteroinferior de la quinta vértebra lumbar y la vertical que desciende del borde posterosuperior de la primera vértebra lumbar.

Esta distancia puede ser:

- **nula** si la vertical se confunde con la cuerda de la lordosis lumbar;
- **positiva** si el raquis lumbar se desplaza hacia atrás;
- **negativa** si el raquis lumbar se desplaza hacia delante.

ANATOMÍA DE SUPERFICIE DE LAS VÉRTEBRAS LUMBARES, EL SACRO Y EL COXIS

Las apófisis espinosas de las vértebras lumbares son grandes y se visualizan fácilmente al flexionar el tronco. También pueden palparse en el surco medio posterior. La apófisis espinosa de L2 sirve para estimar la posición del extremo inferior de la médula espinal. Una línea horizontal a través de los puntos más elevados de las crestas ilíacas pasa por la punta de la apófisis espinosa de L4 y el disco intervertebral L4-L5. Éste es un punto de referencia útil al realizar una punción lumbar para obtener una muestra de líquido cefalorraquídeo (LCR).

La apófisis espinosa de S2 está situada en la mitad de la línea que une ambas espinas ilíacas posteriores superiores, indicadas por los hoyuelos cutáneos, que están formados por la fijación de la piel y de la fascia profunda a dichas espinas ilíacas. Este nivel indica el límite inferior del espacio subaracnoideo (cisterna lumbar). La cresta sacra media puede palparse inferior a la apófisis espinosa de L5. El triángulo sacro está formado por las líneas que unen las dos espinas ilíacas posteriores superiores y la parte superior de la hendidura interglútea entre ambas nalgas. El triángulo sacro, que perfila el sacro, es una zona frecuente de dolor por esguince en la parte baja del dorso. El hiato del sacro puede palparse en el extremo inferior del sacro, en la parte superior de la hendidura interglútea.

Los procesos transversos de las vértebras torácicas y lumbares están cubiertos por músculos gruesos y pueden palparse o no. El coxis puede palparse en la hendidura interglútea, por debajo del vértice del triángulo sacro. El vértice del coxis puede palparse a unos 2,5 centímetros posterosuperiormente al ano. El examen clínico del coxis se realiza con un dedo enguantado en el conducto anal.

ARTICULACIONES DE LA COLUMNA LUMBAR

Las articulaciones de la columna vertebral incluyen:

1. Articulaciones de los cuerpos vertebrales.
2. Articulaciones de los arcos vertebrales.

1. Articulaciones de los cuerpos vertebrales

Las articulaciones de los cuerpos vertebrales son sínfisis (articulaciones cartilaginosas secundarias) destinadas a soportar el peso y tener fortaleza. Las superficies articulares de las vértebras adyacentes están conectadas por discos intervertebrales y ligamentos.

Los discos intervertebrales proporcionan una unión potente entre los cuerpos vertebrales, los unen para formar una columna continua semi rígida y forman la mitad inferior del borde anterior del orificio intervertebral. En conjunto, los discos componen el 20-25% de la longitud total (altura) de la columna vertebral. Además de permitir movimientos entre las vértebras adyacentes, su deformabilidad elástica les capacita para absorber los choques. Cada disco se compone de un anillo fibroso, que es una parte fibrosa externa formada por laminillas concéntricas de fibrocartílago, y una masa central gelatinosa denominada núcleo pulposo.

Ver página 201, disco intervertebral.

2. Articulaciones de los arcos vertebrales

Las articulaciones de los arcos vertebrales son las articulaciones cigapofisarias. Se trata de articulaciones sinoviales planas formadas entre los procesos articulares superior e inferior (cigapófisis) de las vértebras adyacentes (figuras 39 y 40). Cada articulación está rodeada por una cápsula articular. Las cápsulas de la región cervical son especialmente delgadas y laxas, lo que refleja su amplia gama de movimientos. La cápsula está unida a los bordes de las superficies articulares de los procesos articulares de vértebras adyacentes. Ligamentos accesorios unen las láminas, los procesos transversos y los procesos espinosos, y ayudan a estabilizar las articulaciones.

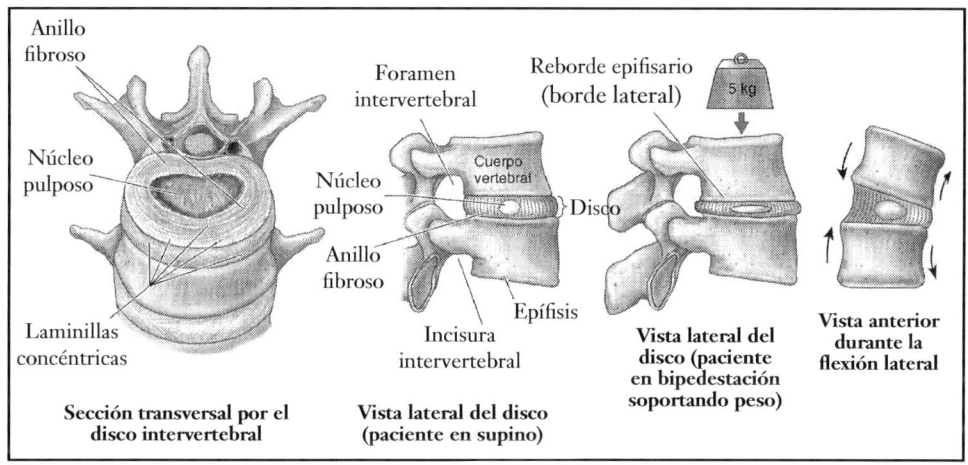

Figura 39

Las articulaciones cigapofisarias permiten movimientos de deslizamiento entre los procesos articulares; la forma y la disposición de las superficies articulares determinan los tipos de movimientos posibles. El margen (amplitud) de movimiento viene determinado por el tamaño del disco intervertebral en relación con el tamaño del cuerpo vertebral. En las regiones cervical y lumbar, estas articulaciones soportan un cierto peso y comparten esta función con los discos intervertebrales, especialmente durante la flexión lateral.

Las articulaciones cigapofisarias están inervadas por ramas articulares procedentes de los ramos mediales de los ramos posteriores de los nervios espinales (figura 41). Cuando estos nervios pasan posteroinferiormente, se sitúan en unos surcos sobre las superficies posteriores de la parte medial de los procesos transversos. Cada rama articular inerva dos articulaciones adyacentes; por lo tanto, cada articulación está inervada por dos nervios.

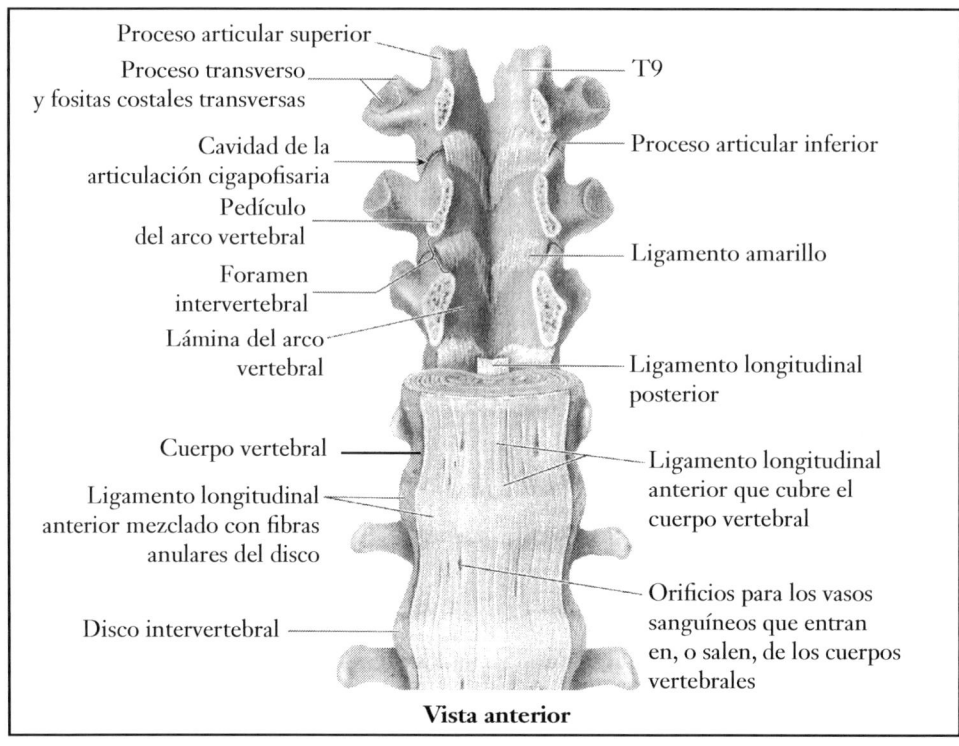

Proceso articular superior

Proceso transverso y fositas costales transversas

Cavidad de la articulación cigapofisaria

Pedículo del arco vertebral

Foramen intervertebral

Lámina del arco vertebral

Cuerpo vertebral

Ligamento longitudinal anterior mezclado con fibras anulares del disco

Disco intervertebral

T9

Proceso articular inferior

Ligamento amarillo

Ligamento longitudinal posterior

Ligamento longitudinal anterior que cubre el cuerpo vertebral

Orificios para los vasos sanguíneos que entran en, o salen, de los cuerpos vertebrales

Vista anterior

Figura 40

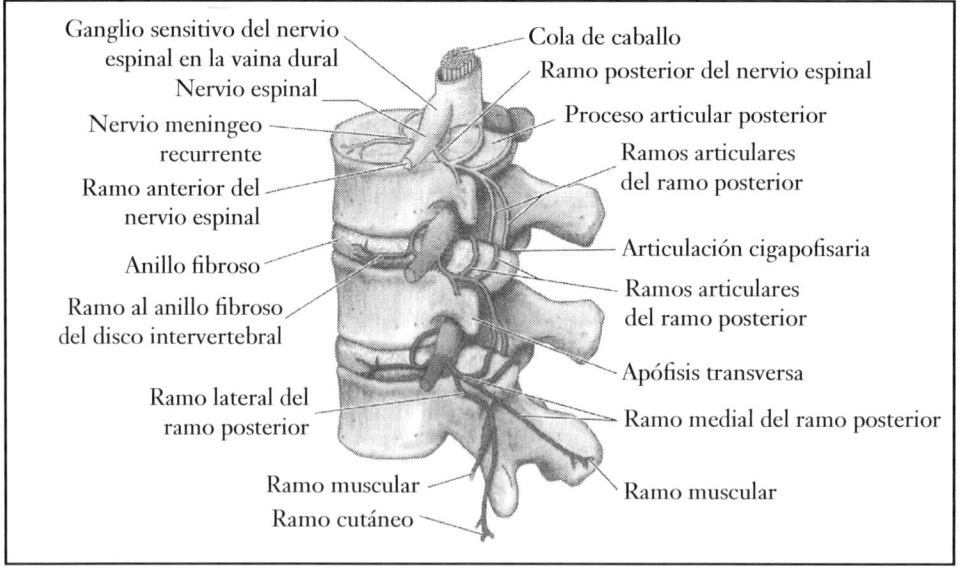

Ganglio sensitivo del nervio espinal en la vaina dural

Nervio espinal

Nervio meningeo recurrente

Ramo anterior del nervio espinal

Anillo fibroso

Ramo al anillo fibroso del disco intervertebral

Ramo lateral del ramo posterior

Ramo muscular

Ramo cutáneo

Cola de caballo

Ramo posterior del nervio espinal

Proceso articular posterior

Ramos articulares del ramo posterior

Articulación cigapofisaria

Ramos articulares del ramo posterior

Apófisis transversa

Ramo medial del ramo posterior

Ramo muscular

Figura 41

EL SISTEMA LIGAMENTARIO EN LA COLUMNA LUMBAR

En un corte sagital (figura 42) se pueden distinguir claramente dos sistemas ligamentarios:

- Por un lado, a lo largo de todo el raquis, los ligamentos longitudinales anterior (1) y posterior (5).
- Por otro, un sistema de ligamentos segmentarios entre los arcos posteriores.

El **ligamento longitudinal anterior** (1), es una larga cinta espesa de color nacarado que se extiende desde la apófisis basilar del occipital al sacro, sobre la cara anterior del raquis. Está constituido por largas fibras que van de un extremo a otro del ligamento y de fibras cortas arciformes que van de una vértebra a otra. De hecho, se inserta en la cara anterior del disco intervertebral (3). A la altura de los bordes anterosuperior y anteroinferior de cada cuerpo vertebral, existe un espacio despegable (4) en el que se forman osteófitos cuando se instaura la artrosis vertebral.

En un corte frontal (figura 43, a la altura de los pedículos, con la mitad inferior incluyendo la cara posterior de los cuerpos vertebrales) vemos el **ligamento longitudinal posterior** (5) que constituye una cinta que se extiende de la apófisis basilar hasta el canal sacro. Sus dos bordes están festoneados, ya que a la altura de la cara posterior de cada disco intervertebral, las fibras arciformes (6) se insertan muy lejos lateralmente. En cambio, el ligamento no tiene ninguna inserción en la cara posterior del cuerpo vertebral, del que permanece separado por un espacio (7) recorrido por los plexos venosos perirraquídeos. La parte cóncava de cada festón corresponde a los pedículos (10).

Entre estos cuerpos vertebrales, el corte sagital (figura 42) muestra el disco intervertebral con el anillo fibroso (8) y el núcleo pulposo (9).

En el arco posterior la unión está garantizada por los ligamentos segmentarios. Cada lámina está unida a la siguiente por un ligamento espeso, muy resistente, de coloración amarilla, se trata del ligamento amarillo (11), cuya sección puede observarse en la figura 42. Por abajo, se inserta en el borde superior de la lámina subyacente y por arriba en la cara interna de la lámina contigua superior. Su borde interno se une al de su homólogo contralateral en la línea media (figura 44) y cierra totalmente por detrás el canal raquídeo (13); por delante y por fuera, recubre la cápsula y el ligamento anterointerno (14) de las articulacio-

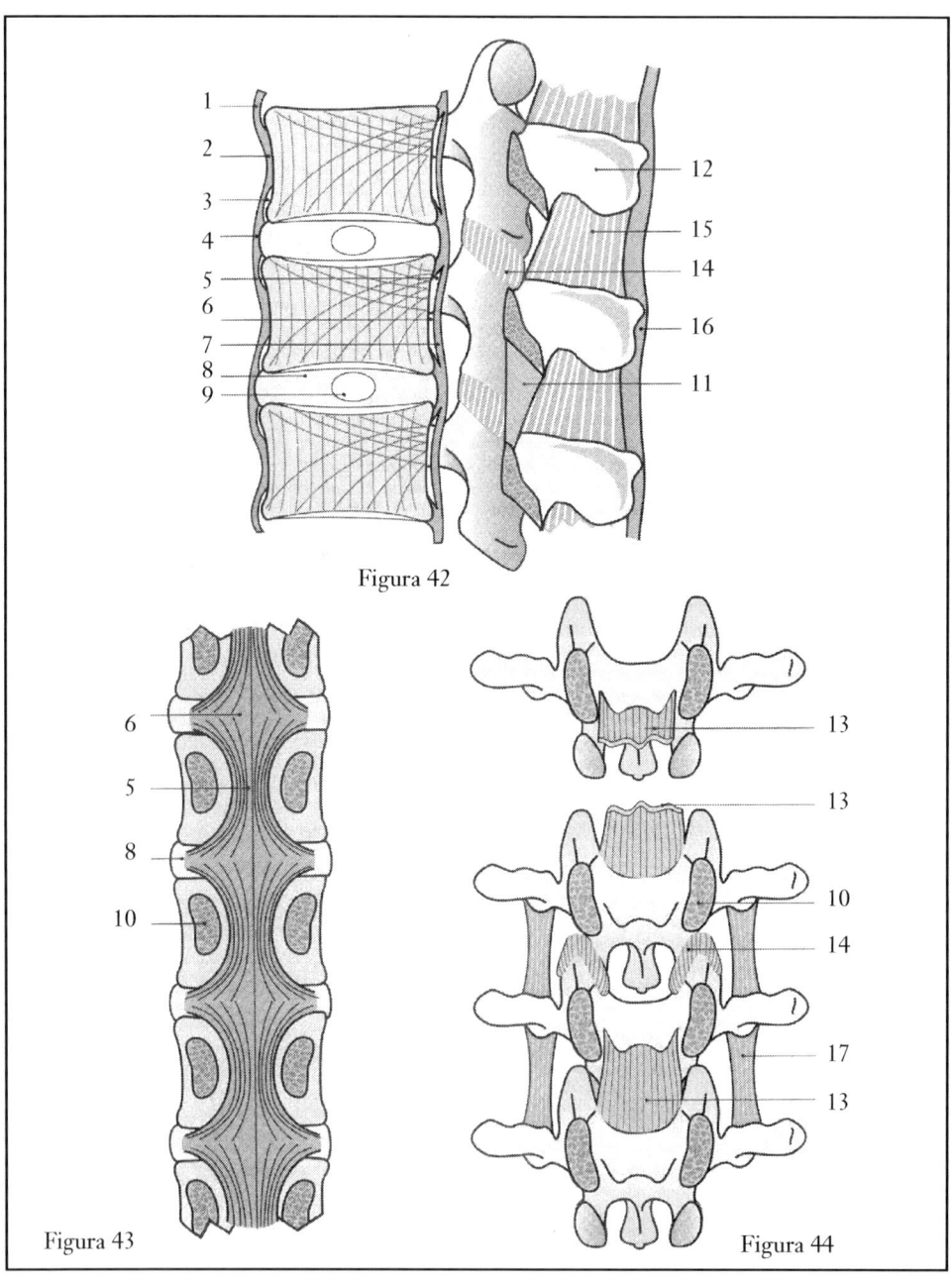

Figura 42

Figura 43

Figura 44

nes cigapofisarias. De este modo, el borde anteroexterno del ligamento amarillo roza el contorno posterior del agujero de conjunción.

Entre cada apófisis espinosa (12) se extiende el potente ligamento interespinoso (15) que se prolonga hacia atrás mediante el ligamento supraespinoso (16), cordón fibroso que se inserta en el vértice de las apófisis espinosas; en la zona lumbar apenas se distingue del cruce de las fibras de inserción de los músculos toracolumbares.

Entre los tubérculos accesorios de las apófisis transversas se extiende a cada lado un ligamento intertransverso (17), bastante desarrollado en la porción lumbar.

En una visión anterior del arco posterior (figura 44), se ha desprendido la vértebra superior gracias a la sección del ligamento amarillo (13), por el contrario, entre la segunda y la tercera vértebras, se ha resecado el ligamento por completo, dejando aparecer la cápsula y el ligamento anterointemo de la articulación cigapofisaria (14) y de la apófisis espinosa entre los dos arcos vertebrales.

El conjunto de estos dos sistemas ligamentosos constituye una unión extremadamente sólida no sólo entre dos cuerpos vertebrales, sino también para el conjunto del raquis. Para romperla es necesario un traumatismo considerable.

MOVIMIENTOS EN LA COLUMNA LUMBAR

1. Flexión-extensión

Durante el **movimiento de flexión** (figura 45) el cuerpo vertebral de la vértebra suprayacente se inclina y se desliza ligeramente hacia delante en el sentido de la flecha F, lo que disminuye el grosor del disco en su parte anterior y lo aumenta en su parte posterior. De este modo, el disco intervertebral toma forma de cuña de base posterior y el núcleo pulposo se ve desplazado hacia atrás. Así pues, su presión aumenta en las fibras posteriores del anillo fibroso; simultáneamente las apófisis articulares inferiores de la vértebra superior se deslizan hacia arriba y tienden a separarse de las apófisis articulares superiores de la vértebra inferior; la cápsula y los ligamentos de esta articulación cigapofisaria están pues tensos al máximo, al igual que todos los ligamentos del arco posterior: el ligamento amarillo, el ligamento interespinoso (2), el ligamento supraespinoso y el ligamento longitudinal posterior. Esta puesta en tensión limita, en definitiva, el movimiento de flexión.

Durante el **movimiento de extensión** (figura 46), el cuerpo vertebral de la vértebra suprayacente se inclina hacia atrás y retrocede en el sentido de la flecha E. Al mismo tiempo, el disco intervertebral se hace más delgado en su parte posterior y se ensancha en su parte anterior, tornándose cuneiforme de base anterior. El núcleo pulposo se ve desplazado hacia delante, lo que tensa las fibras anteriores del anillo fibroso. A la par, el ligamento longitudinal anterior se tensa (4). En cambio, el ligamento longitudinal posterior se distiende, constatándose simultáneamente que las apófisis articulares inferiores de la vértebra superior se encajan con más profundidad entre las apófisis articulares superiores de la vértebra inferior (3) mientras que las apófisis espinosas contactan entre sí. De esta forma, el movimiento de extensión queda limitado por los topes óseos del arco posterior y por la puesta en tensión del ligamento longitudinal anterior.

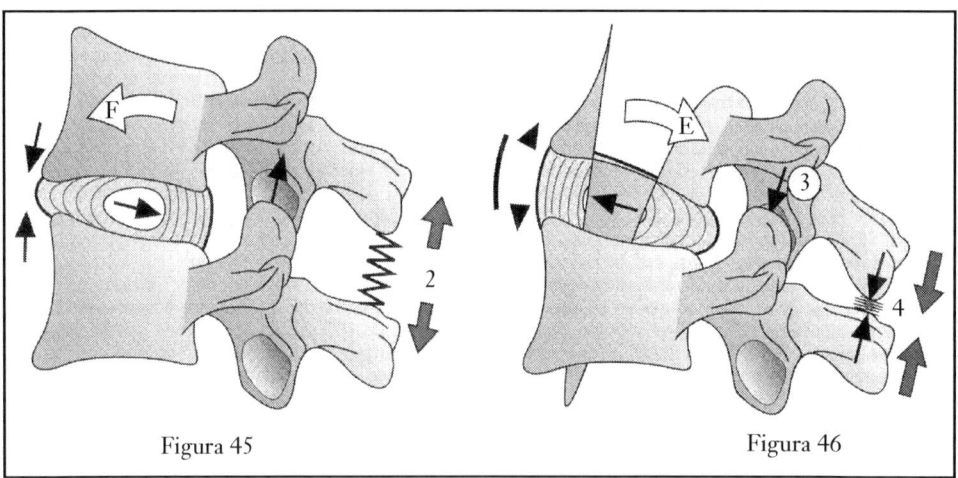

Figura 45   Figura 46

Amplitud de flexión-extensión en la columna lumbar

Las amplitudes de flexoextensión del raquis lumbar varían según los individuos y según la edad. Por lo tanto, todas las cifras propuestas son casos particulares o promedios. No obstante se puede asumir (figura 47) que:

- La **extensión**, que se acompaña de una hiperlordosis lumbar, tiene una amplitud de 30°.
- La **flexión**, que se acompaña de un enderezamiento de la lordosis lumbar, tiene una amplitud de 40°.

La **amplitud máxima de flexoextensión** se sitúa entre L4 y L5: 24° y, a continuación, por orden de amplitud decreciente, vienen las inter-líneas L3-L4 y L5-S1 todas ellas de 18° y, casi de la misma amplitud, las interlíneas L2-L3 de 12° y Ll-L2 de 11°. De este modo, el raquis lumbar inferiores, para estos autores, mucho más móvil en el plano de la flexoextensión que el raquis lumbar superior.

Como cabía esperar, las amplitudes de la flexión son bien distintas según la edad como bien muestra la tabla 6 (según Tanz). Esta tabla permite constatar que la movilidad del raquis lumbar decrece con la edad, siendo máxima entre los dos y los trece años. La movilidad máxima se sitúa en la parte baja del segmento lumbar, sobre todo en el espacio L4-L5.

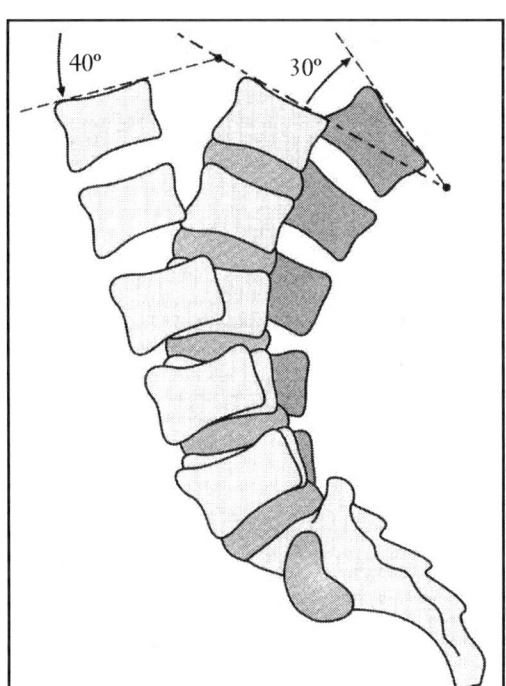

Figura 47

Tabla 6

2-13 años	35-49 años	50-64 años	65-77 años
	8°	4°	2°
10°	8°	5°	5°
13°	9°	8°	3°
17°	12°	8°	7°
24°	8°	8°	7°

2. Latero-flexión

Durante el movimiento de latero-flexión (figura 48), el cuerpo de la vértebra suprayacente se inclina hacia el lado de la concavidad (flecha 1) de la inflexión y el disco se torna cuneiforme, más grueso en el lado de la convexidad. El núcleo pulposo se desplaza ligeramente hacia el lado de la convexidad. El ligamento intertransverso del lado de la convexidad (6) también se tensa y se distiende del lado de la concavidad (7).

Una visión posterior (figura 49) muestra un deslizamiento desigual de las apófisis articulares: del lado de la convexidad, la articular de la vértebra superior se eleva (8), mientras que del lado de la concavidad desciende (9). Existe pues, simultáneamente, una distensión de los ligamentos amarillos y de la cápsula articular cigapofisaria del lado de la concavidad y, por el contrario, una tensión de estos mismos elementos en el lado de la convexidad.

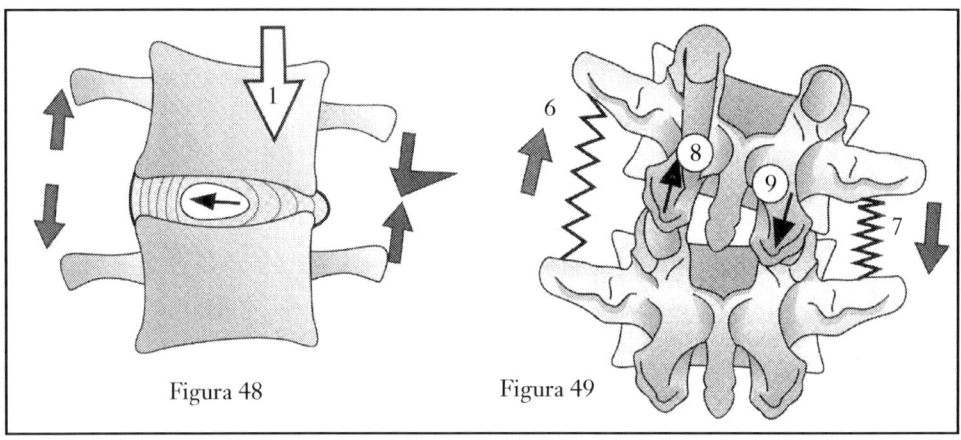

Figura 48   Figura 49

Amplitud de latero-flexión en la columna lumbar

Como en el caso de la flexoextensión, la amplitud de la inflexión lateral (figura 50), también denominada inclinación, varía según la edad y según los individuos: sin embargo, se puede afirmar que en término medio, la inclinación es de 20° a 30° a cada lado.

Las amplitudes de inclinación (tabla 7, según Tanz) han sido estudiadas en cada nivel. Éstas disminuyen considerablemente con la edad:

- Máximas de los dos a los trece años, alcanzando los 62° a un lado y otro de la posición media.
- Entre los 35 y los 49 años, la amplitud sólo es de 31° a cada lado.
- Disminuye a 29° entre los 50 y los 64 años.
- Y a 22° entre los 65 y 77 años.

Tras haber sido muy importante hasta los trece años, la inflexión lateral permanece relativamente estable en torno a los 30° de 35 a 64 años, después desciende a 20°. En la edad media de la vida, la amplitud total de la inflexión entre la derecha y la izquierda es de 60°, lo que es casi igual a la amplitud total de flexoextensión del raquis lumbar.

No deja de ser interesante recalcar que la amplitud segmentaria de la inclinación a nivel del disco L5-S1 es bastante limitada, ya que de 7° en la juventud disminuye rápidamente a 2°, 1° e incluso 0° en edad avanzada. La amplitud máxima se localiza entre L4 y L5 y, sobre todo, entre L3 y L4 donde es de 16° en la juventud para después permanecer relativamente estable alrededor de los 8° entre los 35 y los 64 años y, por último, disminuir a 6° en la edad senil.

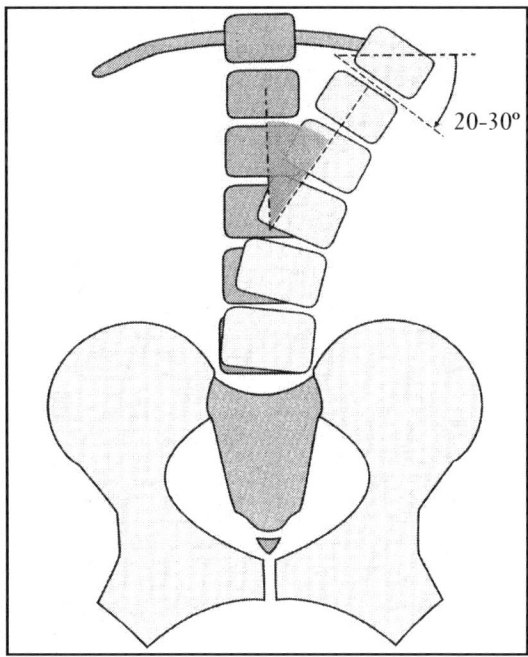

20-30°

Figura 50

Tabla 7

2-13 años	35-49 años	50-64 años	65-77 años
12°	5°	6°	4°
12°	8°	7°	7°
16°	8°	8°	6°
15°	8°	7°	5°
7°	2°	1°	0°

3. Rotación

En una visión superior (figuras 51 y 52), las carillas articulares superiores de las vértebras lumbares miran hacia atrás y hacia dentro; no son planas sino cóncavas transversalmente y rectilíneas verticalmente.

Geométricamente, están talladas sobre la superficie de un mismo cilindro cuyo centro (O) se sitúa por detrás de las carillas articulares, aproximadamente en la base de la apófisis espinosa (figura 53).

En las vértebras lumbares superiores (figura 51), el centro de este cilindro se localiza casi inmediatamente por detrás de la línea que une el borde posterior de las apófisis articulares, mientras que en las vértebras lumbares inferiores (figura 52), el cilindro tiene un diámetro mucho mayor, lo que retrocede en la misma medida su centro en relación al cuerpo vertebral.

Es importante el hecho de que el centro de este cilindro no se confunde con el centro de las mesetas vertebrales, aunque cuando la vértebra superior gira sobre la vértebra inferior (figuras 55 y 56), este movimiento de rotación se efectúa en torno a este centro y debe acompañarse obligatoriamente de un deslizamiento del cuerpo vertebral de la vértebra superior en relación al de la vértebra subyacente (figura 53). El disco intervertebral (D) no está, por tanto, solicitado en torsión axial (figura 54), lo que le daría una amplitud de movimiento relativamente grande, sino en cizallamiento (figura 53); esto explica que la rotación axial en el raquis lumbar sea limitada, tanto en cada nivel como en su conjunto.

Según los trabajos de Grégersen y Lucas, la rotación total derecha-izquierda del raquis lumbar entre L1 y S1 sería de 10°, lo que, suponiendo que la rotación segmentaria estuviera equitativamente repartida, equivaldría a 2° por tramo, es decir, 1° a cada lado en cada nivel. Se puede, por tanto, subrayar que e**l raquis lumbar no está conformado para realizar la rotación axial**, limitada por la orientación de las carillas articulares.

Amplitud de rotación en la columna lumbar

En la columna lumbar aislada, la rotación total derecha-izquierda para el conjunto de la columna lumbar sólo es de 10°, lo que corresponde a 5° a cada lado y por lo tanto, 1° de rotación en cada segmento por término medio.

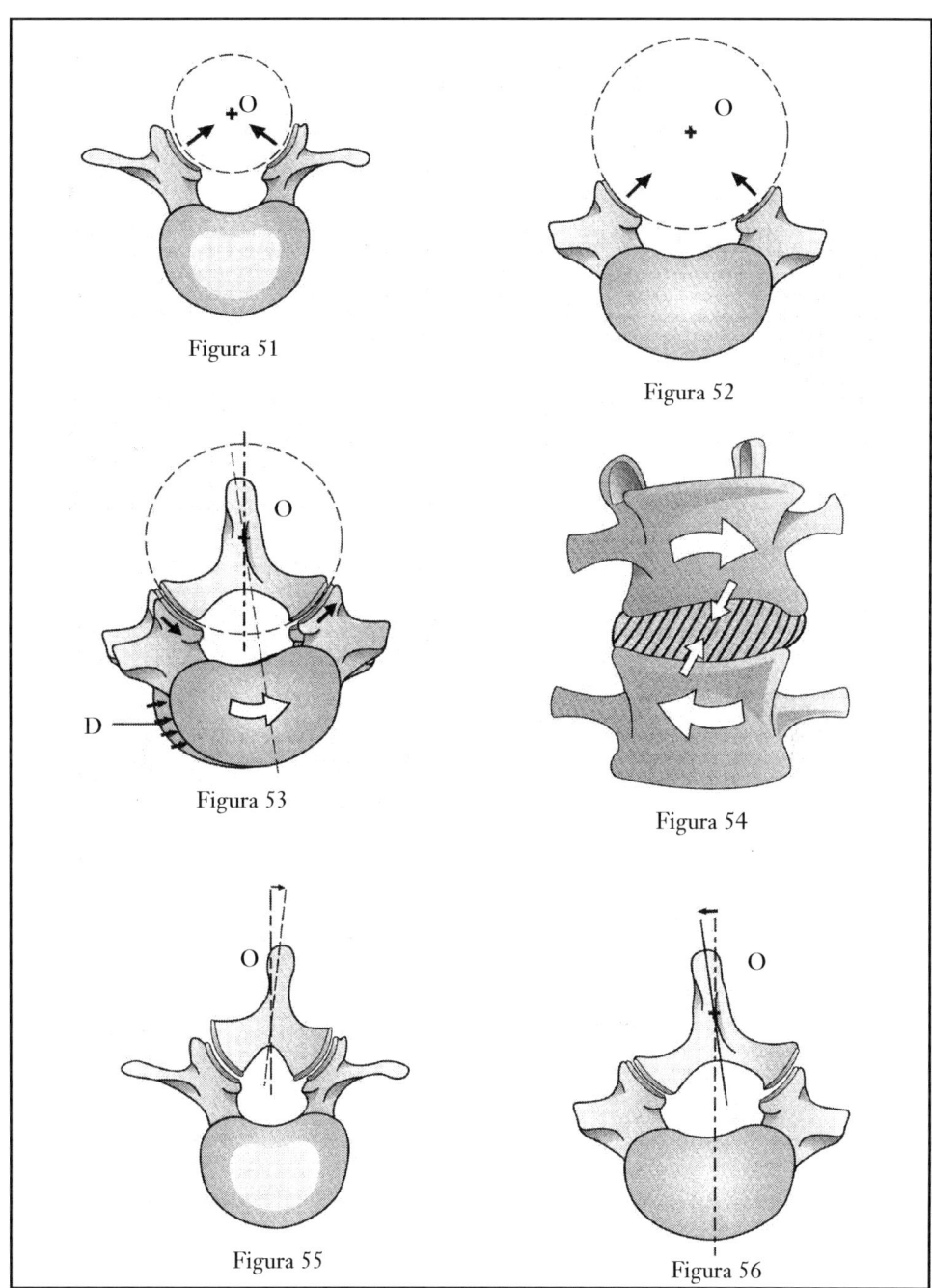

Figura 51

Figura 52

Figura 53

Figura 54

Figura 55

Figura 56

VASCULARIZACIÓN E INERVACIÓN DE LA COLUMNA VERTEBRAL

1. Vascularización

Las vértebras están irrigadas por ramas periósticas y centrales de las principales arterias cervicales y segmentarias y sus ramas espinales (figura 57). Las arterias procedentes de las ramas periósticas, centrales y espinales se encuentran a todos los niveles de la columna vertebral, en estrecha asociación con ella, e incluyen las siguientes arterias:

- Arterias vertebrales y cervicales ascendentes en el cuello.
- Principales arterias segmentarias del tronco:

  — Arterias intercostales posteriores en la región torácica.
  — Arterias subcostales y lumbares en el abdomen.
  — Arterias iliolumbares y arterias sacras laterales y media en la pelvis.

Las ramas periósticas y centrales se originan a partir de dichas arterias al cruzar las superficies externas (anterolaterales) de las vértebras. Las ramas espinales penetran en los forámenes intervertebrales y se dividen. Las ramas anterior y posterior del conducto vertebral, más pequeñas, pasan al cuerpo vertebral y al arco vertebral, respectivamente, y dan lugar a ramas ascendentes y descendentes que se anastomosan con las ramas del conducto vertebral de los niveles adyacentes (figura 57). Las ramas anteriores del conducto vertebral emiten arterias nutricias hacia delante, al interior de los cuerpos vertebrales, que irrigan la mayor parte de la médula ósea roja del cuerpo vertebral central (Bogduk, 2012). Las ramificaciones de las ramas espinales, de mayor tamaño, continúan como arterias radiculares o medulares segmentarias, distribuidas a las raíces anterior y posterior de los nervios espinales y sus cubiertas, y a la médula espinal, respectivamente (ver «Vascularización de la médula espinal y de las raíces de los nervios espinales», página 157).

Las **venas espinales** forman plexos venosos a lo largo de la columna vertebral, dentro y fuera del conducto vertebral: los plexos venosos ver-

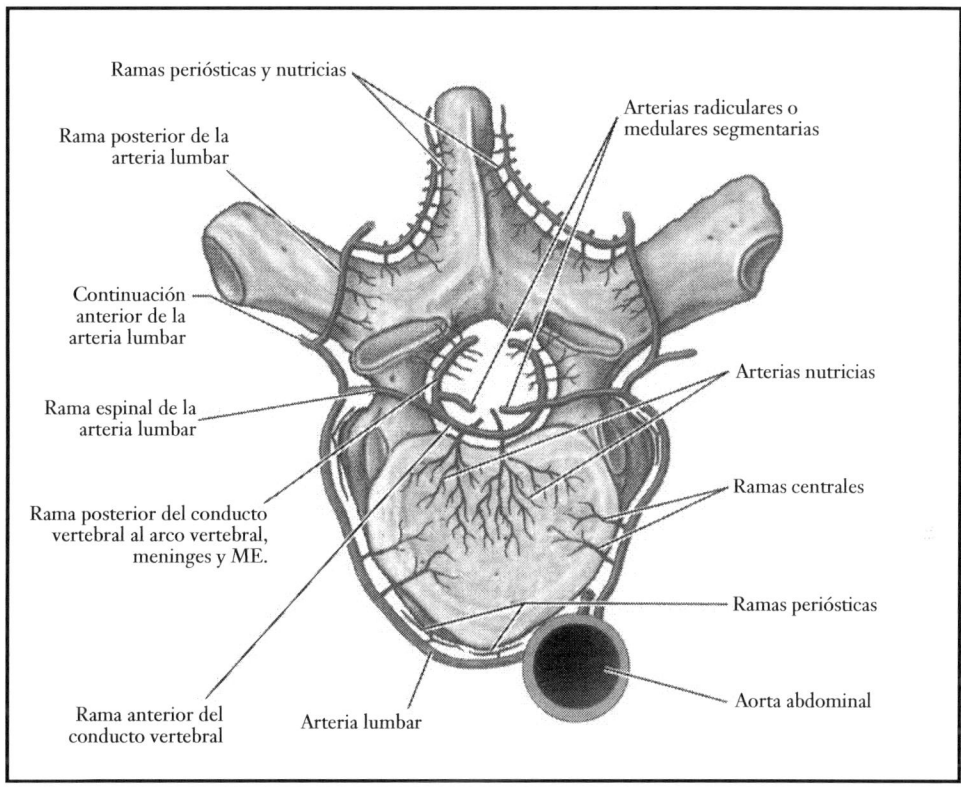

Figura 57

tebrales internos (plexos venosos epidurales) y los plexos venosos vertebrales externos, respectivamente (figura 58). Estos plexos se comunican a través de los forámenes intervertebrales. Ambos plexos son más densos anterior y posteriormente, y relativamente escasos en la parte lateral. Las venas basivertebrales, grandes y tortuosas, se forman dentro de los cuerpos vertebrales. Emergen de los orificios en las superficies de los cuerpos vertebrales (principalmente en su cara posterior) y drenan en los plexos venosos vertebrales anteroextemos, en especial en los anterointernos, donde pueden formar grandes senos longitudinales. Las venas intervertebrales reciben venas de la médula espinal y de los plexos venosos vertebrales; acompañan a los nervios espinales a través de los forámenes intervertebrales y drenan en las venas vertebrales del cuello y en las venas segmentarias (intercostales, lumbares y sacras) del tronco (figuras 58 y 59).

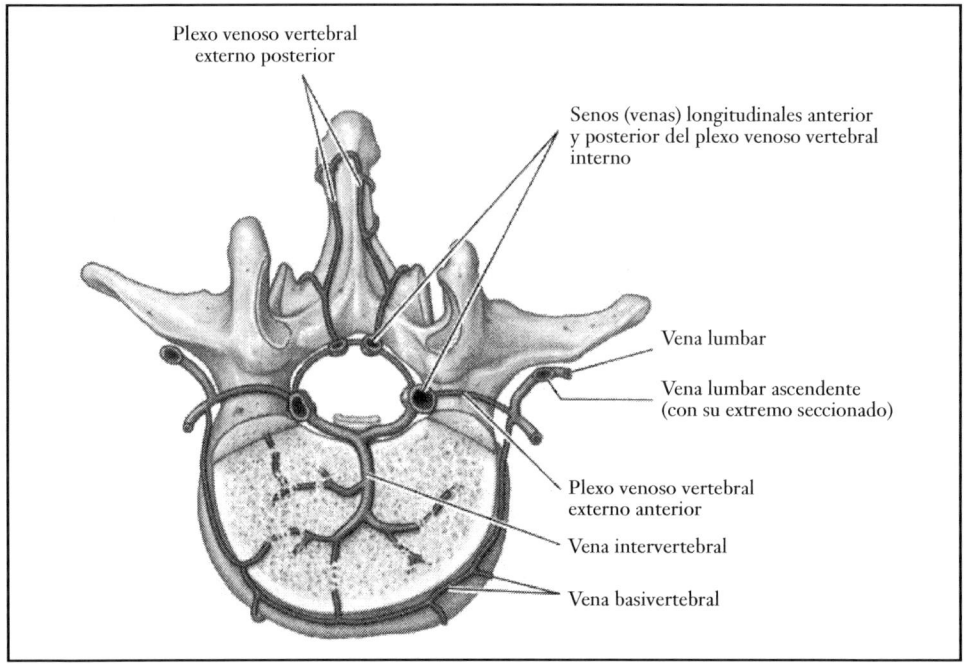

Figura 58

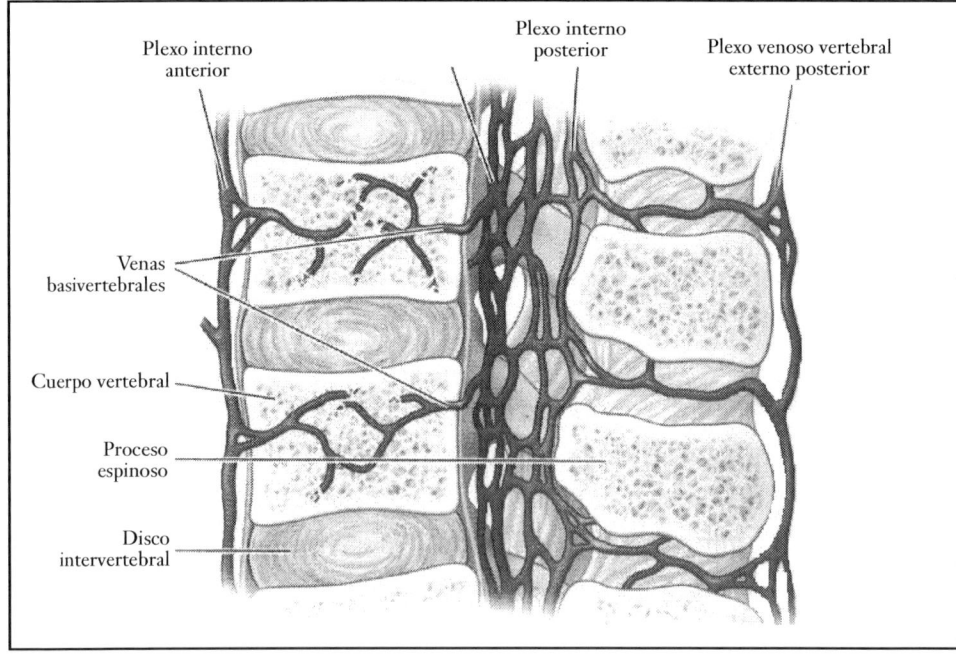

Figura 59

2. Inervación

A excepción de las articulaciones cigapofisarias (inervadas por ramas articulares de los ramos mediales de los ramos posteriores), la columna vertebral recibe su inervación de los ramos meníngeos (recurrentes) de los nervios espinales (figura 60, página 128). Estos ramos, pocas veces descritos o representados, son los únicos que surgen de los nervios espinales mixtos; se emiten justo después de su formación y antes de su división en los ramos anterior y posterior, o desde el ramo anterior, inmediatamente después de su formación.

Dos a cuatro de estos finos ramos meníngeos emergen a cada lado de todos los niveles vertebrales, En las cercanías de su origen, los ramos meníngeos reciben ramos comunicantes procedentes de los ramos comunicantes grises cercanos. Cuando los nervios espinales salen de los forámenes intervertebrales, la mayoría de los ramos meníngeos retroceden a través de los forámenes hacia el conducto vertebral (de aquí el término alternativo de recurrentes). Sin embargo, algunos ramos permanecen fuera del conducto vertebral y se distribuyen por la cara anterolateral de los cuerpos vertebrales y los discos intervertebrales. También inervan el periostio y especialmente los anillos fibrosos y el ligamento longitudinal anterior. En el interior del conducto vertebral, los ramos transversos, ascendentes y descendentes distribuyen fibras nerviosas a:

- El periostio (que cubre la superficie posterior de los cuerpos vertebrales, así como los pedículos y las láminas).
- Los ligamentos amarillos.
- Los anillos fibrosos de la cara posterior y posterolateral de los discos intervertebrales.
- El ligamento longitudinal posterior.
- La duramadre espinal.
- Los vasos sanguíneos en el interior del conducto vertebral.

Las fibras nerviosas al periostio, los anillos fibrosos y los ligamentos inervan los receptores del dolor. Las fibras que llegan a los anillos fibrosos y los ligamentos inervan también los receptores propioceptivos (que captan la sensación de la propia posición corporal). Las fibras simpáticas a los vasos sanguíneos estimulan la vasoconstricción.

CONTENIDO DEL CONDUCTO VERTEBRAL

La médula espinal, las raíces de los nervios espinales, las meninges espinales y las estructuras vasculonerviosas que las sirven se hallan dentro del conducto vertebral (figura 60).

Médula espinal

La médula espinal es el principal centro reflejo y vía de conducción entre el cuerpo y el encéfalo. Esta estructura cilíndrica, ligeramente

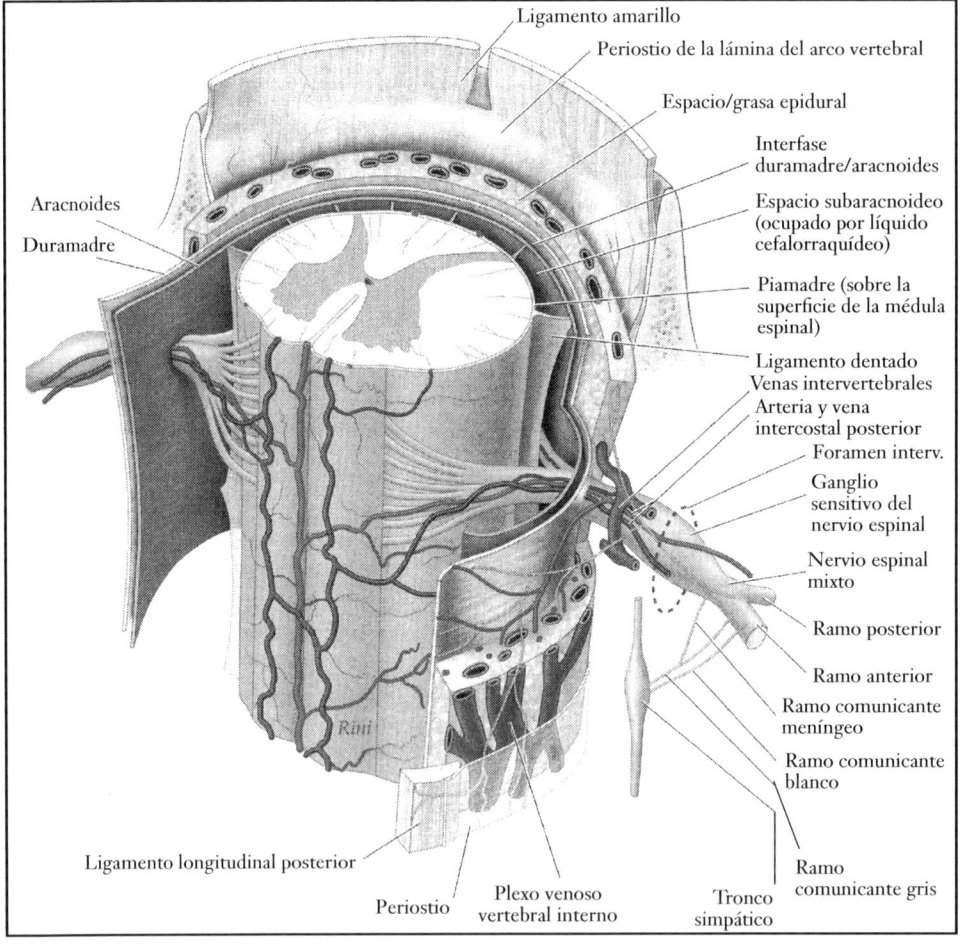

Figura 60

aplanada anteroposteriormente, está protegida por las vértebras, sus ligamentos y músculos asociados, las meninges espinales y el LCR.

La médula espinal comienza como prolongación de la médula oblongada, o parte caudal del tronco del encéfalo. En el adulto, la médula espinal tiene una longitud de 42-45 cm y se extiende desde el foramen magno del hueso occipital hasta las vértebras L1 o L2. Sin embargo, su extremo inferior, que se adelgaza progresivamente, el cono medular, puede finalizar a un nivel alto, incluso en T12, o bajo, en L3. Así pues, la médula espinal ocupa sólo los dos tercios superiores del conducto vertebral.

Comentario osteopático

La duramadre espinal representa el Core Link (eslabón principal) inelástico de unión entre el sacro y el occipital, auténtico medio de transmisión del MRP desde un hueso al otro y vía mediante la cual se propagan los procesos patológicos osteopáticos ascendentes sacro-craneales y descendentes cráneo-sacros.

Los nervios espinales

En la columna lumbar, las 5 raíces nerviosas salen del foramen o agujero de conjunción por la unión del mismo número de vértebra más la inferior (tabla 8).

Tabla 8

Raíz lumbar	Nivel de emergencia
L1	L1-L2
L2	L2-L3
L3	L3-L4
L4	L4-L5
L5	L5-S1

Las raíces lumbosacras parten de los segmentos medulares correspondientes, siendo la raíz anterior la motora, y la posterior la sensitiva.

Ambas forman la cola de caballo, que ocupa el canal medular desde el cono, a nivel de L1 (figura 61). En el ganglio raquídeo, a nivel del agujero de conjunción, se unen para formar los nervios espinales, y éstos a su vez para formar el plexo lumbar (figura 62) y sacro (figura 63), del que parten los principales troncos nerviosos.

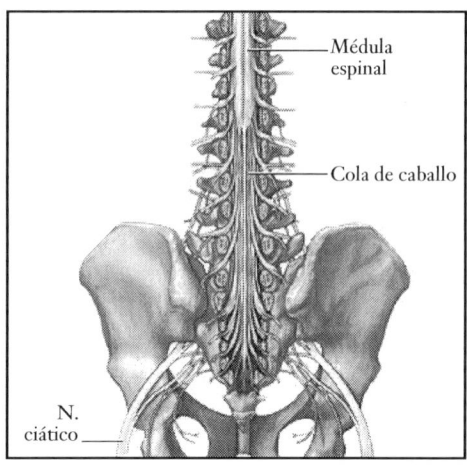

Figura 61

PLEXO LUMBAR

Se forma por la unión de los nervios espinales de L1 a L4, a nivel del músculo iliopsoas, donde se dividen en ramas anteriores y posteriores.

Los principales troncos nerviosos son:

• **Nervio femoral.** Se origina de las divisiones posteriores de los nervios espinales L2 a L4. Atraviesa la fosa ilíaca, pasando bajo el ligamento inguinal, inervando el cuádriceps y la piel del muslo y terminando en el nervio safeno, que recoge la sensibilidad de la cara interna de la pierna.

Patología

El trastorno sensitivo abarca la parte anterior del muslo y la cara interna de la pierna, en el territorio del nervio safeno, la rama sensitiva del nervio femoral. Lo habitual es que el reflejo rotuliano esté disminuido o ausente.

Se daña fundamentalmente en 2 localizaciones: el espacio pélvico retroperitoneal y cuando pasa por debajo del ligamento inguinal. La flexión de la cadera es débil cuando la lesión es intrapélvica pero es normal cuando la lesión se localiza en la región inguinal.

La cusa más frecuente de lesión es yatrógena durante la realización de procedimientos diagnósticos o quirúrgicos intrapélvicos, inguinales y en la cadera. Casi todos tienen lugar tras el uso de retractores. La punción femoral durante la arteriografía es otra causa no infrecuente de lesión. Procesos ocupantes de espacio intraabdominales como tumores o hematomas también pueden comprimirlo. Durante la posición de litotomía el nervio puede dañarse bilateralmente.

El diagnóstico se apoya en la electromiografía con denervación del cuádriceps. Los estudios de conducción motora son técnicamente dificultosos. El principal diagnóstico diferencial debe hacerse con la radiculopatía L4 explorando los músculos aductores del muslo que son dependientes de este territorio a través del nervio obturador y estarán indemnes en la neuropatía femoral.

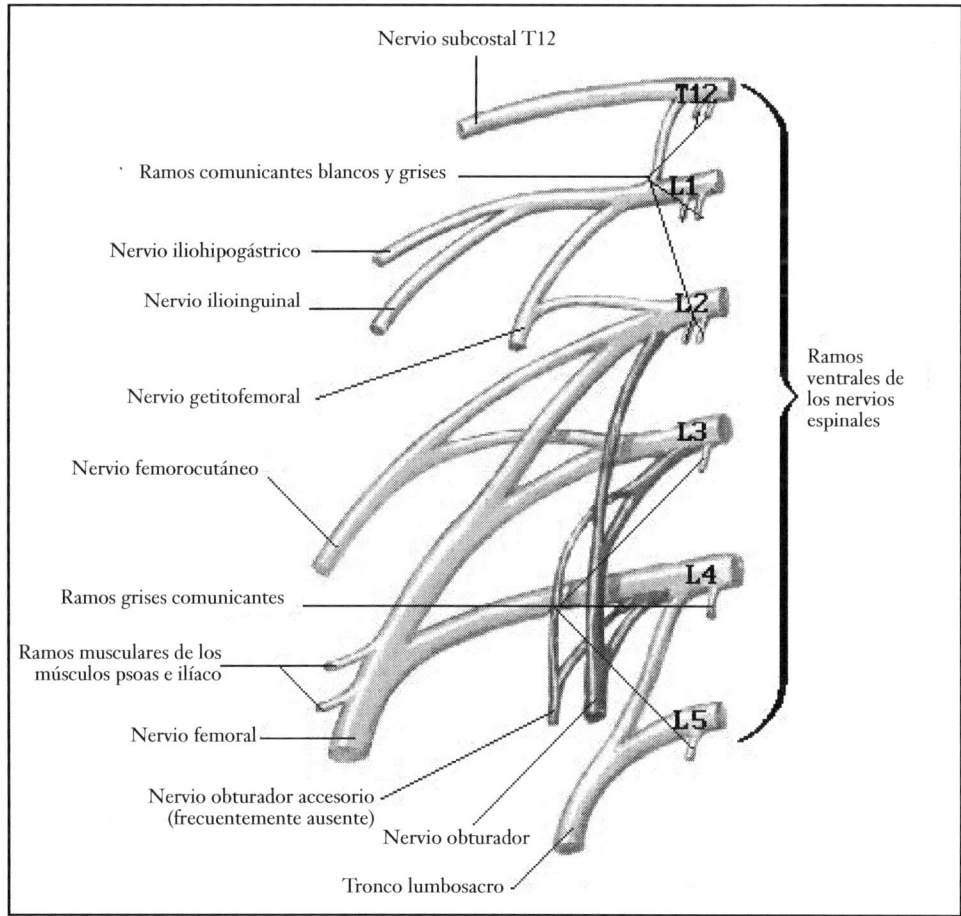

Figura 62. Plexo lumbar

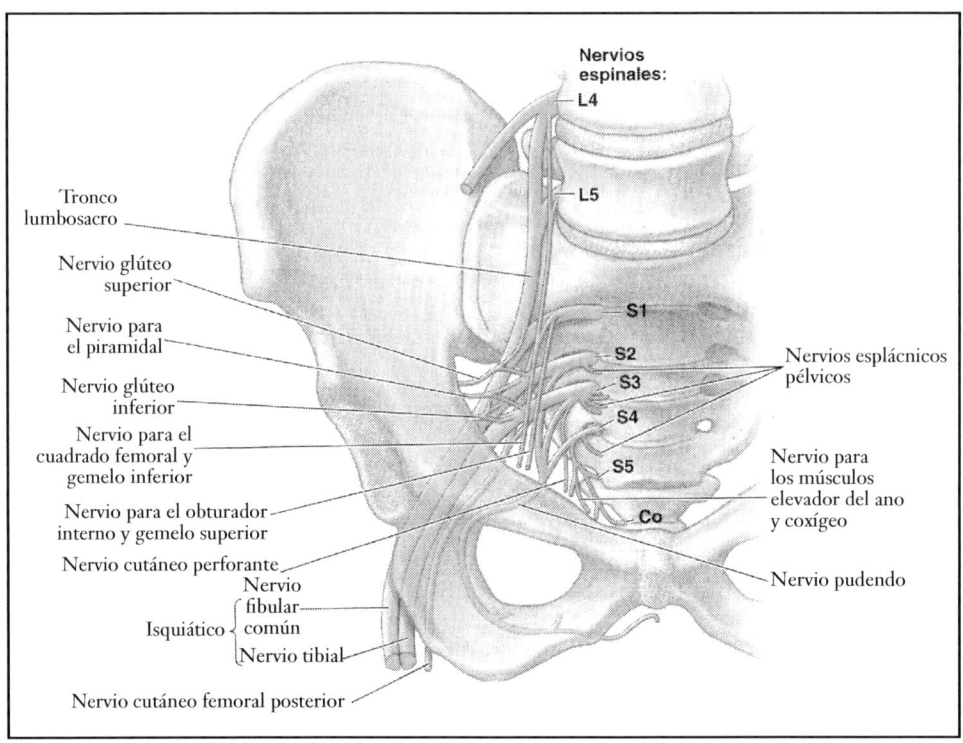

Figura 63. Plexo sacro

• **Nervio obturador.** El nervio obturador es un nervio mixto que se forma de la fusión de las raíces L2-L4. En el conducto obturador proporciona una rama para el músculo obturador externo y a la salida del conducto se divide en dos ramas: una superficial y una profunda. La rama superficial sigue la dirección del tronco principal y se divide en otras cuatro, tres ramas motoras destinadas a los músculos aductor medio, aductor menor y recto interno y una cuarta rama sensitiva que se distribuye por la piel de la cara interna del muslo. La rama profunda sale del conducto subpubiano y se divide en ramas musculares y articulares. Las musculares inervan el músculo aductor mayor y las ramas articulares forman dos grupos: los superiores que se distribuyen por la parte interna de la cadera, y los inferiores que discurren por la cara anterior del aductor mayor, y se distribuyen por la parte posterior de la articulación de la rodilla.

Patología

El nervio obturador puede lesionarse en el plexo lumbar, en la pared lateral de la pelvis, en el conducto obturador o próximo a la articulación sacroilíaca (Sorenson et al; 2002). Suele ocurrir como complicación de traumatismos o fracturas pélvicas, hemorragia del músculo psoas-ilíaco, una hernia obturatriz, procedimientos de la arteria femoral o en cirugía de tumores pélvicos o de cadera (Melamed et al; 1983). Desde el punto de vista ginecológico el nervio obturador se lesiona con más frecuencia en cirugías retroperitoneales de tumores ginecológicos o de endometriosis (Irvin et al; 2004), (Redwine et al; 1990). Excepcionalmente se lesiona en partos complicados y prolongados, por compresión del nervio entre la cabeza fetal y la pelvis ósea (Warfield et al; 1984). Las lesiones bilaterales del nervio obturador pueden ocurrir debido a una flexión prolongada de la cadera, por ejemplo en cirugías urológicas (Pellegrino et al; 1984).

Otras causas de esta neuropatía son: tumores de la vaina del nervio, miositis osificante, hernias en el agujero obturador, metástasis en el conducto obturador y atrapamiento del nervio por una fascia hipertrófica del músculo aductor corto, descrita en atletas (Bradshaw et al; 1997a); (Bradshaw et al; 1997b); (Mondelli et al; 2002); (Scotto et al; 1998)

Si se demuestra una lesión del nervio obturador sin causa aparente, es importante realizar un examen rectal y vaginal en busca de tumores pélvicos, y descartar la presencia de una hernia en el agujero obturador (Rogers et al; 1993), (Jitpraphai et al; 1972).

Clínica. La clínica se caracteriza por limitación en la aducción del muslo con hipoestesia y parestesias en su cara interna. La presencia de dolor o parestesias en el territorio del nervio obturador al aumentar la presión intraabdominal nos debe orientar a la presencia de una hernia obturatriz (Roig Escofet et al; 1994).

• **Nervio genitofemoral o genitocrural.** Es un nervio mixto, motor y sensitivo que inerva la región genital y la porción interna y superior del muslo. Surge del plexo lumbar a partir de las raíces nerviosas L1 y L2. Se divide en dos ramas, la rama genital y la rama femoral.

Patología

La lesión del nervio genitocrural puede ocurrir en el plexo lumbar, en el abdomen o en la región inguinal (Murovic et al; 2005). Suele ocurrir, al igual que los anteriores, como complicación de una cirugía, por ejemplo herniorrafia inguinal, apendicectomía, cesárea, histerectomía y vasectomía, o tras traumatismos abdominales (Irvin et al; 2005) (Starling et al; 1987) o incluso se producen lesiones por el uso de pantalones muy ajustados (O'Brien; 1979). Las manifestaciones clínicas incluyen dolor o hipoestesia de la piel inervada, o abolición del reflejo cremastérico, lo cual se traduce en un ligero descenso del testículo del lado afecto.

- **Nervio abdominogenital mayor o iliohipogástrico.** Es un nervio mixto que nace de la raíz L1. Atraviesa el músculo psoas y posteriormente el músculo cuadrado lumbar hasta llegar a la cresta ilíaca. A continuación cruza los músculos oblícuo interno y transverso del abdomen a los que proporciona inervación. Termina en una rama cutánea lateral y una rama cutánea anterior, ambas sensitivas, que inervan la región externa de la cadera y la zona suprapúbica respectivamente.

Patología

Este nervio puede lesionarse en el plexo lumbar, en la pared abdominal anterior o posterior y en una localización más distal, cerca del anillo inguinal. Suele ocurrir en cirugías del cuadrante inferior del abdomen, ocasionando un área de hipoestesia suprapúbica o hipotonía de la pared abdominal (Stulz et al; 1982).

- **Nervio abdominogenital menor o ilioinguinal.** Es un nervio mixto que nace de la raíz L1 y en muchas ocasiones está ausente. Corre paralelo al nervio abdominogenital mayor hasta llegar a la cresta ilíaca. Atraviesa y proporciona inervación a los músculos oblicuo interno y transverso del abdomen, igual que el nervio adominogenital mayor. Después de cruzar estos dos músculos, entra en el conducto inguinal y pasa al anillo inguinal superficial desde donde salen las fibras sensitivas.

Éstas se distribuyen por la piel de la cara medial del muslo inferior al ligamento inguinal y por los genitales externos.

Patología

Puede lesionarse en el plexo lumbar, en la pared abdominal anterior o posterior y dentro del canal inguinal. Suele ocurrir como complicación de una cirugía abdominal, como por ejemplo tras una herniorrafía o apendicectomía (Dawson et al; 1989) (Starling et al; 1987). Se ha descrito el atrapamiento del nervio a su paso por los músculos de la pared abdominal, medial a la espina ilíaca antero-superior y también neuropatías de este nervio durante el embarazo, probablemente por estiramiento del nervio (Benini; 1992). La lesión de este nervio se ha denominado síndrome ilioinguinal y consiste en hipoestesia de la región inguinal.

• **Nervio femorocutáneo.** Es un nervio puramente sensitivo que se origina de las raíces L2 y L3. Sale por el margen lateral del músculo psoas, atraviesa el músculo ilíaco y el ligamento inguinal y entra en el muslo por debajo de la fascia lata. El nervio desciende y se divide en dos ramas: una rama anterior que inerva la piel de la cara anterior del muslo hasta la rodilla, y una división posterior que inerva la mitad superior de la cara lateral del muslo. (L2-L3).

Patología

La lesión del nervio puede ocurrir en el abdomen o en la región inguinal. La compresión a nivel del ligamento inguinal, cerca de la espina ilíaca antero-superior, da lugar a dolor urente agudo o subagudo, pinchazos y adormecimiento de la cara lateral o antero-lateral del muslo (Jefferson et al; 1979). La clínica se conoce como meralgia parestésica y en la mayoría de los casos no se puede demostrar una causa. No obstante este síndrome sensorial ocurre especialmente por compresión directa del nervio debido a uso de prendas de constricción (por ejemplo fajas o corsé) o por distensión del mismo (por ejemplo en obesidad, embarazo o pérdida de peso importante). (Irvin et al; 2005), (Weizer et al; 1996), (Beresford et al; 1971), (Jablecki et al; 1999). También puede dañarse después de montar en bicicleta largas distancias, secundario a la obtención de cresta ilíaca para injertos, tras una histerectomía por vía suprapúbica, así como complicación de una cirugía renal o cirugía del músculo psoas (Amoiridis et al; 1993) (Banwart et al; 1995). Los síntomas empeoran con el ortostatismo prolongado o la deambulación.

El diagnóstico es clínico y lo más importante es demostrar que el déficit no se extiende a todo el dermatoma dependiente de L3. Los resultados de los estudios electrofisiológicos del nervio femoral y del músculo cuádriceps son normales, lo que ayuda a excluir la radiculopatía lumbar (Nahabedian et al; 1995) (Williams et al; 1991). Como es habitual, la clínica es el elemento fundamental, planteando una hipótesis topográfica lesional y etiológica que será comprobada con el uso de las pruebas complementarias adecuadas, habitualmente electrofisiológicas.

UNIÓN PLEXO LUMBAR Y SACRO

Ambos plexos se comunican mediante el tronco lumbosacro (figura 62), formado por ramas que provienen de L4 y L5. Toma una dirección descendente, en íntima relación con el hueso sacro y la articulación sacroilíaca.

PLEXO SACRO

Se forma por la anastomosis de los nervios espinales S1-S4 y el tronco lumbosacro (figura 63). Se divide en ramos anteriores, que originan la porción medial del nervio ciático (L4-S3), que finaliza en el nervio tibial (L4-S2), y ramos posteriores que forman la porción lateral del ciático cuya rama final es el nervio peroneo (L4-S2).

En conjunto, los nervios que se forman a partir del plexo sacro son:

• **Nervio ciático mayor.** El nervio ciático mayor es el nervio periférico más voluminoso y largo del organismo. Es un nervio mixto que se forma de las raíces L4, L5, S1 y S2. Abandona la pelvis a través del agujero ciático mayor, por debajo del músculo piriforme. En la región glútea, este nervio discurre al principio algo lateralmente para después curvarse y tomar la dirección longitudinal del muslo inervando los músculos semitendinoso (L4-S2), semimembranoso (L4-S2) y bíceps femoral (L4-S2), (es decir los músculos isquiotibiales, que son flexores de la articulación de la rodilla) y el músculo aductor mayor del muslo (L2-L4), también inervado por el nervio obturador. Cruza el tendón del músculo obturador interno y el músculo cuadrado femoral a nivel de la transición de la región glútea hasta el muslo. En este lugar, el nervio está situado frecuentemente hacia la mitad; a veces sin embargo, se sitúa en el tercio interno de la línea de unión entre el isquion y el trocánter mayor. Durante todo el recorrido, el nervio ciático se ve cubierto por el músculo glúteo mayor.

El tronco común pasa entre el trocánter mayor y la tuberosidad isquiática hasta alcanzar la fosa poplítea superior, donde da lugar al nervio ciático poplíteo externo, prolongación de las fibras laterales y al nervio ciático poplíteo interno, continuación de las fibras mediales.

Dicho nervio recoge la sensibilidad de la cara posterior del muslo y de toda la pierna, a excepción de una estrecha franja interna inervada por el nervio safeno interno (Rouvier et al; 2005), (Martínez et al; 2006), (Netter; 2003), (Stewart; 2003).

Patología

A NIVEL PROXIMAL el nervio ciático puede ser vulnerable de atrapamiento en el plexo sacro, pelvis, región glútea o en escotadura ciática. La mayoría de las lesiones del nervio ciático se producen por traumatismos o fracturas desplazadas de cadera (Fassler et al; 1993), hematomas en el compartimento posterior del muslo, inyecciones intramusculares, complicaciones tras cirugía de reemplazo de cadera o infecciones, como por ejemplo herpes simple o zoster (Kline et al; 1998). La endometriosis puede originar una mononeuropatía ciática recurrente al comprimir el nervio en la región de la cresta ciática (Binkovitz et al; 1991), (Richards et al; 1991). La neuropatía del nervio ciático es una rara complicación de una laparotomía y suele ser secundaria a una hemorragia pélvica súbita e inesperada (Irvin et al; 2004). La compresión directa del nervio ciático es infrecuente, pero puede ocurrir durante estados de coma, anestesia o al permanecer sentado durante períodos prolongados sobre una superficie dura ("parálisis del viajero") (Berlit; 1993).

La división externa se lesiona con más frecuencia en las lesiones proximales del nervio ciático, hasta en el 75% de los casos, y puede simular una neuropatía peronea común (Stewart; 2003). Los tumores del nervio y la compresión por aneurismas de la arteria ilíaca también son causas de neuropatía ciática (Tison et al; 1995).

Se han descrito casos de neuropatía completa del nervio ciático causada por un síndrome compartimental glúteo secundaria a rabdomiolisis en consumidores de heroína por vía parenteral (Klockgether et al; 1997). Otras etiologías incluyen invasión del nervio por un linfoma, pacientes con enfermedad vascular periférica sintomática o que desarrollen oclusión de la arteria femoral e incluso compresión del nervio por una cartera o monedas situadas en un bolsillo trasero del pantalón (Kanamori et al; 1995), (McManis; 1994).

En determinadas ocasiones el músculo piriforme puede atrapar al tronco del nervio ciático a su paso por la escotadura ciática mayor originando el llamado Síndrome piriforme (Adams; 1980).

Las lesiones proximales del nervio ciático mayor dan lugar a los siguientes signos:

- Atrofia: hay atrofia de los músculos isquiotibiales y de todos los músculos por debajo de la rodilla.
- Signos motores: hay debilidad de los músculos flexores de la rodilla (isquiotibiales), eversión del pie (peroneos), inversión del pie (tibial anterior), flexión plantar del pie (gemelo y sóleo), flexión dorsal del pie (tibial anterior) así como de los músculos extensores y flexores plantares de los dedos del pie.
- Signos sensitivos: pérdida de sensibilidad en la cara externa de la pierna y en todo el pie, salvo una pequeña región inervada por el nervio safeno, a la altura del maléolo medio.
- Abolición o disminución del reflejo aquíleo.

A NIVEL DEL MUSLO el nervio ciático puede lesionarse por heridas de bala, fracturas o contusiones del fémur, como consecuencia de bandas fibrosas, aneurismas o tumores del nervio.

Por encima del HUECO POPLÍTEO, puede se comprimido por ejemplo por aneurismas de la fosa poplítea. Los síntomas son los mismos que los observados en una lesión más proximal, excepto que en este caso están los músculos isquiotibiales se encuentran preservados (Sogaard; 1983).

- **Ciático poplíteo externo.** El tronco común del nervio ciático pasa entre el trocánter mayor y la tuberosidad isquiática hasta alcanzar la fosa poplítea superior, donde da lugar al nervio ciático poplíteo externo (o peroneo común), prolongación de las fibras laterales, y al nervio ciático poplíteo interno (o nervio tibial), continuación de las fibras mediales. En la fosa poplítea el ciático poplíteo externo origina el nervio cutáneo sural lateral, que se une al cutáneo sural medial (rama del nervio tibial) para formar el nervio sural. También en la fosa poplítea proporciona el nervio cutáneo lateral de la pantorrilla que desciende a lo largo del músculo gemelo para inervar la piel de la cara lateral de la pierna.

Desde su origen el nervio ciático poplíteo externo se dirige hacia la parte externa de la rodilla, siguiendo el tendón del bíceps femoral. Posteriormente rodea el cuello del peroné, penetra en el músculo peroneo largo donde se divide en dos ramas: el nervio peroneo profundo (o tibial anterior) y el nervio peroneo superficial (o músculocutáneo).

El nervio peroneo profundo da ramas motoras para los músculos tibial anterior, extensor largo del dedo gordo, extensor largo de los dedos y extensor corto de los dedos. La rama terminal del peroneo profundo pasa por debajo del tendón del extensor largo del dedo gordo en el dorso del pie e inerva la piel del primer espacio interdigital.

El nervio peroneo superficial inerva los músculos peroneos largo y corto. Este nervio termina en una rama sensitiva que inerva la piel de la región lateral distal de la pierna, el dorso del pie y los dedos del pie (salvo el primer espacio interdigital). En aproximadamente el 20-28% de los individuos, la porción más lateral del músculo extensor corto de los dedos (que se extiende por el cuarto y quinto dedo) es inervada por un nervio accesorio, rama del peroneo superficial.

Patología

1. *Lesiones en la cabeza del peroné*

ETIOLOGÍA

El nervio ciático poplíteo externo o peroneo común es particularmente susceptible de daño en la región de la cabeza del peroné, donde es bastante superficial (Jones et al; 1993). Aunque puede ocurrir como complicación de un quiste de Baker, secundario a un hematoma, tumor o infarto del nervio, la mayoría de las lesiones son traumáticas (laceración, tracción o compresión) (Kim et al; 1995), (Wilbourn; 1986). Entre las causas de neuropatía peroneal encontramos la compresión directa al área de la cabeza del peroné, por ejemplo personas que, sentados, mantienen tiempo prolongado las piernas cruzadas, lesión del nervio por estiramiento recurrente secundaria a un tobillo inestable que cause una excesiva inversión del pie, compresión del nervio por adoptar posturas en cuclillas tiempo prolongados (por ejemplo en recolectores), cirugía de artroplastia de cadera, parálisis postoperatoria en intervenciones que conlleven posición en decúbito lateral o en flexión de cadera y rodilla (por ejemplo en un parto) o infartos del nervio secundarios a vasculitis (Jones et al; 1993), (Koller etnal; 1980), (Seppalainen et al; 1977). Incluso una reducción de peso considerable también puede ser causa de neuropatía peroneal (Sotaniemi; 1984). En la cabeza del peroné las lesiones de la rama profunda del nervio peroneo son más frecuentes que las lesiones del tronco común o de la rama superficial (Stewart; 2003).

SEMIOLOGÍA

La lesión del tronco peroneal común produce debilidad para la extensión de los dedos, y extensión y eversión del pie originando caída del mismo y marcha equina con alteraciones sensoriales en todo en dorso del pie y dedos, y en la parte lateral distal de la pierna (Kang et al; 2005).

En algunos pacientes con neuropatía del peroneo común, el músculo que más se afecta es el extensor largo del primer dedo del pie, probablemente debido a una lesión selectiva del fascículo que contiene las fibras motoras que inervan dicho músculo, produciéndose caída del primer dedo, en lugar de caída del pie (Stewart; 2003).

2. Síndrome del nervio tibial anterior (peroneo profundo)

Puede lesionarse en una localización proximal o distal. Entre las principales etiologías de lesión a nivel proximal encontramos masas que compriman el nervio (por ejemplo osteocondromas o aneurismas), traumatismos o fracturas del peroné, trombosis de la vena femoral, obstrucción de la arteria tibial anterior o complicaciones de una cirugía artroscópica de la rodilla (Bendszus et al; 2002), (Esselman et al; 1993). La lesión produce déficit para la flexión dorsal del pie con hipoestesia entre el primer y segundo dedo.

El nervio peroneo profundo también puede ser vulnerable de lesión a nivel distal, en el tobillo (síndrome del túnel tarsiano anterior). Este síndrome está causado por fracturas de tobillo, luxaciones, esguinces o por una inversión forzada del tobillo y se debe a la compresión distal del nervio peroneo profundo por debajo del ligamento cruzado crural. Esto da lugar a atrofia y debilidad del músculo extensor corto de los dedos. La rama terminal del nervio peroneo profundo puede verse afectada por lesiones en esta localización provocando hipoestesia o parestesias de la piel del primer espacio interdigital. Otra causa de neuropatía peroneal distal puede ocurrir como complicación durante una artrocentesis de tobillo. Una complicación relativamente común después de una osteotomía proximal de tibia y peroné es la lesión de las fibras motoras del nervio peroneo profundo para el músculo extensor largo del dedo gordo produciendo debilidad del mismo (Posas et al; 1992), (Wilbourn; 1986).

3. Síndrome del nervio peroneo superficial

El nervio peroneo superficial nervio puede afectarse de forma aislada tras lesiones en la región de la cabeza del peroné o en una localización más distal de la pierna. Habrá atrofia y debilidad de los músculos peroneos (eversión del pie) así como hipoestesia de la porción lateral distal de la pierna y dorso del pie. Además, se puede afectar la porción sensitiva de forma aislada por una inversión forzada del pie o por compresión (por ejemplo por uso de botas altas o patines) provocando un síndrome puramente sensorial (Banerjee et al; 1981), (Sridhara et al; 1985), (Dessi et al; 1992).

• **Ciático poplíteo interno.** El tronco común del nervio ciático pasa entre el trocánter mayor y la tuberosidad isquiática hasta alcanzar la fosa poplítea superior, donde da lugar al nervio ciático poplíteo externo (o peroneo común), prolongación de las fibras laterales y al nervio ciático poplíteo interno, continuación de las fibras mediales. El nervio ciático poplíteo interno cruza el centro del hueco poplíteo, pasando a la parte posterior de la pierna donde se denomina nervio tibial posterior. En la fosa poplítea da el nervio sural medial. Esta rama inerva la piel de la pantorrilla y posteriormente se une al nervio cutáneo sural lateral, rama del peroneo común, formando el nervio sural a nivel del tendón de Aquiles.

En la fosa poplítea distal el nervio ciático poplíteo interno proporciona ramas para los músculos sóleo (S1-S2) y gemelos (S1-S2). El nervio desciende entre la cara anterior del músculo tibial posterior y la cara posterior de los músculos sóleo y gemelo donde proporciona las siguientes ramas motoras:

• Tibial posterior (L4-L5): inversor y flexor plantar del pie.
• Flexor largo de los dedos (L5-S2): flexor plantar del pie y flexor de todos los dedos del pie, excepto el dedo gordo.
• Flexor largo del dedo gordo (S1-S2): flexor plantar del pie y de la falange distal del dedo gordo del pie.

El nervio tibial pasa por debajo del maléolo medial, junto con los tendones del músculo tibial posterior, flexor largo del dedo gordo, arteria y vena tibial posterior. Dentro del túnel del tarso, el nervio se divide en el plantar medial, el plantar lateral y el nervio medial del calcáneo. El nervio plantar medial (S1-S2) inerva la piel de los dos tercios mediales de la planta del pie e inerva los músculos flexor corto de los dedos del pie, abductor y los dos primeros lumbricales del pie. El nervio medial plantar (S1-S2) recoge la sensibilidad del tercio lateral del pie e inerva los músculos abductor del quinto dedo del pie, flexor del quinto dedo del pie, aductor y lumbricales tercero y cuarto del pie. La sensibilidad de la piel de la cara medial del talón es recogida por el nervio medial del calcáneo (Rouvier et al; 2005), (Martínez et al; 2006), (Netter; 2003), (Stewart; 2003).

Patología

El nervio ciático poplíteo interno (o nervio tibial) es particularmente vulnerable de ser lesionado en el hueco poplíteo interno, en el túnel del tarso o en el pie.

1. Lesiones del nervio ciático poplíteo interno en la fosa poplítea

Las lesiones del nervio tibial en esta localización tienen como resultado limitación en la flexión plantar e inversión del pie, flexión plantar de los dedos y debilidad en movimientos de los músculos intrínsecos del pie con hipoestesia de la planta y borde lateral del mismo (Mastaglia; 2000).

Entre las principales causas se encuentran los quistes de Baker (De-Risio et al; 1994), isquemia, los traumatismos, especialmente si asocia hemorragia en la fosa poplítea (Logigian et al; 1981), tumores del nervio (Ghaly; 2001), (Thiebot et al; 1991) y compresión por el arco tendinoso del origen del músculo sóleo (Costigan et al; 1991) o por el músculo poplíteo (Thiebot et al; 1991).

La causa más frecuente de neuropatía del nervio ciático poplíteo interno en la fosa poplítea son los traumatismos y la isquemia, seguidos por los tumores (Drees et al; 2002).

2. Síndrome del túnel del tarso

En las lesiones en el túnel del tarso (síndrome del túnel del tarso) el atrapamiento del nervio tibial ocurre inmediatamente posterior al maléolo tibial. En esta localización el ligamento lacinado (retináculo flexor) cubre el túnel tarsal. El dolor es de tipo urente y se localiza en la planta y en los dedos del pie. Si se compromete el nervio medial del calcáneo aparecerá también dolor en el talón.

En el examen físico generalmente se objetiva hipoestesia en la planta del pie y debilidad en los músculos intrínsecos del pie. La percusión en el sitio de compresión del nervio así como la eversión del pie puede desencadenar dolor y parestesias (Bailie et al; 1998).

En esta localizacón, cualquier proceso que cause estrechamiento del túnel tarsiano puede producir neuropatía del nervio ciático poplíteo interno (Sammarco et al; 1994), (Oh et al; 1979), (Takahura et al; 1991). Las principales causas del síndrome del túnel del tarso incluyen traumatismos o luxaciones del tobillo, calzado mal ajustado, férulas de yeso, fibrosis postraumatismos, quistes o tumores del nervio y compresión por el retináculo adyacente o por el complejo arteria-vena tibial posterior (Kohno et al; 2000); (Ho et al; 1993), (Ward et al; 1998), (Wilemon; 1979).

3. *Lesiones del nervio ciático poplíteo interno en el pie*

La lesión de los nervios plantares medial o lateral ocasiona dolor, parestesias y pérdida de sensibilidad en el área de distribución del nervio dañado (los dos tercios mediales de la planta del pie en la lesión del nervio plantar media y el tercio lateral en la lesión del nervio plantar lateral). Puede asociar también atrofia muscular intrínseca.

El nervio plantar medial es susceptible de ser comprimido por el ligamento calcáneonavicular, fibrosis, hipertrofia del músculo abductor del dedo gordo, por vainas tendinosas o quistes (Stewart; 1981). El nervio medial plantar también se puede lesionar por traumatismos (por ejemplo fracturas del pie) o schwannomas. La neuropatía del nervio plantar lateral suele estar causada por traumatismos en el tobillo, cicatrices quirúrgicas o schwannomas (Belding et al; 1993).

En raras ocasiones se produce una compresión aislada del nervio medial del calcáneo (por ejemplo por un ganglión o atrapamiento fascial), teniendo como resultado dolor en talón con hipoestesia en la zona medial del mismo.

Las ramas terminales o nervios interdigitales se suelen comprimir por las cabezas de los metatarsianos, por los ligamentos metatarsianos profundos o tras cirugía de las falanges de los dedos, dando lugar al llamado neurinoma de Morton, caracterizado por dolor y parestesias en la región anterior del pie en relación al ortostatismo y la deambulación. Ocurre más frecuentemente entre el tercer y cuarto dedos, y no parece existir entre el primero y segundo. En la exploración encontraremos déficit sensitivo en el espacio interdigital plantar, y dolor intenso al presionar entre las cabezas de los metatarsos (mientras que en la metatarsalgia común solo ocurre al presionar sobre la cabeza del metatarsiano). (Obach Tuca; 1994).

- **Nervio glúteo superior.** El nervio glúteo superior sale de la pelvis por la escotadura ciática mayor, por encima del músculo piriforme, inerva los músculos glúteo medio, glúteo menor y tensor de la fascia lata (abductores y rotadores internos del muslo).

Patología

La lesión puede ocurrir en el plexo lumbosacro, en la pelvis, en el agujero ciático mayor o en el glúteo. Las causas de neuropatía de este nervio son: intervenciones de cadera, traumatismos o luxaciones de la pelvis o de la cadera, aneurismas en la arteria ilíaca, compresión del nervio entre el borde tendinoso del músculo piriforme y el hueso ilíaco o incluso como complicación de una inyección intramuscular (Ramesh et al; 1996), (Grisold et al; 1999), (Willick et al; 1998). La clínica se caracteriza por limitación de la abducción y rotación interna del muslo (Rask; 1980).

- **Nervio glúteo inferior.** El nervio glúteo inferior sale de la pelvis a través de la escotadura ciática mayor por debajo del músculo piriforme, próximo al nervio ciático y al nervio cutáneo posterior del muslo. Inerva el músculo glúteo mayor, que es el principal extensor de la cadera.

Patología

Puede lesionarse en el plexo lumbosacro, en la pelvis, en el glúteo o en el agujero ciático mayor. La neuropatía del nervio da lugar a una paresia de la extensión de la cadera.

- **Nervio del piramidal.** El nervio del músculo piriforme es un nervio del plexo sacro que provee inervación al músculo piriforme. El nervio nace en el plexo sacro, de la división anterior del segundo nervio espinal sacro (S2) y eventualmente el primero (S1). Sin abandonar la pelvis, entra directamente en el músculo piriforme, por su superficie anterior.

Patología

Síndrome del piramidal

El musculo piramidal se encuentra situado en la parte posterior de cada hemipelvis, se inserta en el borde externo del sacro, entre los agujeros segundo a cuarto, y se dirige hacia el borde superior del trocánter mayor del fémur. Está inervado por una rama del nervio ciático mayor. Por su borde superior pasan los vasos glúteos y el nervio glúteo superior y por su borde inferior pasan el nervio ciático mayor, los vasos glúteos inferiores, el ciático menor y los vasos y el nervio pudendo interno. Se han descrito hasta 6 tipos de variaciones anatómicas de este músculo en relación al nervio ciático y en el 20% de los casos se ha encontrado que el nervio ciático perfora al músculo piriforme, existiendo, en ambos casos, una predisposición para ser pinzado por el músculo.

- **Nervio del cuadrado femoral.** El nervio del cuadrado femoral es un nervio del plexo sacro que provee inervación al músculo cuadrado femoral y al músculo gemelo inferior. Nace en el plexo sacro, de las divisiones anteriores de los nervios espinales lumbares L4 y L5, y del primer nervio sacro S1. Abandona la pelvis a través del agujero ciático mayor, abajo del músculo piriforme y profundo respecto al nervio ciático. Desciende, más profundo que el tendón del obturador interno y los gemelos superior e inferior para alcanzar e inervar al cuadrado femoral.

Patología

El nervio del cuadrado femoral, así como el nervio cutáneo femoral posterior, los nervios de los músculos gemelos y obturador interno también pasan a través del agujero ciático mayor junto con el músculo piriforme.

La compresión crónica de estos nervios causa dolor glúteo, inguinal y en la parte posterior del muslo, así como en zonas más inferiores del miembro.

- **Nervio del obturador interno.** El nervio del obturador interno es un nervio del plexo sacro que provee inervación al músculo obturador interno y al músculo gemelo superior. Nace en el plexo sacro, de las divisiones anteriores de los nervios espinales lumbares L5, y de los primeros nervios sacros S1 y S2. Abandona la pelvis a través del agujero ciático mayor, abajo del músculo piriforme, entregando una rama al músculo gemelo superior, la que entra por parte superior y posterior de éste músculo. Pasa luego sobre la espina isquiática, y a través del agujero ciático menor para llegar a la superficie medial del obturador interno, donde lo inerva.

Patología

Igual que para el nervio del cuadrado femoral.

• **Nervio cutáneo femoral posterior.** El nervio cutáneo femoral posterior proviene de las divisiones dorsales de los primeros dos nervios sacros (S1-S2), y de las divisiones ventrales de los nervios sacros segundo y tercero (S2-S3), y entra a la región glútea por el agujero ciático mayor, por debajo del músculo piriforme, medial al nervio ciático. Desciende por profundo al glúteo mayor, y entra en la parte posterior del muslo.

Da lugar a varios ramos glúteos, que se disponen alrededor del borde inferior del glúteo mayor para inervar la piel del pliegue glúteo. También emite hacia medial un ramo perineal, el que aporta inervación al perineo y a la piel del escroto o labios mayores. El tronco principal va hacia inferior aportando ramas que inervan la piel del muslo y la pierna.

Patología

Igual que para el nervio del cuadrado femoral.

• **Nervio pudendo.** El nervio pudendo es un nervio que se encuentra en la región pélvica y que inerva los genitales externos de ambos sexos, así como también los esfínteres de la vejiga urinaria y del recto.

Se origina en el plexo sacro, sus fibras derivan de las ramas ventrales (anteriores) de los nervios sacros segundo, tercero y cuarto (S2, S3, S4). Sus fibras producen inervación sensitiva (sensación de dolor, reflejos, etc), motora y del sistema nervioso parasimpático.

Pasa a través de los músculos coxígeo y piriforme (piramidal) y abandona la pelvis por la parte baja del agujero ciático mayor, cruza la espina del isquion y reingresa a la pelvis a través del agujero ciático menor.

Acompaña a los vasos pudendos internos por encima y por delante de la pared lateral de la fosa isquiorectal, siendo contenido en una de las hojas de la fascia del músculo obturador, llamada canal pudendo (canal de Alcock).

El nervio pudendo proporciona las ramas que forman los nervios rectales inferiores, y pronto se divide para formar dos ramas terminales: el nervio perineal, y el nervio dorsal del clítoris (en las mujeres) o el nervio dorsal del pene (en los varones).

Es importante desde el punto de vista fisiológico, porque inerva todas las estructuras sensitivas de los genitales en ambos sexos (pene, clítoris, músculo bulboesponjoso e isquiocavernoso, y áreas del escroto, labios, perineo, y ano) siendo el responsable de transmitir prácticamente todas las sensaciones placenteras responsables del orgasmo en ambos sexos.

Adicionalmente, al tratarse de un nervio mixto (sensitivo y motor), sus impulsos son los responsables de las contracciones musculares de los músculos isquicavernoso y bulboesponjoso que acompañan al orgasmo en las mujeres y provocan la eyaculación en los varones.

Patología

Un parto complicado puede comprimir el nervio pudendo de la parturienta causando una pérdida temporaria de la función, pero una lesión permanente es rara. El pinzamiento del nervio es extremadamente raro, pero puede ocurrir, un tumor pélvico (especialmente un teratoma sacro-coxígeo de gran tamaño), o una cirugía destinada a removerlo, pueden dañar permanentemente el nervio.

Lesiones del plexo lumbo-sacro

Etiología

La íntima relación entre el plexo lumbar y sacro hace que frecuentemente se afecten de forma conjunta y compartan etiología, entre las que destaca:

- **Traumatismos:** la pelvis confiere protección al plexo, por lo que la patología traumática es menos frecuente que a nivel cervical. Los traumatismos que producen alteración del anillo pélvico suelen ser muy violentos, por ejemplo atropellos, y las lesiones se pueden localizar tanto a nivel de raíz, plexo o nervios terminales. (Asa; 2007)

- **Neoplasias:** son la causa de lesión más frecuente. Existen tumores primarios como el neurofibroma, aunque lo más frecuente es la invasión por extensión directa por tumores locales, del tracto gastrointestinal, en especial de colon, o del genitourinario, siendo en las mujeres muy frecuente el de cuello de útero.

  También pueden ser metastáticos siendo muy frecuente el de mama, y menos lo son linfomas o sarcomas. El dolor lumbar y en la cara posterior de la pierna es una constante en la infiltración neoplásica.

- **Embarazo:** puede producirse en los últimos estadios del mismo o durante el parto, especialmente si es prolongado o no tiene un canal amplio. Se caracteriza por dolor lumbar, nalgas y cara anterior de muslos.

- **Hematomas a nivel del psoas ilíaco**, en pacientes con leucemias, diseminación intravascular diseminada, hemofilias, o de forma yatrógena en anticoagulados.

- **Abscesos**, como los producidos por discitis tuberculosas o los quistes hidatídicos pélvicos.

- **Aneurismas de la aorta abdominal**, tanto por compresión, isquemia o en la cirugía reparadora.

- **Radioterapia:** se produce en el tratamiento de neoplasias testiculares en hombres, ginecológicas en mujeres, o linfomas en ambos. El período de latencia es muy variable, desde meses hasta 2 ó 3 décadas. Se caracteriza por debilidad en ausencia de dolor.

- **Plexopatía lumbosacra diabética:** se caracteriza por debilidad de cuádriceps y abolición del reflejo rotuliano. Se produce por un proceso de microvasculitis. Existe un cuadro similar en no diabéticos, probablemente de origen autoinmune.

(Chad; 2006) (Dyck; 2005) (Schaafsma; 1987)

Semiología

La íntima relación entre el plexo lumbar y sacro hace que frecuentemente se afecten de forma conjunta.

Las lesiones que afectan al plexo lumbar se sitúan en la pelvis superior. Se produce una debilidad de los músculos inervados por los nervios femoral y obturador, encontrándose dificultad para la flexión de la cadera, extensión de la rodilla y aproximación del muslo.

Los síntomas sensitivos principales son dolor e hipoestesia en la cara anterior del muslo. Se asocia la abolición del reflejo rotuliano.

(Asa; 2007) (Dyck; 2005) (Esteban; 2008)

Las lesiones que afectan al plexo sacro se sitúan en la pelvis inferior.

Se produce debilidad para la extensión y separación de la cadera, flexión de la rodilla y flexoextensión del pie. El dolor se localiza en la región glútea y se irradia por la parte posterior de la pierna, y el déficit sensitivo asociado es una hipoestesia del pie.

Puede encontrarse una abolición del reflejo Aquíleo.

▌ MENINGES ESPINALES Y LÍQUIDO ▌ CEFALORRAQUÍDEO

Colectivamente, la duramadre espinal, la aracnoides y la piamadre que rodean la médula espinal constituyen las meninges espinales (figura 64). Estas membranas rodean, sostienen y protegen la médula espinal y las raíces nerviosas espinales, incluidas las de la cola de caballo, y contienen el LCR, donde están suspendidas estas estructuras.

DURAMADRE ESPINAL

La duramadre espinal, compuesta principalmente por tejido fibroso resistente y algo de tejido elástico, es la cubierta más externa de la médula espinal. Se inserta firmemente en el agujero occipital como prolongación de la hoz del cerebelo y la duramadre intracraneal. Se inserta, también, en la cara posterior del arco posterior de C1, y en C2 y

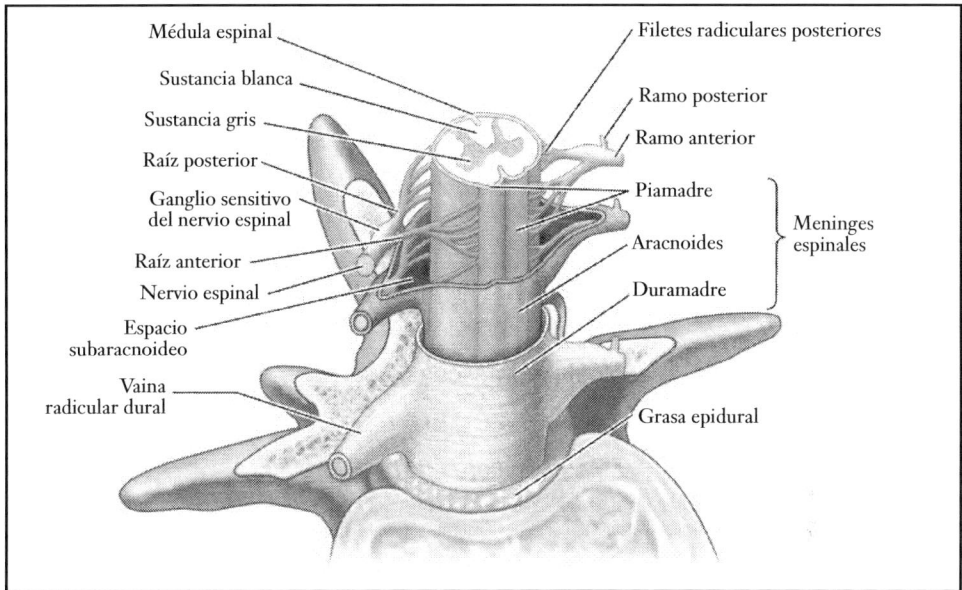

Figura 64. Meninges espinales

C3, en el cuerpo vertebral. Termina insertándose en el segundo cuerpo vertebral sacro.

Se une a los ligamentos atlantooccipital posterior, al atlantoaxial y al occipitoaxial.

El filum terminale sale del hiato sacro junto con la duramadre para unirse en la cara posterior del coxis en el periostio, en el ligamento sacroilíaco y en el ligamento sacrotuberoso.

La duramadre espinal está separada del periostio óseo y de los ligamentos que forman las paredes del conducto vertebral por el espacio epidural. Este espacio se halla ocupado por el plexo venoso vertebral interno, incluido en una matriz adiposa (grasa epidural). El espacio epidural discurre a lo largo del conducto vertebral; termina superiormente en el foramen magno; lateralmente, en los forámenes intervertebrales, donde la duramadre espinal se adhiere al periostio que rodea cada abertura; e inferiormente, donde el hiato del sacro queda sellado por el ligamento sacro-coxígeo.

La duramadre espinal forma el saco dural espinal, una larga vaina tubular dentro del conducto vertebral. Este saco se adhiere al borde del foramen magno del cráneo, donde continúa con la duramadre craneal. El saco está fijado inferiormente al coxis por el filum terminal. El saco dural es evaginado por cada par de raíces posterior y anterior a medida que se extienden lateralmente hacia su salida del conducto vertebral. Así pues, extensiones laterales de la duramadre espinal, que se adelgazan progresivamente, rodean cada par de raíces nerviosas posterior y anterior a modo de vainas radiculares durales, o manguitos (figura 64). Distalmente a los ganglios sensitivos de los nervios espinales, estas vainas se mezclan con el epineuro (capa externa de tejido conectivo que cubre los nervios espinales) que se adhiere al periostio de revestimiento de los forámenes intervertebrales.

Inervación de la duramadre. La duramadre recibe fibras nerviosas de los nervios meníngeos (recurrentes) (figura 60). No se conoce bien la función de estas fibras aferentes y simpáticas, aunque se cree que intervienen en el dolor referido característico de los trastornos espinales y se irritan cuando hay inflamación meníngea (meningitis).

ARACNOIDES ESPINAL

La aracnoides espinal es una delicada membrana avascular compuesta por tejido fibroso y elástico que tapiza el saco dural espinal y sus vainas radiculares durales. Engloba el espacio subaracnoideo, lleno de LCR, que contiene la médula espinal, las raíces de los nervios espinales y los ganglios sensitivos de los nervios espinales (figuras 64 y 65).

La aracnoides espinal no está unida a la duramadre espinal, pero se mantiene contra su superficie interna por la presión del LCR. En una punción lumbar, la aguja atraviesa la duramadre y la aracnoides espinales simultáneamente. Su aposición constituye la interfase duramadre-aracnoides, a menudo denominada erróneamente «espacio subdural». No existe ningún espacio real natural en este lugar, sino que se trata más bien de una débil capa celular (Haines, 2006). La hemorragia en esta capa crea un espacio patológico en la unión duramadre-aracnoides, donde se forma un hematoma subdural. En el cadáver, por la ausencia de LCR, la aracnoides espinal se despega de la superficie interna de la duramadre y yace laxamente sobre la médula espinal.

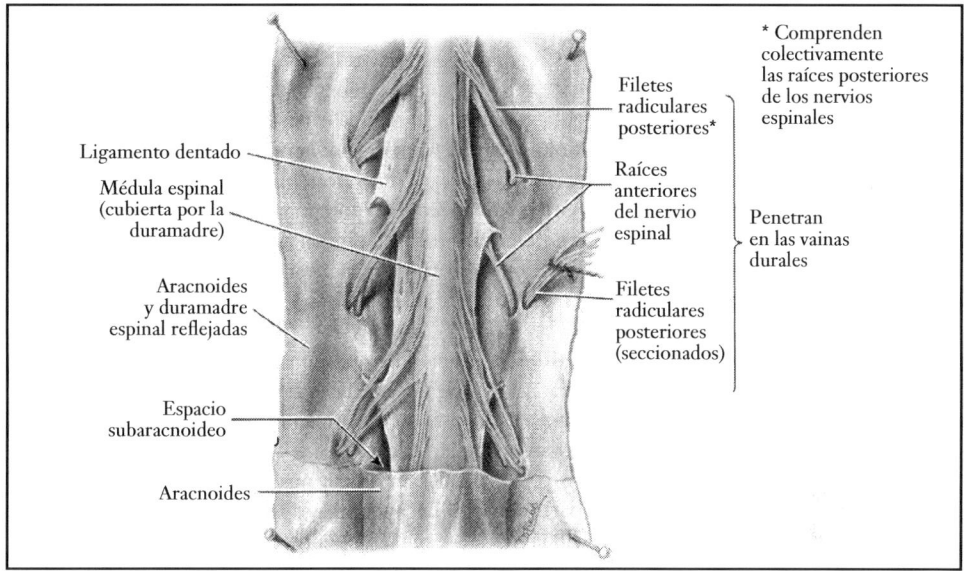

Figura 65. Médula espinal dentro de sus meninges (vista posterior)

La aracnoides espinal está separada de la piamadre, sobre la superficie de la médula espinal, por el espacio subaracnoideo que contiene LCR. Delicadas hebras de tejido conectivo, o trabéculas aracnoideas, cruzan el espacio subaracnoideo y conectan la aracnoides y la piamadre espinales.

PIAMADRE ESPINAL

La piamadre espinal, o membrana más interna que cubre la médula espinal, es delgada y transparente, y sigue estrechamente todos los elementos superficiales de la médula espinal (Haines, 2006). La pía espinal cubre también directamente las raíces de los nervios espinales y los vasos sanguíneos espinales. Por debajo del cono medular, la piamadre espinal continúa en forma de filum terminal (figura 66).

La médula espinal está suspendida en el saco dural por el filum terminal y los ligamentos dentados derecho e izquierdo, que discurren longitudinalmente a cada lado de la médula espinal (figuras 65, 66 y 67). Los ligamentos dentados constan de una lámina fibrosa de píama-

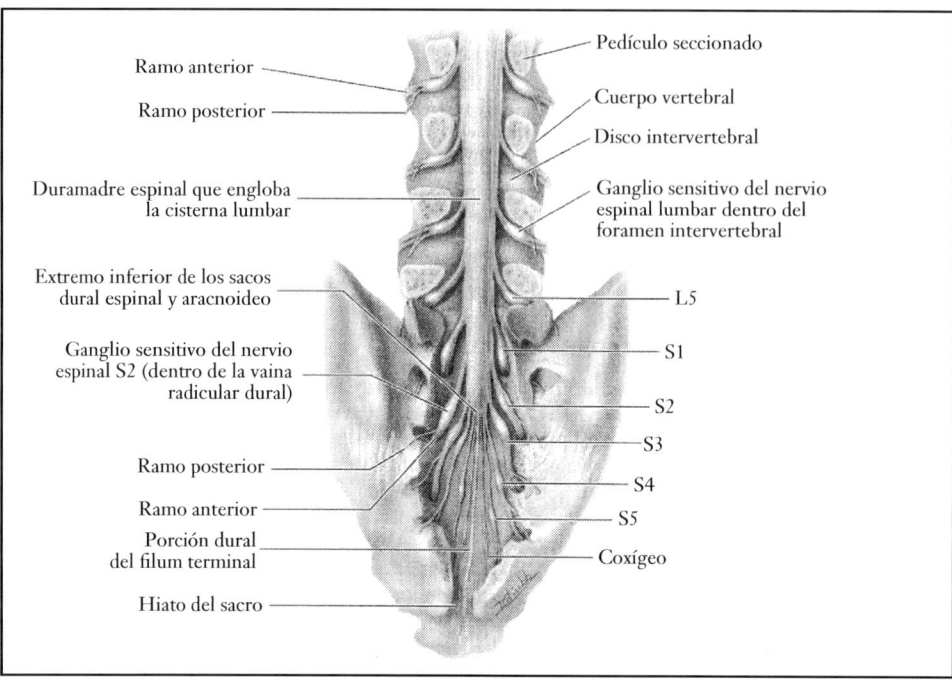

Ramo anterior

Ramo posterior

Duramadre espinal que engloba
la cisterna lumbar

Extremo inferior de los sacos
dural espinal y aracnoideo

Ganglio sensitivo del nervio
espinal S2 (dentro de la vaina
radicular dural)

Ramo posterior

Ramo anterior

Porción dural
del filum terminal

Hiato del sacro

Pedículo seccionado

Cuerpo vertebral

Disco intervertebral

Ganglio sensitivo del nervio
espinal lumbar dentro del
foramen intervertebral

L5

S1

S2

S3

S4

S5

Coxígeo

Figura 66. Extremo inferior del saco dural espinal (vista posterior)

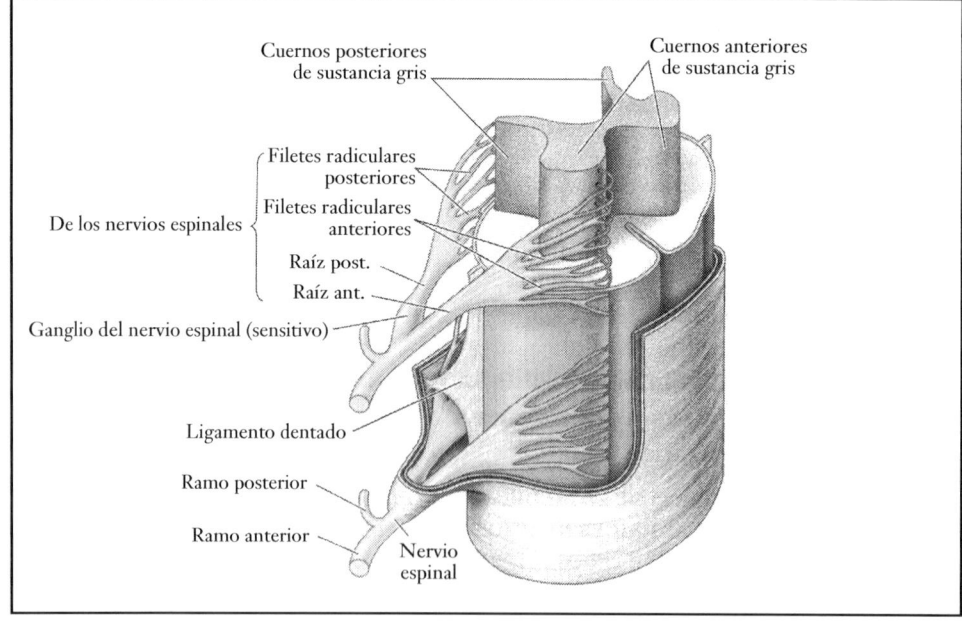

Cuernos posteriores
de sustancia gris

Cuernos anteriores
de sustancia gris

Filetes radiculares
posteriores

Filetes radiculares
anteriores

De los nervios espinales

Raíz post.

Raíz ant.

Ganglio del nervio espinal (sensitivo)

Ligamento dentado

Ramo posterior

Ramo anterior

Nervio
espinal

Figura 67. Médula espinal, filetes radiculares y raíces nerviosas

dre que se extiende a mitad de camino entre las raíces nerviosas anterior y posterior, desde las superficies laterales de la médula espinal. Sus 20 a 22 procesos, a modo de dientes de sierra, se unen a la superficie interna del saco dural tapizado por la aracnoides. El proceso más superior de los ligamentos dentados derecho e izquierdo se fija en la duramadre craneal justo por encima del foramen magno; el inferior se extiende a partir del cono medular y pasa entre las raíces nerviosas de T12 y L1.

ESPACIO SUBARACNOIDEO

El espacio subaracnoideo, localizado entre la aracnoides y la piamadre, está lleno de LCR (figuras 64 y 65). El agrandamiento del espacio subaracnoideo en el saco dural por debajo del cono medular, que contiene LCR y la cola de caballo, es la cisterna lumbar (figura 68). Se extiende desde la vértebra L2 hasta el segundo segmento del sacro. Las vainas radiculares durales, que engloban las raíces de los nervios

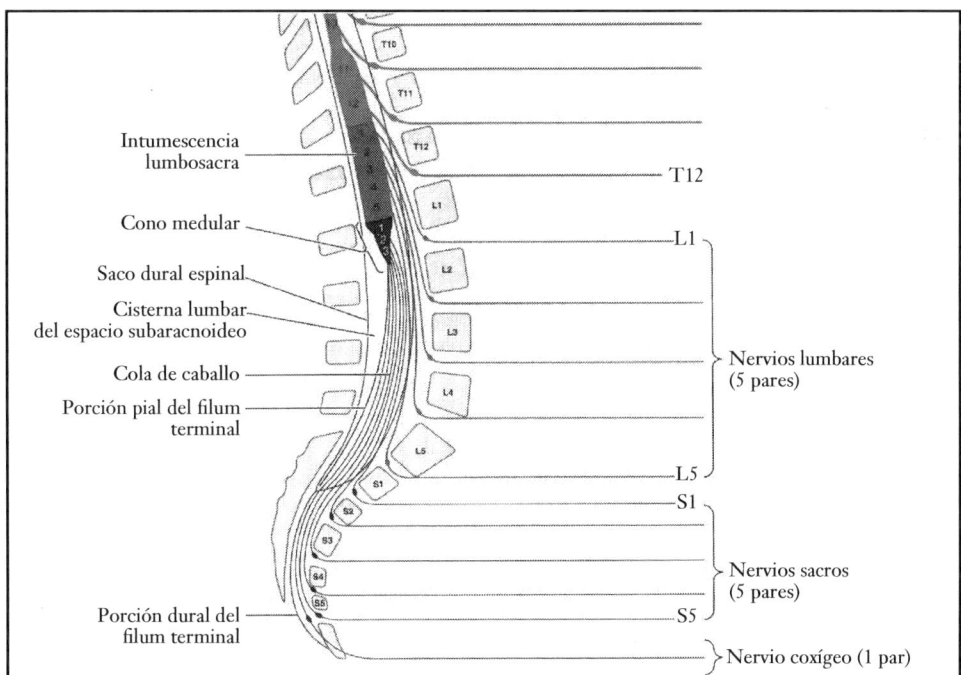

Figura 68. Cisterna lumbar

espinales en extensiones del espacio subaracnoideo, protruyen desde los lados de la cisterna lumbar (figura 66).

Inervación de las meninges intraespinales

— Ramo espinal de los nervios espinales
— Red nerviosa del ligamento longitudinal común posterior
— Redes nerviosas perivasculares de las arterias de las raíces

Membrana de tensión recíproca

Sutherland, D.O. llamaba al sistema membranoso de la duramadre, especialmente a la meníngea, "reciprocal tension membran system", (sistema de membrana de tensión recíproca).

A través de la unión estructural de todas las membranas puede actuar sobre las tensiones en cualquier parte de este sistema. Toda tracción en un punto de la membrana altera toda la unidad y conduce hacia un nuevo equilibrio (equilibrio inestable).

Consecuencias osteopáticas patológicas

• Las limitaciones de movilidad del sacro afectan a la movilidad del occipital. Inversamente, las limitaciones de movilidad del occipital afectan negativamente al sacro.
• Cualquier alteración fisiológica de la movilidad del coxis, por intermediación de la inserción del filum terminal en el periostio de este hueso, provoca tensiones en la duramadre espinal y en las membranas intracraneales.
• Cualquier tensión de la duramadre espinal genera tensión en el orificio de salida de los nervios espinales en el agujero de conjunción.

VASCULARIZACIÓN DE LA MÉDULA ESPINAL Y DE LAS RAÍCES DE LOS NERVIOS ESPINALES

A. ARTERIAS DE LA MÉDULA ESPINAL Y DE LAS RAÍCES NERVIOSAS

Las arterias que irrigan la médula espinal son ramas de las arterias vertebrales, cervicales ascendentes, cervicales profundas, intercostales, lumbares y sacras laterales (figuras 69, 70 y 71). Tres arterias longitudinales irrigan la médula espinal: una arteria espinal anterior y dos arterias espinales posteriores. Estas arterias discurren longitudinalmente desde la médula oblongada del tronco del encéfalo hasta el cono medular de la médula espinal.

La **arteria espinal anterior**, formada por la unión de ramas de las arterias vertebrales, discurre inferiormente en la fisura media anterior. Las **arterias surcales** se originan de la arteria espinal anterior y penetran en la médula espinal a través de esta fisura (figura 71). Las arterias surcales irrigan aproximadamente dos tercios del área transversal de la médula espinal (Standring, 2008).

Cada **arteria espinal posterior** es una rama de la arteria vertebral o de la arteria cerebelosa inferior posterior (figuras 69, 70 y 71). Las arterias espinales posteriores forman habitualmente conductos anastomóticos en la piamadre.

Por sí solas, las arterias espinales anterior y posterior pueden irrigar sólo la corta parte superior de la médula espinal. La circulación a gran parte de la médula espinal depende de las arterias medulares segmentarias y radiculares que discurren a lo largo de las raíces de los nervios espinales. Las **arterias medulares segmentarias anterior y posterior** derivan de las ramas espinales de las arterias cervicales ascendentes, cervicales profundas, vertebrales, intercostales posteriores y lumbares. Las arterias medulares segmentarias se observan principalmente en asociación con las intumescencias cervical y lumbosacra, donde es mayor la necesidad de un buen aporte sanguíneo. Penetran en el conducto vertebral a través de los forámenes intervertebrales.

La **gran arteria medular segmentaria** (de Adamkiewicz), situada en el lado izquierdo en e rca del 65 % de los individuos, refuerza la

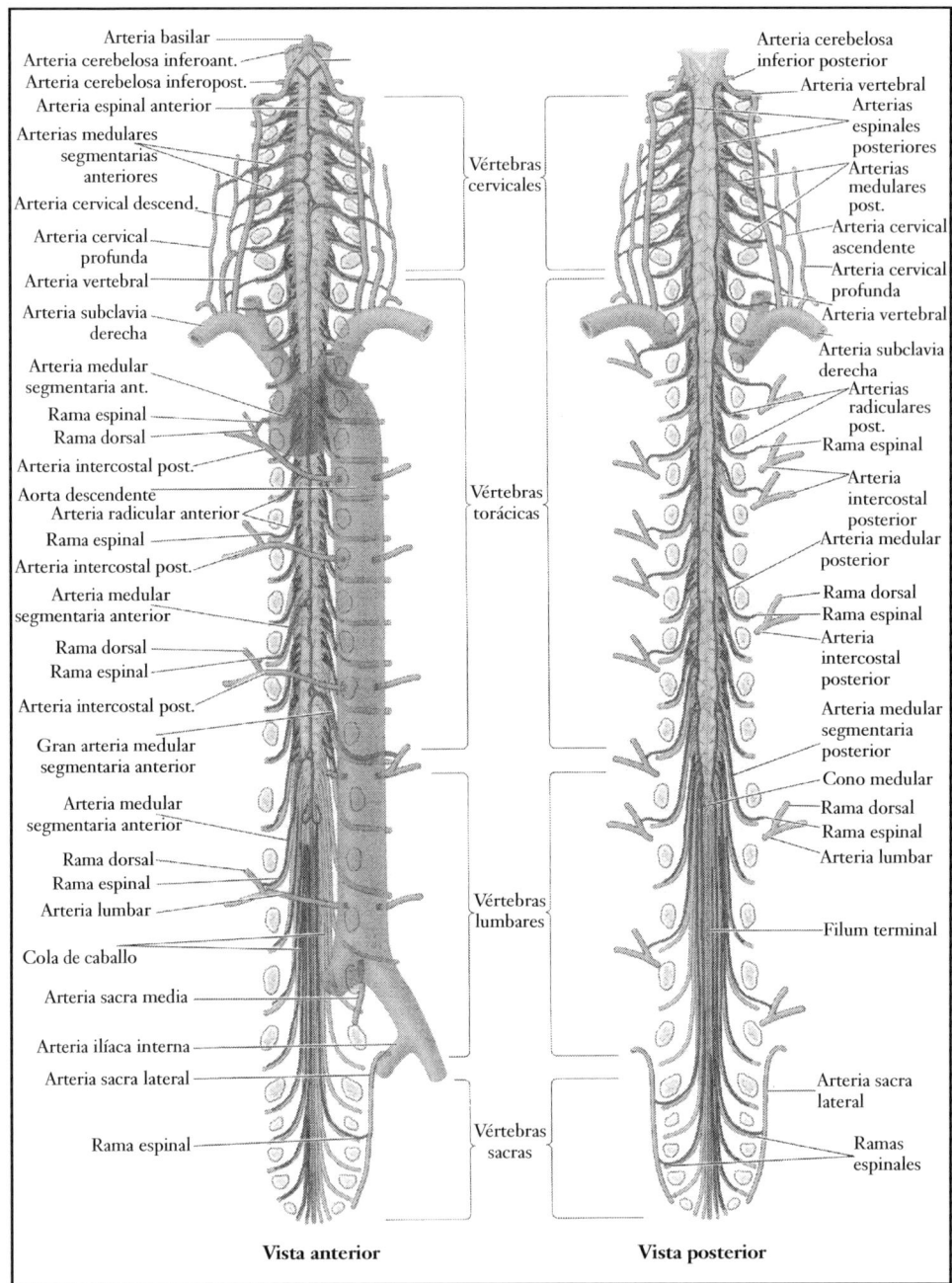

Vista anterior

Arteria basilar
Arteria cerebelosa inferoant.
Arteria cerebelosa inferopost.
Arteria espinal anterior
Arterias medulares segmentarias anteriores
Arteria cervical descend.
Arteria cervical profunda
Arteria vertebral
Arteria subclavia derecha
Arteria medular segmentaria ant.
Rama espinal
Rama dorsal
Arteria intercostal post.
Aorta descendente
Arteria radicular anterior
Rama espinal
Arteria intercostal post.
Arteria medular segmentaria anterior
Rama dorsal
Rama espinal
Arteria intercostal post.
Gran arteria medular segmentaria anterior
Arteria medular segmentaria anterior
Rama dorsal
Rama espinal
Arteria lumbar
Cola de caballo
Arteria sacra media
Arteria ilíaca interna
Arteria sacra lateral
Rama espinal

Vértebras cervicales
Vértebras torácicas
Vértebras lumbares
Vértebras sacras

Vista posterior

Arteria cerebelosa inferior posterior
Arteria vertebral
Arterias espinales posteriores
Arterias medulares post.
Arteria cervical ascendente
Arteria cervical profunda
Arteria vertebral
Arteria subclavia derecha
Arterias radiculares post.
Rama espinal
Arteria intercostal posterior
Arteria medular posterior
Rama dorsal
Rama espinal
Arteria intercostal posterior
Arteria medular segmentaria posterior
Cono medular
Rama dorsal
Rama espinal
Arteria lumbar
Filum terminal
Arteria sacra lateral
Ramas espinales

Figura 69. **Irrigación arterial de la médula espinal.** Tres arterias longitudinales irrigan la médula espinal: una arteria espinal anterior y dos arterias espinales posteriores. Las arterias radiculares se muestran sólo en los niveles cervical y torácico, pero también están presentes en los niveles lumbar y sacro.

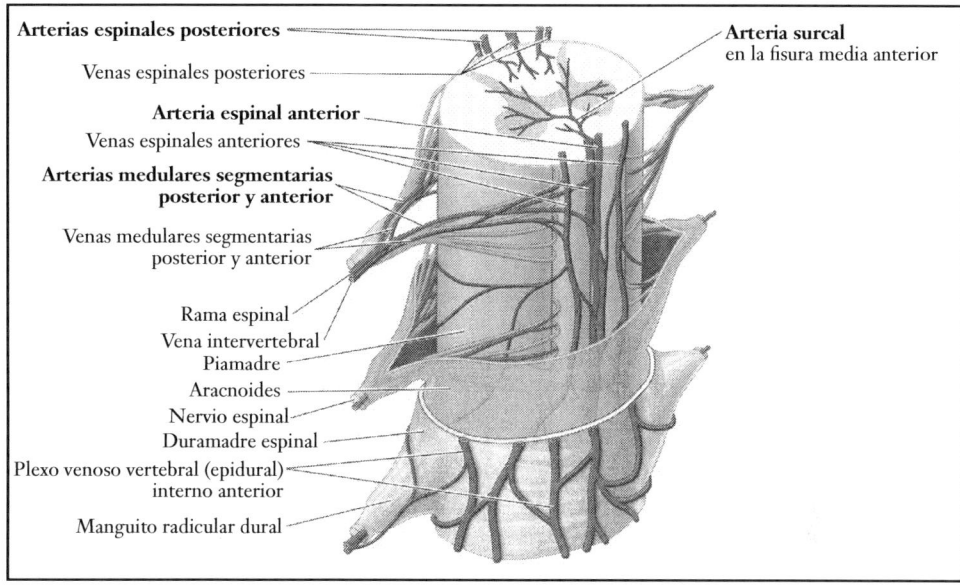

Figura 70. **Irrigación arterial y drenaje venoso de la médula espinal y de las raíces de los nervios espinales.** Las venas que drenan la médula espinal, así como los plexos venosos vertebrales internos, desembocan en las venas intervertebrales, que a su vez drenan en las venas segmentarias.

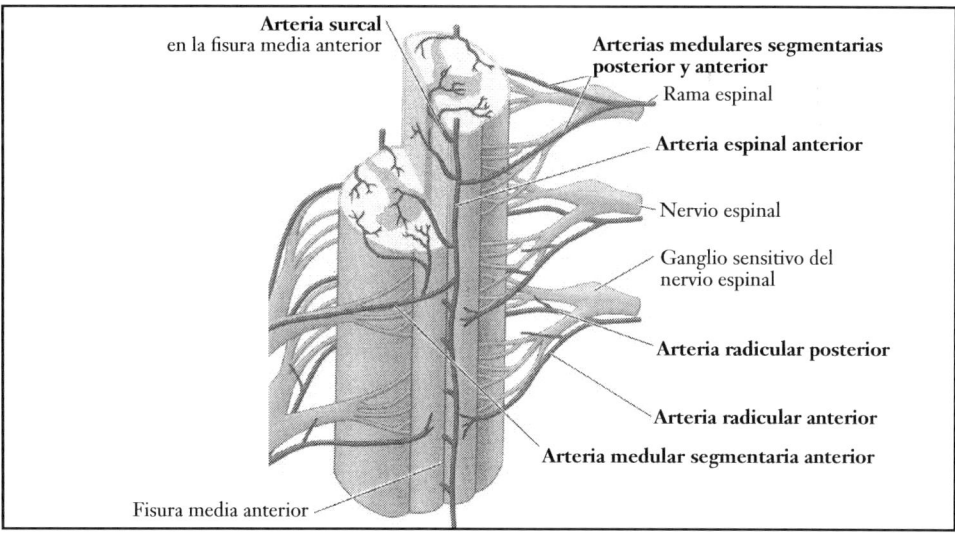

Figura 71. **Irrigación arterial y drenaje venoso de la médula espinal y de las raíces de los nervios espinales.** La irrigación arterial se realiza mediante tres arterias longitudinales. Una anterior, situada en posición anteromedial y dos posterolaterales. Estos vasos quedan reforzados por ramas medulares procedentes de las arterias segmentarias. Las arterias surcales son pequeñas ramas de la arteria espinal anterior que discurren por la fisura media anterior.

circulación en dos tercios de la médula espinal, incluida la intumescencia lumbosacra (figuras 68 y 69). La gran arteria, mucho mayor que el resto de las arterias medulares segmentarias, se origina habitualmente a partir de la rama espinal de una arteria intercostal inferior o lumbar superior, y penetra en el conducto vertebral a través del foramen intervertebral a nivel torácico inferior o lumbar superior.

Las raíces anterior y posterior de los nervios espinales y sus cubiertas reciben irrigación de las **arterias radiculares posterior y anterior**, que discurren a lo largo de dichas raíces (figuras 69, 70 y 71). Las arterias radiculares no llegan a las arterias espinales, anterior o posteriores. Las arterias medulares segmentarías reemplazan a las arterias radiculares en los niveles irregulares en que están presentes. La mayoría de las arterias radiculares son pequeñas y sólo irrigan las raíces nerviosas; sin embargo, algunas pueden contribuir a la irrigación de partes superficiales de la sustancia gris en los cuernos posterior y anterior de la médula espinal.

B.   VENAS DE LA MÉDULA ESPINAL

En general, las venas de la médula espinal presentan una distribución similar a la de las arterias espinales. Suele haber tres **venas espinales anteriores** y tres **posteriores** (figura 70). Las venas espinales están dispuestas longitudinalmente, comunican libremente entre sí y drenan en hasta 12 **venas medulares anteriores y posteriores y venas radiculares**. Las venas de la médula espinal se unen a los plexos venosos vertebrales internos (epidurales) en el espacio epidural (figura 60, página 128). Los plexos venosos vertebrales internos pasan superiormente a través del foramen magno para comunicarse con los senos durales y las venas vertebrales en el cráneo. Los plexos vertebrales internos comunican asimismo con los plexos venosos vertebrales externos sobre la superficie externa de las vértebras.

LOS MÚSCULOS DEL TRONCO EN UN CORTE HORIZONTAL

Un corte horizontal que pase por la tercera vértebra lumbar (figura 72) y que muestre la parte inferior del corte, permite clasificar los músculos del tronco en tres grupos.

A. LOS MÚSCULOS DEL GRUPO POSTERIOR

Se distribuyen en tres planos.
1. El **plano profundo** que contiene:

- los músculos **transversoespinosos (1)**, que ocupan el ángulo diedro formado entre el plano sagital de las apófisis espinosas y el plano frontal de las apófisis transversas, y que se ajustan estrechamente a las láminas vertebrales;
- el músculo **longísimo (2)**, que recubre al precedente y lo sobrepasa por fuera;
- el músculo **iliocostal lumbar (3)**, masa carnosa voluminosa localizada por fuera del precedente;
- y por último, el músculo **espinoso (4)**, que se inserta en las apófisis espinosas y se sitúa por detrás del músculo transversoespinoso y músculo longísimo.

Estos músculos constituyen una masa voluminosa que ocupa, a ambos lados de las espinosas, las correderas vertebrales; por este motivo se les denomina músculos paravertebrales o músculos de las correderas. Están separados, exteriormente, por el **sillón lumbar** que se corresponde con **la línea de las apófisis espinosas**.

2. El **plano medio** conformado por el músculo **serrato posteroinferior (5)**.

3. El **plano superficial** representado en la región lumbar por un solo músculo, el músculo **dorsal ancho (6)**; que se inserta en la gruesa aponeurosis lumbar (**7**) que se fija, entre otras, en la línea de las apófisis espinosas; el **cuerpo muscular (6)** forma una capa carnosa que recubre toda la parte posterolateral de la región lumbar.

B. LOS MÚSCULOS LATEROVERTEBRALES

Son dos:

El músculo **cuadrado lumbar (8)**, capa muscular que se extiende entre la última costilla, la cresta ilíaca y el vértice de las apófisis transversas;

El músculo **psoas mayor (9)**, que ocupa el ángulo diedro formado por las caras laterales de los cuerpos vertebrales y las apófisis transversas.

C. LOS MÚSCULOS DE LA PARED DEL ABDOMEN

Se distribuyen en dos grupos:

• Los músculos **rectos del abdomen (13)**, localizados por delante, a ambos lados de la línea media;
• Los músculos anchos del abdomen que son tres y constituyen la pared anterolateral del abdomen, de la profundidad a la superficie se encuentran el músculo **transverso del abdomen (10)**, el músculo **oblicuo interno del abdomen (11)**, y el músculo **oblicuo externo del abdomen (12).**

Hacia delante estos tres músculos conforman unas aponeurosis que constituyen la **vaina de los rectos** y la **línea alba** de la siguiente manera: la aponeurosis del músculo oblicuo interno del abdomen se divide en el borde lateral del músculo recto mayor en dos láminas, una **superficial (14)** y otra **profunda (15)** que envuelven el músculo recto del abdomen. En la línea media se cruzan formando un rafe muy sólido: la **línea alba abdominal (16)**. Las láminas anterior y posterior de la vaina de los músculos rectos del abdomen están reforzadas por detrás por la aponeurosis del músculo transverso del abdomen y por delante por la aponeurosis del músculo oblicuo externo. Esto no es válido más que en el caso de la parte superior, más adelante podrá verse la disposición exacta en la parte inferior. Los músculos laterovertebrales y los músculos anchos del abdomen delimitan la **cavidad abdominal**, en cuyo interior sobresalen el **raquis lumbar (20)** y los

gruesos vasos prevertebrales (aorta y vena cava inferior, sin representar en la figura).

La **cavidad abdominal propiamente dicha (18)** está tapizada por el **peritoneo (21)** que recubre la cara posterior de los músculos rectos del abdomen, la cara profunda de los músculos anchos y la pared posterior a la que se adosan los órganos retroperitoneales, los riñones, cubiertos por **una capa grasa retroperitoneal (19)**. Entre el peritoneo parietal y la pared del abdomen se intercala una delgada capa de tejido fibroso: la **fascia transversal (17)**.

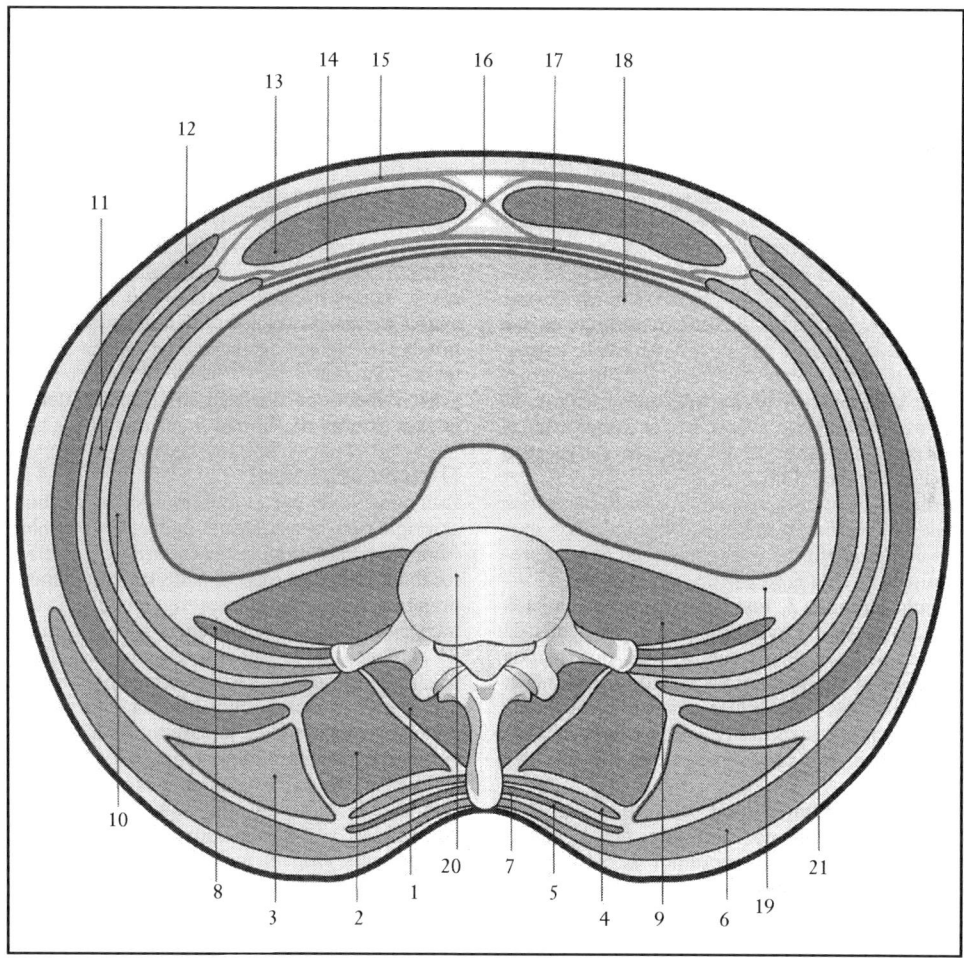

Figura 72. Cisterna lumbar

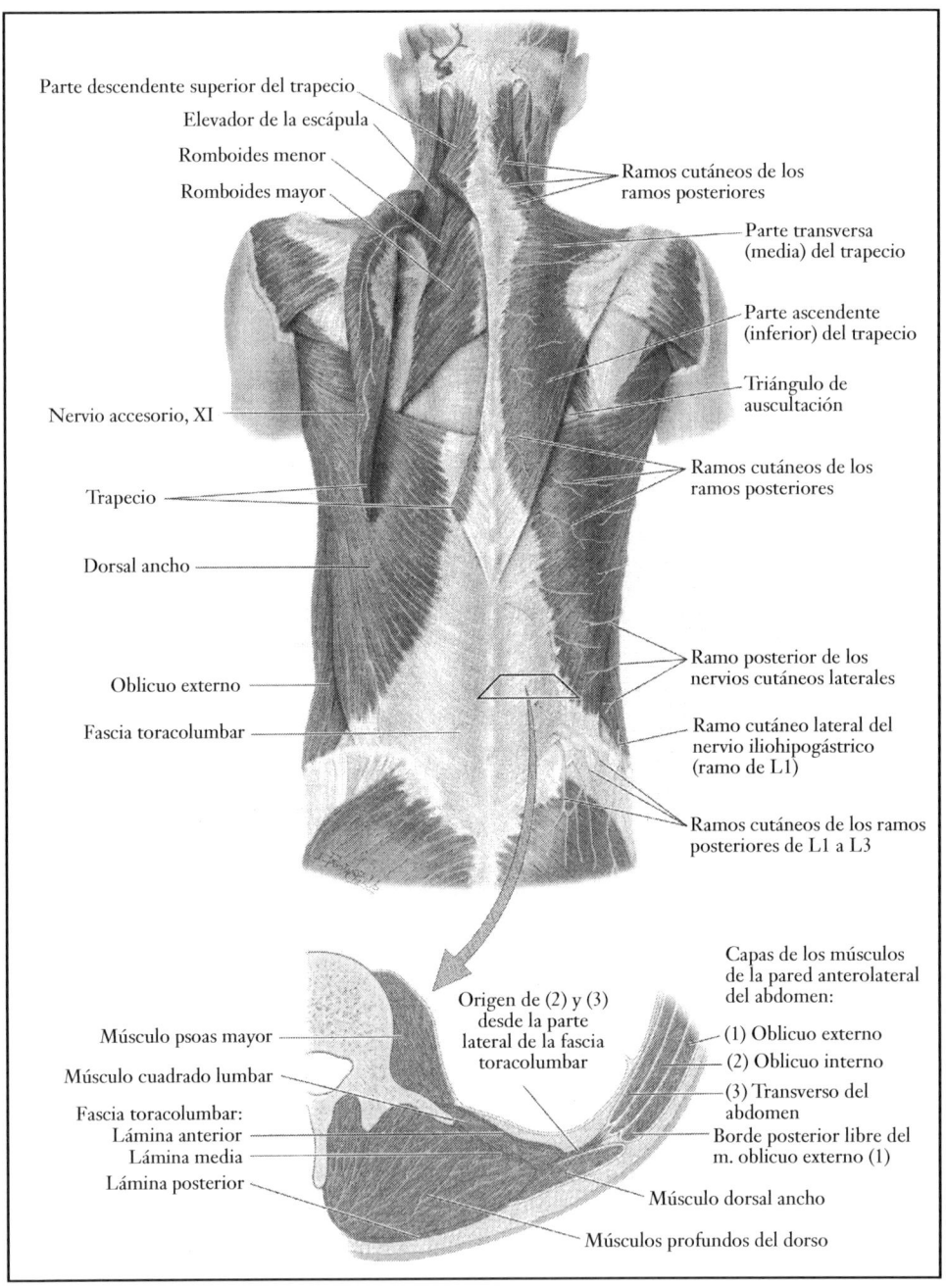

Parte descendente superior del trapecio

Elevador de la escápula

Romboides menor

Romboides mayor

Ramos cutáneos de los ramos posteriores

Parte transversa (media) del trapecio

Parte ascendente (inferior) del trapecio

Triángulo de auscultación

Nervio accesorio, XI

Ramos cutáneos de los ramos posteriores

Trapecio

Dorsal ancho

Ramo posterior de los nervios cutáneos laterales

Oblicuo externo

Fascia toracolumbar

Ramo cutáneo lateral del nervio iliohipogástrico (ramo de L1)

Ramos cutáneos de los ramos posteriores de L1 a L3

Capas de los músculos de la pared anterolateral del abdomen:

Origen de (2) y (3) desde la parte lateral de la fascia toracolumbar

Músculo psoas mayor

(1) Oblicuo externo

(2) Oblicuo interno

Músculo cuadrado lumbar

(3) Transverso del abdomen

Fascia toracolumbar:
Lámina anterior
Lámina media
Lámina posterior

Borde posterior libre del m. oblicuo externo (1)

Músculo dorsal ancho

Músculos profundos del dorso

Figura 73. **Músculos del dorso. A:** Músculos extrínsecos superficiales. El trapecio se ha apartado a la izquierda para mostrar el nervio accesorio (XI), que cursa en la cara profunda del músculo, y los músculos elevador de la escápula y romboides. **B:** En este corte transversal de parte del dorso se muestra la localización de los músculos intrínsecos y las capas de fascia asociadas con ellos.

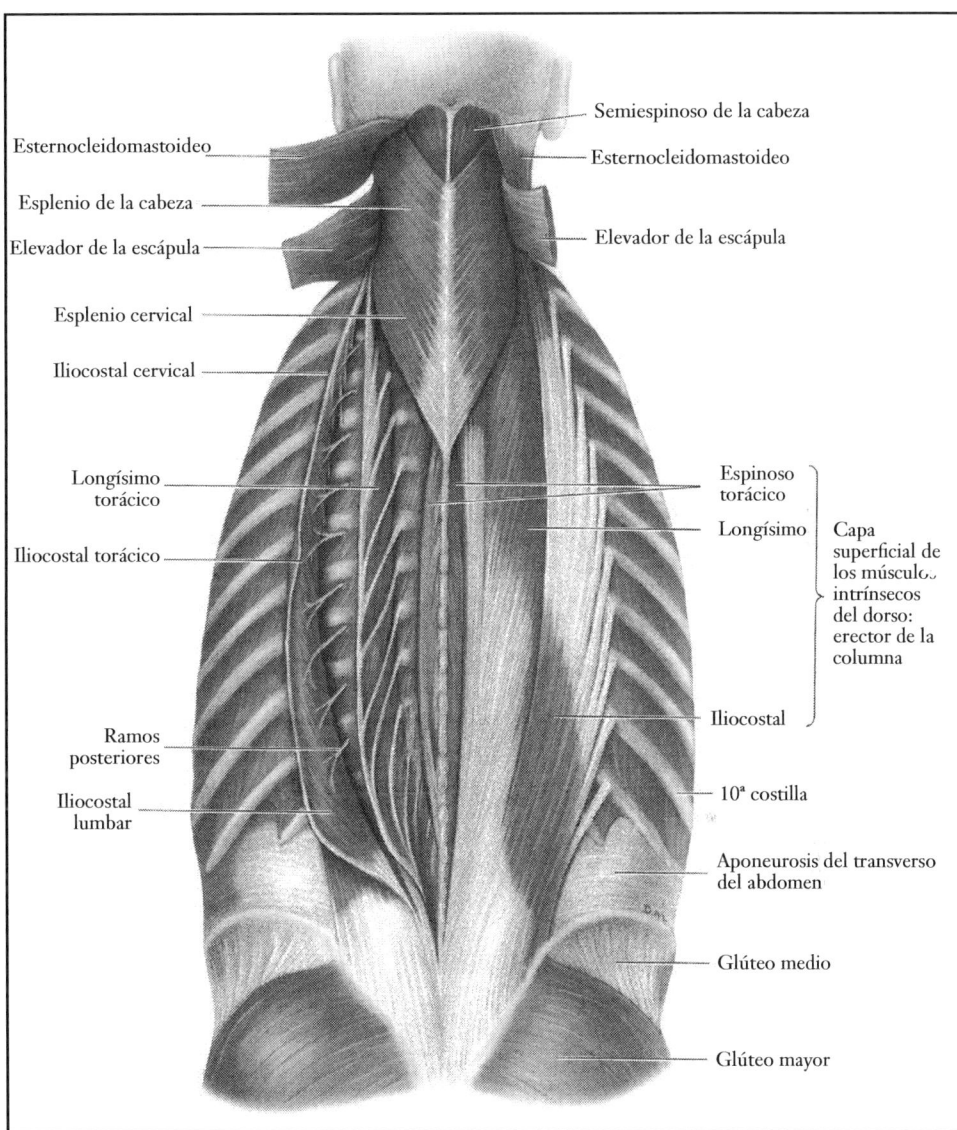

Figura 74. **Capas superficial e intermedia de los músculos intrínsecos del dorso: esplenio y erector de la columna.** Los músculos esternocleidomastoideo y elevador de la escápula se han apartado para mostrar los músculos esplenio de la cabeza y esplenio cervical. A la derecha, se ha dejado *in situ* el músculo erector de la columna y se observan las tres columnas de este músculo de gran tamaño. A la izquierda, el músculo esplenio, el más delgado y medial de los componentes del erector de la columna. A medida que ascienden las fibras, su dirección varía en los tres grupos principales de músculos: los músculos superficiales (esplenio) cursan en sentido medial a lateral; los músculos intermedios (erector de la columna) se dirigen en su mayoría verticalmente, y los músculos profundos (transversoespinosos) cursan principalmente en sentido lateral a medial (ver figura 76).

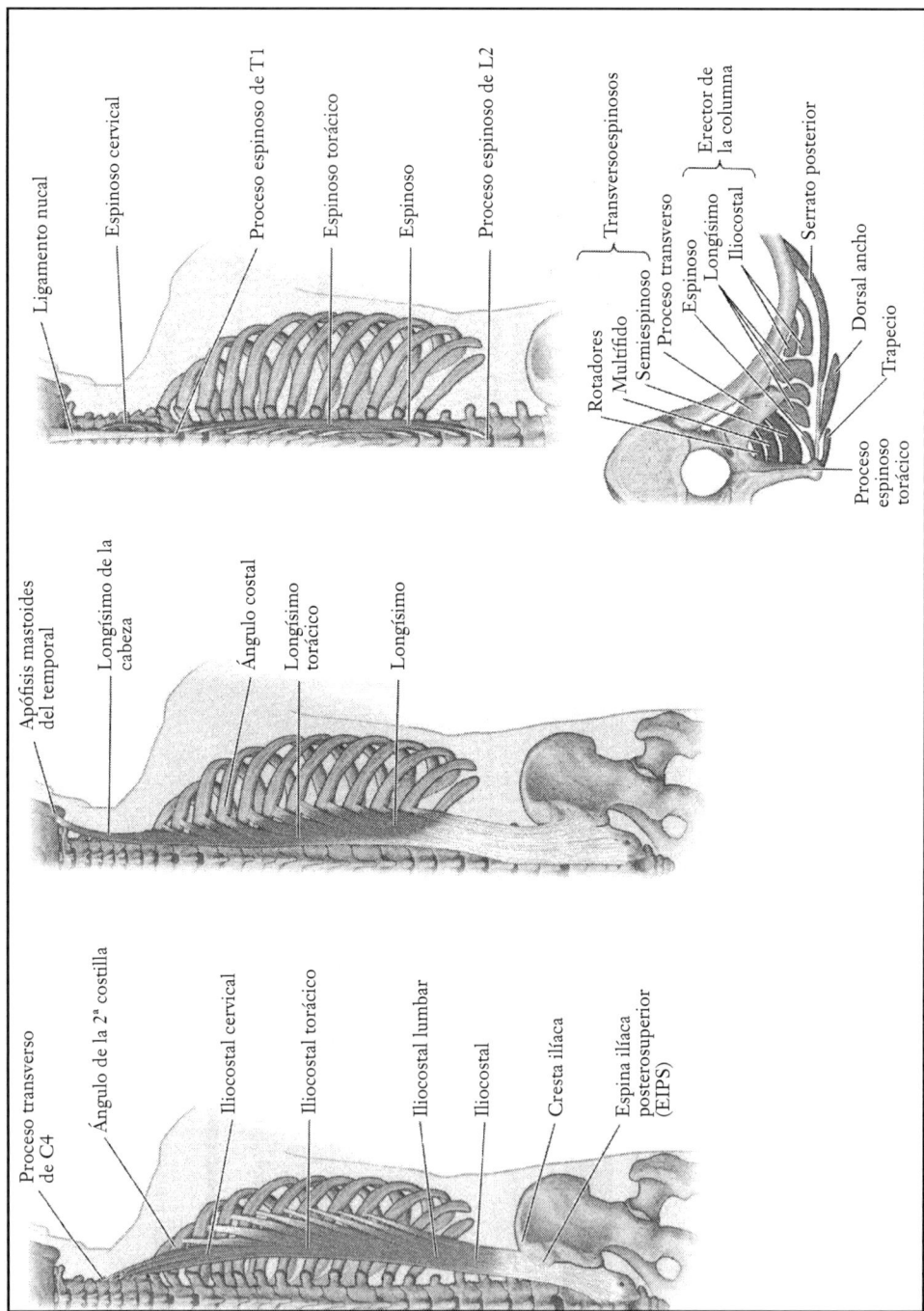

Figura 75. Capa intermedia de los músculos intrínsecos del dorso
(músculos erectores de la columna).

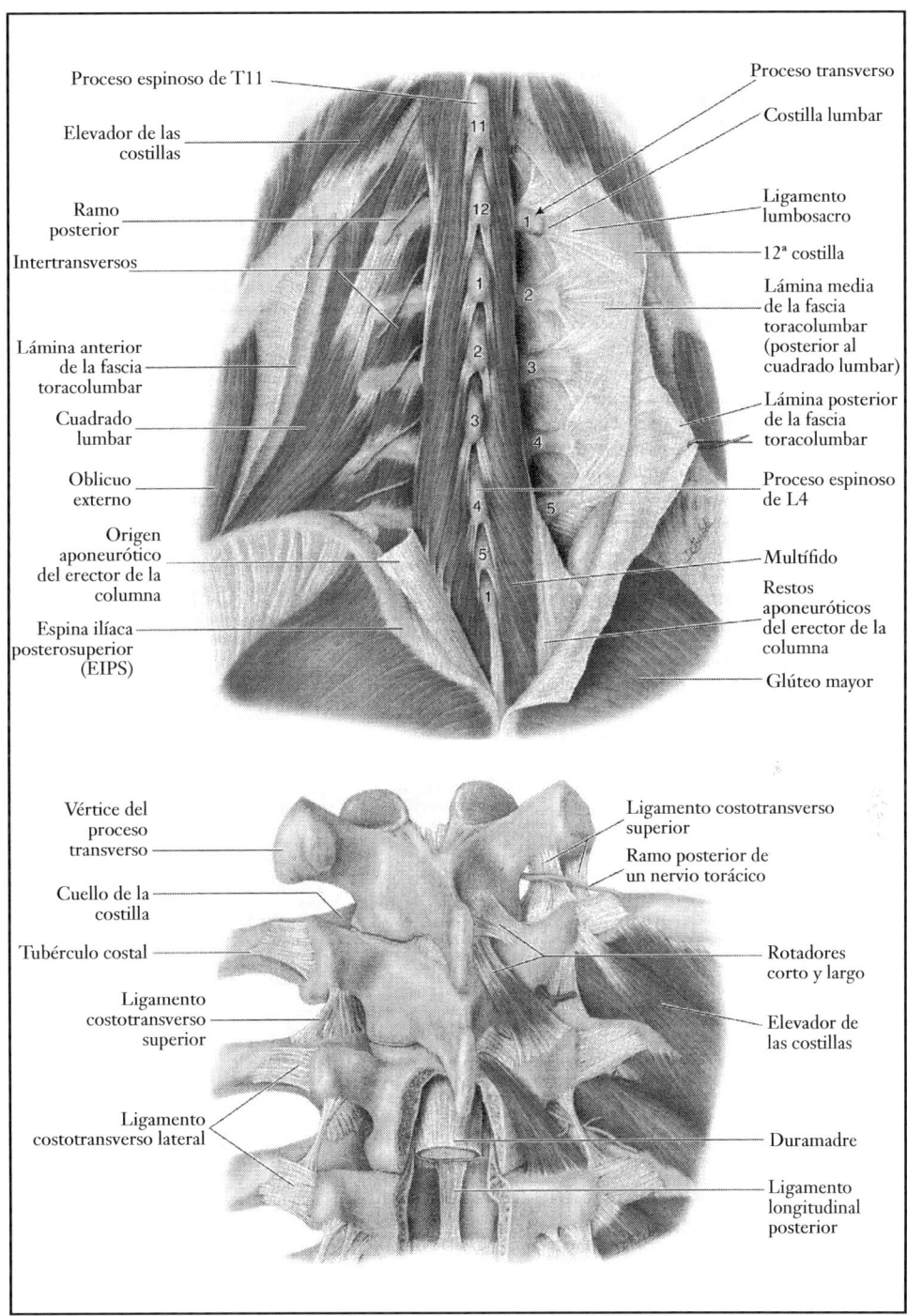

Proceso espinoso de T11

Elevador de las costillas

Ramo posterior

Intertransversos

Lámina anterior de la fascia toracolumbar

Cuadrado lumbar

Oblicuo externo

Origen aponeurótico del erector de la columna

Espina ilíaca posterosuperior (EIPS)

Proceso transverso

Costilla lumbar

Ligamento lumbosacro

12ª costilla

Lámina media de la fascia toracolumbar (posterior al cuadrado lumbar)

Lámina posterior de la fascia toracolumbar

Proceso espinoso de L4

Multífido

Restos aponeuróticos del erector de la columna

Glúteo mayor

Vértice del proceso transverso

Cuello de la costilla

Tubérculo costal

Ligamento costotransverso superior

Ligamento costotransverso lateral

Ligamento costotransverso superior

Ramo posterior de un nervio torácico

Rotadores corto y largo

Elevador de las costillas

Duramadre

Ligamento longitudinal posterior

Figura 76. Capa profunda de los músculos intrínsecos del dorso (músculos transversoespinosos).

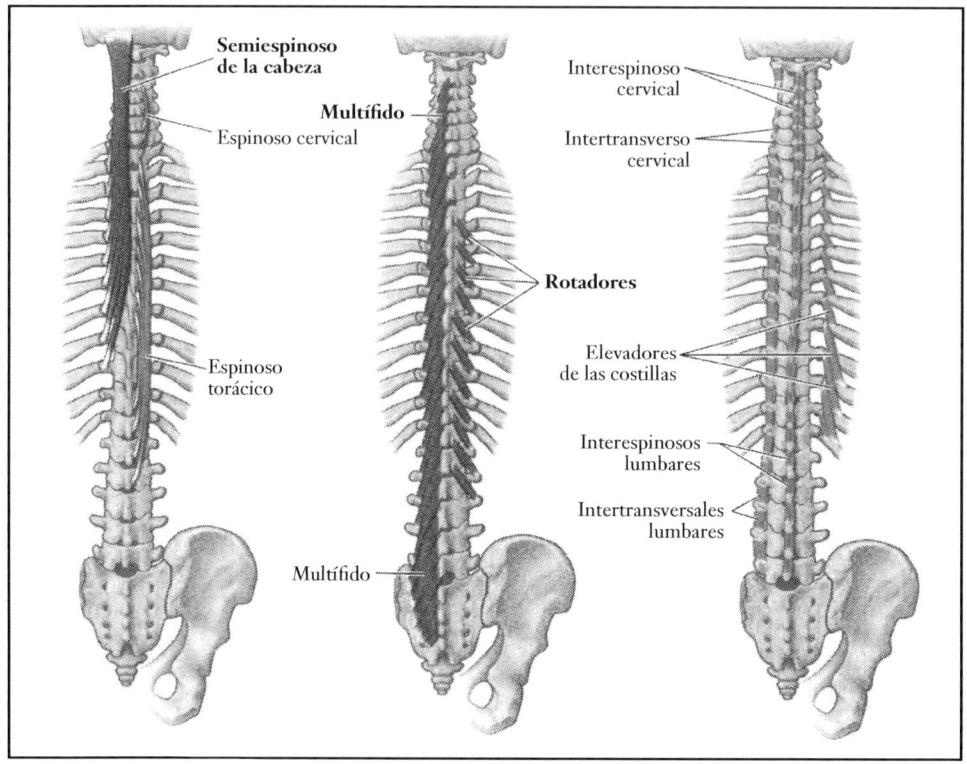

Figura 77. Capa profunda de los músculos intrínsecos del dorso.

PAPEL DE LA TERCERA VÉRTEBRA LUMBAR Y DE LA DUODÉCIMA VÉRTEBRA TORÁCICA

Los trabajos de André Delmas (01-09-1910/02-10-1999) han puesto de manifiesto el valor funcional de determinadas vértebras (figuras 78 y 79 según Delmas), en bipedestación. El carácter cuneiforme de la quinta vértebra lumbar que debe realizar la transición entre el sacro más o menos horizontal y un raquis vertical se conoce desde hace tiempo. Sin embargo, el papel de la tercera vértebra lumbar L3 es muy importante para el osteópata (figura 78).

De hecho, esta vértebra posee un arco posterior más desarrollado, ya que sirve de relevo muscular entre:

- Por una parte los **haces lumbares del músculo longísimo** procedentes del hueso ilíaco que se inserta en las apófisis transversas de L3.
- Y por otra, ascendiendo hacia el raquis torácico, los **haces del músculo espinoso** cuya inserción más baja se localiza exactamente en la apófisis espinosa de L3.

Así (figura 79), los músculos con inserción sacra e ilíaca desplazan la tercera lumbar hacia atrás de modo que representa un punto fijo para la acción de los músculos torácicos.

Por lo tanto, desempeña un papel primordial de **vértebra pivote, de relevo** en la estática vertebral debido a su situación en el vértice de la lordosis lumbar y a que sus mesetas son paralelas y horizontales entre si. Se trata de la primera vértebra del raquis lumbar verdaderamente móvil ya que se puede considerar que la cuarta y quinta vértebras, muy ligadas al hueso ilíaco y al sacro constituyen una transición más estática que dinámica entre el raquis y la pelvis.

En cambio, la **duodécima vértebra torácica** (T12) constituye el punto de inflexión entre la cifosis torácica y la lordosis lumbar. Se trata de una **vértebra charnela** cuyo cuerpo vertebral es relativamente importante en relación al arco posterior, por detrás del cual los músculos de las correderas pasan formando un puente, sin tomar inserciones notables. André Delmas la compara a "una verdadera rótula del eje vertebral".

La L3 en osteopatía: si L3 es objeto de una lesión osteopática, el conjunto espinal se encuentra en búsqueda de equilibrio. STILL: " L3 forma el pivote del mecanismo vertebral".

L3 es el centro de gravedad que corresponde a T4.

L3 es el centro de la víscero-motricidad como T4 es el centro de la vasomotricidad.

Todas las lesiones osteopáticas de L3 afectan a los miembros inferiores e inversamente.

La T12 en osteopatía: T11 y T12 representan el soporte de la línea antero-posterior, el pivote articular del segmento abdómino-torácico, para los movimientos de torsión y rotación del tronco. STILL decía: "Las vértebras torácicas 11 y 12 están siempre relacionadas con los trastornos circulatorios de la cavidad abdominal".

D12 interviene especialmente en las lesiones del psoas y en el cuadrado lumbar.

D11 y D12 son la llave de los movimientos de torsión del cuerpo, lo que explica su importancia en las escoliosis.

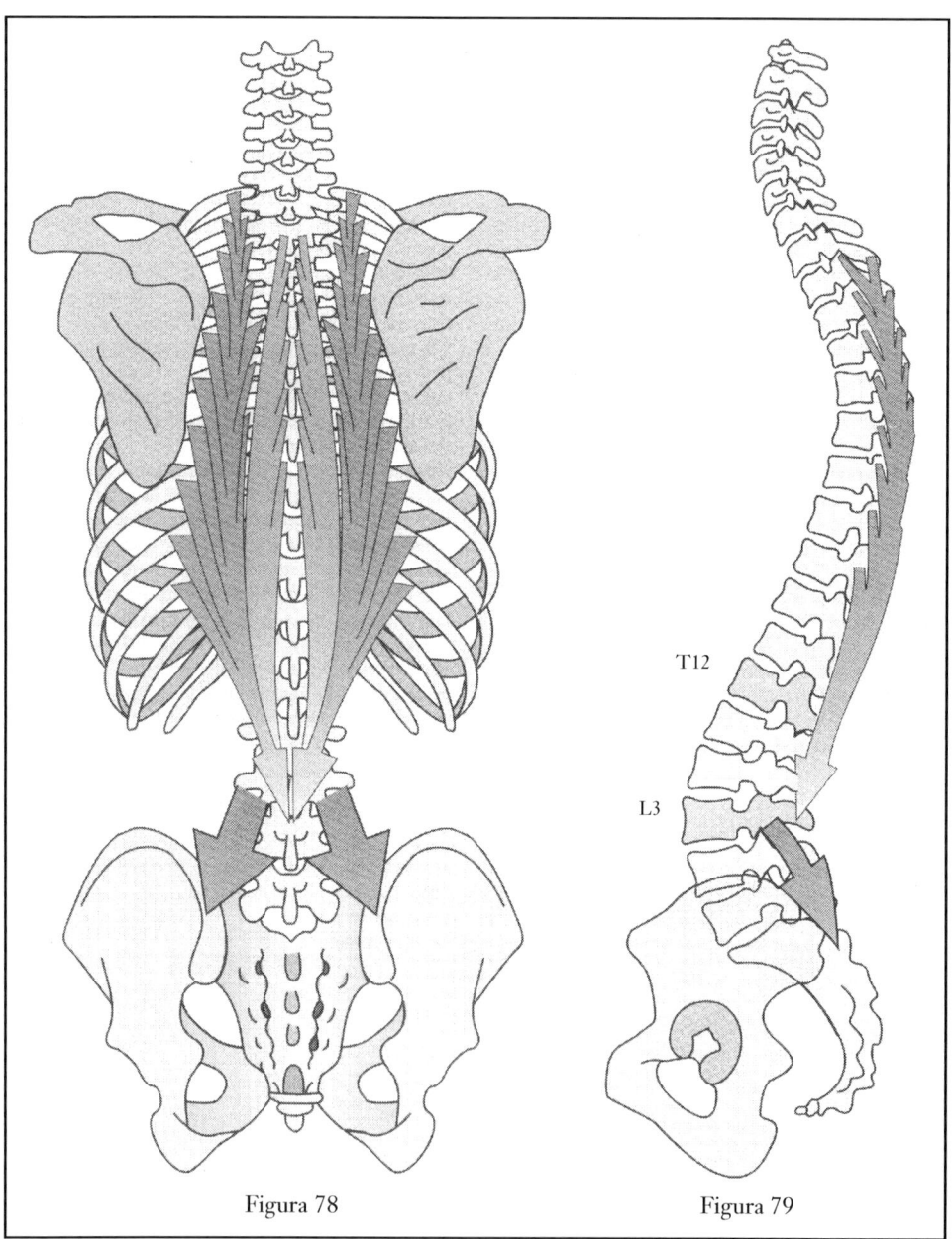

Figura 78   Figura 79

LOS MÚSCULOS LATERALES DEL TRONCO

El grupo de músculos laterales del tronco comprende dos músculos: el músculo cuadrado lumbar y el músculo psoas mayor.

El **músculo cuadrado lumbar** (figura 80, visión anterior) forma, como su nombre indica, una capa muscular cuadrilátera que se expande entre la última costilla, la cresta ilíaca y el raquis, y presenta por fuera un borde libre. Está constituido por tres tipos de fibras (lado derecho de la figura):

- fibras que unen directamente la última costilla a la cresta ilíaca;
- fibras que unen la última costilla a las apófisis transversas de las cinco vértebras lumbares;
- fibras que unen las apófisis transversas de las cuatro primeras vértebras lumbares a la cresta ilíaca, y que están a continuación de las que provienen de los músculos transversoespinosos (flechas pequeñas figura 80) que aparecen en el espacio entre las apófisis transversas.

Los tres tipos de fibras del músculo cuadrado lumbar están dispuestas según tres planos; el plano más posterior está formado por las fibras directas costoilíacas, recubiertas por las fibras transversoilíacas y a continuación por las **fibras costotransversas** (1).

Cuando el músculo cuadrado lumbar se contrae unilateralmente produce una inflexión del tronco del lado de su contracción (figura 82), esta acción se ve fuertemente reforzada por la contracción de los músculos oblicuo interno y oblicuo externo del abdomen.

El **músculo psoas mayor** (figura 81) se localiza por delante del músculo cuadrado lumbar. Su cuerpo carnoso se inserta en dos capas musculares:

- por una parte, una **capa posterior** que se fija en las apófisis transversas de las vértebras lumbares;
- y por otra una **capa anterior** que se inserta en los cuerpos vertebrales de la duodécima vértebra torácica y las cinco vértebras lumbares.

Estas inserciones se llevan a cabo en los bordes inferiores y superiores de las dos vértebras adyacentes, así como en el borde lateral del disco comprendido entre estas dos vértebras. Existen arcos tendinosos que unen entre sí las áreas de inserción musculares. El cuerpo muscular fusiforme, aplanado de delante atrás, desciende oblicuamente hacia abajo y hacia fuera, sigue por la abertura superior de la pelvis, se refleja sobre el borde anterior del hueso coxal, a la altura de la eminencia iliopectínea y, junto con el músculo ilíaco, termina en el vértice del trocánter menor.

Cuando el músculo psoas mayor toma como punto fijo su inserción sobre el fémur y la articulación de la cadera está bloqueada por la contracción de los otros músculos periarticulares, ejerce **una potente acción sobre el raquis lumbar** (figura 83), el cual realiza a la vez una inclinación hacia el lado de su contracción y una rotación hacia el lado opuesto de la contracción.

Además (figura 84), como este músculo se inserta en el vértice de la lordosis lumbar, acarrea una **flexión del raquis lumbar** con respecto a la pelvis a la par que una hiperlordosis lumbar que aparece con claridad en el individuo en decúbito supino, con los miembros inferiores extendidos sobre el plano de apoyo.

Cometario osteopático

Desde el punto de vista osteopático el psoas es el elemento más importante a tener en cuenta en el tratamiento del raquis lumbar sin olvidar su influencia sobre la pelvis. Es el flexor más importante de la cadera asociado a los músculos ilíacos con quienes trabaja en sinergia cuando el punto fijo se encuentra a nivel lumbar. Si se sitúa a nivel de la cadera, una contracción bilateral del psoas provoca aumento de la lordosis lumbar. Si se produce una contracción unilateral provoca lordosis, latero flexión homolateral y rotación al lado opuesto. Es el músculo que fija la posición antiálgica en caso de ciática o hernia discal posterolateral. Cuando se encuentra espasmódico fija la posición de la protrusión discal, provocando una adaptación vertebral en la 1ª Ley de Fryette (NLR). Es fundamental disminuir el espasmo del psoas para poder disminuir la hiperpresión discal, la actitud antiálgica y tratar el raquis lumbar.

Resumiendo, los dos músculos del grupo lateral inclinan el tronco hacia el lado de su contracción, pero mientras que el músculo cuadrado lumbar no ejerce acción alguna sobre la lordosis lumbar, el músculo psoas mayor determina una hiperlordosis al mismo tiempo que una rotación del tronco hacia el lado opuesto.

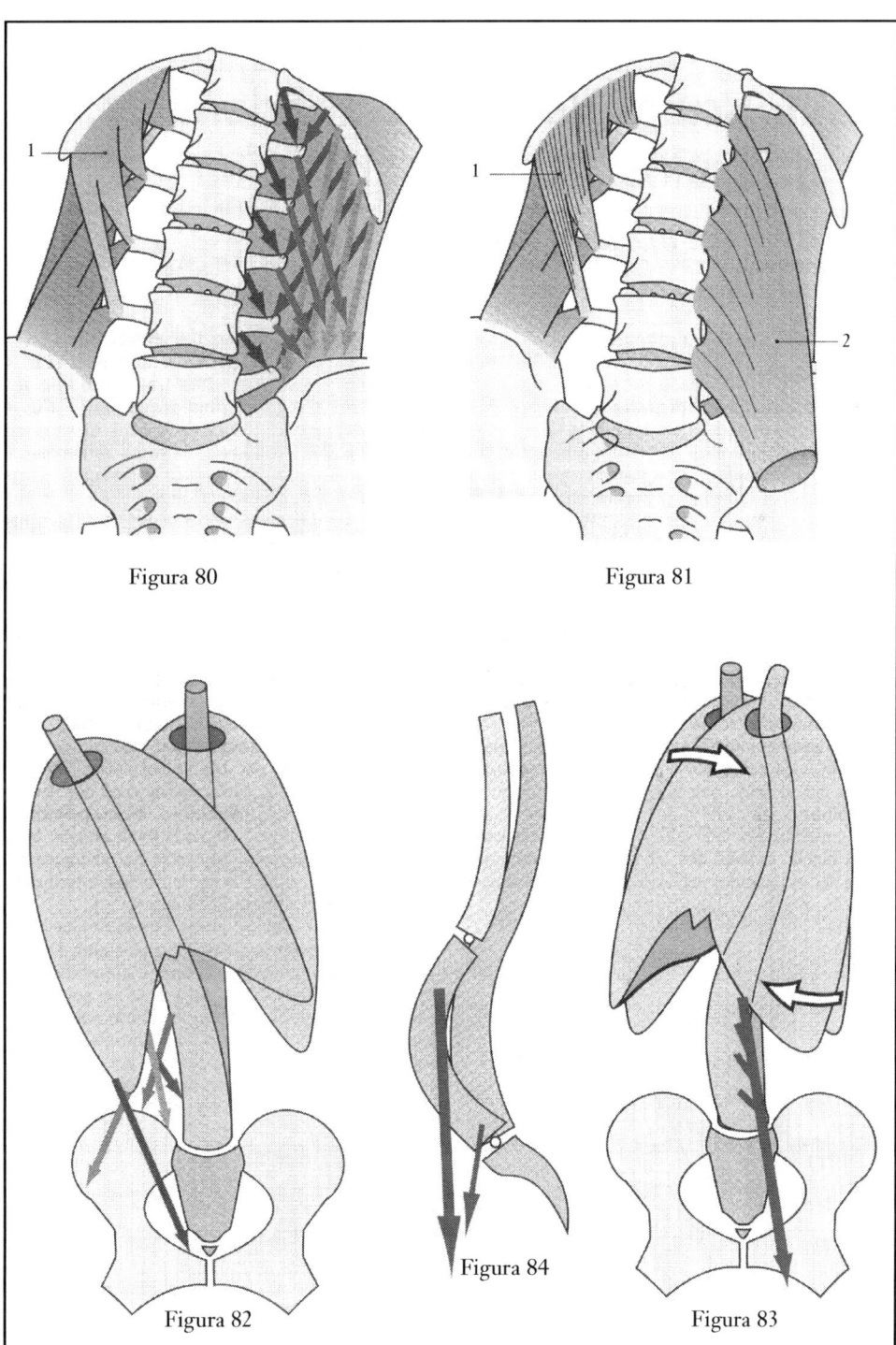

Figura 80

Figura 81

Figura 82

Figura 84

Figura 83

LOS MÚSCULOS DE LA PARED ABDOMINAL: LOS MÚSCULOS RECTO DEL ABDOMEN Y TRANSVERSO DEL ABDOMEN

El músculo recto del abdomen

Los dos músculos rectos del abdomen (figura 85, visión de frente, y figura 86, visión de perfil) constituyen dos bandas musculares extendidas por la cara anterior del abdomen, a un lado y otro de la línea media.

Sus inserciones superiores se llevan a cabo en los 5º, 6º y 7º arcos anteriores y cartílagos costales al igual que en la apófisis xifoides. La espesa banda muscular que parte de estas inserciones se estrecha gradualmente, entrecortada por intersecciones aponeuróticas: dos intersecciones por encima del ombligo, una a la altura de éste y otra por debajo. El músculo recto del abdomen es pues un músculo poligástrico. La anchura del cuerpo muscular es netamente menor por debajo del ombligo para dar nacimiento a un potente tendón que se inserta en el borde superior del pubis, en la sínfisis púbica, con expansiones hacia el lado opuesto y hacia los músculos aductores.

Los dos músculos rectos del abdomen están separados en la línea media por un espacio más ancho por encima del ombligo que por debajo del mismo: la línea alba.

Están envueltos por una vaina aponeurótica, la vaina de los rectos, formada por las aponeurosis de terminación de los músculos anchos de la pared abdominal.

El músculo transverso del abdomen

Los músculos transversos del abdomen (figura 87, visión de frente, el músculo transverso sólo se ha representado en la mitad izquierda, y figura 88, visión de perfil) constituyen la capa más profunda de los músculos anchos de la pared abdominal. Por detrás, se insertan en el vértice de las apófisis transversas de las vértebras lumbares.

Las fibras musculares horizontales se dirigen hacia fuera y directamente hacia delante y rodean la masa visceral. Dan origen a fibras

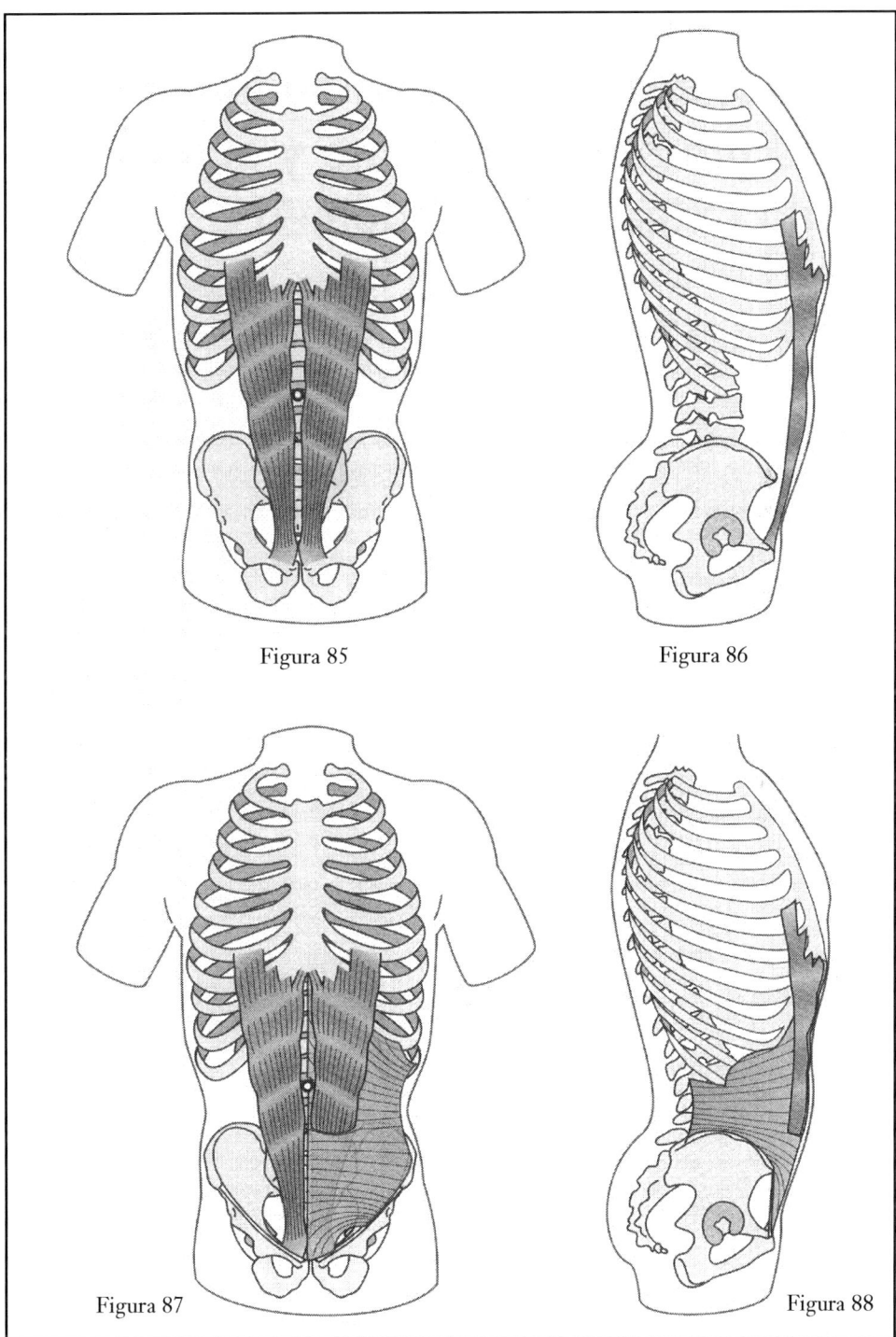

Figura 85

Figura 86

Figura 87

Figura 88

aponeuróticas siguiendo una línea paralela al borde lateral de los rectos del abdomen. Esta aponeurosis de terminación del músculo transverso del abdomen se une a la del lado opuesto en la línea media y, en su mayor parte, pasa por detrás del músculo recto abdominal, participando así en la constitución de la lámina posterior de la vaina de los rectos del abdomen. Sin embargo, debajo del ombligo, la aponeurosis del músculo transverso del abdomen pasa por delante del músculo recto del abdomen, el cual la perfora para pasar por detrás. A partir de este nivel, marcado en la cara posterior del músculo recto abdominal por la línea arcada, la aponeurosis del músculo transverso del abdomen toma parte en la constitución de la lámina anterior de la vaina de los rectos del abdomen.

En esta figura también puede constatarse que sólo las fibras de la parte media son horizontales; las fibras de la parte superior son oblicuas hacia arriba y hacia dentro, las fibras de la parte inferior son oblicuas hacia abajo y hacia dentro y las fibras más bajas terminan en el borde superior de la sínfisis púbica y del pubis participando, junto con las del músculo oblicuo interno, en la formación del tendón conjunto.

LOS MÚSCULOS DE LA PARED ABDOMINAL: EL MÚSCULO OBLICUO INTERNO Y EL MÚSCULO OBLICUO EXTERNO DEL ABDOMEN

El músculo oblicuo interno del abdomen

El músculo **oblicuo interno del abdomen** (figuras 89 y 90) constituye la capa intermedia de los músculos anchos de la pared abdominal.

La dirección general de sus fibras es oblicua de abajo arriba y de fuera adentro; se inserta en la cresta ilíaca; las fibras carnosas forman una lámina muscular localizada en la pared lateral del abdomen: algunas finalizan directamente en la duodécima y undécima costillas; otras terminan mediante una aponeurosis contigua al cuerpo muscular siguiendo una línea inicialmente horizontal, que parte del vértice de la undécima costilla, que posteriormente se verticalizará a lo largo del borde lateral del músculo recto del abdomen.

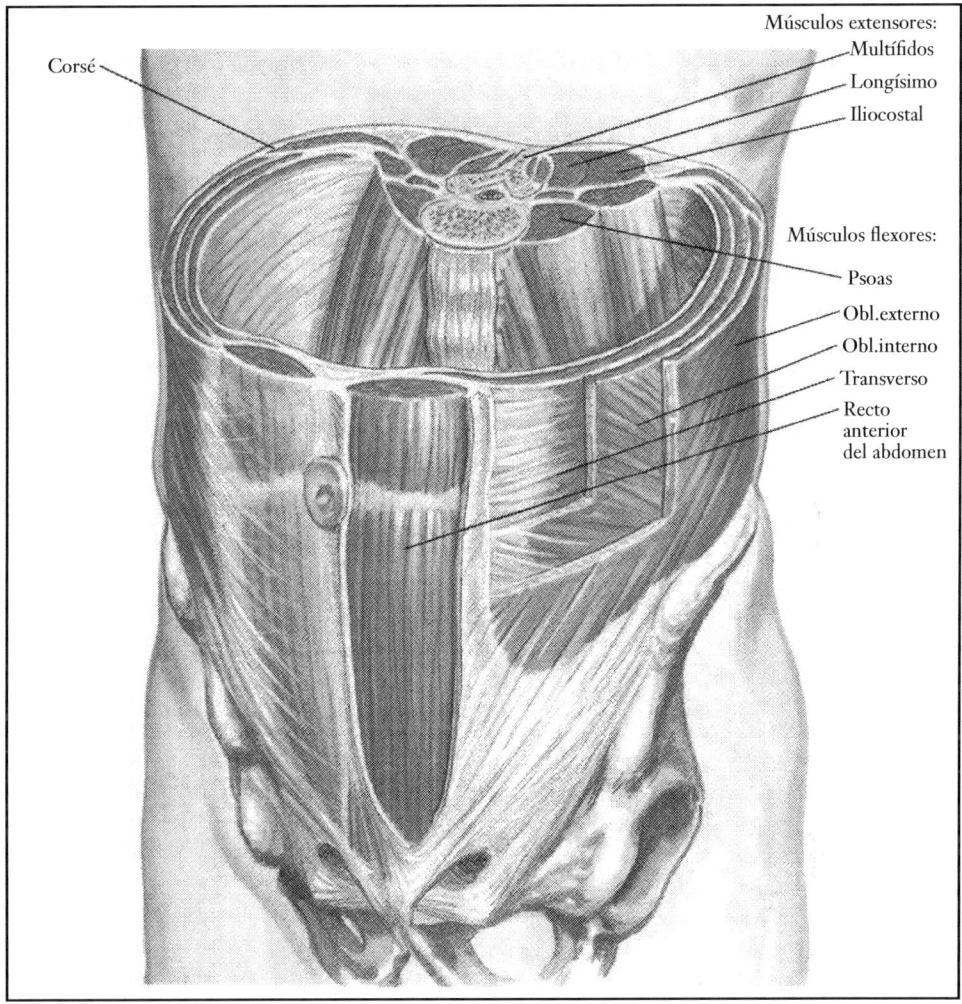

Figura 89. Músculos de la pared abdominal anterior

Las fibras aponeuróticas finalizan en el décimo cartílago costal y en la apófisis xifoides, y contribuyen a la formación de la lámina anterior de la vaina de los músculos rectos del abdomen; de modo que se entre cruza en la línea media con su homólogo opuesto, constituyendo la línea alba abdominal.

La parte inferior del músculo oblicuo interno del abdomen se inserta directamente en la parte lateral del arco inguinal. Sus fibras son horizontales y, a continuación, oblicuas hacia abajo y hacia dentro; junto con las fibras del músculo transverso forman el **tendón conjunto**;

finalizan en el **borde superior de la sínfisis púbica** y en la **espina del pubis.** De este modo, el tendón conjunto limita con la parte medial del arco inguinal, el agujero profundo del conducto inguinal.

El músculo oblicuo externo del abdomen

El músculo **oblicuo externo del abdomen** (figuras 91 y 92) constituye la capa superficial de los músculos anchos de la pared abdominal; la dirección general de sus fibras es oblicua de arriba abajo y de fuera adentro. Sus digitaciones carnosas se insertan en las siete últimas costillas; se recubren de abajo arriba y están imbricadas con las digitaciones del serrato anterior; los haces musculares se sitúan en la pared lateral del abdomen y originan una aponeurosis siguiendo una línea de transición inicialmente vertical, paralela al borde lateral del músculo recto del abdomen; posteriormente, será oblicua hacia abajo y hacia atrás. Esta aponeurosis participa en la constitución de la lámina anterior de la vaina de los músculos rectos del abdomen y se entre cruza en la línea media con su homólogo opuesto de modo que contribuye a la formación de la **línea alba abdominal.**

Las fibras que provienen de la digitación originada en la novena costilla se insertan en el pubis y envían expansiones aponeuróticas hacia los músculos aductores del mismo lado y del lado opuesto. Las fibras procedentes de la digitación que se origina en la décima costilla se insertan en el arco inguinal. Estos dos haces tendinosos delimitan el agujero superficial del conducto inguinal, triangular de vértice superoexterno, y cuya base inferoexterna está constituida por el pubis y la espina del mismo en la que se inserta el **ligamento inguinal.**

De la descripción de estos músculos de la pared abdominal que constituyen el grupo anterior de los músculos motores del raquis, conviene recordar las siguientes nociones:

- los músculos rectos del abdomen forman, en la parte más anterior del abdomen, dos bandas musculares que **actúan a gran distancia del raquis**, entre el orificio inferior del tórax, en su parte anterior, y la cintura pélvica, también en su parte anterior;

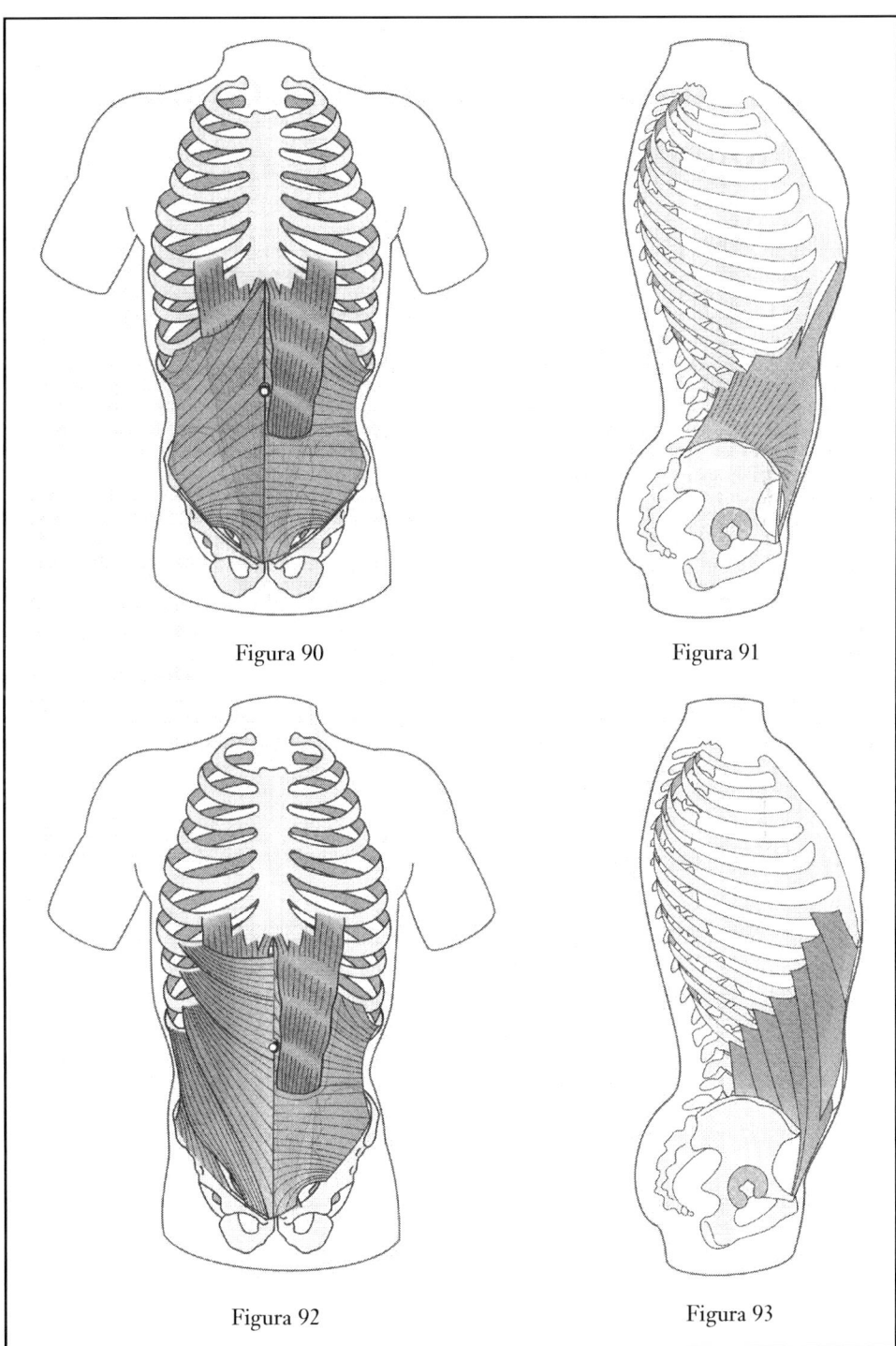

Figura 90

Figura 91

Figura 92

Figura 93

- los músculos anchos forman tres capas sucesivas cuyas fibras toman la siguiente dirección: transversal en la capa profunda del músculo transverso del abdomen, oblicua hacia arriba y hacia adentro en la capa media del músculo oblicuo interno del abdomen, oblicua hacia abajo y hacia dentro en la capa superficial del músculo oblicuo externo del abdomen.

Comentario osteopático

Los abdominales cumplen un papel fundamental en la bipedestación ya que son los encargados de estabilizar la pelvis.

Actúan sinérgicamente con los glúteos y los isquiotibiales. Un sujeto que no contrae sus abdominales aumentará la anteversión pélvica y el psoas ilíaco llevará la columna vertebral hacia delante.

Los músculos abdominales son necesarios para la movilidad del tronco. Además, su contracción aumenta la presión intraabdominal, en colaboración con el diafragma y el suelo de la pelvis.

La presión intraabdominal ejerce dos acciones importantísimas: mantiene las vísceras en su sitio y sirve de pilar de sujeción a la columna vertebral.

Un tono deficiente de los abdominales, cosa habitual al ser músculo fásicos, origina una pérdida de la presión intraabdominal, lo que provoca el desplazamiento anterior de las vísceras y órganos abdominales y una pérdida de sujeción a nivel de la columna lumbar. Si a esto añadimos, además, la anteversión pélvica producida por el arrastre de la musculatura extensora dorsal, con aumento de la lordosis, no es de extrañar que aparezcan dolores en la columna lumbar.

La salud de la columna vertebral, sobre todo lumbar, pasa por un perfecto estado de la musculatura abdominal.

Por otro lado, cabe señalar que el trabajo de estos músculos requiere una atención especial. Trabajarlos erróneamente es algo habitual que repercute negativamente en la salud de la columna lumbar y en el equilibrio global del cuerpo.

Tabla 9
Principales músculos que producen movimientos de las articulaciones intervertebrales torácicas y lumbares

Flexión	Extensión	Flexión lateral	Rotación
60°	20°	20°	5°
Acción bilateral de: • Recto del abdomen • Psoas mayor • Gravedad	Acción bilateral de: • Erector de la columna • Multífido • Semiespinoso torácico	Acción unilateral de: • Iliocostal torácico y lumbar • Longísimo torácico • Multífido • Oblicuo externo e interno • Cuadrado lumbar • Romboides • Serrato anterior	Acción unilateral de: • Rotadodes • Multífido • Iliocostal • Longísimo • Oblicuo externo en acción sincrónica con el oblicuo interno opuesto • Esplenio torácico

Tabla 10
Inervación de los músculos de la columna lumbar

Rama	Segmento medular	Músculo
Ramas dorsales	T12 a L5	Transversoespinosos: • Semiespinoso • Multífido • Rotadores (largo y corto)
Ramas dorsales	T11 a L5	Interespinosos
Ramas dorsales	T12 a L5	Longísimo
Ramas dorsales	T12 a L3	Iliocostal lumbar
Nervios intercostales	T9 a T12	Serrato posteroinferior
Nervio toracodorsal	C6 a C8	Dorsal ancho
Ramas ventrales Nervios espinales	T12 L1 a L3	Cuadrado lumbar
Ramas anteriores	L1 a L3	Psoas mayor
Nervios intercostales	T5 a T12	Recto del abdomen
Nervios intercostales	T5 a T12 y L1	Transverso del abdomen
Nervios intercostales	T10-T12 y L1	Oblicuo interno abdomen
Nervio intercostales	T5 a T12	Oblicuo externo abdomen

LA FASCIA TORACOLUMBAR

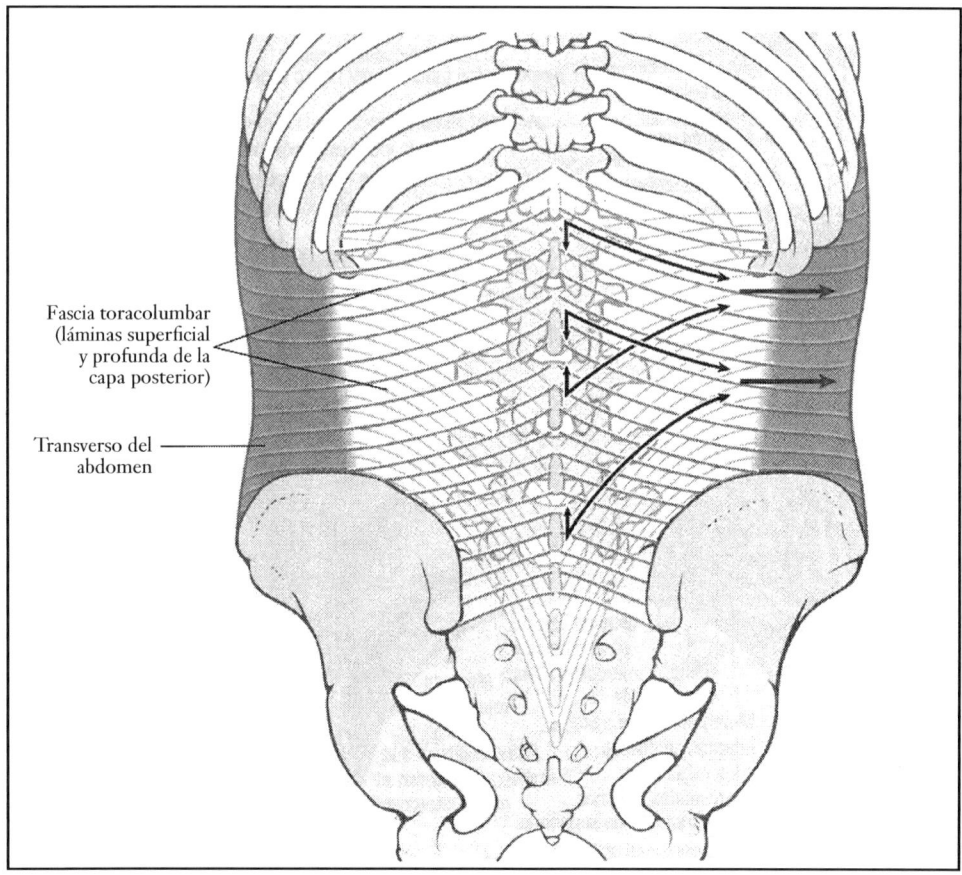

Fascia toracolumbar
(láminas superficial
y profunda de la
capa posterior)

Transverso del
abdomen

Figura 94. Fascia toracolumbar

La fascia toracolumbar es una capa densa de tejido conectivo que discurre desde la región torácica hasta el sacro. Consta de tres capas separadas: anterior, media y posterior. Las capas media y posterior se unen para formar una fascia densa, conocida como rafe lateral. La capa posterior consta de dos láminas. Las fibras de la lámina superficial están anguladas hacia abajo, y las fibras de la lámina profunda están anguladas hacia arriba. Bergmark ha descrito que la fascia toracolumbar cumple tres propósitos: transferir fuerzas de los músculos a la columna; transferir fuerzas entre los segmentos espinales, y transferir fuerzas desde la columna toracolumbar al retináculo del erector de la columna.

El transverso del abdomen se inserta en la capa media de la fascia toracolumbar y ejerce una fuerza a través del rafe lateral, lo que produce una tensión cefálica a través de la capa profunda y una tensión caudal a través de la capa superficial de la lámina posterior. El resultado es una fuerza estabilizadora ejercida a través de la columna lumbar, la cual se ha mostrado que proporciona estabilidad y ayuda en el control del movimiento intersegmentario de la columna lumbar.

Las aponeurosis del tronco se dividen en un plano anterior y otro posterior

---

La fascia axial periférica posterior

Comienza en la **fascia cervical posterior** y se continúa por,
La **fascia del trapecio** que se continúa por,
La **fascia del dorsal ancho** que se continúa por,
La **fascia lumbo-sacra** que se continúa por,
La **fascia del músculo glúteo, piramidal.**

La fascia axial periférica anterior

Comienza por la **fascia cervical superficial** y se continúa por,
La **fascia pectoral** que se continúa por,
La **fascia de los músculos rectos, abdominales y la línea alba** que se continúa por,
La **fascia ilíaca** y el **psoas** que se continúa por,
La **fascia crural**

Nota: la inserción del dorsal ancho mediante la fascia toracolumbar (figura 73) proporciona a este músculo el mecanismo para afectar a la alineación lumbopélvica. La contracción del músculo dorsal ancho genera una fuerza de extensión en la columna e inclina la pelvis en sentido anterior. Si este músculo es corto, cuando la flexión del hombro tracciona el músculo hasta el límite de su longitud, se produce una extensión de la espalda con un movimiento compensatorio.

Si el dorsal ancho tiene una mayor rigidez que los músculos abdominales, que limitan la extensión lumbar, se extiende la espalda cuando se estira el dorsal ancho, aunque el músculo no sea corto. En el paciente con lumbalgia de aparición en extensión, el acortamiento o la rigidez de este músculo agudiza el dolor cuando se levantan los brazos sobre la cabeza.

ESTÁTICA DEL RAQUIS LUMBAR EN BIPEDESTACIÓN

En apoyo simétrico sobre los dos miembros inferiores, el raquis lumbar visto de perfil (figura 95), presenta, como ya se ha visto con anterioridad, una curva de concavidad posterior denominada lordosis lumbar (L).

Visto de espaldas en apoyo simétrico (figura 96) es rectilíneo, en cambio, en la posición "en jarra" (figura 97), es decir en apoyo asimétrico sobre un solo miembro inferior, el raquis lumbar presenta una concavidad hacia el lado del apoyo, lo que se debe a la báscula de la pelvis (P), la articulación de la cadera del lado del apoyo está más elevada que la articulación de la cadera que no soporta carga alguna.

Para compensar esta inflexión lumbar, el raquis torácico adopta una curva de concavidad opuesta, es decir hacia el lado del miembro sin carga y la línea de los hombros (H) se inclina hacia el lado del apoyo.

Por último, el raquis cervical adopta una curva de concavidad hacia el lado del apoyo; es decir en el mismo sentido de la curva lumbar.

En la posición simétrica (figura 96), la línea de los hombros (H) es horizontal y paralela a la línea de la pelvis que pasa por las fositas sacras, siempre visibles.

Los estudios electromiográficos de Brügger han demostrado que durante la flexión del tronco (figura 98), los músculos espinales (E) son los primeros en contraerse enérgicamente, seguidos de los músculos glúteos (G) y, por último, los músculos isquiotibiales (IT) y los músculos sóleos (S).

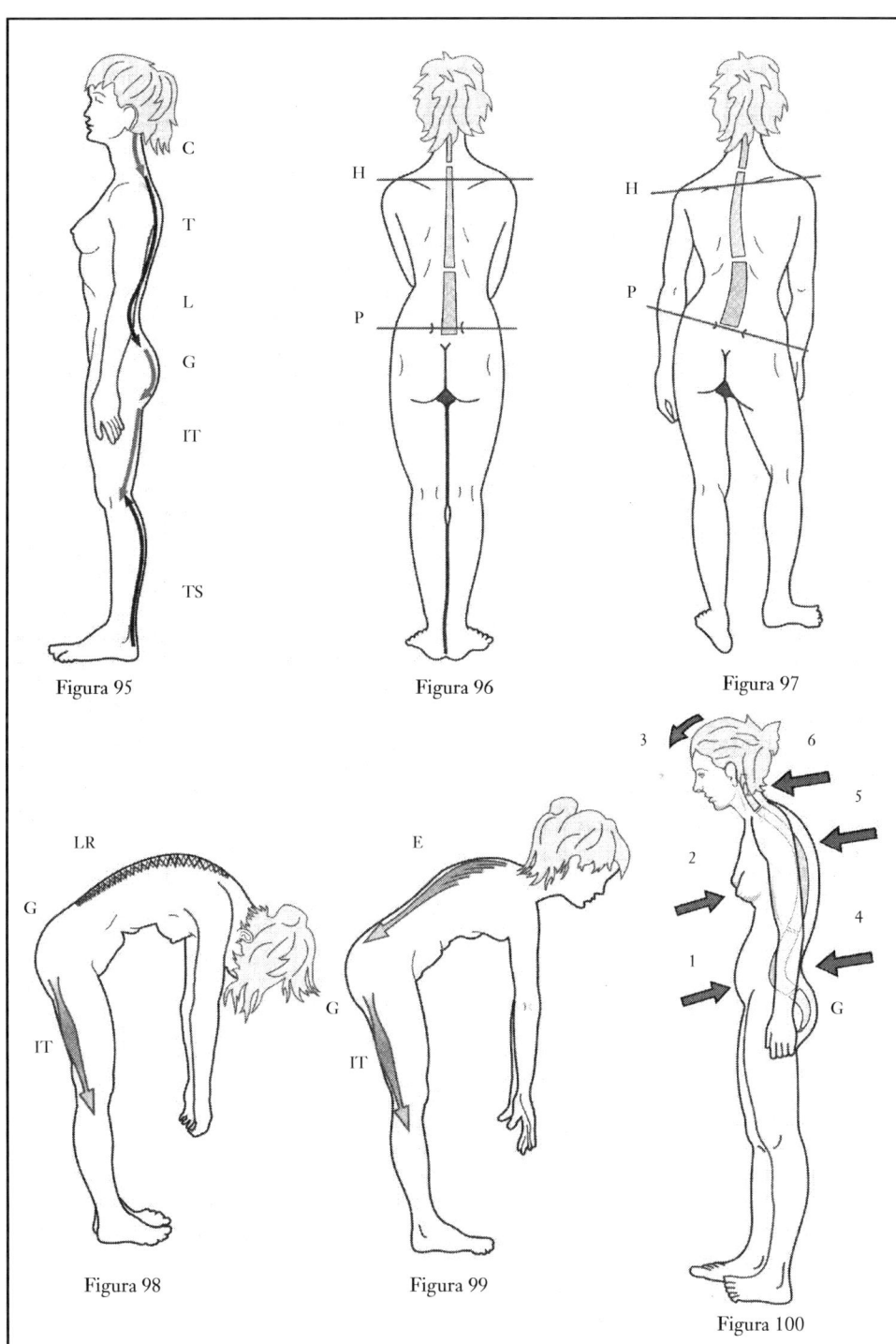

Figura 95

Figura 96

Figura 97

Figura 98

Figura 99

Figura 100

Al final de la flexión, el raquis se estabiliza únicamente por la acción pasiva de los ligamentos raquídeos (LR) que toman como punto fijo la pelvis, cuya anteversión retienen los isquiotibiales (IT).

Durante el enderezamiento (figura 99), los músculos intervienen en el orden inverso: en primer lugar los músculos isquiotibiales (IT); en segundo lugar los músculos glúteos (G) y en tercer y último lugar, los músculos lumbares y los torácicos (T).

En bipedestación rectilínea (figura 95), el ligero desequilibrio hacia delante está controlado por la contracción tónica de los músculos del plano posterior, músculos tríceps surales (TS), músculos isquiotibiales (IT), músculos glúteos (G), músculos espinales (E); los músculos abdominales en cambio, están relajados (Asmussen), músculos cervicales C.

En ocasiones, se ven en las playas chicas jóvenes con actitud "asténica" (figura 100): los músculos del abdomen relajados (1) permiten que la barriga sobresalga, el pecho hundido (2), y la cabeza proyectada hacia delante (3).

Todas las curvas raquídeas están acentuadas: los riñones huecos (4) debido a la hiperlordosis, la espalda redondeada (5) por una cifosis excesiva, la nuca hueca 6 por la hiperlordosis cervical. En este caso, de nuevo el remedio es sencillo: ¡Aumentar el tono! ¡Contraer los músculos isquiotibiales y apretar los músculos glúteos, desplazar los hombros hacia atrás empleando los músculos torácicos.

EL RAQUIS EN LAS POSICIONES DE SEDESTACIÓN Y DECÚBITO

Las posiciones en sedestación

En la posición de sedestación con apoyo isquiático (figura 101), en la postura denominada de la mecanógrafa, sin respaldo, el peso del cuerpo reposa únicamente sobre los isquiones, la pelvis está en equilibrio inestable, más bien solicitada en anteversión, de ahí una hiperlordosis lumbar y las curvas torácica y cervical acentuadas. Los músculos de la cintura escapular, y especialmente el músculo trapecio que sostiene la cintura escapular y los miembros superiores, actúan para mantener la estática raquídea. A la larga, esta actitud causa dolor, conocido como "síndrome de las mecanógrafas" o síndrome de los trapecios.

Además, en posición de sedestación, al diafragma le cuesta realizar correctamente su función, lo cual origina que los músculos auxiliares de la respiración suplan constantemente este déficit, terminando lesionados por sobreutilización.

En la posición de sedestación con apoyo isquiofemoral (figura 102) denominada del cochero, el tronco inclinado hacia delante, reposando acodado sobre las rodillas, el apoyo se lleva a cabo a través de las tuberosidades isquiáticas y de la cara posterior de los muslos. La pelvis está en anteversión y la acentuación de la cifosis torácica conlleva el enderezamiento de la lordosis lumbar. Si los miembros superiores actúan como puntales, el tronco permanece estable con un mínimo esfuerzo muscular e incluso es posible conciliar el sueño. Es una posición de reposo de los músculos de las correderas vertebrales, los enfermos afectados de espondilolistesis la adoptan con frecuencia de manera instintiva ya que disminuye el efecto de cizallamiento sobre el disco lumbosacro y permite la relajación de los músculos del plano posterior.

No obstante, en una persona sana, este tipo de postura predispone a padecer hernias discales lumbares.

En la posición de sedestación con apoyo isquio-sacro (figura 103), el tronco, totalmente echado hacia atrás, reposa sobre el respaldo de la silla y el apoyo se realiza con las tuberosidades isquiáticas y la cara posterior del sacro y del coxis. La pelvis está en retroversión, la lordosis lumbar está enderezada, la cifosis torácica acentuada y la cabeza puede caer hacia delante sobre el tórax, a la vez que se invierte la lordosis cervical. También es una posición de reposo que puede incluso suscitar el sueño, aunque la respiración resulta dificultosa debido a la flexión del cuello y al peso de la cabeza sobre el esternón: esta posición reduce el deslizamiento anterior de L5 y relaja los músculos posteriores del raquis lumbar, aliviando así los dolores de la espondilolistesis.

No obstante, en una persona sana, este tipo de postura predispone a padecer hernias discales lumbares.

El decúbito

El decúbito supino con los miembros inferiores extendidos (figura 104), es la posición más comúnmente adoptada para el reposo: la tracción sobre el músculo psoas mayor provoca una hiperlordosis lumbar y produce un hueco "debajo de los riñones".

En afectaciones discales se aconseja flexionar ligeramente las rodillas, y no levantar las extremidades superiores más allá de los 90°, ya que en caso contrario aumentamos la lordosis, el sufrimiento discal y predisponemos a patologías de la articulación glenohumeral por pinzamiento reiterado del desfiladero subacromial, con afectaciones del tendón del supraespinoso y de la bursa subacromial.

En la posición de decúbito supino con los miembros inferiores flexionados (figura 105), la relajación de los músculos psoas mayores acarrea una retroversión pélvica y una disminución de la lordosis lumbar: el "hueco de los riñones" contacta con el plano de apoyo, consiguiendo así una mejor relajación de los músculos espinales y abdominales.

Es la posición de reposo idónea en caso de sufrimiento discal, pero con las extremidades superiores por debajo de la horizontal de los hombros.

En la posición denominada de "relajación" (figura 106), conseguida con ayuda de cojines o de asientos especiales, donde el plano de apoyo torácico es cóncavo determinando un enderezamiento de la lordosis lumbar y de la lordosis cervical; un apoyo debajo de las rodillas flexiona las caderas, con lo que el músculo psoas mayor y los músculos isquiotibiales se relajan.

Esta posición también es muy buena en caso de sufrimiento discal, pero con las extremidades superiores por debajo de la horizontal de los hombros.

En la posición de decúbito lateral (figura 107), el raquis sigue una curva sinuosa: convexidad lumbar inferior, la línea de las dos espinas ilíacas posterosuperiores marcada por las fositas sacras y la línea de los hombros convergen por encima del sujeto. El raquis torácico presenta una curva de convexidad superior. Con esta postura no se consigue una relajación muscular general y provoca algunas dificultades respiratorias durante las anestesias.

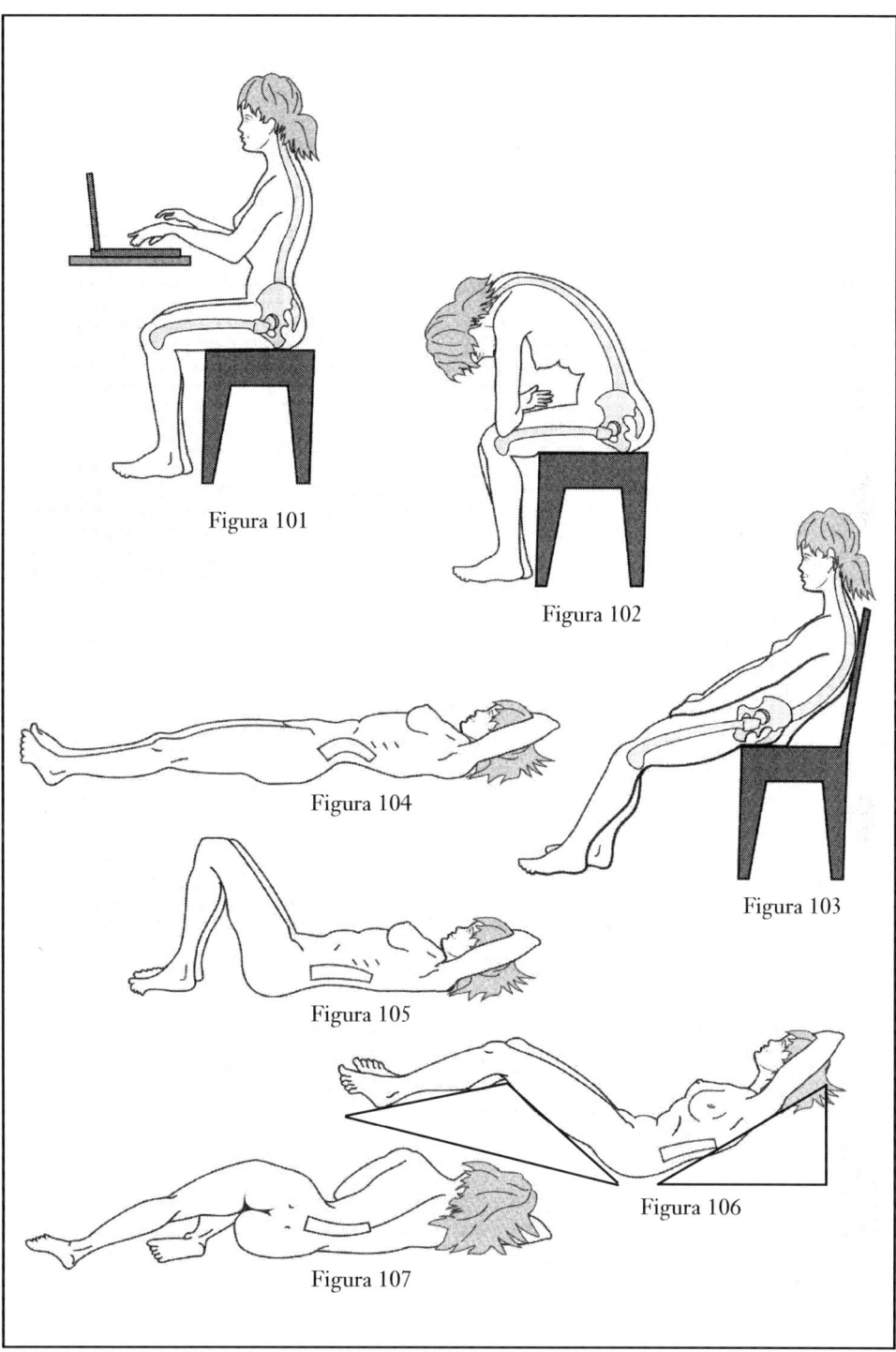

Figura 101

Figura 102

Figura 104

Figura 103

Figura 105

Figura 106

Figura 107

Además, a pesar de que reiteradamente se presenta como la postura idónea para la prevención de problemas vertebrales, esta postura predispone lesiones del hombro y de la cadera, por lo que la relación de ambas con la columna vertebral la convierten en una postura a evitar, al menos unilateralmente y de manera constante.

En cuanto a la posición de decúbito prono, es la peor de todas las posturas de reposo ya que genera dificultades respiratorias debidas al apoyo sobre la caja torácica y abdomen, que comprime la masa abdominal contra el diafragma, disminuyendo así su desplazamiento. También aumenta la lordosis lumbar, por lo que predispone patologías discales.

LAS CURVAS RAQUÍDEAS Y SU ÍNDICE DE RESISTENCIA

La existencia de curvas raquídeas aumenta la resistencia del raquis a las fuerzas de compresión axial. Este hecho simple reviste, sin embargo, una gran importancia para el osteópata ya que nos permite comprender en una simple observación visual de nuestro paciente si es de tipo estático o dinámico y el modelo de patologías que ello conlleva.

Los ingenieros han podido demostrar que la resistencia R de una columna con curvas es proporcional al cuadrado del número de curvas, N, más uno.

$$R: n2+1$$

Por lo tanto, el índice de resistencia de la columna vertebral, en base al número de curvaturas móviles (ya que la convexidad sacra y occipital no cuentan), será la que exponemos en la tabla 11.

Tabla 11

Número de curvaturas	Indice de resistencia
0	1
1	2
2	5
3	10

Se puede medir la importancia de las curvas raquídeas mediante el índice raquídeo de Delmas que consisten en la relación existente entre la longitud real del raquis y la altura que presenta según la morfología en base a las curvaturas que presenta cada paciente.

Un raquis con curvas normales a tiene un índice de 95%; los límites máximos del raquis normal son 95 y 96%. Un raquis con curvas acentuadas posee un índice de Delmas inferior a 94%. Esto significa que su longitud real es claramente mayor que la altura actual que presenta. Sin embargo, un raquis con curvas poco pronunciadas, es decir casi rectilíneo, posee un índice de Delmas superior a 96%. Esta clasificación anatómica es muy importante puesto que existe una relación entre la misma y el tipo funcional. De hecho, A. Delmas demostró que el raquis con curvas pronunciadas es de tipo funcional dinámico, con un sacro que tiende hacia la horizontal (ensilladura lumbar muy pronunciada) mientras que el raquis con curvas poco acentuadas es de tipo funcional estático, con un sacro que tiende hacia la vertical (dorso plano).

EL DOLOR

DEFINICIÓN

El dolor además de sensación es experiencia en la que todos alguna vez hemos sido sujetos activos. Según la Asociación Internacional para el Estudio del Dolor (I.A.S.P.) "el dolor es una experiencia subjetiva desagradable que asociamos con lesión hística y que describimos en términos de tal daño, o cuya presencia es revelada por manifestaciones visibles y/o audibles de la conducta". Es una experiencia displacentera originada en la periferia y hecha consciente a nivel de la corteza cerebral.

La definición de la IASP destaca que el dolor está asociado a daño tisular o que se describe como producido por éste, pero evita decir claramente que el dolor esté producido por él mismo. Esto permite considerar que incluso en aquellas formas de dolor en las que no hay daño tisular que las ocasione, generalmente como consecuencia de lesiones neurológicas, los pacientes describen el dolor como si estuviera producido por una lesión periférica.

La complejidad del dolor viene dada por el hecho de ser experiencia. En realidad el dolor es otro mecanismo que tiene el ser humano para relacionarse con el medio, debiendo hablar en el ser humano de SISTEMA NOCICEPTIVO modulador de la información dolorosa, con un sustrato anatómico que conduce dicha información y un sustrato bioquímico o sustancias que la inician, transmiten y modulan.

El sistema nociceptivo está formado por una serie de sinapsis (vías de conducción del dolor y de la modulación), conectadas por neurotransmisores (sustancias químicas) que conducen a un estado anómalo que se siente como dolor y que se manifiesta en forma de conducta de dolor.

El dolor como mecanismo de relación del individuo con el medio tiene una finalidad protectora, es un sistema de alerta. Este es el concepto de DOLOR AGUDO, DOLOR SÍNTOMA o DOLOR SEÑAL.

El dolor que se cronifica pierde sentido protector y se convierte él mismo en enfermedad, o elemento fundamental de ella, conduciendo a un estado exclusivo del ser humano:

EL SUFRIMIENTO

En términos de tiempo se ha definido el dolor crónico aquel que no responde a un tratamiento médico convencional y que dura más de seis meses. Pero el dolor crónico no es sólo un problema de tiempo, sino también de sentido. Es el dolor enfermedad que repercute en la propia personalidad, produciendo alteraciones del humor y de la afectividad, incide en las relaciones del enfermo y en su propia libertad, factores que a su vez disminuyen la resistencia al dolor.

El dolor puede clasificarse como AGUDO o CRÓNICO. La diferencia entre ambos no es únicamente una cuestión de temporalidad:

- El dolor AGUDO es la consecuencia inmediata de la activación de los sistemas nociceptivos por una noxa. Tiene función de protección biológica (alarma a nivel del tejido lesionado). Los síntomas psicológicos son escasos y limitados a una ansiedad leve. Es un dolor de naturaleza nociceptiva y aparece por la estimulación química, mecánica o térmica de nociceptores específicos.

  El dolor agudo se debe generalmente al daño tisular somático o visceral y se desarrolla con un curso temporal que sigue de cerca el proceso de reparación y cicatrización de la lesión causal. Si no hay complicaciones, el dolor agudo desaparece con la lesión que lo originó.

• El dolor CRÓNICO, no posee una función protectora, y más que un síntoma se considera como una enfermedad. Es un dolor persistente que puede auto perpetuarse por un tiempo prolongado después de una lesión, e incluso, en ausencia de ella. Suele ser refractario a los tratamientos y se asocia a importantes síntomas psicológicos. Persiste más allá de la lesión que lo originó y que permanece una vez que dicha lesión desaparece. Generalmente, el dolor crónico es un síntoma de una enfermedad persistente cuya evolución, continua o en brotes, conlleva la presencia de dolor aun en ausencia de lesión periférica.

La distinción entre ambos tipos de dolor es importante debido a que el dolor crónico es el resultado del agudo y el crónico es el resultado de mecanismos fisiopatológicos distintos a los del agudo. Pero la diferencia más importante es la relación entre lesión y dolor, una relación casi siempre presente en los dolores agudos y que desaparece o es difícil de precisar en el dolor crónico (tabla 12).

Tabla 12

	Dolor agudo	Dolor crónico
Mecanismo de producción	Lesión súbita y corta	Lesión tisular crónica
Temporalidad	Menor de 6 meses	Mayor de 6 meses
Sedación	Puede ser deseable	Debe evitarse
Duración de la analgesia	Hasta que pase el episodio agudo	Todo el tiempo posible
Administración de fármaco	Pautada	Pautada
Dosis y vía	Estándar y parenteral	Individualizada y oral
Medicación coadyuvante	No suele requerir	Necesario
Dependencia y tolerancia	Rara	Frecuente
Componente psicológico	No importante	Determinante
Estado emocional	Ansiedad	Depresión

El **tratamiento osteopático** de las dos clases de dolor es distinto:

- Dolor agudo: hay que buscar el tratamiento etiológico.
- Dolor crónico: hay que conocer también la etiología y actuar sobre ella, pero siempre podremos ofrecer un tratamiento sintomático, puesto que la causa que lo produce:

  1. Es intratable
  2. Ha desaparecido
  3. Ha desbordado la zona anatómica primitiva

En función de los mecanismos fisiopatológicos, el dolor puede diferenciarse en:

- Nociceptivo,
- Neuropático.

El dolor NOCICEPTIVO es la consecuencia de una lesión somática o visceral. El dolor nociceptivo es la consecuencia de la activación del sistema neurofisiológico constituido por nociceptores periféricos, vías centrales de la sensación dolorosa y, finalmente, corteza cerebral. La intensidad y duración de las sensaciones de dolor nociceptivo dependen crucialmente de la modulación de las señales de lesión tisular a lo largo de la vía nociceptica, pero el dolor nociceptivo se debe siempre a la activación de un sistema sensorial específico encargado de su transmisión.

El dolor NEUROPÁTICO es el resultado de una lesión y alteración de la transmisión de la información nociceptiva a nivel del sistema nervioso central o periférico. Una de sus características es la presencia de alodinia, que es la aparición de dolor frente a estímulos que habitualmente no son dolorosos. Son sensaciones aberrantes o anormales de dolor (neuralgia del trigémino, miembro fantasma o causalgia).

Entre los dolores de tipo neuropático se encuentran los de presentación espontánea en ausencia de lesión causal, las reducciones anormales del umbral del dolor y los dolores producidos por el tacto y por estímulos mecánicos de baja intensidad. En los casos de dolor neuropático, el sistema nociceptivo se comporta de una forma anormal y estas formas de dolor pueden ser consideradas como expresiones alteradas del sistema neurofisiológico encargado del procesamiento de señales nociceptivas. El síntoma más llamativo del dolor neuropático y hasta cierto punto su característica patognomónica es la falta total de relación causal entre lesión tisular y dolor.

Dolor somático y dolor visceral

El dolor somático es aquel que afecta a la piel, músculos, articulaciones, ligamentos o huesos. Se trata de un dolor bien localizado, circunscrito a la zona dañada y caracterizado por sensaciones claras y precisas.

El dolor visceral está producido por lesiones que afectan a órganos internos, por lo que es la forma de dolor que aparece más frecuentemente como consecuencia de enfermedades y es síntoma habitual en la mayor parte de síndromes dolorosos agudos y crónicos de interés clínico. El dolor visceral posee una serie de características y propiedades que lo diferencian del dolor somático:

- No todas las vísceras son sensibles al dolor.
- Puede aparecer sin tener relación directa con lesiones; por otro lado, algunos tipos de daños viscerales no causan dolor.
- Es un dolor vago, mal localizado y que se extiende más allá de los órganos lesionados.
- A menudo se refiere a la superficie del organismo en zonas distantes de la víscera que lo origina.
- Va acompañado de intensas reacciones reflejas motoras y vegetativas.

NEUROFISIOLOGÍA DEL DOLOR

Receptores nerviosos o receptores nociceptivos, terminaciones libres de fibras nerviosas localizadas en tejido cutáneo, en articulaciones, en músculos y en las paredes de las vísceras que captan los estímulos dolorosos y los transforman en impulsos.

Existen tres tipos:

- Mecanorreceptores: estimulados por presión de la piel.
- Termorreceptores: estimulados por temperaturas extremas.

- Receptores polimodales: responden indistintamente a estímulos nociceptivos, mecánicos, térmicos y químicos.

Como introducción diremos que el "proceso del dolor" se inicia con la activación y sensibilización periférica donde tiene lugar la transducción por la cual un estímulo nociceptivo se transforma en impulso eléctrico. La fibra nerviosa estimulada inicia un impulso nervioso denominado potencial de acción que es conducido hasta la segunda neurona localizada en el asta dorsal de la médula, estamos hablando de la transmisión. En el proceso de modulación, en el asta dorsal de la médula, intervienen las proyecciones de las fibras periféricas y las fibras descendentes de centros superiores. La transmisión de los impulsos depende de la acción de los neurotransmisores. Por último, tiene lugar el reconocimiento por parte de los centros superiores del SNC (Sistema nervioso central) o integración.

El conocimiento de la neuroanatomía y de la neurofisiología del dolor constituyen las bases que sustentan su tratamiento racional. De ahí la importancia clínica de conocer estos procesos en forma general. Los fenómenos que participan en el proceso nociceptivo pueden esquematizarse en los cuatro aspectos que muestra la tabla 13. Revisaremos los puntos más relevantes de los tres primeros.

Tabla 13
Los cuatro procesos fisiológicos del dolor

Transducción: proceso por el cual el estímulo nocivo periférico se transforma en un estímulo eléctrico.
Transmisión: propagación del impulso nervioso hasta los niveles sensoriales del SNC.
Modulación: capacidad que tienen lo sistemas analgésicos endógenos de modificar la transmisión del impulso nervioso, fundamentalmente inhibición en las astas dorsales de la médula, pero aparentemente también a otros niveles (periférico, por ejemplo).
Percepción: proceso final en que los tres primeros, interactuando con una serie de otros fenómenos individuales, crean la experiencia subjetiva y emocional denominada dolor.

Transducción

Durante años se pensó que el proceso ocurría en terminaciones sensoriales específicas (corpúsculos de Ruffini, Meissner y otros), estructuras encapsuladas que están en contacto con fibras A beta, que transmiten estímulos mecánicos de pequeña intensidad (tabla 14). Hoy se sabe que ocurre en las terminaciones nerviosas libres, ramificaciones distales de fibras C amielínicas y de fibras A delta, que a este nivel han perdido su delgada capa de mielina. Allí se inicia la depolarización y la transmisión de los impulsos dolorosos hacia la médula. La respuesta de estos receptores periféricos puede ser modificada por factores que la sensibilizan, aumentando la respuesta (acidez del medio, presencia de sustancias algógenas como prostaglandinas o bradiquininas) o por otros que causan fatiga, disminuyendo su respuesta (estímulos mecánicos repetidos). Algunos receptores sólo responden a estímulos mecánicos intensos, otros a estímulos nocivos mecánicos y térmicos y otros tienen respuestas polimodales ante estímulos mecánicos, térmicos y químicos. Estos receptores aumentan significativamente su respuesta eléctrica cuando los estímulos se hacen dolorosos.

Como sensación que es, el dolor depende de la transmisión de estímulos desde la periferia hasta el SNC. Para que este proceso ocurra es necesaria la existencia de unos receptores periféricos del estímulo, de unos neurotransmisores y de unas vías de transmisión.

En el cuerpo humano tenemos aproximadamente 15 receptores diferentes. Van a registrar diferentes presiones, tensiones, calor y temperatura.

Según el umbral de estimulación de estos diferentes receptores, las informaciones que se transmiten son:

- La propiocepción: información, no dolorosa, global del organismo.
- La nocicepción: información dolorosa.

Estos receptores están diseminados por todas partes. En la columna están:

- En la articulación vertebral
- Cápsula
- En la sinovial
- En el hueso debajo del cartílago
- En los vasos sanguíneos
- En las franjas sinoviales meniscoides que penetran en la articulación

Nociceptores

Los nociceptores son un grupo especial de receptores sensoriales capaces de diferencias entre estímulos inocuos y nocivos. Son terminaciones periféricas de las fibras aferentes sensoriales primarias. Reciben y transforman los estímulos locales en potenciales de acción que son transmitidos a través de las fibras aferentes sensoriales primarias hacia el SNC. El umbral de dolor de estos receptores no es constante y depende del tejido donde se encuentren. Se distinguen 3 tipos de nociceptores:

- NOCICEPTORES CUTÁNEOS: Presentan un alto umbral de estimulación y sólo se activan ante estímulos intensos y no tienen actividad en ausencia de estímulo nocivo. Existen de 2 tipos:

  — Nociceptores A delta situados en la dermis y epidermis. Son fibras mielínicas con velocidades de conducción alta y sólo responden a estímulos mecánicos.
  — Nociceptores C amielínicos, con velocidades de conducción lenta. Se sitúan en la dermis y responden a estímulos de tipo mecánico, químico y térmico, y a las sustancias liberadas de daño tisular.

- NOCICEPTORES MÚSCULO-ARTICULARES: En el músculo, los nociceptores A delta responden a contracciones mantenidas del músculo, y los de tipo C, responden a la presión, calor, e isquemia muscular. En las articulaciones, también existen estos dos tipos de nociceptores y se sitúan en la cápsula articular, ligamentos, periostio y grasa, pero no en el cartílago.

- NOCICEPTORES VISCERALES: La mayor parte son fibras amielínicas. Existen de dos tipos: los de alto umbral, que sólo responden a estímulos nocivos intensos, y los inespecíficos que pueden responder a estímulos inocuos o nocivos.

Tabla 14
Clasificación de las fibras nerviosas en un nervio periférico

Tipo	Inervación	Diámetro (micras)	Velocidad de conducción (m/seg.)
A alfa	Músculo esquelético	15 (12 - 20)	100 (70 - 120)
A beta	Tacto y presión piel	8 (5 - 15)	50 (30 - 70)
A gamma	Huso muscular	6 (5 - 8)	20 (15 - 30)
A delta	Mecanoreceptores, termorreceptores y nociceptores	3 (1 - 4)	7 (3 -15)
B	Simpáticas preganglionares	3 (1 - 3)	7(3-15)
C	Mecanorreceptores, nociceptores simpáticas preganglionares y termorreceptores	1 (0,5 - 1,5)	1(0,5-2)

Umbral de receptor

El umbral del estímulo, en el receptor sensorial, donde se genera un potencial de acción.

Algunos receptores sensitivos son más sensibles que otros.

Las fibras A alfa, beta y gamma tienen un umbral bajo. Principalmente recogen los estimulos propioceptivos. Finalizan en terminaciones nerviosas especializadas (Merckel, Pacini).

Las fibras A delta tienen un umbral mucho más alto, ya que estas fibras causan una rápida retirada de un estímulo peligroso (pincharse, quemarse, etc.).

Las fibras C tienen un umbral más alto aún que las A delta, y son las últimas en ser estimuladas. Estas fibras hacen que inmovilicemos la sección corporal para que se pueda curar.

Nota: tanto las fibras A delta como las fibras C finalizan en las terminaciones nerviosas libres.

Las fibras nerviosas del dolor

El dolor proviene de las fibras nociceptivas, A delta y fibras C.

La nocicepción no se traduce obligatoriamente por un dolor, sino que es este último signo el que aparece más frecuentemente y el que resulta más fácil de estudiar.

Lo más frecuente es que el paciente venga para que se le alivie un dolor, y este dolor es el grito de alarma de un órgano que sufre. Las características del dolor y su localización permiten o ayudan a encontrar el órgano afectado; es el problema del dolor en el diagnóstico.

Transmisión de la periferia a la médula

Con algunas excepciones, todos los impulsos dolorosos se transmiten por fibras C, con velocidad de conducción lenta (0,5-2 m/seg) y por las A delta, con mayor velocidad de conducción (3-15 m/seg). Estas fibras, parte de la neurona en T o neurona periférica, tienen su soma en el ganglio espinal y penetran a la médula por el asta posterior (figura 108). Las fibras de las astas anteriores, que se pensaba eran sólo eferentes y motoras, transmiten también impulsos sensoriales en más de un 15% de las ocasiones. Esto puede explicar el fracaso de algunas técnicas quirúrgicas, como la rizotomía, que sólo lesiona las raíces posteriores de los nervios espinales.

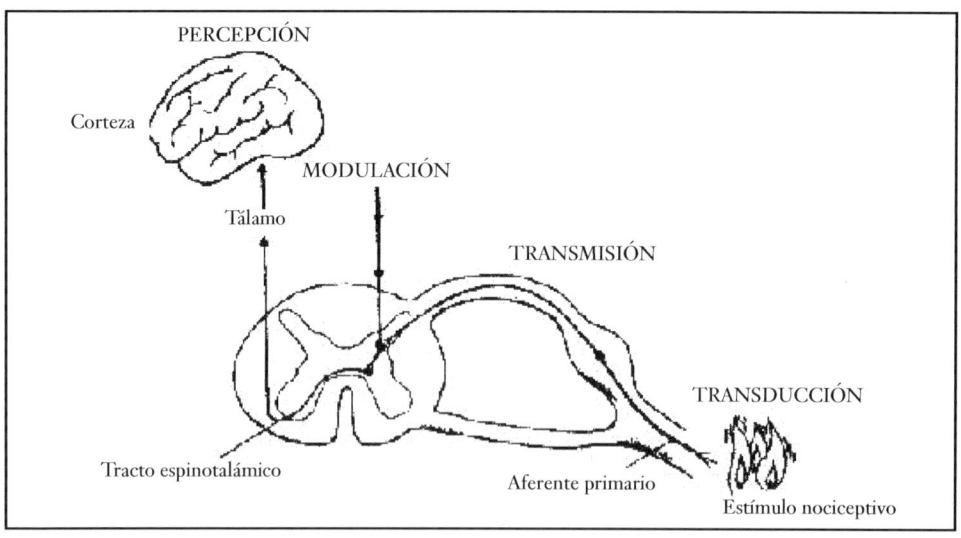

Figura 108

Las fibras aferentes de los nociceptores tienen sus cuerpos celulares en los ganglios raquídeos o de la raíz dorsal, alcanzando la médula espinal a través de las raíces dorsales, terminando en la sustancia gris del asta posterior medular. Este recorrido es el correspondiente a las neuronas de primer orden y en la transmisión sensitiva, se denomina primera neurona sensorial.

La sustancia gris está diferenciada en diez láminas o capas (capas de Rexed).

Las fibras A gamma cutáneas terminan fundamentalmente en las láminas I y V, y las fibras tipo C terminan en la lámina II (sustancia gelatinosa), y en menor proporción en la lámina I y III. Las fibras procedentes de los nociceptores musculares y articulares sinapsan en las láminas I, V y VI, y los nociceptores viscerales de tipo C, en las láminas I, V, y X.

La información general es conducida a través del sistema nervioso desde las terminaciones sensitivas periféricas por una serie de neuronas. En su forma más simple, la vía ascendente hacia la conciencia consiste en tres neuronas (figura 109). La primera, o neurona de primer orden, tiene su cuerpo en el ganglio de la raíz posterior del nervio espinal. Una prolongación periférica conecta con una terminación receptora sensitiva, mientras que una prolongación central entra en la médula espinal a través de la raíz posterior para hacer sinapsis con la neurona de segundo orden. La neurona de segundo orden da origen a un axón que se decusa (cruza hacia el lado opuesto) y asciende hacia un nivel superior del sistema nervioso central, donde hace sinapsis con la neurona de tercer orden (ver figura 109). En general, la neurona de tercer orden se encuentra en el tálamo y da origen a una fibra de proyección que pasa a una región sensitiva de la corteza cerebral. La cadena de tres neuronas descrita es la disposición más frecuente, pero algunas vías aferentes utilizan más o menos neuronas. Muchas de las neuronas en las vías ascendentes se ramifican y proporcionan una aferencia importante a la formación reticular, la que a su vez activa la corteza cerebral, manteniendo la vigilia (estado de despierto, insomnio). Otras ramas pasan a neuronas motoras, y participan en la actividad muscular refleja.

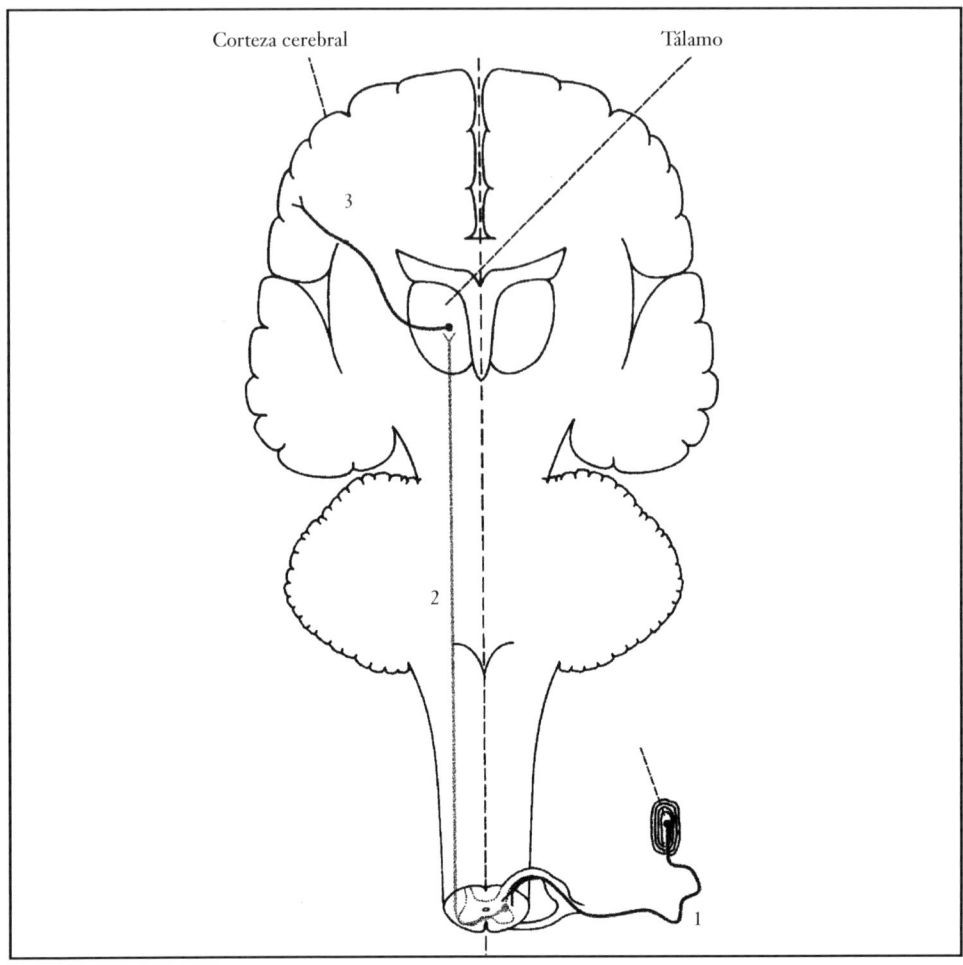

Figura 109. La forma más simple de vía sensitiva ascendente desde una terminación nerviosa sensitiva hacia la corteza cerebral. Obsérvese las tres neuronas que intervienen: 1- Neurona de primer orden; 2- Neurona de segundo orden; 3- Neurona de tercer orden

Vías ascendentes

Una gran proporción de las neuronas nociceptivas de la médula espinal envía sus axones a centros supraespinales, bulbares y talámicos: el complejo medular reticular, el complejo reticular mesencefálico, la sustancia gris periacueductal, y el núcleo ventroposterolateral del tálamo. La mayor parte de la información se transmite por vías cruzadas ascendentes situadas en la región anterolateral de la médula espinal, aunque también existen fibras que ascienden homolateralmente.

Los fascículos ascendentes mejor definidos anatómicamente son:

- espinotalámico
- espinoreticular
- espinomesencefálico

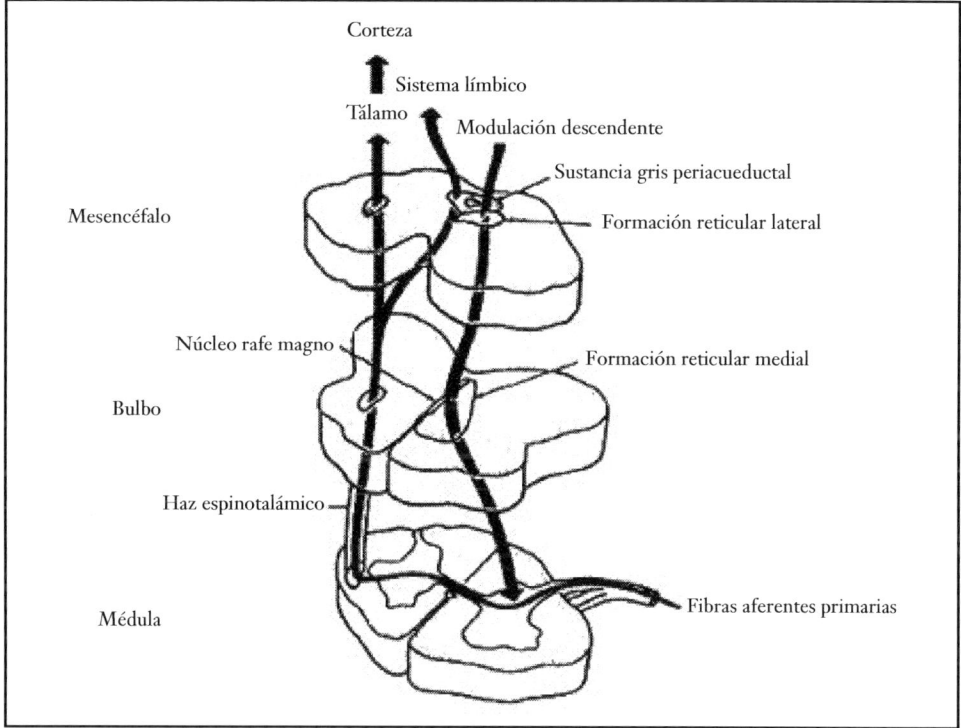

Figura 110

Las neuronas de la lámina I establecen conexiones a nivel medular con el sistema simpático y participan en los reflejos somatosimpáticos. Además establecen conexiones con neuronas ventrolaterales medulares, y con la porción caudal del tracto solitario, zonas implicadas en la regulación cardiorrespiratoria. Las neuronas de las láminas profundas del asta posterior proyectan fundamentalmente hacia el área reticular del mesencéfalo y otras áreas implicadas en respuestas motoras y somatosensoriales.

Existen otros fascículos también implicados en la transmisión/modulación del dolor que se sitúan a nivel de la sustancia blanca medular, como el fonículo dorsolateral descendente, con funciones antinociceptivas, y las columnas dorsales, relacionadas con el dolor de origen visceral.

Vías descendentes

Desde hace cuarenta años se conoce la posibilidad de controlar el ingreso de estímulos nociceptivos desde las estructuras centrales. La estimulación eléctrica de la zona periacueductal o del núcleo del rafe bulbar, ricos en receptores morfínicos, provoca analgesia sin alteración motora, probablemente a través de una vía inhibitoria descendente, el fascículo dorsolateral (figura 110). Experimentalmente se puede obtener analgesia con micro inyecciones de morfina en estas zonas. Estas vías inhibitorias descendentes también pueden ser estimuladas por el dolor y el estrés y provocar alguna modulación a nivel medular. Es necesario dejar en claro que existen sistemas inhibidores descendentes mediados por opioides y también por otros mediadores, entre los que destacan dos sistemas: uno mediado por norepinefrina y otro por serotonina.

Modulación y control de dolor

El dolor puede entonces iniciarse a través de la activación de receptores periféricos directamente dañados por el trauma o estimulados por fenómenos inflamatorios, infecciosos o isquémicos, que producen liberación de mediadores. Estos pueden ser directamente algógenos o sensibilizar a los receptores. El fenómeno inflamatorio incluye la liberación de sustancias como la histamina, serotonina, prostaglandinas y bradiquinina, el aumento del potasio extracelular y de iones hidrógeno, que facilitan el dolor. La sustancia P, un cotransmisor que se sintetiza en el soma de la neurona periférica y de gran importancia a nivel medular, puede ser liberado también a nivel periférico, facilitando la transmisión nerviosa o incluso provocando vasodilatación, aumento de la permeabilidad capilar y edema. Por otra parte, un estímulo traumático o quirúrgico intenso puede provocar una contractura muscular refleja, que agrava el dolor en la zona, o un aumento de la actividad simpática eferente, que a su vez modifica la sensibilidad de los receptores del dolor. Esto puede explicar en parte el dolor de la causalgia. A nivel periférico se puede intentar modificar el dolor a diferentes niveles:

1. La infiltración de una herida con anestésicos locales o su uso intravenoso en una extremidad, impiden la transducción al estabilizar la membrana de los receptores. Esta analgesia puede mejorarse utilizando narcóticos probablemente por la existencia de receptores morfínicos a nivel periférico

2. Los AINES actúan a nivel periférico, aun cuando parece claro que existe también un mecanismo central.

3. El bloqueo de un nervio periférico con anestésicos locales o su destrucción impide la transmisión de impulsos hacia y desde la médula espinal (figura 111).

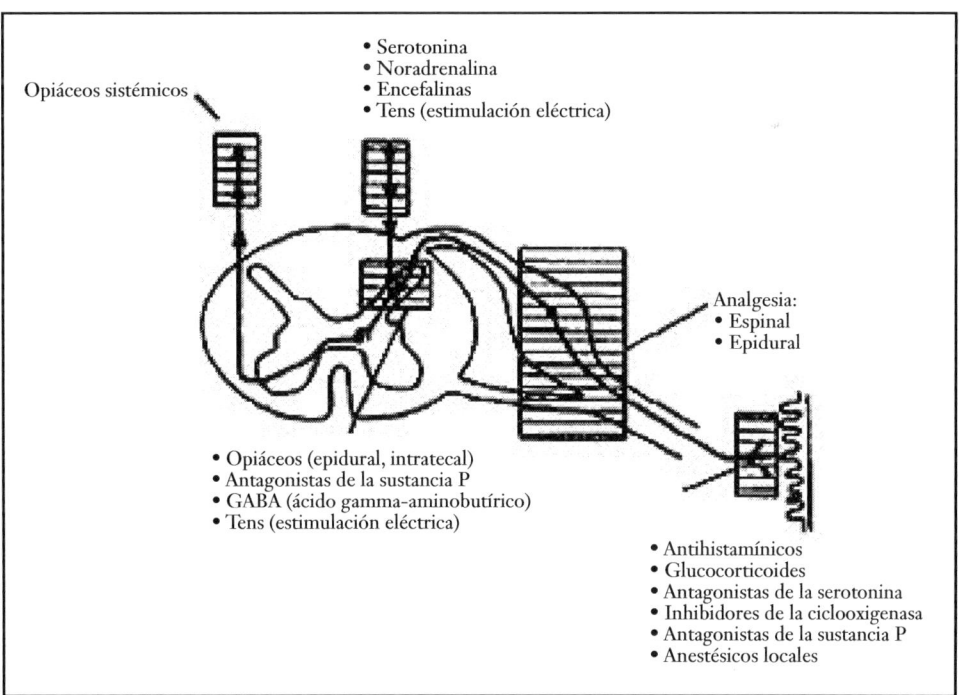

Figura 111

Neuroquímica

Las terminaciones centrales de las fibras A y C liberan transmisores excitatorios (sustancia P, glutamato, y péptido relacionado con el gen de la calcitonina o CGRP), que actúan sobre receptores específicos e inducen la despolarización de las neuronas de segundo orden, transmitiéndose la información hacia los centros superiores.

La transmisión excitatoria en su camino cortical, va recibiendo la modulación de los sistemas inhibitorios. Estos sistemas están formados por transmisores y receptores capaces de disminuir la liberación de transmisores excitatorios y la excitabilidad neuronal. Los sistemas inhibitorios mejor conocidos son:

- los opioides
- el alfa-adrenérgico
- el olinérgico
- el gabérgico

Estos sistemas se activan a la vez por el estímulo doloroso y parecen actuar sinérgicamente con el sistema excitatorio.

La transmisión nociceptiva es el resultado del balance entre sistemas excitatorios e inhibitorios, confluyendo especialmente en la médula espinal.

Teoría de la puerta

Desde hace mucho tiempo se sabe que los masajes y la aplicación de linimentos en áreas dolorosas pueden ser muy eficaces para aliviar el dolor. La técnica de la acupuntura, descubierta en China hace miles de años, también es beneficiosa para aliviar el dolor. Se ha comunicado que la estimulación eléctrica de la piel con baja frecuencia produce alivio del dolor en ciertos casos. Aunque no se conoce el mecanismo preciso de estos fenómenos, hace algunos años se propuso la teoría de la puerta. Se sugirió que en el sitio donde la fibra del dolor entra en el sistema nervioso central podía ocurrir una inhibición, por medio de neuronas conectoras excitadas por grandes fibras aferentes mielínicas, que llevan información no dolorosa de tacto y presión.

La estimulación táctil excesiva, producida por ejemplo por el masaje "cierra la puerta" al dolor. Sin embargo, una vez que la estimulación táctil no dolorosa cesa, "la puerta se abre" y la información sobre los estímulos dolorosos asciende en el tracto espinotalámico lateral. Aunque la teoría de la puerta puede explicar en parte los fenómenos, es probable que el sistema de analgesia intervenga también en la liberación de encefalinas y endorfinas en las astas grises posteriores.

En los cambios bioquímicos que tienen lugar en la transmisión y/o modulación del dolor, podemos plantear el problema en tres niveles

1. Periférico: el mecanismo en virtud del cual una serie de estímulos de distinta índole son capaces de excitar a los receptores periféricos.

2. Medular: que comprendería los mecanismos de transmisión implicados en la percepción cerebral del dolor y correspondientes mecanismos centrífugos inhibidores de dicha sensación.

3. Central: aquellos neurotransmisores y mecanismos implicados en la percepción cerebral del dolor y correspondientes mecanismos centrífugos inhibidores de dicha sensación.

Nivel periférico

Cuando un estímulo doloroso tal como presión, temperatura o descargas eléctricas llega a un receptor, se pasa el umbral del receptor y se produce una despolarización de la membrana nerviosa que llega al cuerno posterior, todo ello en un primer tiempo. En una segunda fase, diversas sustancias procedentes del tejido circundante lesionado estimularían o mantendrían esa excitación de los receptores.

Cabe citar diversas sustancias que van a inducir y/o mantener el dolor:

- Prostaglandinas
- Sustancia P
- Histamina y serotonina
- Colecistoquinina
- Catecolaminas
- Capsaicina

Todas las células tienen una envoltura que está compuesta por lípidos, proteínas y glúcidos.

La membrana de una célula cualquiera está compuesta de fosfolípidos, que es el componente primario, y como consecuencia de la agresión de una célula, como puede ser una herida mecánica, química o térmica, la membrana de la célula va a sufrir una degradación. Bien en la columna vertebral o en cualquier otra parte: a nivel del disco, de la cápsula o de contracturas isquémicas.

La degradación de la membrana celular va a producir bajo la acción de la fosfolipasa (fenómeno químico de transformación), la producción de ácido araquidónico. Este ácido, se produce por una lesión de la membrana.

Pero lo que es interesante es la producción secundaria, y esto si es importante, de prostaglandinas.

Estas prostaglandinas son sustancias químicas que están producidas de manera biológica a partir de la degradación de las células.

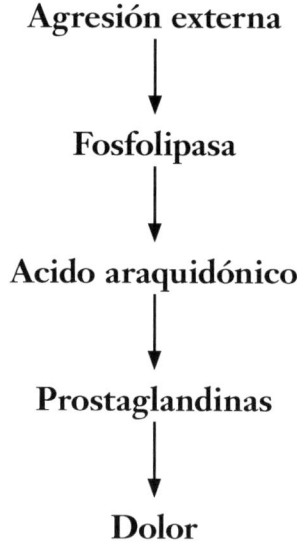

Agresión externa

↓

Fosfolipasa

↓

Acido araquidónico

↓

Prostaglandinas

↓

Dolor

La virtud de las prostaglandinas son ser hiperalgizantes, lo cual quiere decir que cuando estas sustancias químicas van a llegar a los receptores no mielínicos se produce una estimulación rápida de la fibra.

Si no hubiera producción de prostaglandinas, no habría una despolarización de estas fibras nerviosas. Por lo tanto, las prostaglandinas son hiperalgizantes.

Lo que nos interesa saber es que cuando tenemos una degradación de la membrana tenemos la puesta en marcha de una cadena biológica, con la producción de prostaglandinas primarias cuya virtud va a ser estimular los receptores.

En todos los pacientes que nos visitan con dolor, estos mecanismos van a estar en marcha.

Cuando un paciente visita al médico, normalmente se le receta antiinflamatorios no esteroideos, AINS, (Voltaren, Feldene, Espidifen, Dalsy, etc.). La virtud de estos medicamentos, es que van a hacer una inhibición sobre la acción del ácido araquidónico, el cual no va a liberar prostaglandinas. Por lo tanto, no se va a estimular a los receptores nerviosos y, por lo tanto:

NO HAY DOLOR

Cuando tenemos una herida mecánica, química o térmica, o una persona se agacha hacia delante para levantar un objeto y se le reproduce un dolor súbito lumbar, en un primer tiempo se van a estimular los nociceptores mecánicos A Delta.

Por ejemplo: esguince tibiotarsiano. Se produce un dolor inmediato. El dolor proviene del ligamento peroneo-astragalino anterior que ha sido estirado brutalmente y los tensoreceptores van a recibir una estimulación anormalmente aumentada. Los receptores que están unidos a las fibras A Delta van a descargar hacia el cuerno posterior: no podemos andar.

El osteópata le aplica frío en el tobillo: el dolor cede.

Cuando los receptores mecánicos A Delta han sido estimulados, tenemos un dolor inmediato que puede ser fácilmente controlado con el frío. Si colocamos frío sobre los receptores: no sientes nada y puedes caminar.

Al día siguiente, por la mañana, el tobillo está muy hinchado. ¿Qué ha pasado?

Cuando tenemos una herida mecánica y química, si los receptores mecánicos son estimulados tenemos un dolor inmediato. Pero durante toda la noche la cadena biológica se pone en marcha. La cadena de las prostaglandinas van a producir localmente una vasodilatación, un edema, una hiperleucocitosis. A esto se le llama: INFLAMACIÓN.

Esta inflamación que es, por lo tanto, un sistema químico va a estimular los receptores nociceptivos:

- Las fibras A Delta
- Las fibras C

Ambos terminan en las terminaciones nerviosas libres.

Por lo tanto, la nocicepción cuando es producida por un agente neurológico estimula a las fibras A Delta, que es el dolor inmediato.

El dolor que se siente al día siguiente es químico, son las prostaglandinas que van a estimular el conjunto de receptores y especialmente a las terminaciones nerviosas libres.

Pero entre el comienzo del accidente y la estimulación de los receptores nociceptivos tardíos, hacen falta varias horas. Por esto sólo al día siguiente va a ser cuando el paciente no va a poder andar.

Al final, si tuviéramos una isquemia, tanto en la zona de la articulación como en el músculo periférico, tendríamos una acidosis: CO_2 (dióxido de carbono). Aumento de iones de hidrógeno, lo cual quiere decir que hay un descenso del PH. A esto se le llama acidosis. Esta acidosis estimula a los nociceptores tardíos, lo cual nos da un dolor tardío.

En este dolor tardío tenemos dos mecanismos diferentes o añadidos:

- El origen de la herida. Dolor inmediato. Neurológico, fibras A Delta un poco mielinizadas.
- Con el tiempo tenemos la intervención de la cadena araquidónica. Prostaglandinas, las fibras C, que son lentas y sin mielina. Esto va a dar un dolor tardío.

Tendremos una contractura refleja que se va a añadir al mecanismo primario y esta puede desencadenar, vía sistema isquemia, un dolor tardío que se va a añadir al anterior.

Nivel medular

En 1952 Rexed investigó en médula espinal de gato la disposición de las neuronas en la sustancia gris y determinó que ésta se agrupa en 10 láminas, que históricamente se conocen como las láminas de Rexed (figura 112) .

Determinó que las láminas I, II, III y IV eran la Lámina Marginal y que funcionaban formando una unidad funcional encargada de recibir sensibilidad Exteroceptiva, es decir, sensibilidad al dolor, temperatura, tacto y presión, que provenían principalmente de las estructuras derivadas del ectodermo.

La zona del cuello del cuerno dorsal, corresponde a las láminas V y VI, la asoció con la recepción de la sensibilidad propioceptiva, es decir, recibe la sensibilidad de estructuras derivadas del Mesodermo (huesos, músculos, articulaciones, ligamentos), información relacionada con posición, movimiento, equilibrio, etc.

La lámina VII, que corresponde a la base del cuerno dorsal, se descubrió que tenía conexiones con el cerebelo y con el mesencéfalo. Y la zona de la sustancia gris intermedia, que está en relación con el canal central de la médula, está encargada de la sensibilidad interoceptiva.

Todas las láminas relacionadas con el cuerno ventral, específicamente la lámina IX que se repite en 3 zonas, se relaciona con la actividad motora.

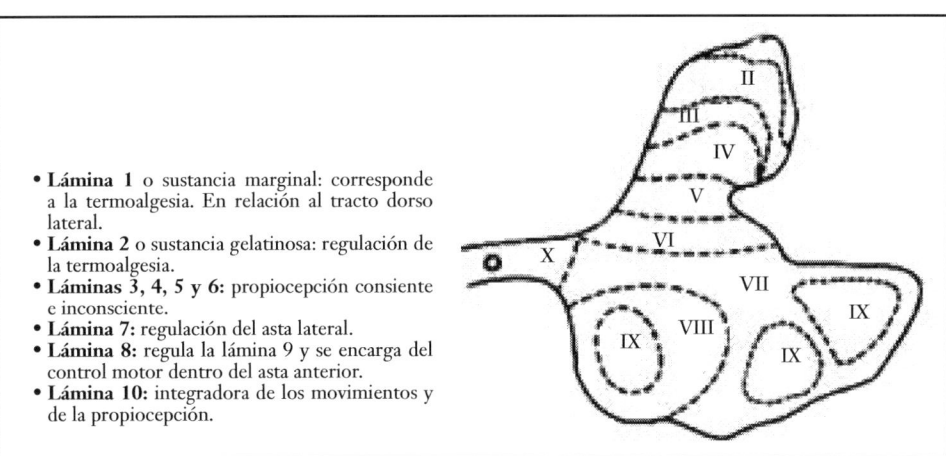

- **Lámina 1** o sustancia marginal: corresponde a la termoalgesia. En relación al tracto dorso lateral.
- **Lámina 2** o sustancia gelatinosa: regulación de la termoalgesia.
- **Láminas 3, 4, 5 y 6:** propiocepción consiente e inconsciente.
- **Lámina 7:** regulación del asta lateral.
- **Lámina 8:** regula la lámina 9 y se encarga del control motor dentro del asta anterior.
- **Lámina 10:** integradora de los movimientos y de la propiocepción.

Figura 112. Láminas de Rexed

A este nivel las aferencias nociceptivas van a llegar a la capa 2 de Rexed, que dividió la médula en diferentes capas o láminas. La primera es la de Lissauer. La segunda se llama sustancia gelatinosa de Rolando.

La capa 2 se ha estudiado de cerca y se ha visto que es rica en sustancias opiáceas (encefalinas, o según la terminología inglesa: endorfinas), que son opiáceos muy importantes. Hay mucha cantidad en la capa 2 de Rexed.

Cuando las neuronas pasan esta capa van a ir hasta la capa 4 y 5, y vamos a tener un estímulo que va a ascender hasta el córtex, que fue estudiado en 1964 por Walk y Melzack y se le llamó la teoría del *gate control* (ver página 213).

Es el control de la puerta de entrada. Si existe un estímulo que llega a este nivel, pasa o no pasa. Según si esta puerta se abre o no se abre.

La capa 2 que es rica en encefalinas (morfina, opio), tiene una acción depresiva sobre las transmisiones.

Podemos decir que esta sustancia de Rolando produce una inhibición terminal. Así mismo, las aferencias nociceptivas son bloqueadas por la acción inhibidora de Rolando.

Por el contrario, si tenemos una estimulación importante, por ejemplo en un esguince, se estimulan las fibras A delta cuando es el caso neurológico y las fibras C cuando es el caso biológico-químico. Estas vías van a enviar una colateral a Rolando con un mediador químico llamado sustancia P (nociceptiva). La virtud o cualidad de esta sustancia P es inhibir la inhibición. Si se inhibe la inhibición, se abre el paso al dolor.

Aquí tenemos una batalla constante entre las encefalinas y la sustancia P.

Cuando las encefalinas ganan todo va bien. Pero cuando se produce en exceso la sustancia P, el paso nociceptivo es facilitado y cogemos la vía ascendente.

Esto es lo que se llama **Gate Control** o puerta de entrada.

Tenemos, por lo tanto ya, dos nociones importantes:

- **La noción de umbral de receptor.** Bien mecánico o químico. Cuando se es infraliminar no hay ninguna acción. Si es supraliminar, tenemos una acción. Se llama la ley del todo o nada. Una vez que se ha pasado el umbral se abre el paso al cuerno posterior y ahí es donde tenemos otro umbral.
- **El gate control.** Si la estimulación de la sustancia P no es suficiente, no hay dolor. Se es nociceptivo pero no hay dolor. Si la

sustancia P se produce en gran cantidad, las encefalinas no pueden cerrar la barrera y en este caso se coge la vía ascendente.

Cuando hemos pasado el *gate control* a nivel segmentario vamos a tener estímulos que se van a difundir en este segmento hacia el cuerno anterior, que es el cuerno motor (motoneuronas) y hacia el cuerno lateral, que es neurovegetativo. Aquí tenemos el comienzo del sistema simpático, que es el gran maestro que gobierna la esfera visceral.

TEORIA DE LA COMPUERTA (GATE CONTROL)

En 1965 Melzack y Wall propusieron la teoría de la Compuerta o Puerta de Entrada para explicar los fenómenos relacionados con el dolor. La teoría de la compuerta del dolor es una explicación de cómo la mente desempeña un papel esencial en la opinión del dolor. Sugirieron que hay un "sistema que bloquea" a nivel del sistema nervioso central que hace que se abra o se cierre las vías del dolor. Las puertas se pueden abrir, dejando proceder el dolor a través de las fibras aferentes y eferentes desde y hacia el cerebro, o viceversa, las puertas se pueden cerrar para bloquear estos caminos del dolor, este mecanismo puede ser influenciado por impulsos nerviosos eferentes. Los impulsos eferentes son afectados por una enorme variedad de factores psicológicos conocidos para influenciar el cerebro.

El mensaje enviado del cerebro (vías eferentes) al área donde se siente el dolor se puede influenciar por la interpretación de la mente. Muchos factores externos afectan la interpretación del dolor tal como, emociones y experiencias anteriores con dolor y ansiedad. Esta teoría del dolor integra los componentes fisiológicos, psicológicos, cognoscitivos, y emocionales que regulan la percepción del dolor.

Melzack postuló que una persona podría modular su dolor usando fuerzas externas. Sus ideas sobre los aspectos interpretativos del dolor forman la base de la teoría de la compuerta.

La teoría de la compuerta explica porqué se disminuye el dolor cuando el cerebro está experimentando una sensación de distracción. En estas circunstancias, la percepción del dolor se disminuye porque la interpretación del dolor es modulada por la experiencia agradable de distracción.

Esta teoría se resume a continuación:

1. La actividad de las células de la sustancia gelatinosa (SG, está en el vértice del asta posterior a lo largo de toda la médula espinal, está relacionada con la información termoalgésica y táctil, Lámina II o III del asta dorsal) modulan y regulan el ingreso de los impulsos nerviosos procedentes de fibras aferentes a las células de transición o células T (Lámina V). Esto es conocido como la compuerta espinal.

2. Las células de la sustancia gelatinosa influyen de dos maneras en la transmisión del impulso aferente a las células T:

   a) A nivel Presináptico: bloqueando los impulsos o reduciendo la cantidad de neurotransmisor liberado por los axones de las fibras A delta y C.

   b) A nivel Postsináptico: modificando la receptividad de los impulsos que llegan.

3. Las fibras A delta y C facilitan la transmisión (abrir compuerta) inhibiendo a las células de la sustancia gelatinosa.

4. Las fibras A alfa y beta excitan a las células de la sustancia gelatinosa inhibiendo la transmisión y cerrando compuerta.

5. Las células de la Lámina V (células T): son excitadas o inhibidas por las células de sustancia gelatinosa.

6. La estimulación de fibras A alfa activa de inmediato los mecanismos centrales. La actividad de estas fibras asciende por los cordones dorsales de la médula espinal y las vías dorso laterales a través del lemnisco medial hacia el complejo ventrobasal del tálamo posterior; proporcionando información mucho antes de la llegada de las vías del dolor. Este sistema pone en alerta receptores centrales y activa mecanismos selectivos como:

   • Experiencia Previa.
   • Emociones.
   • Cognición.
   • Respuestas.

A continuación desciende información cortical por las fibras eferentes para activar sobre la compuerta raquídea; antes de la activación central de las células T.

7. La combinación de impulsos aferentes periféricos modulados por la SG y centrales descendentes producen la actividad neta de las células transmisoras de la médula espinal.

Nivel central

Cuando las aferencias pasan la zona 2 de Rexed van a tomar vías ascendentes: la vía espinal en dirección cortical. Pero estas vías son distintas en el dolor inmediato. Por ejemplo, en cuanto te tuerces el tobillo, es la estimulación A delta. Ahí pasa el *gate control* segmentario puesto que hay una enorme estimulación de la sustancia P. Por lo tanto, las encefalinas son derrotadas y cogemos el ascenso hacia el *gate control* superior. Esta vía va directamente al tálamo, incluso enviando una colateral hacia el bulbo. Aquí pasa los diferentes *gate control* y llega hasta la zona somestésica (ver página 217). Y sólo es en este momento cuando se percibe el dolor.

Mientras no se sobrepase este último umbral talámico se es nociceptivo, pero no duele. Cuando se pasa y se llega al córtex, donde están las zonas somestésicas, en este momento es cuando se dice: "me duele".

Esta vía, extremadamente rápida, es una vía de los mamíferos que se llama neoespinotalamicocortical. Es el *tren de alta velocidad.*

En el dolor tardío, con la intervención de la vía química, tenemos a las fibras C que son lentas de conducción. Es una vía polisináptica (con muchas sinapsis). La otra es una vía pautisináptica (con menos sinapsis).

Esta vía tardía llega hasta el bulbo, en la sustancia reticulada del bulbo, donde hay que pasar diferentes *gate control.* Cuando pasamos el último control, no sólo se alerta a la zona somestésica, sino que además se pone en marcha el sistema simpático y parasimpático, ya que este sistema tiene también un control superior a nivel del hipotálamo.

Se manda una información al cerebro límbico y el aspecto efectivo del dolor también se pone en marcha.

Esta es la diferencia entre el dolor inmediato y el dolor tardío:

- Dolor inmediato: es talámico y rápido. Fibras A delta.
- Dolor tardío: es radiculotalámico y mucho más complejo en su integración superior. Fibras C.

A nivel alopático, ante el dolor, se utilizan dos medios:

- Los antiálgicos
- Los antiinflamatorios

Cuando tomamos antiinflamatorios (feldene, voltaren...), inhibimos la cadena araquidónica, bien te duela una muela, la columna lumbar o en cualquier otra parte. Se va a intentar suprimir la producción de prostaglandinas, lo cual está muy bien.

El traumatólogo tiene que marcar una diferencia con el médico general: las infiltraciones.

La cortisona en una articulación inhibe la lipasa. Si inhibimos la lipasa no se produce ácido araquidónico y no se producen prostaglandinas. Si no se producen prostaglandinas no se pueden estimular los receptores.

El ácido clorhídrico de nuestro estómago es muy potente, tanto que podría perforarnos el estómago si no tuviéramos a las prostaglandinas para protegerlo. Pero si damos inhibidores de las prostaglandinas (voltaren, feldene...), podemos tener importantes problemas de estómago.

Si se tiene ya de antes un pequeño problema de estómago (una pequeña úlcera, una gastritis), el tomar voltaren puede producir una hemorragia, convirtiéndose en una urgencia médica.

Por lo tanto, el dar antiinflamatorios es un acto importante. En las estadísticas médico-osteopáticas, en Estados Unidos, hay cuatro veces más accidentes con los antiinflamatorios que con las manipulaciones vertebrales.

La utilización del D.I.U. (dispositivo intruterino, método anticonceptivo reversible más frecuentemente usado en el mundo), produce una agresión interna que produce una gran cantidad de leucocitos y prostaglandinas por el endometrio, como parte de una reacción al cuerpo extraño que representa el DIU. Estas sustancias son hostiles tanto para el espermatozoide como para los óvulos fecundados y los cigotos. La presencia de cobre incrementa el efecto espermicida y es un abortivo eficiente y confiable.

Si a esta mujer se le aconseja tomar algún antiinflamatorio para tratar un dolor cualquiera, todas las prostaglandinas disminuyen junto con el dolor, pero también disminuyen las postaglandinas del útero que previenen el paso de los espermatozoides como prevención ante un embarazo, con el resultado del embarazo no deseado de esta mujer.

En resumen, podemos decir que cuando una persona se pilla el dedo en una puerta:

- El médico receta medicamentos para no sentir el dedo
- El acupuntor pincha el dedo con el mismo objetivo
- El masajista, da masaje al dedo
- El osteópata, teóricamente, abre la puerta

Para sentir menos dolor es necesario abrir un poco la puerta. Si por un medio mecánico (osteopatía) conseguimos abrir un poco la puerta, la estimulación será menos importante. Pasaremos de supraliminar a infraliminar, lo cual puede explicar la acción antiálgica de las normalizaciones articulares.

Tenemos el mismo objetivo que los médicos: quitar el dolor.

En un primer momento muy álgido, el médico será prioritario sobre el osteópata.

En un segundo tiempo, vamos a intentar abrir la puerta. Los efectos pueden ser más importantes y más largos.

La corteza somatosensorial

La figura 113 muestra las áreas somatosensoriales primarias de la corteza cerebral, es un gráfico donde se representan las zonas del córtex humano donde se reconocen, organizan e integran las sensaciones provenientes de las distintas partes del cuerpo. Como puede observarse, no todas las partes el cuerpo requieren de la misma "cantidad" de corteza especializada.

Las áreas somestésicas o áreas de la sensibilidad general, se localizan en la circunvolución central posterior. En esta zona se registran las sensaciones de calor, frío, tacto, presión, dolor y la sensibilidad propiocep-

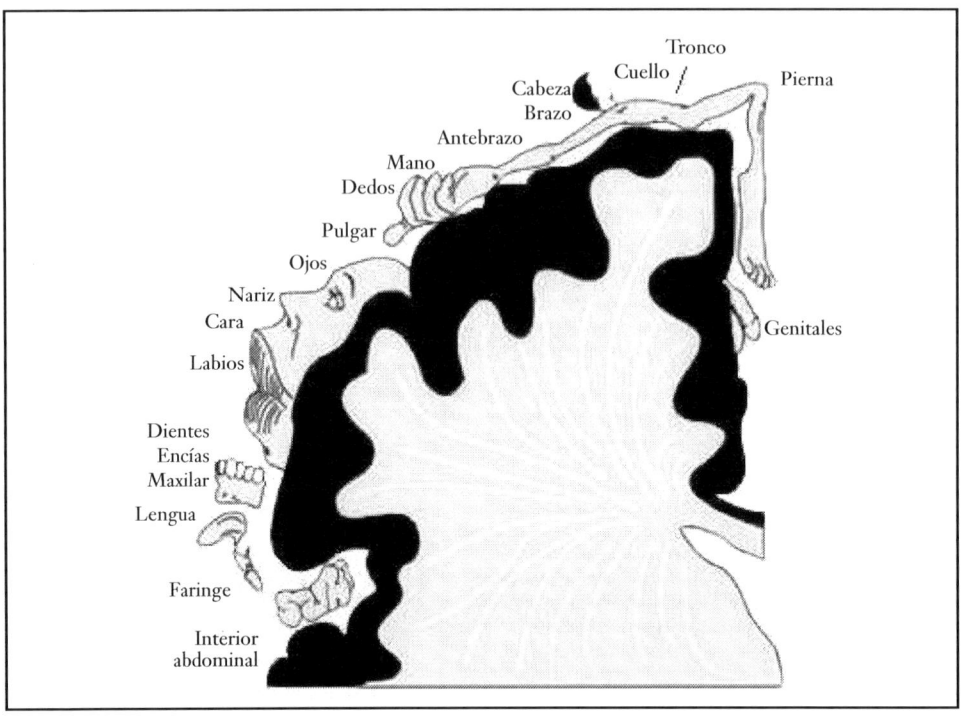

Figura 113. Corteza somatosensorial

tiva (sentido de la posición y equilibrio muscular). Cada circunvolución recibe las sensaciones procedentes del lado opuesto del organismo. La disposición de las partes del cuerpo representadas en la circunvolución sigue también un orden inverso, de manera que las áreas sensitivas de los pies se localizan en el extremo superior del córtex, mientras que las áreas para la cabeza ocupan el extremo inferior.

Las áreas motoras se localizan en las circunvoluciones centrales superiores. Cada circunvolución controla la actividad del músculo esquelético que ocupa el lado opuesto del organismo. Las diversas partes del organismo representadas en la circunvolución se disponen escalonadamente, de arriba abajo, de modo que la porción superior de la circunvolución controla los movimientos de la extremidad inferior opuesta, mientras que la zona inferior de la circunvolución controla la cabeza y el cuello. Algunas partes del organismo, como la mano y la cara, están más representadas que otras. Ello se debe a la capacidad de tales partes para efectuar movimientos más delicados.

El área promotora, relacionada también con la actividad motora, ocupa una posición inmediatamente anterior a la circunvolución precentral. La estimulación de esta área se traduce en la aparición de una serie de movimientos de naturaleza generalizada, como la rotación de la cabeza, giros del tronco y movimientos generales de las extremidades.

Las áreas del lenguaje, o áreas de Broca, se localizan en el lóbulo frontal. En una persona diestra las áreas del lenguaje están mejor desarrolladas en la corteza cerebral izquierda. En un zurdo están más desarrolladas las áreas del lenguaje derechas.

Las áreas visuales se localizan en el lóbulo occipital. En el lóbulo occipital izquierdo se registran los impulsos que se originan en la parte izquierda de cada globo ocular, mientras que en el lóbulo occipital derecho se registran los impulsos que se originan en la parte derecha.

Las áreas auditivas se localizan en la circunvolución temporal superior. Cada lóbulo temporal recibe impulsos auditivos procedentes tanto del oído derecho como del izquierdo. Ello se debe a que un número considerable de neuronas encargadas de transmitir los impulsos auditivos no siguen la vía contralateral, sino que se dirigen al lóbulo temporal del mismo lado.

El área primaria olfativa se localiza en la superficie medial del lóbulo temporal, y el área primaria gustativa en la cara anterior de la circunvolución central posterior del lóbulo parietal.

Existen otras áreas llamadas áreas de asociación. Las situadas en el lóbulo parietal participan en la integración de la información sensitiva procedente de las áreas somestésica, auditiva, visual y gustativa. Las áreas de asociación parietales correlacionan información acerca de las diversas partes del organismo. Las áreas asociativas situadas en la región posterior del lóbulo temporal se relacionan con la integración de datos sensitivos. La afasia visual y auditiva (incapacidad para comprender la palabra oral y escrita) puede asociarse a lesiones de estas áreas asociativas. Las áreas de asociación localizadas en la porción anterior del lóbulo temporal se relacionan con gran variedad de experiencias, aparte de las audiovisuales. Esta porción anterior del lóbulo temporal se ha denominado corteza psíquica a causa de su relación con experiencias pasadas.

Las actividades superiores tales como el discernimiento, razonamiento y abstracción dependen también de la corteza cerebral. La parte anterior del lóbulo frontal, denominada área prefrontal, se halla en relación con estos procesos mentales característicos del ser humano. La corteza cerebral ejerce también una influencia de carácter inhibitorio sobre las partes inferiores del sistema nervioso central.

PATOLOGÍA DEL DISCO INTERVERTEBRAL LUMBAR

Todas las lesiones degenerativas lumbares tienen como principales etiologías a:

- La posición bípeda y el efecto de la gravedad.
- Los traumatismos.
- El envejecimiento. La degeneración comienza en la segunda década en hombres y en la tercera en mujeres. A los 40 años están degenerados de forma moderada el 80% de los discos en los hombres y 65% en las mujeres.
- Los esfuerzos físicos reiterados.
- La alimentación desequilibrada.
- Falta de higiene postural.
- La climatología.
- Las tensiones emocionales.
- Factores genéticos. Esta influencia ha sido demostrada tanto en estudios con gemelos, como en familiares de enfermos intervenidos de hernia discal lumbar.
- El tabaquismo. El porcentaje de degeneración discal observado en la resonancia magnética nuclear (RMN) es significativamente mayor en fumadores que en no fumadores. El tabaco disminuye el aporte vascular al disco a través de los platillos vertebrales, provocando hipoxia y degeneración, así como una disminución en la producción de colágeno tipo II en el núcleo.

Si la degeneración de la columna lumbar es un proceso habitual del envejecimiento, la aparición de sintomatología (fundamentalmente dolor) diferenciará lo fisiológico de lo patológico. La mayoría de las publicaciones indican que los primeros cambios degenerativos se inician en el disco intervertebral, afectando posteriormente a las facetas articulares.

INERVACIÓN DE LA COLUMNA LUMBAR. FUENTES DE DOLOR

La inervación de la columna lumbar se hace a expensas de tres ramas:

1. La rama posterior del nervio raquídeo.
2. Un nervio de protección interna, que es el nervio recurrente o nervio sinuvertebral de Luschka.
3. Ramas anteriores de la cadena simpática.

Las raíces anteriores y posteriores forman el tronco común con el ganglio sensitivo, que se aloja en el receso lateral y atraviesa el foramen de conjunción (figura 114). En este punto da tres ramas:

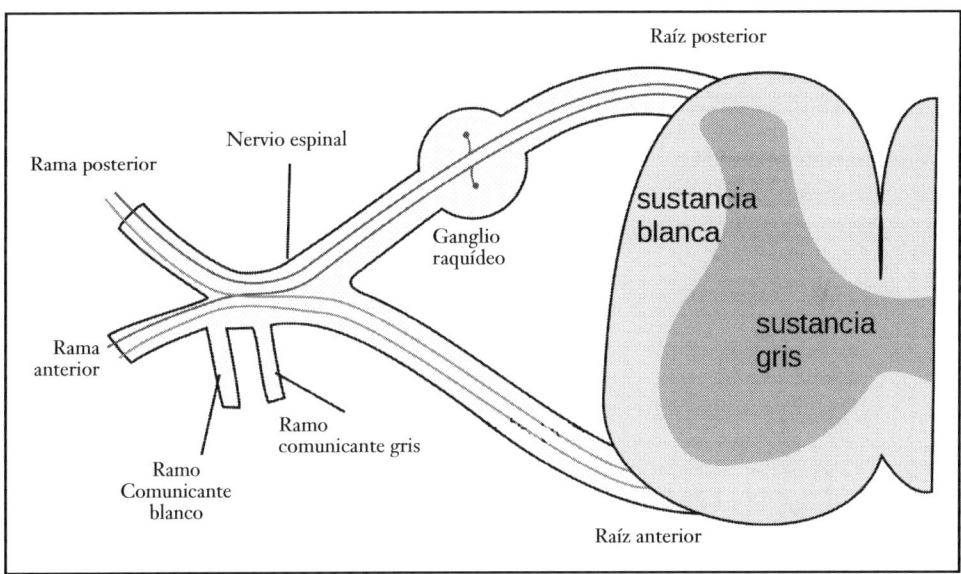

Figura 114. Nervio espinal

La rama anterior

Va a la periferia, no dando información para el propio raquis. La rama anterior en las lumbares es la que va al miembro inferior.

Clínica

Se caracteriza por la alteración neurológica de la raíz afectada con el típico dolor metamérico y el cortejo de alteración motora, sensitiva y de los reflejos.

Miotomas

- Flexión de cadera con la rodilla flexionada (psoas): L2-L3
- Flexión de cadera con la rodilla extendida (Recto anterior del cuádriceps): L3
- Extensión de rodilla: L3-L4
- Dorsiflexión del pie: L4
- Flexión de rodilla: L5
- Extensión del dedo gordo: L5
- Extensión de cadera: S1
- Flexión plantar del pie: S1
- Eversión del pie: S1

Dermatomas   Esclerotomas

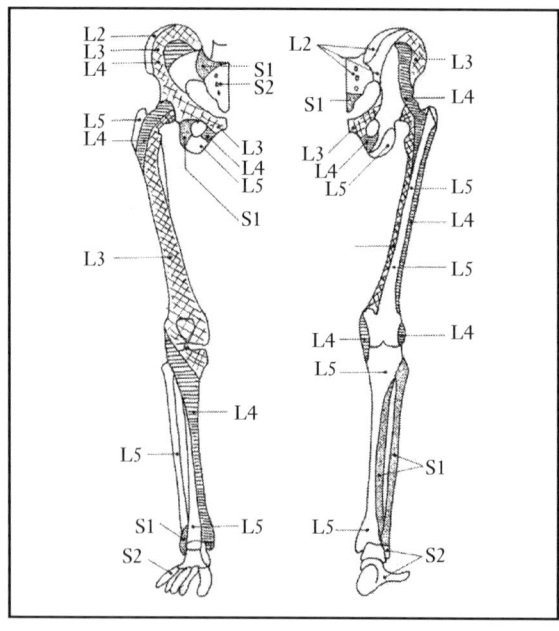

Figura 115. Dermatomas   Figura 116. Esclerotomas

Reflejos

- Reflejo abdominal superficial: T10 a L1
- Reflejo cremasteriano superficial: L1 y L2
- Reflejo rotuliano: L2-L3-**L4**
- Reflejo Aquíleo: S1
- Reflejo anal superficial: S2, S3 y S4

La rama posterior

Se divide en tres ramas: la medial que inerva las articulaciones interapofisarias y el arco posterior (sensitiva), la media los músculos y aponeurosis (motora), y la lateral que es cutánea (sensitiva). Cada ramo medial inerva dos articulaciones, la del mismo nivel y la de un nivel inferior (figura 117).

Da inervación articular a todo lo que es posterior:

- La inervación articular, que es la cápsula sinovial y todo el conjunto.
- Inervación de todos los ligamentos (amarillo, interespinoso, supraespinoso).
- Inerva los pequeños músculos profundos, los músculos superficiales.
- La piel dorsal adyacente.

Clínica

Se encuentra en un 80% de todo dolor del raquis. Se trata de un dolor uni o bilateral, relacionado con los movimientos de la columna (los grandes movimientos), al que se denomina dolor mecánico. Se provoca con la extensión del raquis y sobre todo con la hiperextensión e inclinaciones-rotaciones. Lo podemos poner en evi-

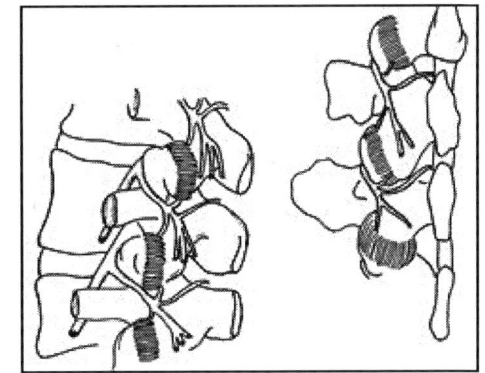

Figura 117. Ramo posterior del nervio raquídeo. Los ramos mediales inervan las articulaciones interapofisarias. Cada ramo medial inerva la articulación de su mismo nivel y la de un nivel inferior.

dencia extendiendo la columna y presionando sobre las articulaciones a uno o dos centímetros de la línea media.

Acostumbra a existir una irradiación, que se denomina:

- Proximal, cuando se queda en glúteo, cresta ilíaca o trocánter (46%)
- Media, cuando llega hasta el muslo (24%)
- Distal, cuando llega hasta la pantorrilla (29%)

Esta irradiación no llega NUNCA a los dedos, siendo una característica fundamental.

Existe también ausencia de clínica neurológica, característica de la afectación de la rama anterior.

El nervio sinuvertebral

Es el resultado de la unión de un pequeño nervio del ramo anterior y otro proveniente de la cadena simpática (figuras 118 y 119). Una vez formado, el nervio sinuvertebral penetra en el conducto vertebral por el foramen de conjunción, con un trayecto recurrente, y se divide en dos ramas: una ascendente, gruesa que inerva el disco superior, y otra descendente, más delgada que inerva el disco del mismo nivel, ambas se unen con ramas homólogas de los nervios que están situados por encima y por debajo. De estas ramas se desprenden filamentos transversales

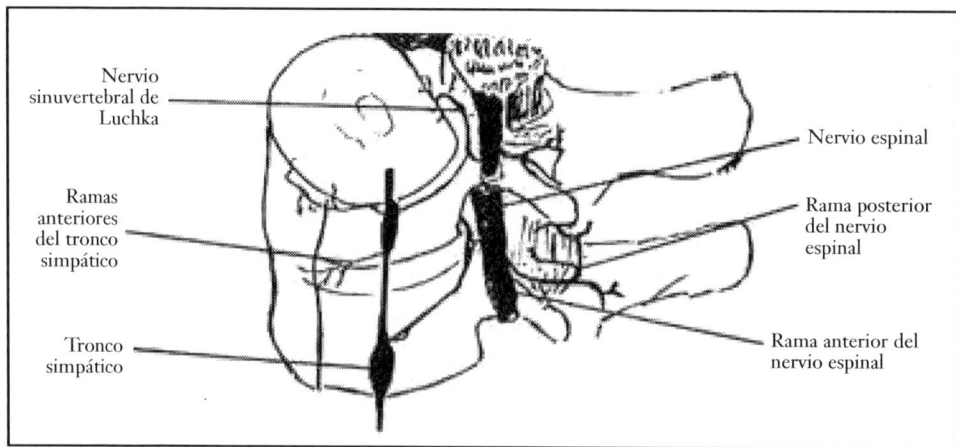

Figura 118. Nervio sinuvertebral de Luchka

anteriores y posteriores que se anastomosan en la línea media con las del lado opuesto, y terminan en los vasos sanguíneos, en las diversas partes de la vértebra y meninges. Forma una red neural dentro del canal vertebral, siendo la inervación multisegmentaria y bilateral. Se trata de un nervio sensitivo con un importante componente simpático (figura 120).

Lazhortes, y la mayoría de los autores, describen un solo nervio sinuvertebral para cada agujero intervertebral; sin embargo, Groen y colaboradores han observado que en cada uno suele haber uno o 2 nervios gruesos junto con uno a 4 nervios más finos. Finalmente, otros autores afirman que el nervio sinuvertebral está constituido normalmente por un tronco principal y hasta 6 o 7 filamentos accesorios, a veces de difícil disección.

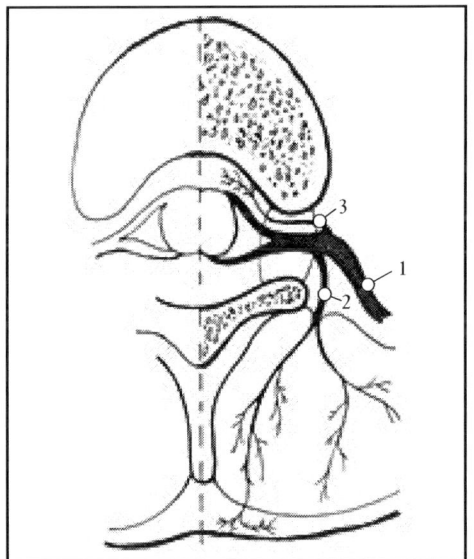

Figura 119. Nervio espinal con sus tres ramas:
1, Ramo anterior del nervio raquídeo
2, Ramo posterior del nervio raquídeo.
3, Nervio sinuvertebral de Luschka.

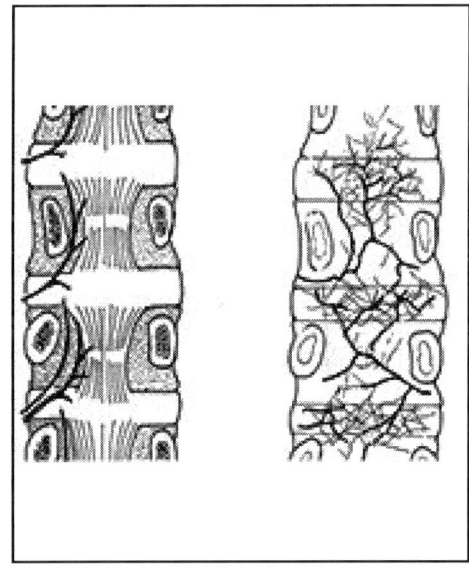

Figura 120. Nervio sinuvertebral de Luschka, ramo recurrente del nervio raquídeo. Se distribuye por encima y por debajo del ligamento vertebral posterior formando una verdadera malla neural

El nervio sinuvertebral de Luchka es el responsable de la inervación de:

- La zona posterior del disco intervertebral.
- La cápsula articular.

- El ligamento longitudinal común posterior.
- Los vasos sanguíneos del espacio epidural.
- Los músculos intrínsecos: intertransversarios, transversoespinosos, interespinosos.
- Los músculos extrínsecos: iliocostal, longísimo, espinoso.
- La duramadre espinal anterior.

Nota: la parte posterior de la duramadre no tiene inervación.

Este nervio, que tiene 6-7 fibras, no tiene importancia por su grosor, pero sí por el dolor.

El nervio de Luschka recibe una rama simpática, que es la que gobierna la vasoconstricción y la vasodilatación. Los vasos sanguíneos que están a este nivel, que están gobernados por el nervio sinuvertebral, van a tener una acción de constricción y dilatación gracias a esta rama simpática. Esta inervación es muy importante.

Clínica

Este nervio da un dolor medio, profundo y que se modifica con mínimos movimientos, no acompañándose de manifestaciones neurológicas, característica de la afectación de la rama anterior.

Ramas anteriores de la cadena simpática

Inervan el ligamento vertebral común anterior y la zona anterior y lateral del disco (figura 118). Está formado por ramas de los troncos simpáticos y de los ramos comunicantes grises.

En resumen, los estudios de microdisección han demostrado que la inervación de la parte posterolateral del anillo fibroso del disco intervertebral depende del nervio sinuvertebral y, en menor grado, por ramos comunicantes del tronco simpático, y la parte anterior de los ramos comunicantes grises.

ANATOMOFISIOPATOLOGÍA DEL DISCO INTERVERTEBRAL

Lesión anatómica quiere decir que las estructuras han sido degradadas. Las radiografías, el escáner, la RMN, ponen en evidencia la degeneración.

En osteopatía se llama disfunción somática o lesión osteopática, por ejemplo, a dos vértebras que no se mueven y presentan una restricción de la movilidad. De ahí la primera definición de lesión en osteopatía que es una restricción de la movilidad. Pero esta restricción de la movilidad va a producir otra serie de acontecimientos histológicos.

El 80% de la patología en la columna lumbar es producida por el disco intervertebral.

Globalmente, la patología aguda y crónica en la columna lumbar se resume en la tabla 15.

Tabla 15. Patología aguda y crónica lumbar

Patología aguda	Patología crónica
Los lumbagos	La artrosis
Las ciáticas	La anterolistesis
Las cruralgias	La retrolistesis

Los procesos degenerativos en la columna lumbar normalmente se localizan por debajo de L3, habitualmente entre la unión L4-L5 y L5-S1.

Por encima de L3 hay menos degeneración, menos artrosis, pudiendo encontrar aquí ciertas lesiones mecánicas osteopáticas.

En la columna lumbar la mayoría de las lesiones son anatómicas y por debajo de L3.

LOS DISCOS INTERVERTEBRALES

Son fibrocartílagos que representan una cuarta parte de la longitud total de la columna vertebral. Se intercalan entre los cuerpos de las vértebras C2 a sacro. Su espesor aumenta de craneal a caudal:

- 3 mm. en la región cervical
- 5 mm. en la región torácica
- 9 mm. en la región lumbar

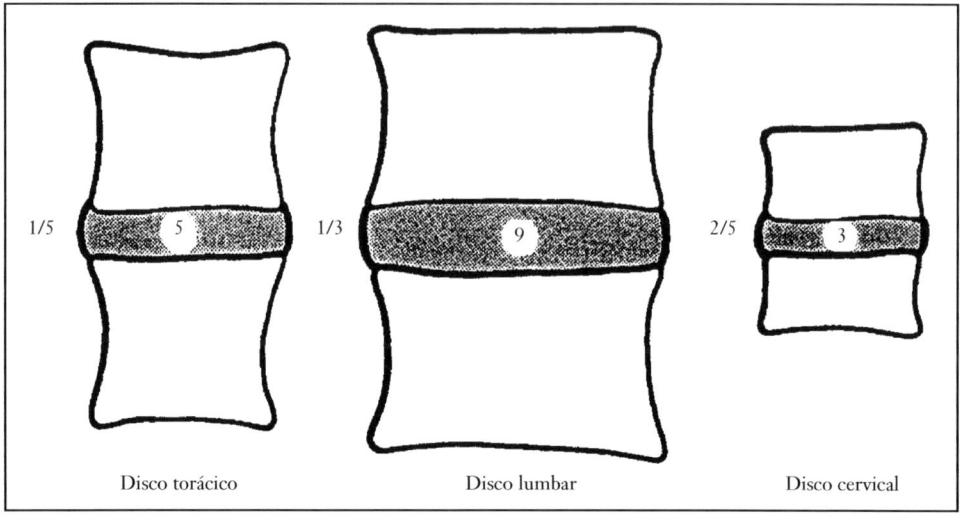

Figura 121. Altura discos intervertebrales

En la región cervical, el disco representa el 22% de la longitud, en la torácica el 20% y en la lumbar el 33%.

Las superficies de los discos están cubiertas por cartílago hialino y están unidos por sincondrosis a los cuerpos vertebrales.

Composición

Cada disco intervertebral consta de un resistente anillo fibroso (unos 20 aproximadamente) y un blando y gelatinoso núcleo pulposo (figura 122).

Anillo fibroso

El anillo fibroso forma el límite externo del disco y está compuesto de tejido fibrocartilaginoso, en el cual predomina el tejido fibro-

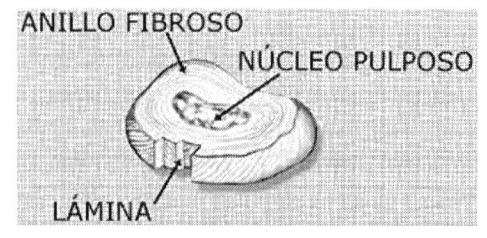

Figura 122. Disco intervertebral

so. Compuesto de un 65% de agua, debe su resistencia a la presencia de una fuerte proporción de fibras de colágeno, proteína que confiere a los tendones su solidez y resistencia al desgarro.

En capas sucesivas, las fibras se disponen en direcciones alternas, lo que le confiere mayor resistencia.

Las capas más externas del disco están contenidas en una poderosa vaina formada por los ligamentos vertebrales que unen sólidamente las vértebras entre sí.

Núcleo pulposo

Está situado en la parte central del disco y consta de fibras colágenas entremezcladas de un gel mucoproteico que contiene un 88% de agua. Ocupa el 40% del espacio del disco, con un diámetro de 1 a 1,5 cm.

Esta parte del disco está totalmente desprovista de vasos y nervios. Con la edad disminuye el contenido de agua, lo que provoca la pérdida de las funciones de todo el disco.

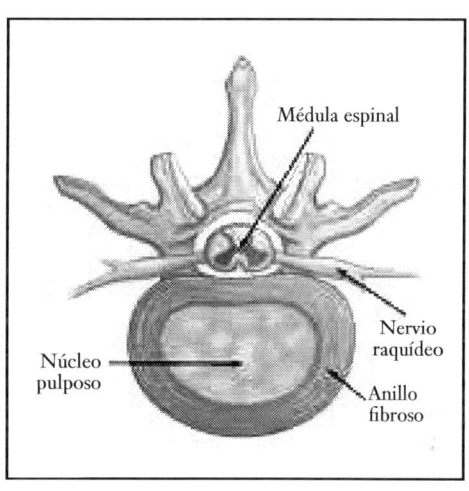

Figura 123. Disco intervertebral

Características generales

Vascularización

Existe un acuerdo común generalmente respecto al hecho de que el núcleo pulposo y el anillo fibroso están completamente desprovistos de vasos durante la fase adulta de la vida. Hacia la edad de ocho años existen pequeños vasos sanguíneos que irrigan el disco a través de las láminas cartilaginosas. Existe un vaso axial central, que sigue un trayecto vertical desde las vértebras óseas hasta la lámina, y dos vasos, dorsal y ventral, adicionales, denominados vasos marginales. Durante las tres primeras décadas de la vida, estos vasos se obliteran progresivamente, dejando un trayecto cicatrizal en la placa cartilaginosa. Hacia la época de la terminación del crecimiento, estos vasos están completamente obliterados, dejando sin irrigación al núcleo y al anillo fibroso.

La nutrición del disco intervertebral se hace por imbición, los elementos nutritivos van por vía avascular. Por esto los tejidos deben estar suficientemente sanos para permitir intercambios líquidos.

La sustancia gelatinosa del núcleo está en contacto directo con la parte central cartilaginosa del cuerpo vertebral, agujereada por numerosos poros microscópicos que permiten el paso del agua entre el tejido esponjoso de la vértebra y el núcleo.

Cuando se ejerce una presión importante en el eje de la columna vertebral, por ejemplo, bajo la influencia del peso del cuerpo en posición erecta, el agua contenida en la sustancia gelatinosa del núcleo pasa a través de los poros hacia el centro del cuerpo vertebral. El disco se hunde, proporcionalmente cuanto más sobrecargado, viejo y deshidratado esté.

Esta presión axial que mantenemos durante el día explica que el disco disminuya de altura al final del día y que esté claramente menos hidratado que al comenzar la mañana. La pérdida de altura para el conjunto de la columna puede alcanzar los 2 cm entre la mañana y la noche.

De manera inversa, en el curso de la noche, en decúbito supino, los cuerpos vertebrales ya no sufren la presión axial. Entonces, el poder hidrófilo del núcleo atrae el agua que vuelve a él desde los cuerpos vertebrales. El disco recobra su grosor inicial. Es en esta fase cuando, junto con el agua, penetran en el disco micropartículas de alimentos que lo nutren.

Si estas cargas y descargas del disco se repiten demasiado seguidas o de manera prolongada, el disco no tiene tiempo de recobrar su espesor original, aunque se espere el tiempo de recuperación necesario. Se observa aquí un fenómeno de envejecimiento prematuro.

Esto pone de relieve el interés que existe en los ejercicios de suspensión para las espaldas cansadas, patológicas o simplemente como método preventivo.

Bajo el efecto, por ejemplo, de un inversor de gravedad el disco se rehidrata mucho más rápidamente y puede, en algunos casos, regenerarse.

El disco recibe cargas considerables, sobre todo en la región lumbar que soporta el peso del conjunto del tronco, al que se añaden los esfuerzos de flexión o los levantamientos de pesos. El núcleo constituye un verdadero amortiguador hidráulico de presión. Absorbe un 75% de las compresiones axiales, el 25% residual es absorbido por los anillos.

Mckenzie y Col. midieron las presiones sobre el disco L5-S1, en una persona de 70 Kg (figura 124):

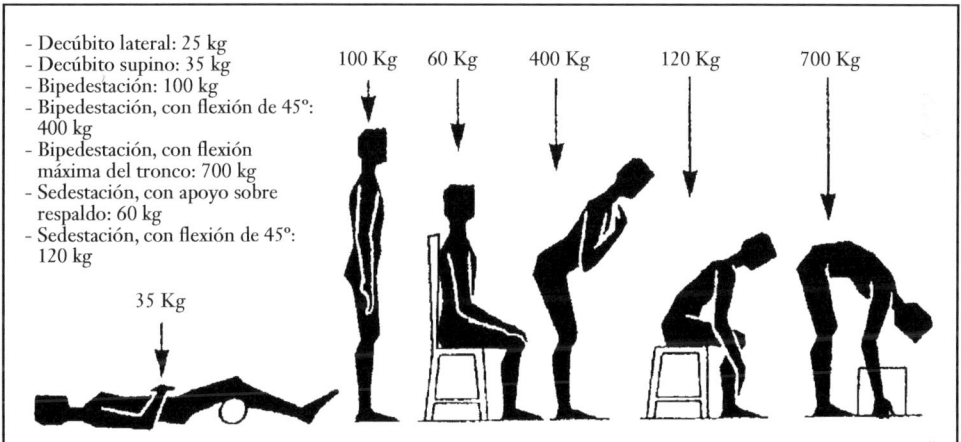

Figura 124. Presiones disco L5-S1

Si se eleva una carga durante el enderezamiento de la columna, dichas presiones se acercan a valores del punto de ruptura.

El disco intervertebral está en un estado de pretensión, lo cual le permite resistir mejor las fuerzas de compresión y de inflexión. Cuando con la edad, el núcleo pierde sus propiedades hidrófilas, su presión interna decrece y el estado de pretensión tiende a desaparecer, lo cual explica la pérdida de flexibilidad de la columna vertebral en personas de edad avanzada.

La disminución de la altura del disco no es la misma según el disco esté sano o lesionado. Un disco sano y en reposo se aplasta 1,4 mm. ante una fuerza de 100 kg. Un disco lesionado alcanza los 2 mm. ante la misma fuerza y se comprueba que no recupera completamente su

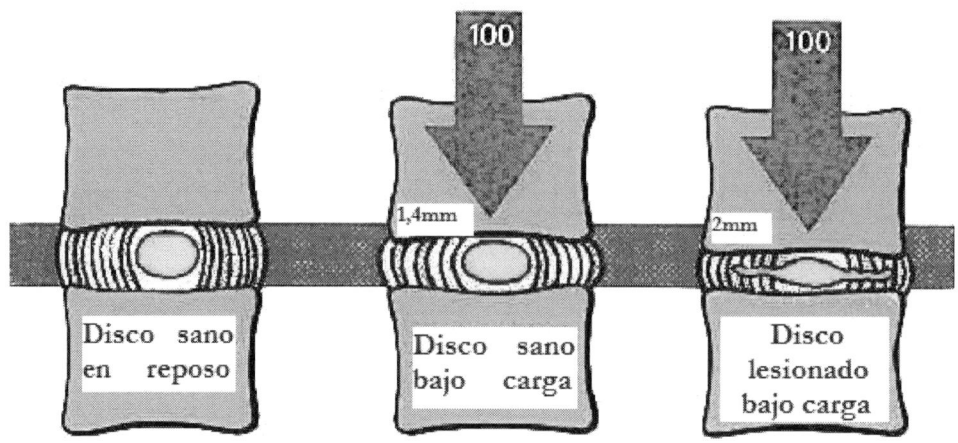

Disco sano en reposo | Disco sano bajo carga | Disco lesionado bajo carga

espesor inicial, tras haber retirado la carga. Cuando la altura del disco disminuye, se alteran las relaciones articulares interapofisarias y la interlínea se entreabre hacia atrás. Esta distorsión articular en sí misma a la larga es un factor de artrosis.

Inervación

Hasta hace poco la inervación del disco intervertebral fue objeto de debate.

La introducción de técnicas de inmunohistoquímica asociadas a anticuerpos específicos y los estudios con trazadores nerviosos retrógrados han permitido conocer mejor la inervación del disco en condiciones normales y patológicas así como las características de las terminaciones y sus patrones de distribución en ambas situaciones. Las controversias que existen acerca de las bases estructurales del dolor discogénico han despertado el interés por conocer la influencia de la inervación en el dolor lumbar de origen discal y sus características.

Actualmente sabemos que la neoinervación patológica de las fisuras radiales es un factor importante en la génesis del dolor discogénico dentro de un complejo mecanismo en que están implicados factores neurobioquímicos, inflamatorios y biomecánicos.

En general, se admite que el nervio recurrente conduce muchas de las importantes fibras sensitivas procedentes de los órganos relacionados con la producción de dolor de espalda.

Algunos autores afirman que el nervio recurrente inerva los 2 últimos anillos fibrosos. Otros, aseguran que ningún anillo está inervado. La mayoría de los autores opina que sólo el último anillo fibroso es el que posee inervación.

Como ya quedó reflejado en el capítulo correspondiente al dolor, el disco intervertebrtal está inervado por:

- *El nervio sinuvertebral de Luchka*, que cuenta con un trayecto recurrente, y se divide en 2 ramas: una ascendente, gruesa que inerva el disco superior, y otra descendente, más delgada que inerva el disco del mismo nivel, ambas se unen con ramas homólogas de los nervios que están situados por encima y por debajo. De estas ramas se desprenden filamentos transversales anteriores y posteriores que se anastomosan en la línea media con las del lado opuesto, y terminan en los vasos sanguíneos, en las diversas partes de la vértebra y meninges.

- *Los plexos nerviosos peridiscales*, nervios que alcanzan el disco intervertebral procedentes de los plexos anterior, posterior y lateral. El plexo anterior está formado por ramas de los troncos simpáticos y de los ramos comunicantes grises y el plexo posterior deriva de los nervios sinuvertebrales. Ambos están conectados por un plexo lateral menos definido formado por ramas de los ramos comunicantes grises.

Inervan el ligamento vertebral común anterior y la zona anterior y lateral del disco (figura 118). Está formado por ramas de los troncos simpáticos y de los ramos comunicantes grises.

En resumen, los estudios de microdisección han demostrado que la inervación de la parte posterolateral del anillo fibroso del disco intervertebral depende del nervio sinuvertebral y, en menor grado, por ramos comunicantes del tronco simpático, y la parte anterior de los ramos comunicantes grises.

Todos los estudios realizados, con independencia de la técnica utilizada, en todas las especies de vertebrados coinciden en que los nervios en el disco intervertebral se limitan a las láminas más externas del anillo fibroso, mientras que el núcleo pulposo carece de inervación. La mayor densidad de inervación corresponde al tejido conectivo perianular y a la parte central de los platillos cartilaginosos adyacente al núcleo pulposo.

Función de los discos intervertebrales

1. Distribuyen el peso sobre la amplia superficie del cuerpo vertebral durante los movimientos de inclinación, peso que, por otra parte, se concentraría sobre el reborde hacia el cual se inclina la columna. El núcleo es el encargado de esta distribución de cargas.
2. Facilitan el movimiento entre los cuerpos vertebrales, siendo los discos los responsables de toda la plasticidad de movimientos con que cuenta la columna vertebral.
3. Desempeñan también una función amortiguadora durante la carga vertical directa, función comparable a la de los amortiguadores de un automóvil. Esta función impide que los cuerpos vertebrales contacten entre sí, hecho que predispondría a la artrosis.

Anatomía patológica. Alteraciones de la hidratación

El funcionamiento efectivo del disco intervertebral depende particularmente de las propiedades físicas del núcleo pulposo, las cuales están íntimamente relacionadas a su vez con su capacidad de captación de agua.

Se ha demostrado de forma repetida que existe una disminución progresiva del grado de hidratación del disco a partir de los primeros años de la vida, y se ha comprobado que el contenido de agua del núcleo sano que es de un 88%, desciende a un nivel de un 69% en la octava década de la vida. Ya por debajo del 80% comienza la degeneración discal.

La hidratación del núcleo obedece predomimantemente a la presión de imbición del gel.

El índice de imbición, que es la medida de la capacidad de fijación del agua por parte del disco, se ha observado que está muy disminuido en los discos degenerados.

A causa de esta disminución de la presión de imbición del núcleo pueden producirse varias eventualidades:

- El mayor porcentaje de la tensión total se transmitirá al anillo. El núcleo pierde su capacidad de distribución de carga, lo cual origina la degeneración de los anillos.
- Se empieza a perder movilidad en los segmentos vertebrales afectados, siendo esto motivo de artrosis, osteófitos y osteoporosis local.
- El conjunto del disco pierde volumen, con lo que su capacidad amortiguadora se ve seriamente afectada. La disminución de la altura del disco provoca un acercamiento de los arcos posteriores y una sobrecarga funcional de las articulaciones apofisarias posteriores, lo que produce osteofitosis.
- Finalmente el disco será incapaz de retener el líquido cuando sea sometido a tensión. Esto puede conducir a la hernia discal.

La disminución de agua en el núcleo ocasiona:

1. La diminución del nivel de los mucopolisacáridos con modificación de la elasticidad de los tejidos.
2. Fisuración del anillo y aumento del colágeno en el disco.
3. Reblandecimiento del núcleo, que se fragmenta.
4. Los fragmentos del núcleo son empujados, durante el movimiento de flexión del tronco, contra los anillos fisurados, resultando una tensión sobre el ligamento común posterior, el cual está ricamente inervado. Se produce así el característico lumbago.

En definitiva, el disco intervertebral es un tejido braditrófico, una calidad estructural que aparece donde los tejidos están expuestos y sometidos a una carga de presión permanente y a esfuerzos dinámico-mecánicos. Dado que el tejido braditrófico no está vascularizado, el metabolismo debe efectuarse a través de procesos de difusión que obedecen a un lento mecanismo de bombeo. Con la descarga aumenta el líquido del disco intervertebral con sustancias de baja molecularidad, y con la carga se produce lo contrario. La falta de vascularidad del disco intervertebral hace, segun Tilscher y Eder, que los procesos de envejecimiento se inicien ya inmediatamente después del parto. La mayor incidencia comienza a manifestarse a partir de la tercera y cuarta décadas de la vida.

La disminución de la altura discal, ocasionada por la deshidratación, condicionada por la edad, provoca la distensión del aparato ligamentario y trastornos del equilibrio discoligamentario.

Hernia discal

El proceso de la hernia nuclear y de la protrusión anular obedece a una combinación de factores bioquímicos, a lesiones morfológicas degenerativas crónicas y a la superposición de las tensiones mecánicas (figura 126).

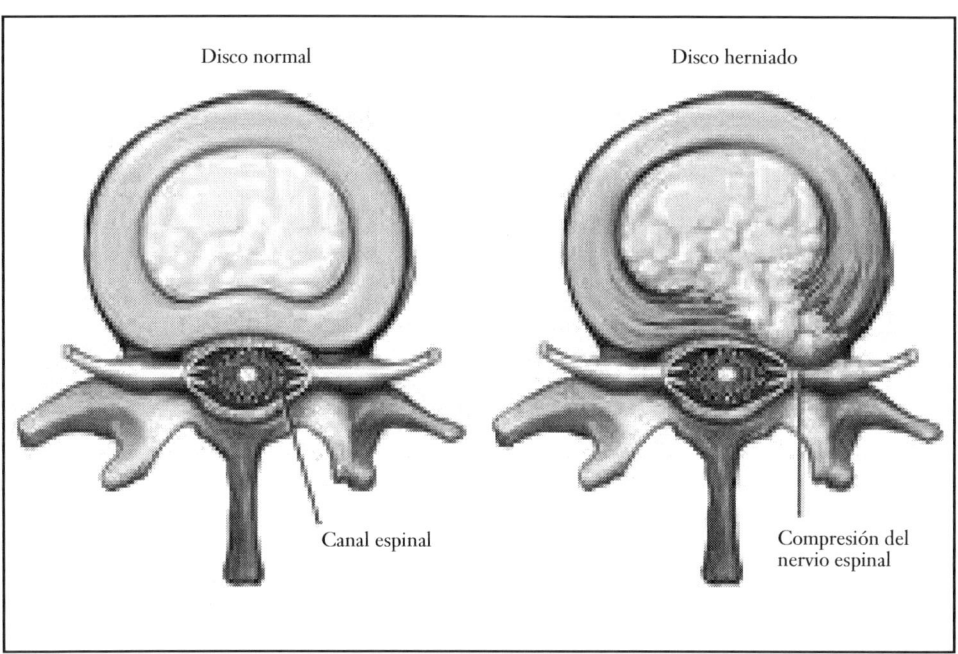

Figura 126. Vistas superiores de las vértebras

El desplazamiento posterior del núcleo pulposo puede tener lugar de múltiples maneras. Por una parte, puede existir una retropulsión nuclear masiva en la cual un fragmento de sustancia discal es impulsado bruscamente al interior del conducto vertebral, produciendo una intensa catástrofe neurológica. La protrusión es, con mayor frecuencia, un proceso gradual e intermitente. El núcleo abomba progresivamente a través de un defecto del anillo, siendo mantenido en posición por el ligamento longitudinal posterior. Este ligamento puede ser distendido y desprendido por la sustancia nuclear herniada a medida que se proyecta hacia atrás en el interior del conducto vertebral. Este ligamento puede romperse, con la formación de secuestros libres en el interior del conducto vertebral, que puede emigrar en sentido cefalocaudal o hacia el interior de un agujero intervertebral. El tamaño de la hernia nuclear no es el único factor que determina su significado clínico, sino también la dirección en la cual tiene lugar la hernia.

Además, se ha demostrado la gran importancia que desempeña la forma del conducto vertebral.

Se ha demostrado que existe una estrecha correlación entre los procesos degenerativos en el ligamento interespinoso y la degeneración de los discos intervertebrales, sobre todo lumbares. Estas dos zonas de degeneración parecen ser concurrentes, pero no consecutivas.

Los componentes de las partes blandas de las unidades motoras están inervados por los nervios recurrentes y por las divisiones primarias posteriores de las raíces nerviosas. Ambos tipos de nervios contienen fibras simpáticas y sensitivas, sobre todo a nivel lumbar, que es el nivel que más nos interesa en patología discal.

Las terminaciones del nervio recurrente, cuando son estimuladas por agentes nociceptivos, como ocurre en el caso del desgarro del anillo posterior y en la protrusión de la sustancia discal, no solamente desencadenan dolor local profundo, sino que también producen espasmo muscular reflejo, cuya gravedad depende de la intensidad del estímulo. Si el estímulo es de gran intensidad, el dolor puede irradiarse a la cadera, a la región de la articulación sacroilíaca y a la cara posterior del muslo. Este tipo de dolor irradiado es de naturaleza difusa y profunda, y difícilmente localizable por el paciente. Puede acompañarse de una respuesta vasovagal.

En las lesiones discales, pueden producirse alteraciones inflamatorias secundarias en el interior del agujero de conjunción, que ocasionarán compresión de la raíz nerviosa. Pueden desencadenarse osteófitos sobre la superficie posterolateral de los cuerpos vertebrales y sobre las articulaciones posteriores.

Tipos de hernia discal

Protrusión masiva

De vez en cuando puede producirse una hernia masiva como resultado de intensas fuerzas de flexión aplicadas a la columna, sobre todo lumbar. El fragmento nuclear que forma protrusión puede estar constituido por una amplia porción del núcleo pulposo o por todo el núcleo.

El cuadro clínico resultante de la compresión súbita del saco dural y de la cola de caballo es muy característico. Puede ser causa del comienzo rápido de paraplejía,

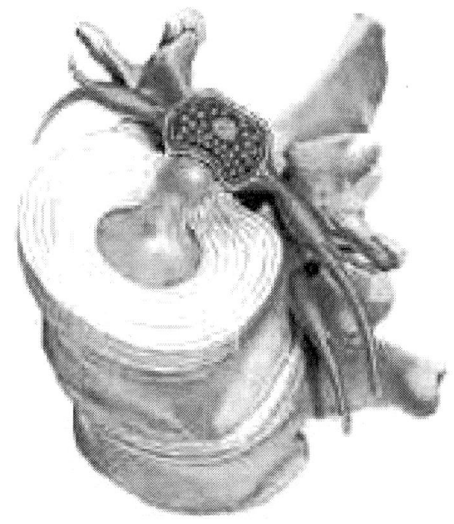

Figura 127. Hernia central masiva

con pérdida de la regulación esfinteriana. Excepto en el caso en que se reconozca inmediatamente la lesión y se aplique lo antes posible el tratamiento adecuado, puede producirse lesiones irreversibles en la cola de caballo; incluso en el caso de que se practique precozmente la descompresión adecuada de la cola de caballo, la recuperación es lenta y, con suma frecuencia, no es más que incompleta.

Lesiones discales bilaterales

El anillo posterior puede degenerar a ambos lados (figura 128), permitiendo que los fragmentos de la sustancia nuclear se hernien a ambos lados, simultáneamente o en épocas diferentes.

Este tipo de lesiones se presentan con dolor en ambas extremi-

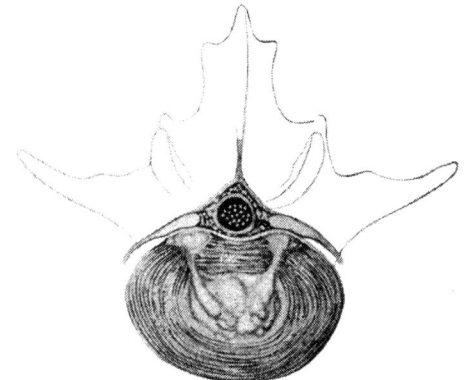

Figura 128. Hernia discal bilateral

dades inferiores, o bien el dolor puede aparecer primero en un lado y a continuación en el otro.

Lesiones discales a diferentes niveles

Es característico en la región lumbar, por sobreesfuerzos continuados y en la región cervical, por accidentes.

Con cierta frecuencia, la protrusión de la sustancia nuclear se presenta en dos niveles, generalmente, aunque no en forma necesaria, en discos contiguos y en el mismo lado. Solamente una de las lesiones suele ser responsable del síndrome clínico presente, pero la otra presenta con toda seguridad una fuente potencial de futuros trastornos.

Hernias nucleares intraesponjosas

El disco intervertebral puede herniarse a través de la lámina cartilaginosa al interior del hueso esponjoso del cuerpo vertebral, enclavándose el núcleo pulposo en el cuerpo de una vértebra vecina, lo que es observable en las radiografías y se denomina "nódulo de Schmorl".

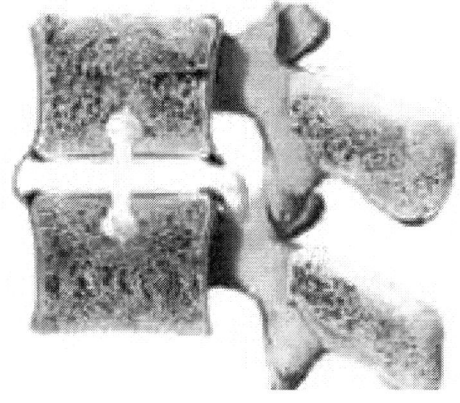

Esta hernia de sustancia se produce a través de un defecto de la lámina cartilaginosa, que representa el paso de los vasos sanguí-

Figura 129. Hernia de Schmorl

neos del cuerpo vertebral al disco durante los primeros años de vida.

Tienden a ser rodeadas eventualmente por un reborde de esclerosis ósea. Estos efectos se observan tanto en los individuos jóvenes como en los ancianos.

Comienzo del síndrome discal lumbar

El análisis cuidadoso de la anamnesis de muchos pacientes revela que es muy variable la forma por la cual se inicia el síndrome. Existen, sin embargo, varios tipos evidentes que son tan característicos que ya desde un principio puede establecerse, a menudo, el diagnóstico de lesión discal lumbar. Por orden de frecuencia, pueden observarse los siguientes cuadros.

Dolor constante difuso en la región lumbar

El comienzo más común se caracteriza por un dolor continuo difuso en la región lumbar inferior, que aparece gradualmente e intercalado con períodos en los cuales aumenta la intensidad del dolor. Estos períodos de exacerbación del dolor pueden iniciarse o no por alguna flexión excesiva de la columna lumbar. En general, el dolor es de naturaleza mecánica; se alivia por el reposo y se agrava por la actividad.

Por regla general, a pesar de la intensidad del dolor, muchos pacientes son capaces de realizar sus actividades usuales; raramente el dolor es de tal intensidad que llegue a producir una incapacidad total del paciente. Sin embargo, observamos de vez en cuando algún paciente cuya inestabilidad emocional e intolerancia al dolor son de tal índole, particularmente durante los períodos de exacerbación, que el dolor les produce una incapacidad completa.

Esta forma de comienzo es típica del período de degeneración precoz del núcleo, antes de que tenga lugar la protrusión de sustancia nuclear y antes de que el proceso degenerativo en el anillo sea tan avanzado que no pueda evitar la hernia de partículas nucleares. Se ha observado también en las fases terminales de la enfermedad, cuando existe una desorganización completa de la unidad motora y el proceso de reparación no es lo suficientemente avanzado para estabilizar el segmento afecto. A medida que progresa el proceso patológico en el núcleo y en el anillo, permitiendo la protrusión nuclear, los síntomas que se acaban de describir se complican, a menudo, por episodios de ciática que pueden ser de aparición gradual o súbita. Esto puede ocurrir tanto en las fases precoces como en las tardías de la degeneración nuclear.

Dolor intenso súbito

Este cuadro de comienzo se inicia por un desplazamiento brusco de la substancia nuclear. El paciente presenta un dolor lancinante en la región lumbar inferior que, en muchos casos, le incapacita totalmente.

En general, el paciente presenta una postura anormal debida al intenso espasmo muscular; la columna lumbar está flexionada; la curvatura lumbar está aplanada o invertida; el tronco puede estar envarado hacia un lado. El paciente, si puede moverse, se desplaza lentamente y con grandes precauciones. Cualquier movimiento del tronco exacerba el dolor, mientras que el reposo lo alivia. Por fortuna, los síntomas agudos tienden a remitir en el espacio de pocos días, pero en algunos casos persisten durante varias semanas. Aunque este dolor puede ser la primera manifestación de la afección discal, es posible, gracias a una anamnesis cuidadosa, lograr datos que revelen molestias previas en la columna lumbar.

Dolor ciático sin dolor lumbar

Este complejo sintomático es extraordinariamente variable. Se presenta, en general, cuando un secuestro nuclear entra en contacto con una de las raíces nerviosas. En un pequeño porcentaje de pacientes, el ataque aparece bruscamente y el dolor se irradia a lo largo de todo el miembro, siguiendo el dermatoma de la raíz nerviosa afecta. En un gran porcentaje de estos pacientes, el dolor sobreviene lentamente, a menudo en forma de un dolor en una de las nalgas, y que gradualmente se propaga en sentido distal. En algunos pacientes se localiza en la cara posterior o posteroexterna del muslo, según que se trate de la raíz S1 o L5; en otros pacientes puede propagarse hasta la pantorrilla o la cara externa de la pierna, hasta la planta del pie o el dorso de los tres dedos externos, siempre, naturalmente, según la raíz nerviosa afecta. De vez en cuando, el dolor se limita a una discreta zona específica, como las nalgas, la cara posterior del muslo, la pantorrilla o la planta del pie. En casos raros, el tipo de propagación del dolor

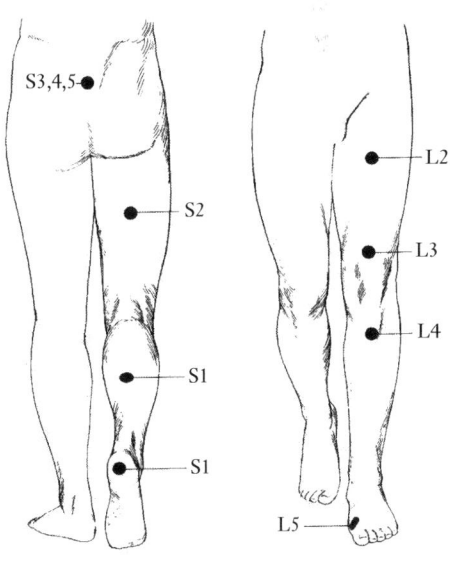

Figura 130

puede estar invertido; suele empezar en la pantorrilla o en la planta del pie y se propaga gradualmente en sentido proximal (figura 130).

Característico de este tipo de dolor es el hecho de que el cambio de postura del tronco o de la posición del miembro no produce ningún alivio, y que el reposo, por regla general, no disminuye su intensidad. El aumento de la presión intraabdominal producido por la tos y el estornudo acentúa extraordinariamente la intensidad del dolor. Los pacientes que presentan un episodio grave andan con la cadera y la rodilla ligeramente flexionadas y colocan el pie lentamente en el suelo. Esto permite impedir una tracción indebida de la raíz nerviosa, que normalmente tiene lugar cuando la pierna extendida se flexiona a nivel de la cadera. Por otra parte, algunos pacientes no muestran ningún defecto funcional externo; no existe dolor lumbar ni espasmo muscular. El movimiento lumbar es completamente libre y los pacientes son capaces, en muchos casos, de realizar sus actividades diarias. Como se ha señalado, este tipo de comienzo tiene lugar, en general, cuando una protrusión nuclear establece contacto con una raíz nerviosa. Este fenómeno puede ocurrir, bien durante la fase de formación de secuestro nuclear (fase intermedia) o hacia el final del proceso patológico en el núcleo, en cuyo momento la fibrosis del disco es la lesión predominante, pero pueden existir también fragmentos de substancia nuclear que forman protrusión.

La distancia de propagación del dolor a lo largo del dermatoma es directamente proporcional a la intensidad de la tensión y de la compresión a que está sometida la raíz. En pacientes afectos de ciática grave se observa de vez en cuando un fenómeno interesante: el dolor puede desaparecer súbitamente, pero persisten las alteraciones motoras y sensitivas. Esto indica que está completamente interrumpida la función fisiológica de la raíz y no debemos dejarnos llevar por la impresión de que el paciente se encuentra bien.

Conviene recordar también que cualquiera de los cuadros de ciática puede iniciarse por contacto simple de una raíz nerviosa sensitiva, sin que exista hernia de sustancia nuclear. En otras palabras, puede ser suficiente un discreto abombamiento del anillo sin ruptura para precipitar un síndrome ciática simplemente por contacto de una raíz hiper sensible.

Dolor lumbar con ciática

En un pequeño porcentaje de pacientes pueden aparecer simultáneamente dolor lumbar y ciática. Pueden observarse dos tipos clínicos de este síndrome: en uno, los síntomas de dolor lumbar y de ciática aparecen en forma brusca y simultánea; en otros, el comienzo es gradual. El primer tipo se asocia, en general, con cierta tensión brusca en flexión aplicada a la columna lumbar que produce la ruptura del anillo y la retropulsión de la sustancia nuclear; el último tipo obedece a la protrusión gradual de fragmentos nucleares a través del anillo fibroso. El dolor en la región lumbar y la ciática pueden ser casi de igual intensidad, pero en muchos casos la intensidad de uno enmascara la del otro. Cuando es igualmente intenso y de comienzo brusco el dolor lumbar y de la pierna, el paciente puede quedar totalmente incapacitado y presentar un cuadro clínico dramático. El dolor puede ser tan intenso que la pierna afecta se mantenga en posición de flexión y el paciente evite cualquier maniobra que pueda producir extensión del miembro. Existe espasmo intenso de los músculos paravertebrales lumbares y, con frecuencia, un posición antiálgica grave del tronco (ver foto 51).

Síndrome de la cola de caballo, debido a protrusión nuclear masiva

Señalamos anteriormente que las intensas distensiones en flexión impuestas a la columna lumbar pueden producir súbitamente una protrusión masiva de tejido nuclear que puede comprometer gravemente la cola de caballo. Puede tener lugar también cuando son bastante avanzadas las lesiones patológicas del núcleo y del anillo. En este último caso, la protrusión puede ser producida por un traumatismo mínimo. La compresión súbita de la cola de caballo produce una parálisis parcial o completa asociada a:

- Signos clínicos de ciática.
- Pérdida de la función esfinteriana, vesical y anal.
- Hipoestesia en silla de montar.

El reconocimiento precoz de la lesión y la descompresión urgente de la cola de caballo constituyen medidas esenciales, ya que basta un inter-

valo de escasas horas para producir alteraciones irreversibles en las raíces nerviosas comprimidas. En el adulto joven, la lesión se observa, en
general, por encima del nivel del disco L4-L5; pero en los individuos
de edad avanzada puede ocurrir en cualquier nivel. Se han observado
varios casos así. En ningún caso se logró la recuperación completa de la
cola de caballo a pesar de la descompresión adecuada. El hecho de que
ninguno de estos pacientes fue sometido a la intervención quirúrgica
dentro de las doce horas después del traumatismo representa, sin duda,
el factor responsable de estas graves consecuencias (figura 131).

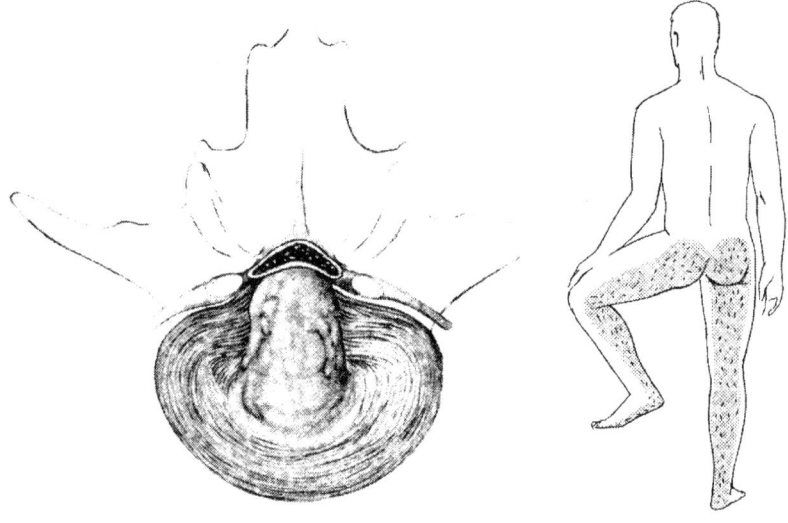

Figura 131

LESIÓN DISCAL DE GRADO I
(Protrusión de los anillos internos)

Afecta principalmente a los jóvenes de 18 a 25 años. No obstante, puede manifestarse en cualquier época de la vida.

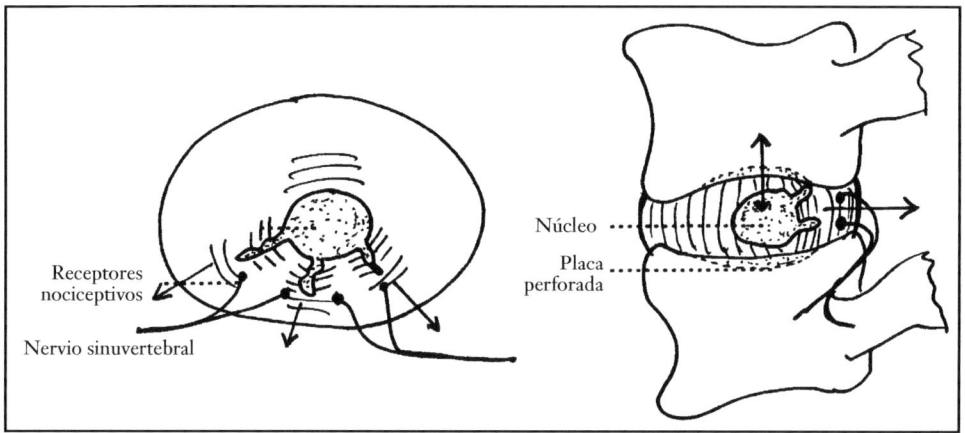

Figura 132. Lesión discal de grado I

- Este paciente nos comunica que todas las mañanas cuando se levanta le duele la espalda.
- Presenta un dolor bilateral, en barra. Tras realizar las actividades cotidianas matutinas, una hora después, el dolor va cediendo poco a poco.
- Durante el día no presenta dolores, o son muy fugaces. Igualmente, no hay algias nocturnas.

A la mañana siguiente los dolores vuelven a manifestarse con las mismas características: **esto es una lumbalgia crónica del sujeto joven.**
Durante la anamnesis descubrimos que:

- Tiene un trabajo duro (esto es lo más habitual).
- Si realiza deporte normalmente son pesas u otros deportes duros. Pero no suele dolerle durante la práctica deportiva.

Durante la noche, ¿qué ocurre? El núcleo se hidrata, se hace grande. Por la mañana, al levantarse, el agua es expulsada en todos los sentidos y ahí va a empujar a los anillos fibrosos del disco posteriormente, lo cual hace que estos anillos fibrosos que se deforman alcancen a los anillos inervados, que normalmente son muy sensibles y, en este caso, ya tienen una presión.

Los umbrales son pulverizados y la información rápida llega hasta la zona somestésica. Las fibras A delta son estimuladas. La vía neoespinotalamicocortical se estimula. Transcurrido un tiempo, durante la bipedestación, el agua pasa a los cuerpos vertebrales y al disminuir la presión, la presión posterior disminuye y, en un momento determinado, los receptores ya no son estimulados: el dolor va cediendo y el paciente puede desarrollar sus actividades sin problema.

Es una lumbalgia característica en jóvenes, o personas de otra edad, con las primeras manifestaciones de la degeneración discal que se presenta todas las mañanas y que desaparece a lo largo del día.

TRATAMIENTO

- Limitar las tensiones agresivas para el disco: anteflexiones, deportes de fuerza, actividades traumáticas y microtraumáticas.
- Favorecer la hidratación discal consumiendo litro y medio de agua mineral al día.
- Favorecer la hidratación discal y nutrición discal mediante posturas de reposo (figura 133).

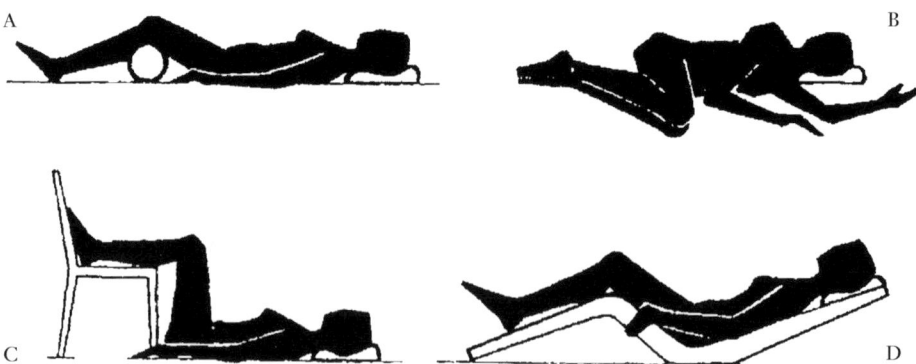

Figura 133. Posturas de reposo

- Los dos mejores ejercicios en patología discal son andar a un ritmo alegre y nadar.
- Desarrollar la musculatura abdominal, con el fin de poder contrarrestar el 30 o 40% de los esfuerzos diarios.
- No existen manipulaciones específicas para este tipo de patología. No obstante, es importante que el conjunto de la estructura esté lo más equilibrada posible, con especial atención al equilibrio de la pelvis y a las dismetrías de los miembros inferiores.
- Un protocolo de base a seguir podría ser:

    — Tejido conjuntivo: C.B. (ver Tomo 1)
    — Técnicas de tejido blando (fascial, TEM...)
    — Tratamiento de la musculatura lumbo-pélvica (ver Tomo 1)
    — Tratamiento del diafragma (ver Tomo 1)
    — Movilización de la charnela lumbo-sacra (foto 47)
    — Tracción del miembro inferior en extensión, abducción, rotación externa (foto 48)
    — Normalizaciones articulares, en base al diagnóstico previo.
    — Bombeo sacro (foto 49)
    — Bombeo occipital (foto 50)

Movilización de la charnela lumbo-sacra

Paciente en decúbito supino, con las rodillas y caderas en flexión.

El osteópata en sedestación, fijando los pies del paciente con sus muslos, atrapa los extremos distales de ambos fémures.

Se realiza durante un minuto una tracción-bombeo a razón de tres segundos de tracción y tres segundos de relajación.

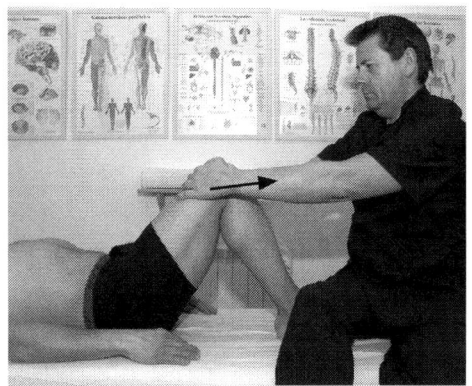

Foto 47
Movilización de la charnela lumbo-sacra

Tracción-Bombeo del miembro inferior en extensión, abducción y rotación externa

Paciente en decúbito supino.

El osteópata en sedestación sobre la camilla del lado a tratar. Atrapa la extremidad del paciente a la altura de los maléolos y la posiciona en flexión, abducción y rotación externa de cadera.

Se realizan 3 segundos de tracción y 3 de semi-relajación. De uno a tres minutos.

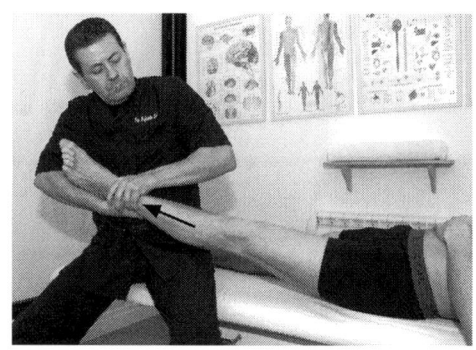

Foto 48. Tracción miembro inferior

Nota: esta técnica es específica para las artrosis expulsivas y siempre que queramos relajar la musculatura pelvitrocantérea.

Bombeo sacro

Paciente en decúbito supino.

El osteópata sentado o en bipedestación en uno de los laterales, a la altura de la pelvis.

Con la mano caudal atrapamos el sacro del paciente, mientras con la mano craneal fijamos su abdomen a la altura de las EIAS.

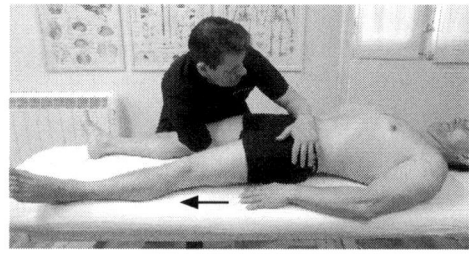

Foto 49. Bombeo sacro

Realización de la técnica

Con la mano caudal, bombeamos el sacro a razón de tres segundos de tracción y tres segundos de relajación.

Objetivo terapéutico

Mediante la acción inhibidora del bombeo, relajar las tensiones del sacro, la región lumbosacra y la cadena neuromeníngea (CNM) a la altura de las vértebras.

Bombeo occipital

Paciente en decúbito supino.
El osteópata sentado en la cabecera del paciente.

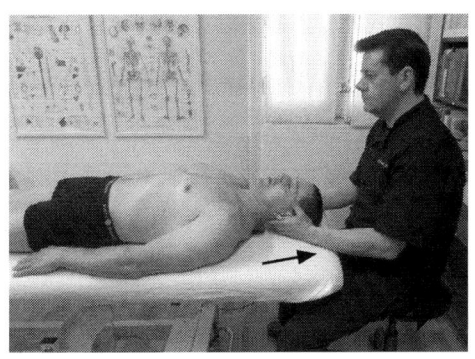

Foto 50. Bombeo occipital

Realización de la técnica

Atrapamos el occipital del paciente y lo bombeamos a razón de tres segundos de tracción y tres segundos de relajación.

Objetivo terapéutico

Descomprimir el occipucio de las presiones óseas y membranosas y efectuar una acción descendente sobre las meninges medulares.

Nota: las técnicas de bombeo sacro y occipital tienen una acción complementaria, muy importante, sobre:

- El eje vertebral
- La cadena neuromeníngea, CNM
- La cadena estática posterior, CEP
- La cadena de extensión, CDE

LESIÓN DISCAL DE GRADO II
(Protrusión masiva anillos internos)

Es la continuación del grado I. El núcleo avanza en dirección posterior desgarrando masivamente a los anillos internos. Todavía quedan algunos íntegros, los más externos, más el ligamento común posterior que no ha sufrido ningún daño.

Este paciente nos cuenta que realizando un gesto banal como inclinarse hacia delante, o levantando un peso para coger algo, de pronto sintió un dolor agudo en la espalda. Alguna vez incluso se oye un chasquido, que se corresponde a los anillos resecos que se han roto.

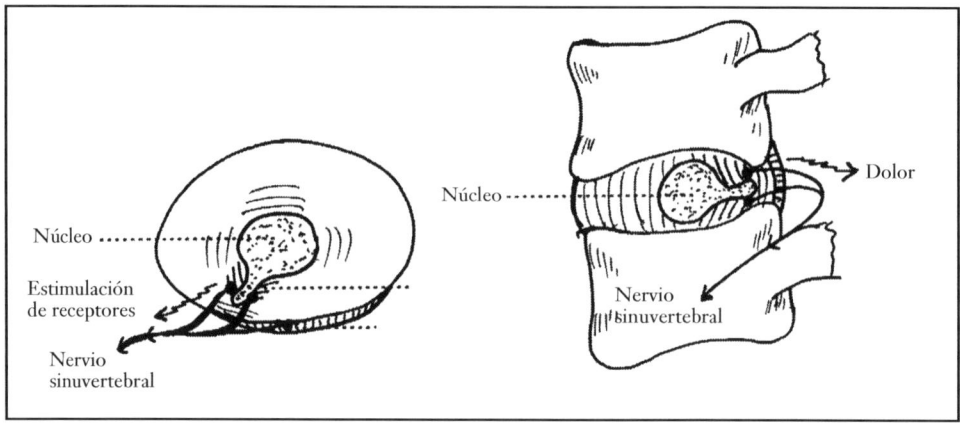

Figura 134. Lesión discal de grado II

En un primer tiempo el desgarro de los anillos estimula a los receptores neurológicos A delta, por lo tanto el dolor es rápido.

El resto del día tiene un pinchazo, una molestia en la espalda y generalmente se es capaz de terminar bien la jornada.

Al día siguiente, el paciente no se puede levantar. Esto es debido al dolor tardío. Cada vez que las membranas celulares se rompen se pone en marcha la cadena araquidónica.

En este caso tenemos:

1. Dolor inmediato
2. Dolor tardío. Duele mucho

Son fases de **protrusión intradiscal**. Es una proyección del núcleo dentro del disco. El dolor es muy fuerte.

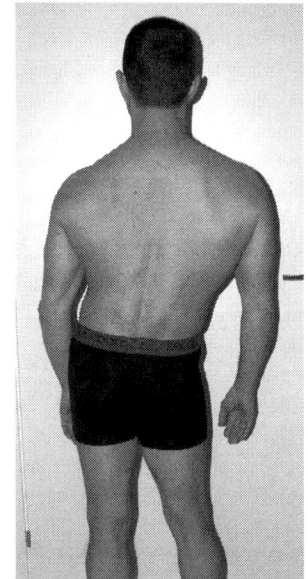

Foto 51. Postura antiálgica en patología discal

EXAMEN DEL PACIENTE

Los elementos esenciales son:

• Una actitud antiálgica, generalmente cruzada (80% de los casos). El tronco está desplazado hacia un lado y la pelvis hacia el contrario (foto 51).

- El examen clínico: la flexión y/o la extensión son dolorosas.
- La rotación es generalmente dolorosa del lado inverso de la torsión del tronco.
- En ciertos casos hay dolores al toser, defecar, estornudar, etc.

NORMALIZACIONES

Ver el grado III.

LESIÓN DISCAL DE GRADO III
(Protrusión intradiscal. Todos los anillos rotos)

Todo el disco se ha roto en la parte posterior. Lo único que retiene el núcleo es el ligamento longitudinal común posterior, el cual está diez veces más inervado que el disco.

Si se ha roto el último anillo fibroso, la fuga del núcleo contacta contra el ligamento longitudinal común posterior. Se va a tener, a partir del anillo que se ha roto, la estimulación neurológica y biológica.

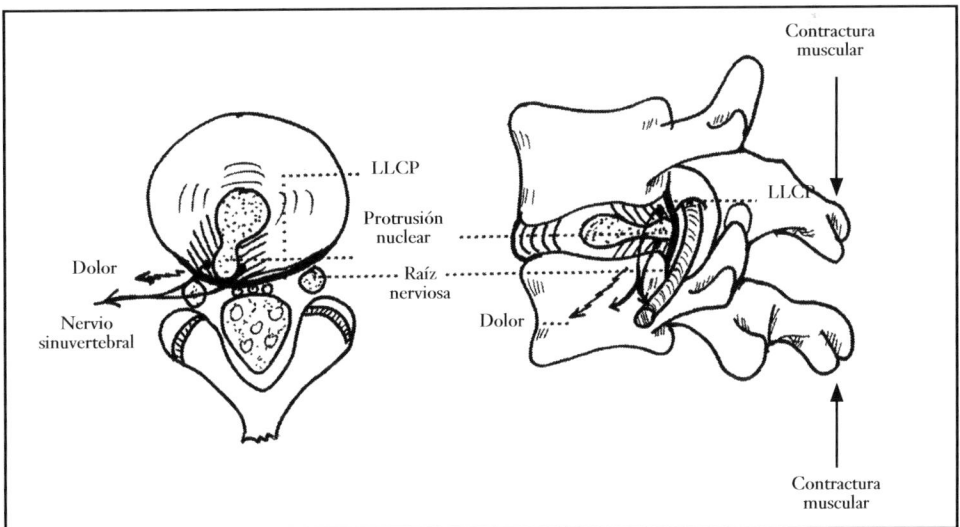

Figura 135. Lesión discal de grado III

Y, especialmente, sobre el LLCP que está comprimido tenemos una presión permanente.

En este caso tenemos dos cadenas neurológicas y una biológica. Como el ligamento está muy inervado hay mucho dolor. Aquí el núcleo está siempre por debajo del ligamento. La raíz no está nunca afectada.

Esta patología se traduce por **lumbago sin irradiación al miembro inferior.**

Cuando duele en la zona lumbar sin irradiación al miembro inferior, entonces a este cuadro se le llama lumbago.

Los grados II y III son los grados del lumbago discal agudo.

Más tarde, cuando se afecte la raíz, tendremos dolores en el miembro inferior, que será el siguiente grado.

EXAMEN CLÍNICO DEL PACIENTE LUMBÁLGICO DE ORIGEN DISCAL

Un paciente lumbálgico, con afectación discal de grado III se presenta doblado, cojeando. No se puede quitar el pantalón ni los zapatos.

Interrogatorio

Depende de la edad del paciente, de la patología que presenta y de los síntomas asociados.

En el caso que nos ocupa el modelo de base sería:

1. Nombre, edad y profesión
2. Motivo de consulta
3. Cuánto tiempo hace que padece esta patología. Días, semanas, meses o años. Todo problema que supere los 6 meses de duración lo consideraremos como patología crónica.
4. ¿Se produjo como consecuencia de un traumatismo? En caso afirmativo hay que pedir pruebas radiográficas para descartar fracturas, fisuras...

5. ¿El dolor es fijo o irradiado? Este dato es de vital importancia, puesto que en los cuadros de patología lumbar nos orienta hacia un grado u otro de la degeneración discal.

   • ¿Presenta postura antiálgica sin irradiación a los miembros inferiores? En caso afirmativo, probablemente nos encontramos ante una patología discal de grado II o III.
   • ¿Presenta postura antiálgica con dolor irradiadiado a los miembros inferiores? En caso afirmativo, probablemente nos encontramos ante una patología discal de grado IV o V.

6. Punto concreto o área de dolor
7. ¿Cuándo le duele más?

   • En la cama: posible dolor inflamatorio
   • Justo al levantarse: posible patología degenerativa o grado I de la degeneración discal
   • Duele al toser, reír, defecar o estornudar: posible afectación radicular
   • Al realizar gestos concretos: posible dolor mecánico
   • A todas horas y en cualquier situación: posible patología en estado agudo, inflamación

8. Ha sufrido con anterioridad este tipo de patología. En caso afirmativo, cuál fue el diagnóstico y qué tratamiento se realizó.
9. Le han realizado alguna intervención quirúrgica. En patología discal es muy importante conocer este dato. Ver capítulo lumbalgias y práctica quirúrgica.
10. ¿Cree que debe comunicarnos algo que nos pueda ayudar relacionado con su patología?

Examen en bipedestación

El paciente tiene el tronco en traslación.

Le pedimos que nos indique el área de dolor y si presenta radiculalgia al miembro inferior o no.

Es un lumbago de origen discal grado II o III, puesto que no desciende a los miembros inferiores. Sabemos que es discal agudo, puesto que es la única patología que hace tomar esta posición antiálgica.

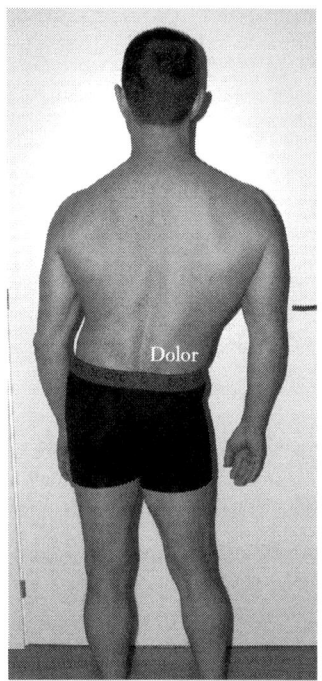
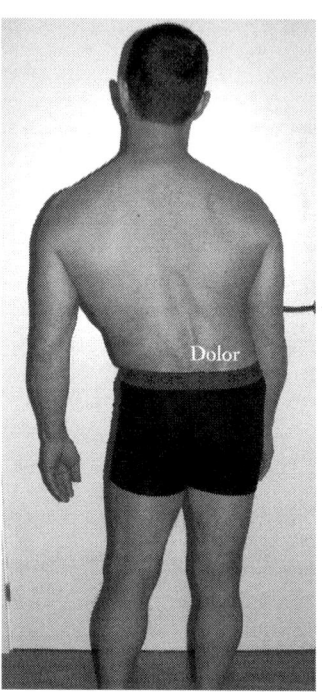
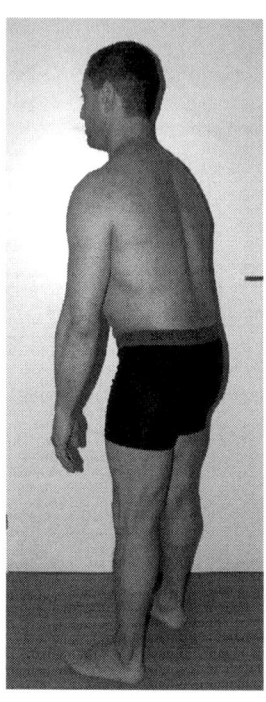

Foto 52. Dolor en la derecha con traslación derecha: Actitud directa

Foto 53. Dolor en la derecha con traslación izquierda: Actitud cruzada

Foto 54. Dolor bilateral con inclinación del tronco en flexión. Hernia discal central.

Diferentes modelos de actitud antiálgica

1. Si el tronco está desplazado hacia la izquierda y el dolor se presenta en la derecha, esto es una actitud antiálgica cruzada. Esta posición representa el 80% de los lumbagos de origen discal. (Foto 53). Si el dolor no desciende a las piernas y se presenta con actitud cruzada, hay que pensar que el paciente tiene una agresión nuclear externa en un receptor de la derecha. La actitud antiálgica cruzada traduce casi siempre una protrusión discal y generalmente son más frecuentes en la raíz L5 (espacio L4-L5. Ver figura 136).

2. Si el tronco está desplazado hacia la derecha y el dolor también, esto es una actitud directa. Esta posición representa el 20% de los lumbagos de origen discal. (Foto 52).

Si está en actitud derecha y el dolor está en la derecha, pensaremos en una agresión nuclear interna de un receptor derecho.

La actitud antálgica directa es un signo de gravedad y generalmente son más frecuentes en la raíz S1 (espacio L5-S1).

3. Si el tronco está bloqueado en ligera flexión, irreducible, (foto 54), con imposibilidad para mantener una postura erecta durante la bipedestación, esto implica una hernia discal central.

Nota: el dolor de origen discal es agudo y se manifestará preferentemente cuando el cuerpo está sometido a las presiones de la gravedad (bipedestación o sedestación, ya que estas posiciones retropulsan el núcleo hacia atrás poniendo en tensión el LLCP, lo que provoca el dolor). Este dolor aparece inmediatamente, sin tiempo latente en cuanto el peso aumenta sobre el disco que ya no es capaz de amortiguar las presiones. Aumenta por la anteflexión que retropulsa el disco.

El dolor de origen discal se manifiesta frecuentemente por la tos y por los esfuerzos de defecación, ya que aumentan la presión abdominal e intra-discal.

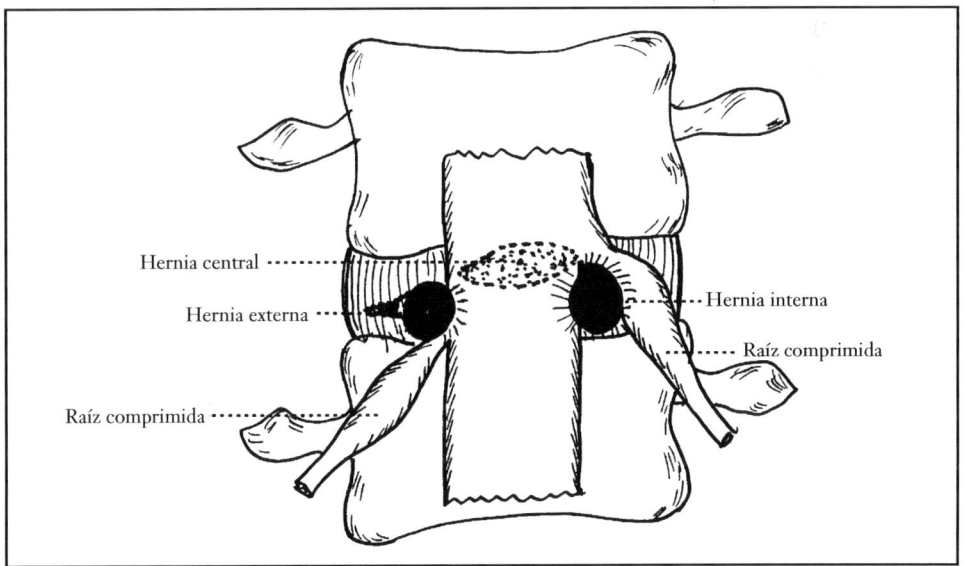

Figura 136. Hernia externa-interna

Otros modelos de posturas antiálgicas de origen lumbar o pélvico

1. Ilíaco y sacro posteriores

- En bipedestación, el paciente está ligeramente inclinado hacia delante.
- La pelvis está en retroversión.
- La flexión del tronco es posible. El enderezamiento es doloroso. La hiperextensión es dolorosa.
- El paciente se siente mejor sentado en cifosis.
- El cambio de la sedestación a la bipedestación es doloroso.

2. Ilíaco y sacro anteriores

- En bipedestación, el paciente está ligeramente en extensión.
- La pelvis está en anteversión.
- La extensión del tronco es posible. La flexión del tronco es dolorosa.
- El paciente se siente mejor en bipedestación.
- El cambio de la posición de bipedestación a sedestación es doloroso.

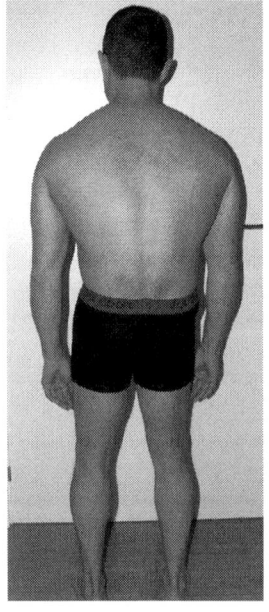

Foto 55. Actitud antiálgica producida por ilíaco y sacro posteriores

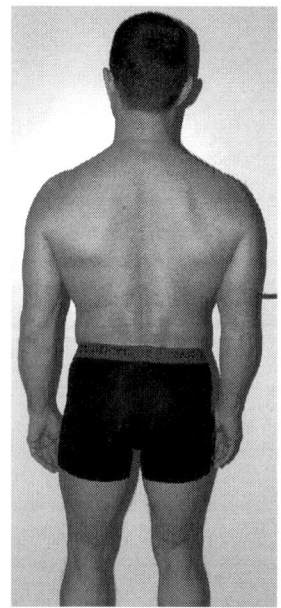

Foto 56. Actitud antiálgica producida por ilíaco y sacro anteriores

3. Sacro en torsión anterior

- En bipedestación, el paciente está inclinado sobre su eje; ejemplo: en el sacro izquierdo-izquierdo, el paciente está inclinado hacia la izquierda, ligeramente en extensión y rotación izquierda.
- La pelvis está en anteversión.
- La extensión del tronco es posible.
- El paciente se siente mejor en bipedestación.

4. Sacro en torsión posterior

- En bipedestación, el paciente está inclinado sobre su eje; ejemplo: en el sacro izquierdo-derecho, el paciente está inclinado hacia la izquierda, ligeramente en flexión y rotación derecha.
- La pelvis está en retroversión.
- La flexión del tronco es posible.
- El paciente se siente mejor en sedestación.

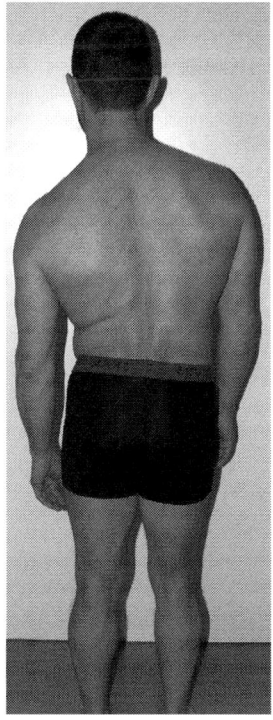 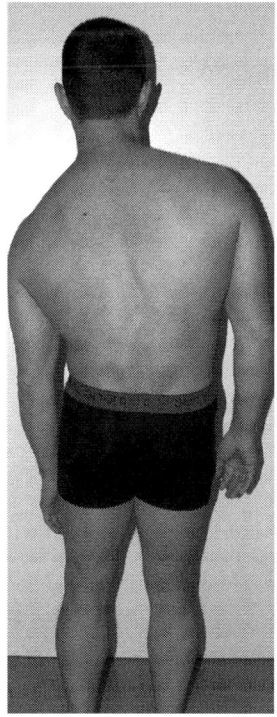

Foto 57. Actitud antiálgica producida por sacro en torsión anterior

Foto 58. Actitud antiálgica producida por sacro en torsión posterior

5. Espasmo del músculo psoas

- En bipedestación, el paciente está en ligera flexión/inclinación lateral del lado del psoas espasmado.
- La pelvis está en retroversión.

6. Disfunción en extensión lumbar (ERL)

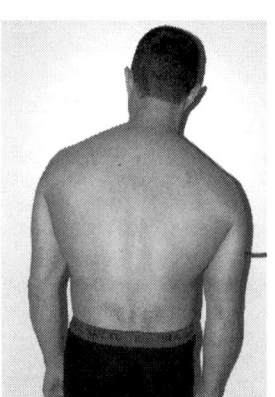

Foto 59. Actitud antiálgica producida por espasmo del músculo psoas

- En bipedestación, el paciente presenta una rigidez del raquis lumbar en extensión.
- El paciente presenta un dolor a la flexión.
- La flexión del tronco es posible con el dorso plano pivotando sobre las articulaciones coxofemorales.
- El paciente se siente mejor en bipedestación.
- El paciente durante la sedestación siente la "espalda rígida".

7. Disfunción en flexión lumbar (FRL)

- En bipedestación, el paciente presenta una rigidez en inversión de la curvatura lumbar.
- La flexión del tronco es posible, el enderezamiento es doloroso.
- La pelvis está en retroversión.
- El paciente se siente mejor en sedestación.

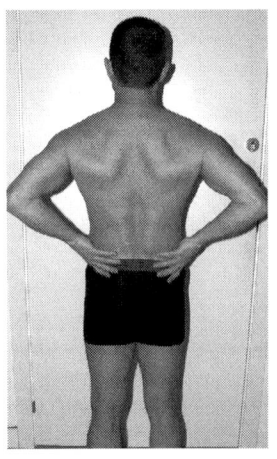

Foto 60. Actitud antiálgica producida por extensión lumbar (ERL)

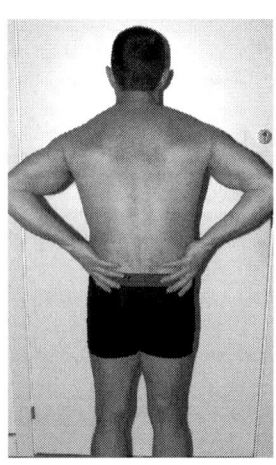

Foto 61. Actitud antiálgica producida por flexión lumbar (FRL)

8. *Disfunción de la charnela toraco-lumbar*

- La anteflexión es posible con un dolor a mitad de camino y una ligera flexión de las rodillas.
- El enderezamiento se realiza con la ayuda de las rodillas.
- En posición de bipedestación, el paciente mantiene las rodillas ligeramente flexionadas.
- El paciente tiene la sensación que sus rodillas "se doblan" en posición de bipedestación.

9. *Disfunciones viscerales*

- Las disfunciones viscerales están en la condición de producir numerosas actitudes antiálgicas con la finalidad de reducir los dolores referidos.
- El lumbago de origen visceral no es raro y se traduce frecuentemente por una actitud escoliótica.
- Recordemos que las cadenas musculares rectas de flexión y cruzadas de cierre tienen un papel protector de los órganos y que las cadenas rectas de extensión y cruzadas de apertura tienen un papel descongestionante.
- Las cadenas musculares tienen siempre tendencia a querer proteger el órgano incriminado.
- La posición antiálgica está acompañada, la mayoría de las veces, de dolores abdominales.

Definiciones patológicas en la columna lumbar

1. *Lumbalgia*

Es un dolor localizado en la región lumbar que puede ser de intensidad y de duración variables.

La etiología es multifactorial: disfunción articular, muscular, ligamentaria o visceral. Se ve influida por la fatiga, una mala condición física, agotamiento, la climatología, el estrés, etc.

El funcionamiento sincrónico agonista/antagonista de los músculos del raquis y de los músculos toraco-abdominales es fundamental para el equilibrio del eje craneosacro (motricidad y estabilidad en los tres planos del espacio y absorción de fuerzas gravitacionales).

Una disfunción vertebral puede romper este equilibrio y conducir a una inestabilidad lumbar pudiendo engendrar lumbalgias crónicas o agudas en ausencia de déficit neurológico o degenerativo.

El tono postural final es perturbado, la musculatura es obligada a trabajar de manera activa, con fuerza para restablecer y estabilizar el equilibrio del raquis.

Esta inestabilidad lumbar origina a la larga una degeneración muscular y conduce a una lumbalgia común crónica del adulto que voluntariamente catalogamos bajo el término de lumbalgia postural.

2. Lumbago

Es un dolor agudo a nivel de la región lumbar que va acompañado de impotencia funcional.

Puede ser consecutivo a un esfuerzo, a un gesto simple mal adaptado o a un espasmo visceral.

El lumbago puede resolverse espontáneamente, pero tiene tendencia a recidivar.

3. Pseudo ciática

Es un dolor que simula una ciática pero sin afectación ni clínica neurológica. Está desencadenada por dolores referidos musculares, ligamentarios o articulares

4. Ciática

Es una afectación del nervio ciático con dolor radicular a través de su recorrido por el miembro inferior, la mayoría de las veces de origen discal. Las raíces implicadas suelen ser L5 y S1. Hay clínica neurológica. Ver página 273.

5. Cruralgia

Es una afectación del nervio femoral (L3-L4) por neuropatía de atrapamiento o compresión, caracterizada por un dolor que sigue un trayecto radicular preciso en la parte anterior del miembro inferior y va acompañado de signos neurológicos de tipo:

- Problemas de la sensibilidad de los dermatomas concernidos.
- Modificación del tono muscular de los músculos inervados por el nervio femoral.
- Perturbación de los reflejos osteotendinosos (reflejo patelar).

Ver página 246.

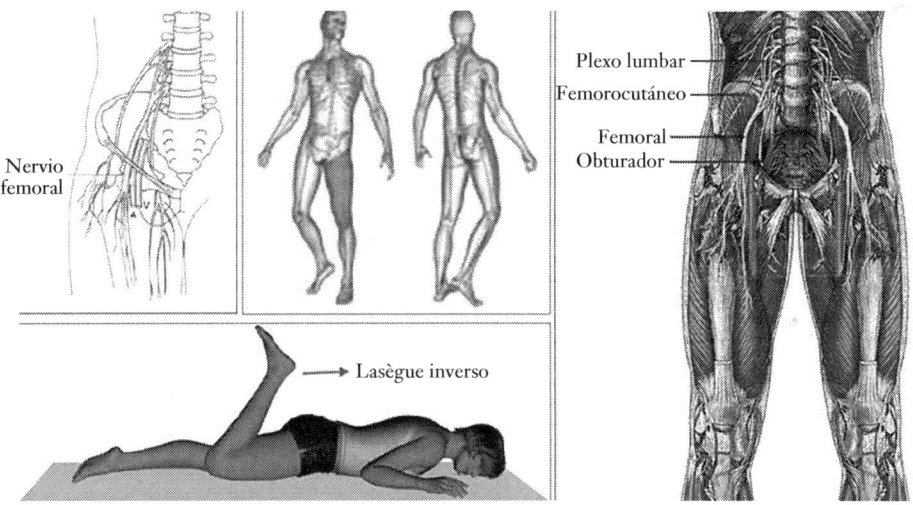

Figura 137. Neurología, dermatomas y test en la cruralgia

Nivel de la lesión discal

Se admite, en general, que los discos más comúnmente afectados en la columna lumbar son los discos L5-S1 y L4-L5 (figura 138). Es rara la lesión del nivel L3-L4; sin embargo, existen pruebas evidentes de que las lesiones a este nivel son más frecuentes de lo que generalmente se admite. Las lesiones a nivel de LI-L2 y L2-L3 son raras y se presentan, con mayor frecuencia, en adultos jóvenes sometidos a una flexión violenta de la columna vertebral.

Una hernia lumbar en L4-L5, la localización más frecuente afecta:

- La raíz de S1, si es mediana (central).
- La raíz de L5, si es paramediana.
- La raíz de L4, si es foraminal.

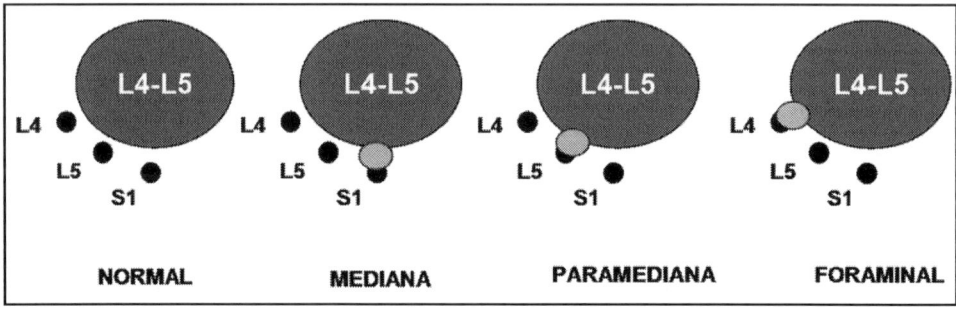

Figura 138. Relación neurológica en hernia L4-L5

La regresión espontánea de las hernias ha sido descrita. Su exacto mecanismo no es bien conocido, pero están implicadas la reabsorción, la deshidratación y la fagocitosis del material herniado. Se ha visto que las hernias más grandes, son las que más regresionan.

**Test de movilidad
Ejemplo hernia externa
derecha**

- Durante la flexión, el núcleo va contra los ligamentos. Se puede inclinar un poco pero está limitada (foto 62).

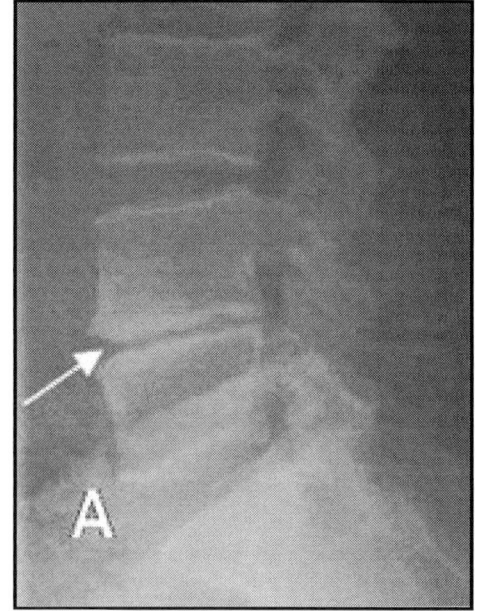

Figura 139. Degeneración del nivel L4-L5, el más común, con afectación del disco correspondiente.

- Durante la extensión, como es una convergencia y pinza la parte posterior del disco, le resulta imposible (foto 63).
- La latero-flexión, cuando va hacia la izquierda va bien (foto 64). Cuando va hacia la derecha no puede (foto 65).
- La rotación, no hay mucha pero el disco en este caso está desgarrado y en vez de un grado vamos a tener 4 o 5°, hacia la izquierda va mejor (foto 66).

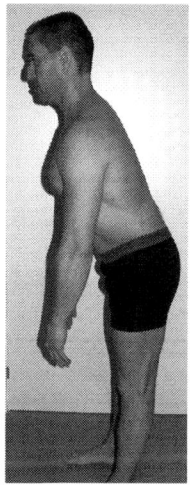

Foto 62
Flexión limitada

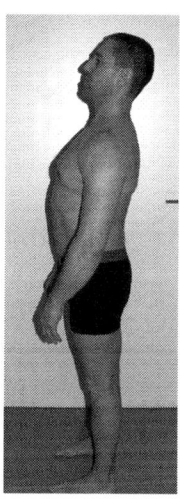

Foto 63
Extensión limitada

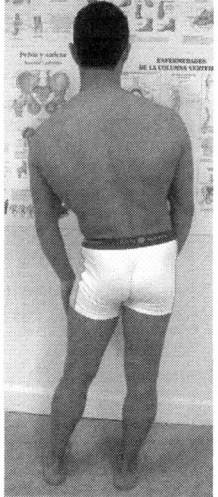

Foto 64
Lateroflexión
izquierda bien

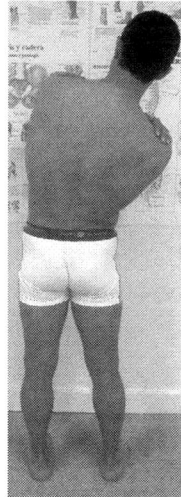

Foto 65
Lateroflexión
derecha mal

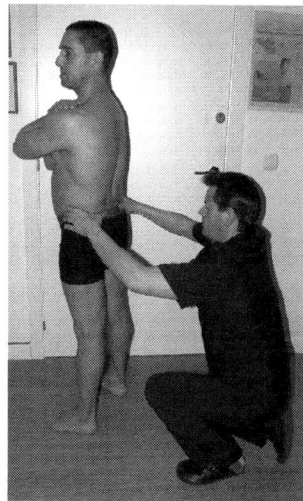

Foto 66
Rotación izquierda bien
Hacia la derecha mal

Biomecánica y balística de la afectación discal

Una vez que el núcleo llega al receptor, éste descarga y se registra el dolor. Si se aplasta, se pone en marcha la cadena araquidónica y el paciente se coloca en una posición antiálgica para disminuir la agresión.

Cada vez que tenemos un problema discal, con un lumbago, los músculos intervertebrales realizan una contractura refleja. Esta contractura tiende a cerrar los platillos y a reforzar la estimulación.

Es como si tuviéramos un dedo pellizcado en una puerta. El núcleo está pellizcado entre dos platillos por una contractura refleja.

El sistema cibernético postural va a desencadenar esta traslación del tronco y se va a convertir en una posición antiálgica.

No hay que confundir la contractura refleja, que es generalmente agravante, con una contractura antiálgica, que como dice el nombre está para luchar contra el dolor. Esto es automático.

En un paciente con postura antiálgica izquierda y hernia externa, la presión aumenta del lado izquierdo y el núcleo tiende a irse hacia el otro lado. Por eso alivia el dolor esta postura porque aplasta menos el receptor.

Si la hernia hubiera salido por dentro del receptor, con una hernia interna, el paciente se inclinaría del mismo lado, ya que si se inclina a la derecha el núcleo va hacia la izquierda y aumenta la presión en el receptor.

Hay una ley biomecánica que explica como el núcleo sigue a la vértebra balística. Cuando estamos en bipedestación con el sacro fijo, sólo se mueve la 5ª lumbar. La hernia va a seguir el movimiento de la 5ª lumbar, normalmente el borde posterior de la 5ª lumbar.

En una hernia externa derecha, cuando el paciente realiza una rotación hacia la izquierda, la hernia se va a alejar del área dañada, derecha, pudiendo de este modo el paciente girar un poco a la izquierda.

Si el paciente gira hacia la derecha y la hernia es balística con la palanca superior, el núcleo va a comprimir aún más el receptor.

Esta es la explicación que hay para comprender las rotaciones dolorosas:

- Cuando el paciente está en bipedestación con cifosis y latero-flexión y nos comunica que le duele la columna lumbar derecha, sin irradiación a los miembros inferiores, automáticamente visualizamos esto: tiene una afectación discal por fuera del receptor. En este caso, el nivel más común de afectación es L4-L5, con afectación de la raíz nerviosa de L5.
- Si presenta dolor en la izquierda y está inclinado del mismo lado (que es más raro), pensaremos en una hernia por dentro del receptor. En este caso, el nivel más común de afectación es L5-S1, con afectación de la raíz nerviosa de S1.

Conclusión diagnóstica final

Con el interrogatorio y la posición antiálgica sabemos lo que tiene. Lo que no sabemos es en qué nivel. Hay que buscar el segmento donde está la lesión.

Un paciente con una afectación discal suele presentar:

— El pinzado rodado doloroso del lado afectado
— Dolor en la presión del macizo articular posterior homolateral al sufrimiento discal
— La RMN nos confirmará la lesión y el alcance de la misma

Nota: en este tipo de patologías no es importante conocer el esquema lesional del nivel afectado (NLR o ERL-FRL). No emplearemos las técnicas tradicionales articulares. En patología discal las técnicas de normalización son discales, por lo tanto nos interesa saber únicamente el nivel afectado y el lado del mismo.

Por lo tanto, si un paciente se presenta en nuestra consulta en actitud antiálgica con el tronco hacia la izquierda:

- Si el dolor está en la derecha y no desciende a las piernas, decimos que es un lumbago de origen discal cruzado. La hernia está por fuera del receptor.
- Si el dolor está del mismo lado que la actitud antiálgica y no hay dolor en la pierna, decimos que tiene un lumbago de origen discal izquierdo. La hernia está por dentro del receptor.

Para confirmar esto hacemos los test balísticos. Ejemplo dolor en la derecha:

- La flexión está limitada
- La extensión es imposible
- En la latero-flexión izquierda hay un cierto movimiento no doloroso
- La latero-flexión derecha es imposible
- La rotación izquierda es posible un poco
- La rotación derecha está limitada
- Actitud antiálgica con desplazamiento del tronco hacia la izquierda
- El pinzado rodado es más doloroso del lado derecho
- La palpación del macizo articular posterior derecho es más doloroso que el izquierdo en el nivel L5-S1.
- Dermatomas positivos en el territorio de S1.

Diagnóstico

Lumbago de origen discal derecho cruzado por fuera del receptor L5-S1 con afectación de la raíz nerviosa de S1, de grado II o III.

Nota: la diferencia entre el grado II o III, nos lo dará con precisión la RMN, no obstante, los pacientes con afectación discal de grado III suelen presentar imposibilidad para desvestirse por sí solos, mientras que este hecho no se constata en los afectados por grado II.

TRATAMIENTO

Si la protrusión posterior toca los receptores, para evitar esto hay que modificar el núcleo de posición, procurando con ello que la irritación sobre los receptores neurológicos sea inferior.

Si conseguimos reducir el núcleo, aunque sea un milímetro, la presión sobre los receptores va a disminuir y el Gate Control suprasegmenterio se va a convertir en infraliminar.

Si realizamos una RMN, no será claro objetivar la mejoría, pero habremos obtenido un 70% menos de dolor y el paciente podrá reintegrarse a su vida cotidiana.

La contractura muscular tiende a cerrar la fisura. Para reintegrar el núcleo hacia el centro, alejándolo de los receptores, hay que abrir la fisura y estirar la contractura.

Cuando abrimos la fisura alejando los platillos vertebrales, colocamos en tensión los anillos fibrosos y empujamos el núcleo hacia el centro.

Si mantenemos bien abierta la fisura y hacemos una rotación, sabemos que la rotación tiende a acercar los platillos vertebrales. Si mantenemos los platillos separados y hacemos una rotación, en lugar de que se acerquen los dos extremos, es la parte central (los anillos que aún no se han roto) la que se verticaliza. Es como si al arco formado por los anillos y el LLCP quisieran coger la línea recta. Por lo tanto, ahí los anillos sirven de propulsores para empujar a la sustancia nuclear herniada hacia dentro. Pero antes hay que abrir la fisura.

Para abrir esta fisura nunca se debe hacer la técnica en sedestación, pues cuando estamos sentados hay una gran presión sobre el disco (60-120 Kg).

No debe hacerse en sedestación. Lo más probable sería un agravamiento de la lesión.

Para realizar la técnica hay que posicionar al paciente en decúbito lateral (25 Kg).

En esta patología los errores pueden ser muy graves.

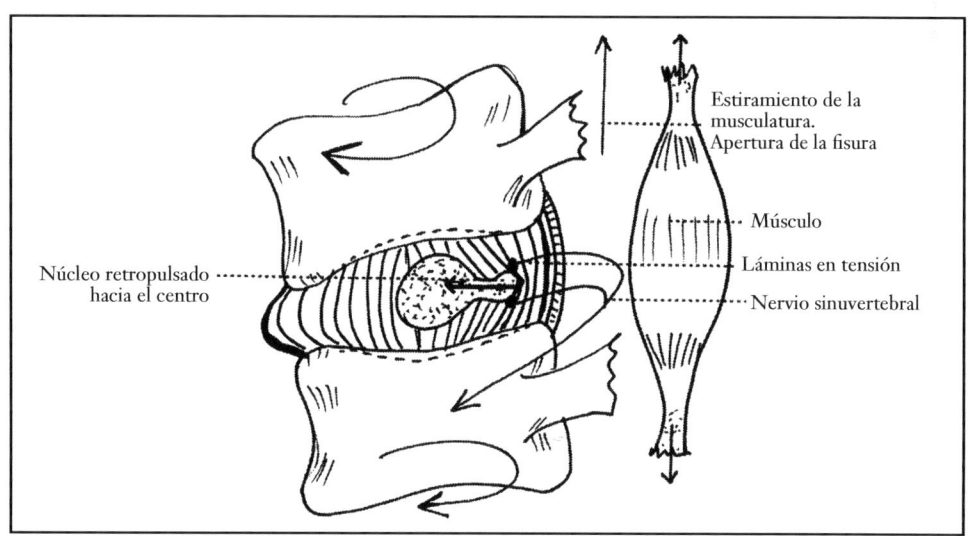

Figura 140. Efecto de la normalización

En el grado III, si el disco está totalmente roto, la hernia empuja en el ligamento. Tenemos el mismo objetivo: reintegrar el núcleo en el interior del disco.

Ya no nos quedan anillos, pero nos queda el ligamento longitudinal común posterior. El principio de razonamiento es el mismo. Hay que abrir la fisura, lo que hace que se ponga en tensión el LLCP, se hace la rotación y así se consigue que empuje la hernia hacia el interior. La hernia entra un poco, lo suficiente para conseguir que la información sobre los receptores sea infraliminar. De ahí el éxito de las manipulaciones en los lumbagos de origen discal.

Los osteópatas disponemos de varias técnicas de normalización en patología discal:

• El Lumbar Roll de 1ª intención. Es la reina de todas las técnicas en patología discal.
• Boomerang. Menos efectiva pero una gran ayuda cuando el lumbar roll no puede realizarse por cualquier circunstancia.

Lumbar Roll de 1ª intención

Ejemplo: hernia externa derecha L5-S1

Vamos a tener una regla, en este caso preciso, con un desplazamiento del paciente hacia la izquierda, hernia externa derecha. Vamos a posicionar al paciente en la camilla del lado del desplazamiento (la derecha, el lado herniado, hacia arriba).

Si sólo existe este lumbago, podría decirse que el lado doloroso está siempre hacia arriba. Es una regla general. En el Lumbar Roll para patología discal el lado doloroso está siempre hacia arriba.

Principios biomecánicos

Tenemos una palanca superior (L5) y una palanca inferior (sacro).

Tumbamos al paciente del lado izquierdo, traccionando del antebrazo izquierdo para hacerle una rotación, los dedos de nuestra mano izquierda a los lados de la espinosa de L5 controlando la rotación. Al traccionar del brazo sentimos como toda la cintura escapular va descendiendo hasta L5. Al llegar a L5, paramos el atornillamiento.

Primero abrimos la fisura. Situamos nuestro brazo craneal en el hueco delto-pectoral, haciendo una presión en dirección craneal. El otro antebrazo lo situamos sobre el gluteo realizando una presión en dirección caudal. Entre la palanca superior e inferior vamos a tener una apertura de L5-S1.

Bloqueamos el hombro y realizamos el thrust sobre el sacro a 45°. El sacro es arrastrado en rotación izquierda. La presión caudal hacia los pies abre la fisura y la presión horizontal produce la rotación.

La hernia sigue a la vértebra balística. Cuando hacíamos el examen en bipedestación, L5 era la palanca balística del examen. Estando tumbado y haciendo un thrust en el sacro, va a ser el sacro ahora la palanca balística. La hernia va a seguir el movimiento del sacro, lo cual quiere decir que cuando hagamos la técnica en rotación la hernia tiende a desplazarse en ese sentido, disminuyendo la estimulación sobre el receptor.

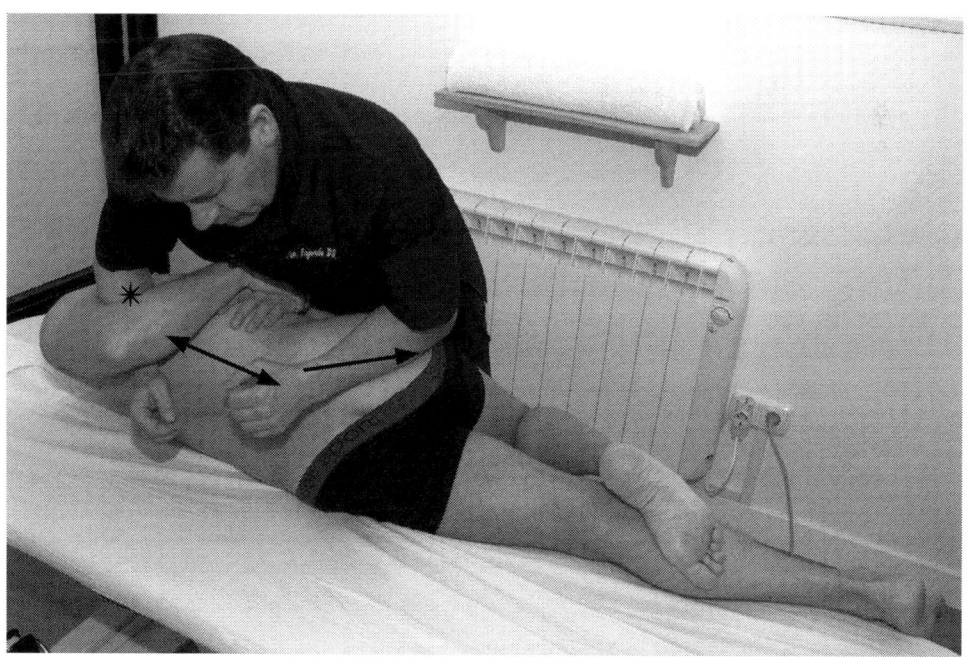

Foto 67. Lumbar Roll de 1ª intención

Si colocamos al paciente en tensión y no hay dolor, significa que esto está pasando efectivamente así.

Si le duele, es porque la hernia sigue la balística con la palanca superior chocando contra el receptor y produciendo dolor, en cuyo caso tendríamos que recurrir a la Lumbar Roll de 2ª intención.

Antes de realizar el thrust abrimos y estiramos la fisura, preguntando al paciente si le produce dolor irradiado en la extremidad inferior. Si el paciente tiene dolor en la pierna, hay implicada una raíz y por lo tanto la técnica de normalización está contraindicada.

Si no hay dolor en la pierna durante la puesta en tensión en la latero-flexión, entonces hacemos el thrust en el sacro con 45° de rotación.

La técnica de Lumbar Roll de 1ª intención es una técnica en latero-flexión y rotación cuya finalidad es reintegrar un poco el núcleo sin aumentar la agresión en los receptores.

Cuando se hace esta técnica:

- No pasa nada y el paciente no mejora, o
- Le hace bien y el dolor disminuye

!En ningún caso se tiene que agravar el cuadro¡

Desde la primera sesión, donde utilicemos el Lumbar Roll de 1ª intención, hasta la segunda sesión deben transcurrir 4-5 días como mínimo, que es el tiempo necesario para que "se enfríe" la cadena araquidónica.

1ª sesión	2ª sesión	3ª sesión
Manipulación	8 días	15 días

Si después de la tercera sesión obtenemos solamente un 10% de mejoría o menos, remitimos a nuestro paciente al médico (traumatólogo o neurocirujano), mejor que hacer osteopatía.

Pero si obtenemos un 80% de mejoría (lo más habitual), continuaremos con el tratamiento.

Si después de realizar las técnicas le duele más que al principio, lo cual no debería ocurrir, significa que la técnica ha sido mal realizada.

Si la primera técnica (Lumbar Roll de 1ª intención) da resultado, la continuamos utilizando en las siguientes sesiones. Si no podemos utilizar esta técnica (que es la mejor), porque le duele durante la puesta en tensión, probaremos con las otras.

Lumbar Roll de 2ª intención

En los pacientes que presentan dolor durante la puesta en tensión en la 1ª intención, intentaremos realizar la técnica situándolos del otro lado (el dolor contra la camilla).

Si le tumbamos del lado derecho (lado herniado) hay que tomar precauciones. Traccionamos del pie derecho en dirección inferior para mantener un poco la apertura de la fisura. Colocamos el apoyo braquial cerca del sacro.

La hernia, que constatamos era balística con la palanca superior, al hacer la rotación del tronco hacia la izquierda (palanca superior) es evidente que seguirá al tronco y, en este caso, realizaremos la técnica sin dolor.

En la 1ª intención, con la pelvis arrastrábamos al receptor en sentido inverso, produciendo dolor.

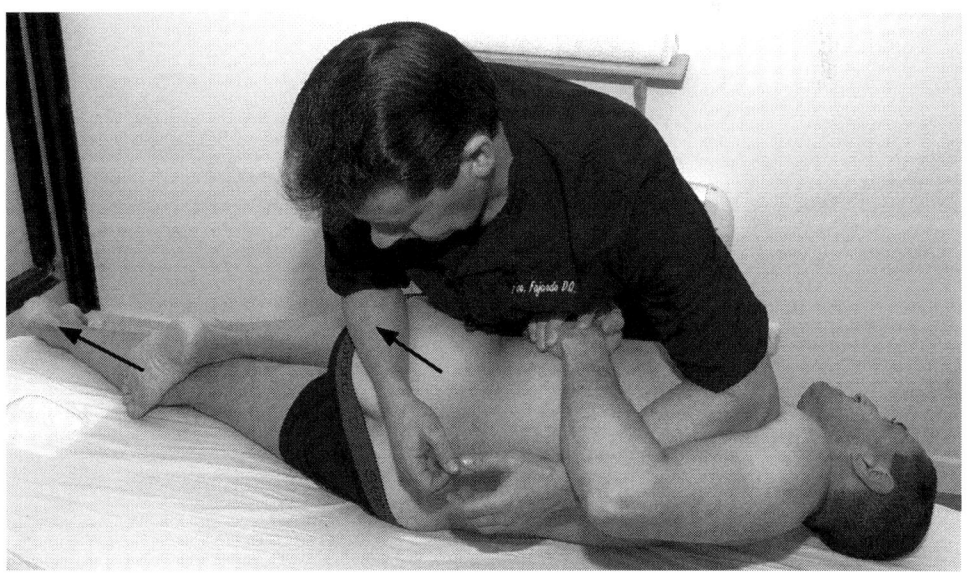

Foto 68. Lumbar Roll de 2ª intención

Si el paciente no tiene dolor cuando hacemos esta 2ª intención, significa que está pasando esto.

Conclusión

Si durante el lumbar roll de 1ª intención el paciente tiene dolor, significa que la balística no es la que esperábamos.

Le situamos del otro lado para invertir la balística. Si el paciente soporta la puesta en tensión realizamos el thrust. Sin embargo, si nos dice que aún le duele más que antes, es evidente que no hay que manipular utilizando ninguna de las Lumbar Roll.

Boomerang

Se llama así porque es una posición curva que recuerda al boomerang australiano.

Si el paciente tiene una artrodesis de cadera, no podremos utilizar el Lumbar Roll. Del mismo modo, si durante el intento de realización del lumbar Roll de 1ª o 2ª intención el paciente siente un dolor irradiado, haremos la técnica de Boomerang.

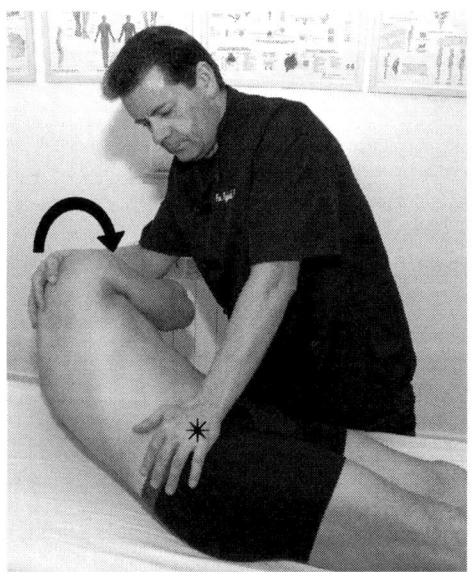

La técnica de Boomerang, para patología discal, consiste en situar al paciente en latero-flexión y rotación del mismo lado, pero ambas opuestas al lado en lesión.

En el caso de una hernia externa derecha, realizamos una latero-flexión izquierda y rotación izquierda del tronco. Puede ser una técnica excelente.

La mano inferior hace punto fijo en la EIAS del lado en lesión. Abrimos la fisura un par de veces

Foto 69. Boomerang para afectación discal en la derecha

en espiración y realizamos el thrust con la mano superior. Es una palanca superior.

Nota: antes de realizar el thrust, el hombro superior ha de quedar vertical con respecto al inferior.

En los estados III, con el LLCP íntegro, esta maniobra da muy buenos resultados.

En los estados IV o V los resultados son más escasos, pues el desplazamiento de la hernia es más difícil de obtener.

■ LESIÓN DISCAL DE GRADO IV, LAS CIÁTICAS ■ Y LAS CRURALGIAS
(Hernia subligamentaria o no excluida)

Es la continuación del grado III.

Cuando la protrusión de la sustancia nuclear supera el límite del diámetro del disco, empuja al ligamento longitudinal común posterior.

A esto le llamamos una hernia. Desde el momento que el núcleo ha salido del disco se le llama hernia.

Cuando el núcleo está dentro del disco le llamamos protrusión intradiscal.

Esta hernia todavía está bajo el ligamento y se le puede llamar hernia subligamentaria o no excluida.

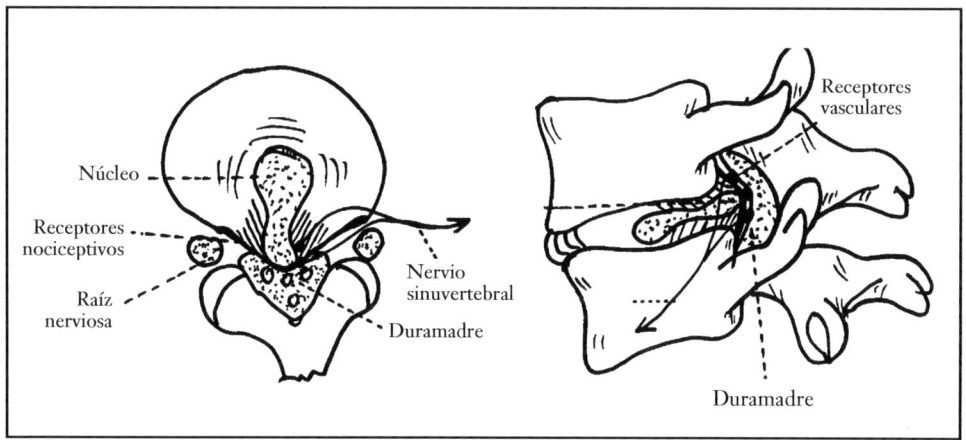

Figura 141. Lesión discal de grado IV

La hernia puede comprimir los plexos venosos retro-ligamentarios contra la duramadre; esto genera un estado venoso y un edema local profundo.

En un primer tiempo es la duramadre radicular, inervada por el nervio recurrente, la que está estimulada: esto puede generar una lumbo-radiculalgia, con pequeñas irradiaciones en la fosa ilíaca externa. Un edema foraminal lateral puede constituirse, con aumento de las presiones: disminución del PH y acidosis local. Hay, además, producción de radicales libres hiperalgesiantes.

En un segundo caso, el apoyo de la hernia sobre el axón puede desencadenar una perturbación de la conducción del influjo nervioso.

Esto puede implicar una radiculitis inflamatoria mediante anoxia local y producción de sustancias algógenas. La algia puede irradiar en el territorio distal del nervio, pero igualmente hacia los segmentos próximos tales como el abdomen y los órganos genitales.

La hernia aplasta la raíz contra la articulación y tiene tendencia a salir hacia fuera. Esta hernia puede salir:

- hacia fuera,
- hacia el nervio,
- o puede ser más interna.

Vamos a tener un problema de compresión. El disco está roto, pero en este caso todavía está el ligamento.

El paciente se queja de dolor lumbar y de un dolor en la pierna. Es una lumboneuralgia, pudiendo ser una ciática o una cruralgia, que son las dos grandes afecciones radiculares de origen lumbar.

A veces, esta hernia subligamentaria, con los movimientos de la vida diaria puede despegar el ligamento y migrar hacia arriba o hacia abajo.

En algunas ocasiones se desplaza al nivel inferior. Por ejemplo, sale de L4-L5 pero viene hasta la raíz de abajo. En este caso es una hernia subligamentaria migratoria. Esto puede constatarse con el escáner y la RMN.

LA CIÁTICA

Dolor, debilidad, entumecimiento u hormigueo en la pierna, causada por lesión o presión sobre el nervio ciático. La inflamación dolorosa del nervio ciático es probablemente una de las patologías más tormentosas de la columna vertebral.

El dolor causado por la compresión del nervio ciático puede ser sordo, agudo y puede estar acompañado de golpes intermitentes o punzantes que comienzan en la nalga y viajan hacia abajo por la parte posterior o lateral del muslo.

El nervio ciático se origina del ramo terminal del plexo sacro (L4-S3). Atraviesa el agujero ciático mayor, pasa debajo del músculo piramidal de la pelvis (a veces a través de él, figura 142), desciende por la parte posterior del muslo hasta la rodilla, donde se divide en dos ramas:

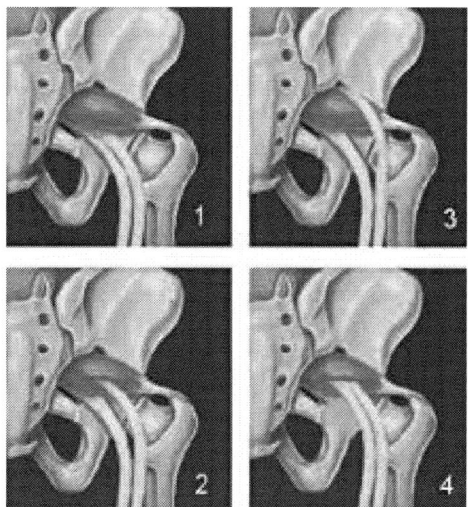

Figura 142.
Diferentes relaciones entre el nervio ciático y el músculo piramidal de la pelvis.

- El ciático poplíteo externo, que desciende por la cara externa de la pierna hasta la cara dorsal de los tres primeros dedos.
- El ciático poplíteo interno, que desciende por la cara dorsal de la pantorrilla hasta el talón, borde externo y dos últimos dedos del pie.

Las raíces más afectadas son L5 y S1, siendo los niveles L4-L5 y L5-sacro donde se originan con mayor frecuencia los principales cuadros patológicos.

Los síntomas de una ciática son muy característicos: dolor con irradiación a una de las extremidades inferiores, acompañado o no de dolor lumbar. Este dolor radicular sigue habitualmente dos trayectos:

1. Dolor que transcurre por la cara posterior del muslo, anterolateral de la pantorrilla hasta el dedo gordo del pie (L5). Dolor al realizar la extensión plantar, ponerse sobre el talón (figura 143).
2. Dolor que transcurre por la cara posterior del muslo y pantorrilla, llegando al talón y, a veces, terminando en el dedo pequeño del pie (S1). Dolor al realizar la flexión plantar, ponerse sobre las puntas de los dedos (figura 144).

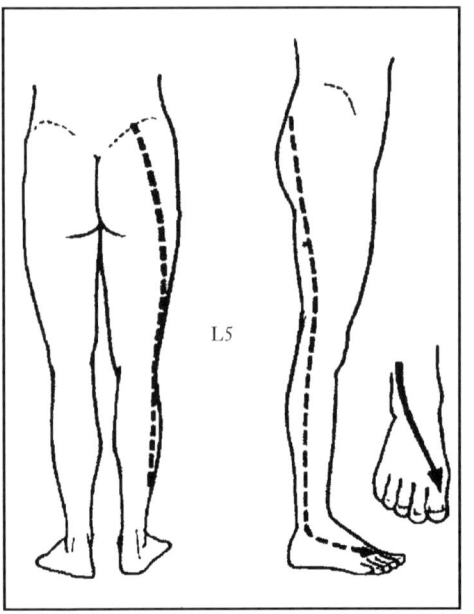

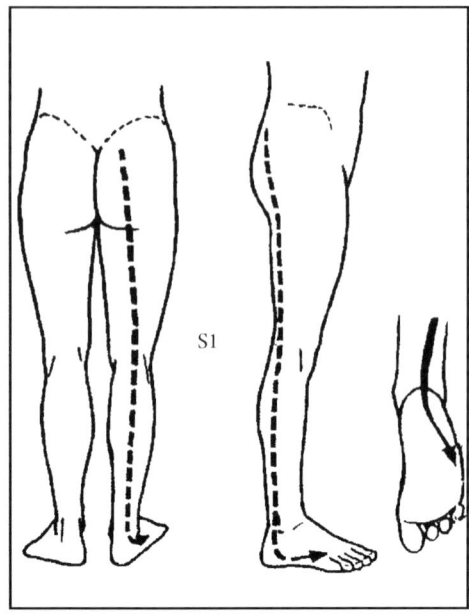

Figura 143   Figura 144

Los síntomas de la ciática varían según el lugar donde la raíz nerviosa se ha comprimido. Ver tabla 15.

Compresión a nivel de L4	Por lo general, la ciática afecta al muslo. Los pacientes pueden presentar dolor de espalda baja y sentir debilidad al enderezar la pierna y pueden presentar una disminución del reflejo rotuliano.
Compresión a nivel de L5	Los síntomas de la ciática pueden extenderse hasta el dedo gordo del pie y el tobillo. Los pacientes pueden sentir dolor o entumecimiento en la parte superior del pie.
Compresión a nivel de S1	La ciática afecta a la parte exterior del pie, que puede irradiarse al dedo pequeño del pie. El reflejo aquíleo también puede encontrarse reducido o ausente.
Compresión múltiple	Como más de una raíz nerviosa puede ser comprimida, los pacientes pueden experimentar dolor de espalda y una combinación de los síntomas anteriormente descritos.

Las principales causas que pueden desencadenar una ciática son:

- La hernia discal de grado IV o V.
- Estenosis raquídea.
- Síndrome de cauda equina.
- Espondilodiscitis.
- Espondilitis anquilosante.
- Tumores sacroilíacos.
- La edad. Puede darse la degeneración del nervio ciático a causa de un acúmulo excesivo de toxinas, debido a toda una vida de alimentación desequilibrada o por la toma excesiva de medicamentos.
- Traumatismos. Golpes directos en alguna parte del territorio del nervio ciático.
- Patología osteopática en L4, L5 y/o sacro.
- La exposición prolongada al frío y la humedad.
- Los tumores vertebrales y de la esfera genital.
- Las varices.
- Las enfermedades venéreas.
- La sacralización adquirida.

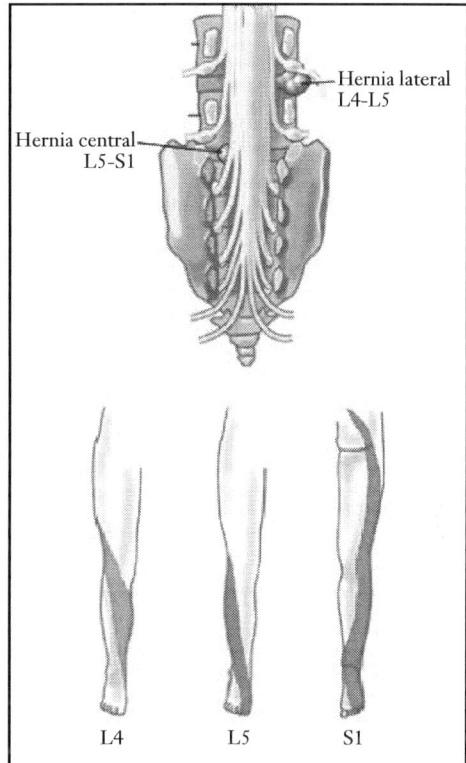

Figura 145

Grados lesionales

Ciática de grado I

El paciente presenta dolor de moderado a fuerte, con postura antiálgica. El dolor se localiza en la región lumbar, glútea y una de las extremidades inferiores, siguiendo el trayecto del nervio ciático (L5 o S1).

Este grado suele ser producido por una patología discal de grado III, donde a pesar de no existir compresión directa de la raíz nerviosa en el foramen lateral, la producción de sustancias hiperalgesiantes como la bradiquinina, serotonina y prostaglandinas en el canal medular desencadenan dolor en el trayecto del nervio ciático.

Otras causas que desencadenan este grado son la exposición prolongada al frío y a la humedad, las varices, los traumatismos, etc.

Ciática de grado II

El paciente presenta dolor muy intenso, casi insoportable, con postura antiálgica, cojera e imposibilidad para desvestirse por sí solo, la mayoría de la veces.

La musculatura de la pierna puede ponerse flácida e incluso perder tono; además, con frecuencia, la pierna afectada por la ciática se encuentra más fría que la otra.

Este grado suele ser producido por afectaciones discales de grado IV y, a veces, V.

Ciática de grado III

El dolor es tormentoso, no soportable prácticamente en ninguna postura. A veces, el roce mismo de la ropa exacerba el dolor. Presentan postura antiálgica e imposibilidad para andar, si no es con la ayuda de muletas u otra persona.

En muy pocas ocasiones los síntomas de la ciática que empeoran rápidamente requieren una cirugía inmediata. Sin embargo, hacemos una mención de los síntomas que necesitan de atención médica inmediata:

- Los síntomas que siguen empeorando en vez de mejorar,
- daño en los nervios, especialmente si los síntomas son neurológicos progresivos (causan debilidad),
- los síntomas que se producen en ambas piernas (llamado ciática bilateral) y que pueden causar disfunción de la vejiga o incontinencia intestinal.

En este grado, suelen presentarse parálisis de la extremidad afectada. Un paciente con estos síntomas debe ser remitido de urgencia a un centro sanitario.

Este grado suele ser producido por hernias discales de grado V.

Nota: los grados I y II pueden ser tratados satisfactoriamente por la osteopatía. En el grado III, en el 95% de los casos la osteopatía no podrá dar una respuesta satisfactoria, siendo precisa la intervención quirúrgica, de urgencia en algunas ocasiones.

LA CRURALGIA

Una neuralgia crural es una monorradiculalgia producida, principalmente, por una afectación discal de grado III, IV o V, a nivel de L3-L4, que es responsable del dolor radicular por la cara anterior del muslo.

El nervio femoral (crural), figura 146, se origina de las ramas anteriores del plexo lumbar L2, L3 y L4. Pasa entre los dos vientres del músculo psoas y a lo largo de su borde externo, para descender a la fosa ilíaca interna, pasando por la vaina del psoas ilíaco. Pasa bajo la arcada crural para ir al triángulo de Scarpa (paso de la vena, arteria y nervio femoral) desde donde se dirige a sus cuatro ramas terminales:

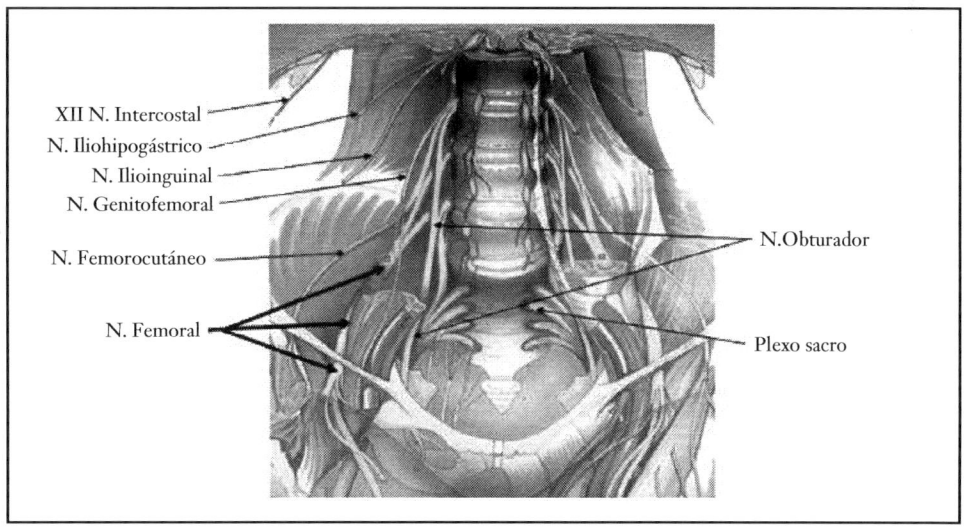

Figura 146

1. El nervio musculocutáneo externo, que inerva al sartorio y a las caras anterointerna y anterior del muslo.
2. El nervio musculocutáneo interno, que inerva al pectíneo, aductores y la cara anterointerna del muslo.
3. El nervio del cuádriceps.
4. El nervio safeno interno, que inerva a los tegumentos de la cara posterointerna de la pierna y rodilla, así como la cara interna de la rodilla.

Los dolores se acompañan de parestesias por todo el territorio del nervio femoral, pudiendo ser profundos o superficiales (figura 115 y 147). **En el diagnóstico** de una cruralgia es habitual encontrar:

- Dolor lumbar, con inversión de la lordosis a nivel L3-L4
- Postura antiálgica, que puede ser directa o cruzada
- Debilitamiento del músculo cuádriceps y espasmo del psoas homolateral a la cruralgia
- Dolor radicular con afectación del dermatoma de L3 o de L4 (figura 115)
- Abolición o disminución del reflejo rotuliano (figuras 148 y 149)
- Test para el nervio crural (Lasègue inverso) positivo (foto 70)

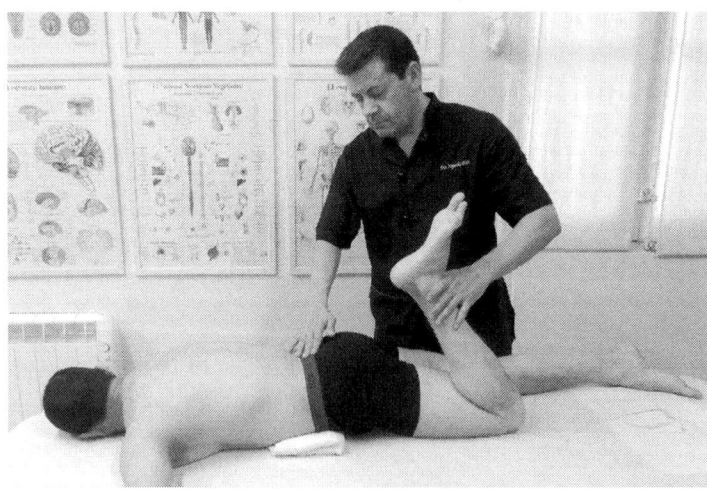

Foto 70. Lasègue inverso o signo de Léri. Con el paciente en decúbito prono, aproximamos lentamente el talón hacia su glúteo. El test se considera positivo si antes de dicho contacto el paciente refiere dolor tipo toque eléctrico con radiculalgia en el trayecto del nervio crural.

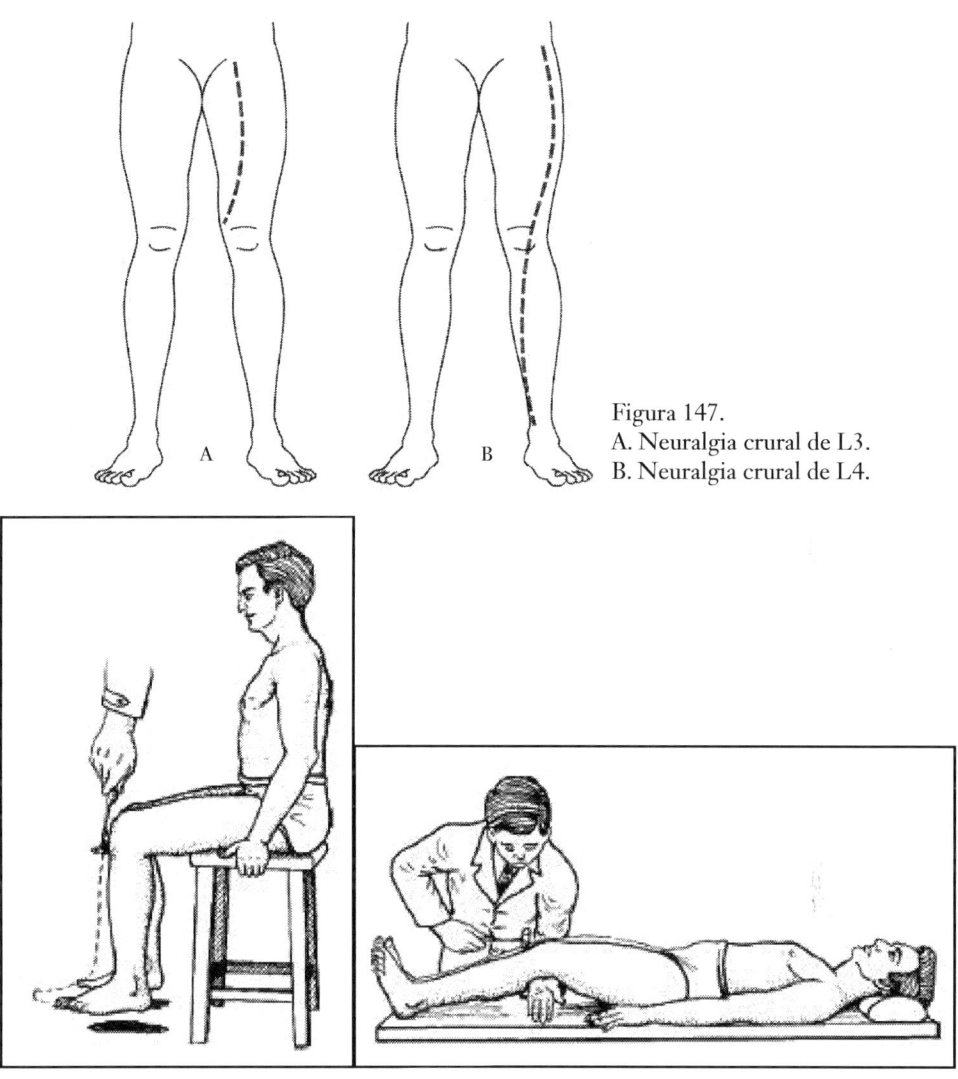

Figura 147.
A. Neuralgia crural de L3.
B. Neuralgia crural de L4.

Figura 148   Figura 149

Reflejo rotuliano o patelar. Reflejo del cuádriceps.
La técnica puede ser:
a. Paciente en sedestación en una silla o sobre el borde de la camilla, con los pies péndulos (figura 148). Se percute directamente sobre el tendón rotuliano. La respuesta es la extensión de la pierna.
b. Paciente en decúbito supino (figura 149). Se levantan ligeramente los miembros inferiores con una mano colocada debajo del hueco poplíteo, se consigue así una discreta flexión de la pierna sobre el muslo, quedando la rodilla en alto. Se percute el tendón rotuliano o tendón del cuádriceps.
La respuesta es la extensión de la pierna.
Centros reflexógenos: se encuentra en L2, L3, L4.

El psoas juega un papel muy importante en todas las cruralgias, por lo que su evaluación y tratamiento han de ser realizados de manera rigurosa.

Las lesiones osteopáticas de L2, L3 y L4 también pueden alterar la correcta fisiología del nervio crural.

Nota: existen una clase de "cruralgias" que son muy especiales y que no tienen nada que ver con el nervio crural.

Si encontramos un dolor en la cara anterior del muslo, que parte de la zona posterior de la charnela dorso-lumbar, por encima del borde superior de la cresta ilíaca para seguir el trayecto del sartorio y, a veces, con inestabilidad en la rodilla, encontrándose ésta sin ningún problema: esto es debido a patología en la celda renal.

LESIÓN DISCAL DE GRADO V
(Hernia migratoria in situ o excluida)

En este grado, el LLCP se ha roto. El disco está cada vez más aplastado. Tenemos el núcleo padre y el núcleo hijo. Con el ligamento roto ya no hay nada que contenga la hernia y se expande mucho más hacia la posterioridad, hacia el canal medular.

Hay una gran presión sobre el nervio, el cual está pellizcado entre la hernia y la articular. Hay un edema superior y una isquemia inferior, lo cual va a ocasionar dolores muy importantes.

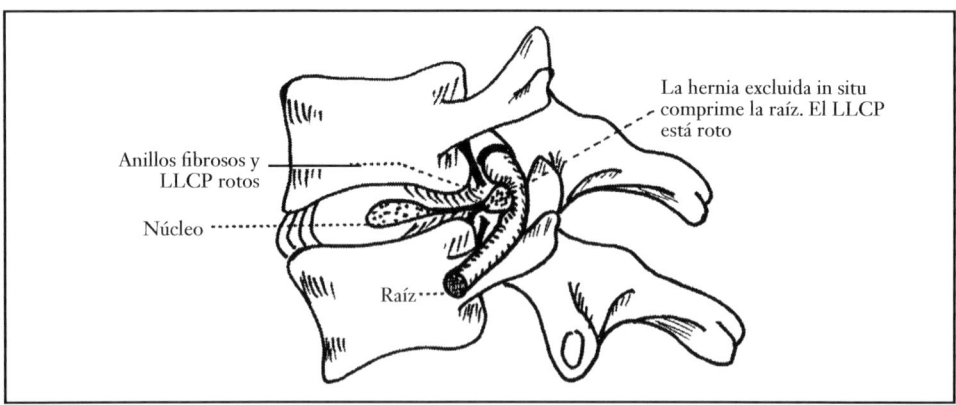

Figura 149. Lesión discal de grado V

Los pacientes se quejan de dolor en la pierna. El examen es algo diferente a los precedentes. Se puede pasar del grado 0 al 5 directamente. Es suficiente con tener pocos anillos detrás (5 o 6, cuando los demás tienen 19-20), que no estén inervados. Se van a romper sin aviso. Un día se oye un chasquido, que va a corresponder a la rotura del ligamento. El núcleo va a comprimir la raíz y ya tenemos una ciática paralizante.

En nuestros tratamientos tendremos más éxito en una hernia con el ligamento sin romper que roto.

Cuando el núcleo no está sujetado por el LLCP se va a comportar como un cuerpo extraño en el canal medular.

Hace años que se ha puesto de manifiesto que existe una producción de sustancias algesiantes cuando este núcleo llega al canal (quinina, bradiquinina, serotonina, prostaglandinas), sólo con el núcleo en el canal. Incluso si no toca la raíz.

Por lo tanto, tienen una neurotoxicidad para todos los elementos neurológicos del foramen. A veces, no hay una afectación directa de la raíz pero existe este dolor irradiado.

El conjunto nos va a dar lo que se llama "el síndrome del agujero de conjunción", que comprende:

- El edema
- La vasodilatación
- La presión
- Y todo el sistema hiperalgesiante (bradiquinina, serotonina, prostaglandinas) que son el tríptico del dolor químico.

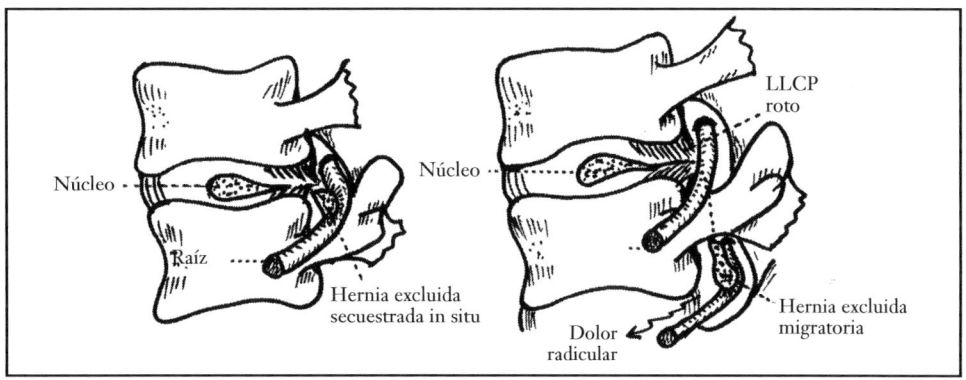

Figura 150. Síndrome del agujero de conjunción por afectación discal

EXAMEN CLÍNICO DEL PACIENTE

Test de lasègue (ver reseña sobre el autor en página 286)

La duramadre, que es una membrana de protección, se inserta en el occipital, C1, C2 y desciende hasta S2. Entre los dos extremos tiene uniones con los ligamentos, hay una cinética longitudinal.

Al levantar la pierna se ejerce una tracción del nervio ciático hacia abajo que ha sido estudiada, que es de una amplitud aproximada de 6 mm., lo cual quiere decir que cuando levantamos la duramadre 60°, esta desciende 6 mm. y se desplaza lateralmente del lado del test.

Ejemplo: ciática derecha

Si tenemos una hernia interna ....Raíz por fuera de la hernia
Si tenemos una hernia externa .... Raíz por dentro de la hernia

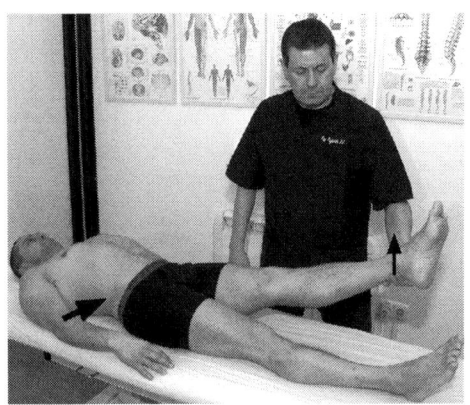

Foto 71. Levantamos la pierna izquierda. Si el paciente presenta dolor en la espalda: tiene una hernia interna, ya que al descender la duramadre la raíz desciende y se desplaza hacia el lado opuesto con lo que aumentamos el contacto, irritando a los receptores del nervio sinovertebral, el cual inerva a la raíz.

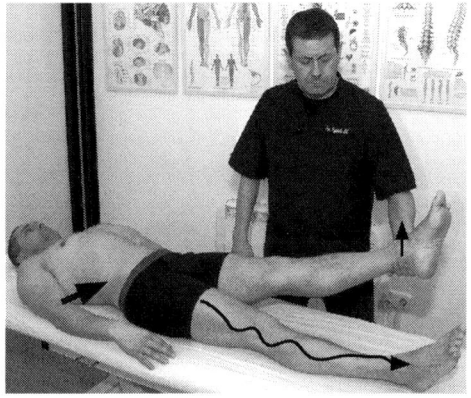

Foto 72. Si al levantar la pierna izquierda duele en la espalda y un dolor comienza a bajar por la pierna derecha: es una hernia interna y una gran isquemia.

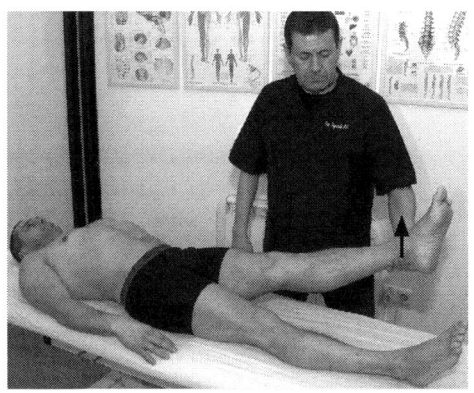

Foto 73. Si al levantar la pierna izquierda el paciente nos comunica que se le alivia el dolor lumbar: es una hernia externa, porque al levantar la pierna izquierda la duramadre desciende y se desplaza al lado izquierdo, lo cual quiere decir que se alivia el dolor lumbar.

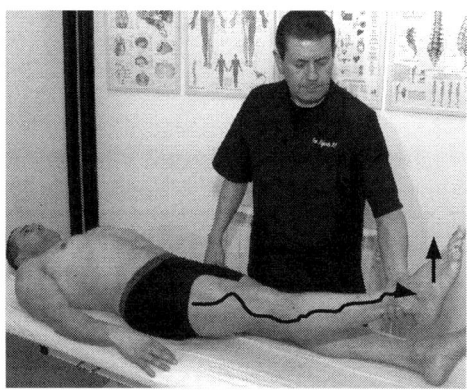

Foto 74. Si al levantar la pierna derecha, entre 0 y 60°, hay un dolor en esta pierna pero no en las lumbares: quiere decir que tenemos una isquemia con una hernia externa.

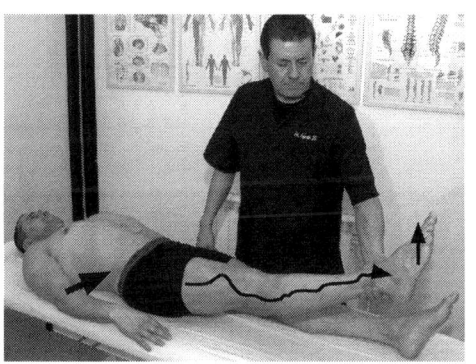

Foto 75. Si levantamos la pierna derecha y le duele en las lumbares y en la misma pierna: es que hay una isquemia y una hernia interna.

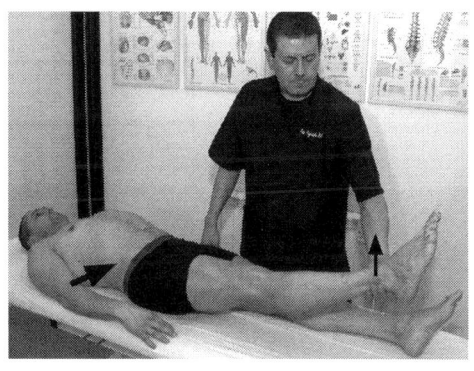

Foto 76. Si levantamos la pierna derecha y hay dolor en la espalda pero no en la pierna: es una hernia interna.

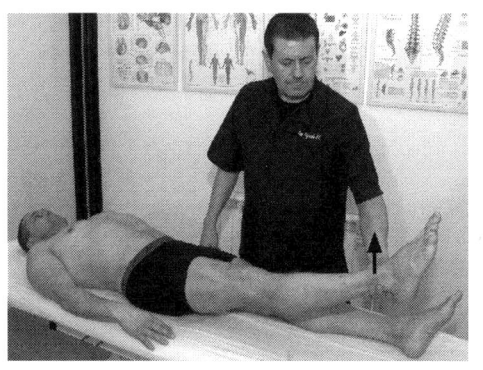

Foto 77. Si al levantar la pierna derecha se le alivia todo: es una hernia externa.

Charles Lasègue, cuyo nombre completo era Ernest-Charles Lasègue (París, 5 septiembre de 1816 - París, 20 marzo de 1883) fue un médico francés que realizó diversas investigaciones en varios ámbitos de la medicina, sus principales aportaciones tuvieron lugar en el campo de la psiquiatría.

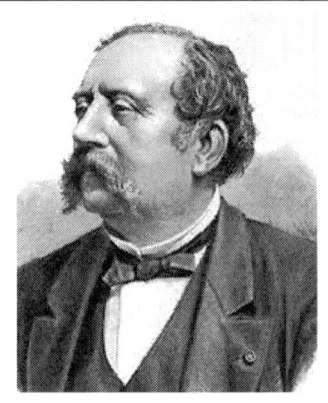

Se licenció en letras en 1838 y trabajó como profesor de esta materia en el Liceo Louis-le-Grand. Posteriormente se interesó por la medicina al conocer los trabajos de Armand Trousseau (1801-1867). Estudió medicina y leyó su tesis doctoral en la Universidad de París en 1847.

Publicó más de cien trabajos, muchos de ellos en colaboración con su maestro Trousseau. Dio su nombre a un signo clínico que se sigue utilizando para el diagnóstico de la ciática y hernia discal (signo de Lasègue) que consiste en flexionar la cadera con el paciente tumbado en una camilla con la pierna extendida. El signo es positivo si la flexión provoca dolor.

Test de Braggart

Se realiza después de la maniobra de Lasègue y consiste en el mismo movimiento, pero cuando se llega al punto en el que aparecía el dolor, descendemos la extremidad 10° a la vez que realizamos una dorsiflexión al pie. Si aparece dolor apoya la sospecha de ciática.

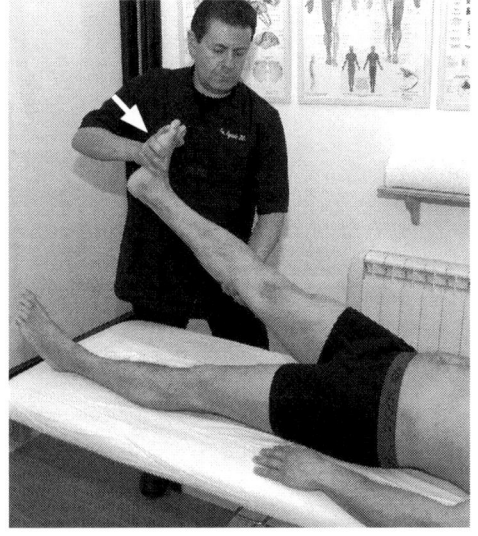

Foto 78. Test de Braggart

Test de SOTO (Step Out Turn Out) de De Jarnette, D.O.

En la angulación dolorosa (test de Lasègue), el osteópata efectúa una abducción y rotación externa del miembro inferior que estamos valorando.

Si el dolor diminuye o desaparece, se trata de una compresión del nervio ciático por un espasmo del músculo piramidal de la pelvis o de los músculos rotadores externos de la cadera.

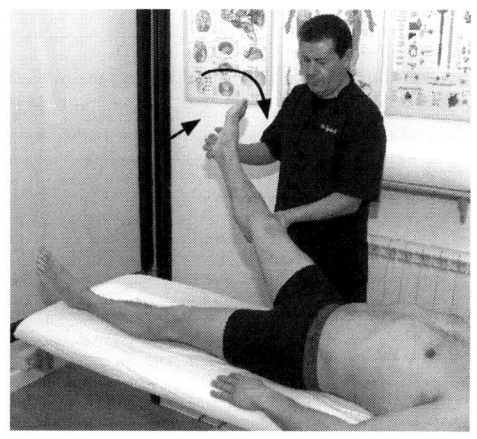

Foto 79. Test de SOTO

Test de Neri o Kernig

Con el paciente en decúbito supino o en bipedestación, le solicitamos que realice una flexión cervical máxima, que puede ser ampliada por la acción del osteópata.

Si esta prueba produce dolor lumbar o radicular por la extremidad inferior, nos anuncia una ciática por compresión o irritación de las raíces L5-S1.

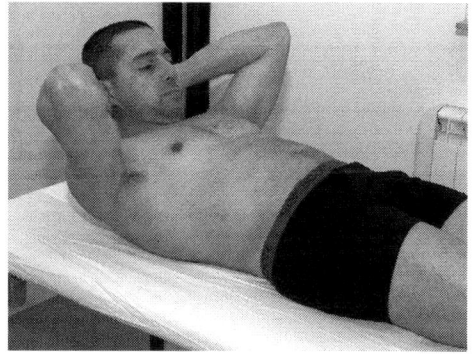

Foto 80. Test de Neri o Kernig

Test de Valsalva

Con el paciente en sedestación, le solicitamos que inspire profundamente y, en apnea, haga fuerza abdominal (simulación de defe-

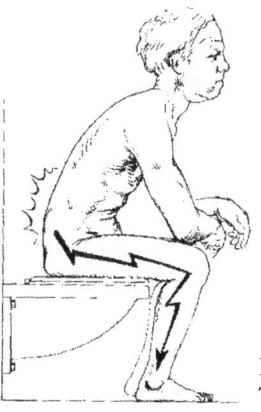

Figura 152.
Test de Valsalva

car). Si sobreviene un dolor lumbar y/o radicular es indicativo de lesión radicular y/o hernia discal.

También puede realizarse solicitando al paciente que tras haber inspirado intente expulsar el aire por la nariz mientras mantiene los orificios nasales bloqueados.

Test de Milgram

Con el paciente en decúbito supino, le solicitamos que levante las extremidades inferiores de 5 a 10 cm del plano de la camilla y las mantenga en esta posición unos 30 segundos. La caída de una de las piernas o de las dos es indicativo de afectación neurológica y/o hernia discal.

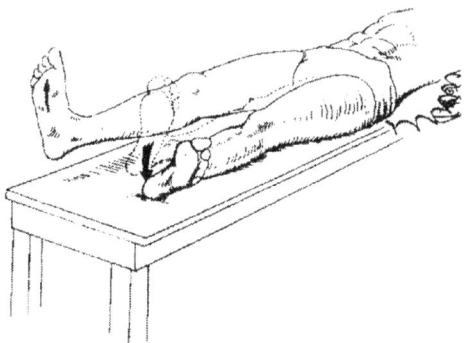

Figura 153. Test de Milgram

Test de Bechtrew y Lindner

Se realiza con el paciente en sedestación sobre la camilla con los pies colgando. La columna vertebral ha de estar bien recta y la cabeza flexionada. Le pedimos al paciente que extienda las piernas primero individualmente y después ambas a la vez. La prueba se considera positiva si el paciente es incapaz de realizarla, debido al dolor lumbar y/o irradiación a la pierna. Esta prueba da positivo en problemas radiculares (ciática) y hernias discales.

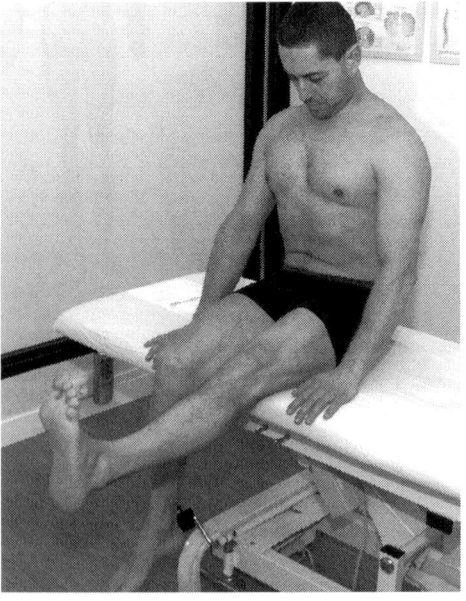

Foto 81. Test de Bechtrew y Lindner

NORMALIZACIONES

Propósito: probar a desplazar la hernia hacia una zona de mediana agresión para la raíz.

Mecanismo: abrir la fisura y movilizar la vértebra supra o subyacente al disco lesionado, para llevar la hernia hacia su anillo (estado IV, in situ, hernia todavía unida al disco); o bien lateralizar la hernia (estado IV, in situ, hernia externa no unida al disco).

- Cuando la hernia está secuestrada es muy difícil lograr una acción eficaz.
- Cuando la hernia está secuestrada y es migratoria (estado V), la osteopatía no puede actuar mecánicamente.
- Si el paciente presenta una abolición de los reflejos, asociado a una parálisis, hay que orientar hacia la cirugía o hacia otro tipo de técnica.

Si existe compresión importante de la raíz, es una urgencia operatoria a realizar en 10 o 15 días, para evitar la destrucción isquémica con desmielinización neuronal. La desmielinización es un proceso patológico en el cual se daña la capa de mielina de las fibras nerviosas. La pérdida de las vainas de mielina en los axones de las neuronas es el distintivo de las llamadas enfermedades desmielinizantes; esta destrucción puede implicar el mal funcionamiento de órganos o músculos.

Cuando la mielina es destruida, la conducción de las señales a lo largo de los nervios se ve seriamente afectada, en consecuencia, los nervios se marchitan con el tiempo. La desmielinización comporta asimismo:

- una pérdida de velocidad de conducción del impulso y de respuesta,
- pérdida de las propiedades de conducción,
- consumo energético poco eficiente y desorganización del sistema nervioso.

La osteopatía será eficaz cuando consista en tratar las ciáticas y las cruralgias del estado III. En efecto, el ligamento posterior nos permite un desplazamiento nuclear de bastante amplitud.

Las normalizaciones serán todavía eficaces en ciertos casos del estado IV; pero serán ineficaces para los estados IV secuestrados y los estados V con hernia migratoria.

No obstante, siempre hay que probar una intervención manual antes de "bajar los brazos", y dirigir al paciente hacia el cirujano.

Cuatro tentativas, con una semana de intervalo cada una, son un intento normal excepto en casos de parálisis. Si hay mejoría en el curso de estas sesiones, hay que continuar la tentativa de reducción mecánica.

Estas normalizaciones discales obedecen imperativamente a la ley del no dolor, bajo pena de agravación espectacular y dramática. No agredir a un tejido que ya está agredido.

TÉCNICAS DE NORMALIZACIÓN

Utilizaremos las técnicas de Lumbar Roll y Boomerang

Resultado: si las técnicas son positivas, el núcleo será desplazado a una zona de agresión media. Los receptores nociceptivos serán menos estimulados en el plano de la duramadre, y la raíz descomprimida va a retomar su vascularización y anabolismo, es decir, su regeneración progresiva.

Tras una manipulación, el sujeto puede ser aliviado eficazmente a nivel lumbar, por disminución del conflicto disco-radicular.

Pero si hay desmielinización de la raíz y del nervio, la reestructuración neuronal se hará más lenta. No es raro un plazo de 2 meses para recobrar la conducción normal en EMG.

A menudo, en casos donde llegan a la consulta tardíamente, si la compresión ha durado bastante tiempo la regeneración puede durar varios meses (más de 6) e incluso puede no producirse, si el paciente nos llega con una paresia o una parálisis localizada.

En osteopatía, hay que intervenir lo más rápidamente posible para intentar mejorar la compresión radicular. Pero si el paciente presenta paresias, hinchazones del miembro inferior, y si al cabo de 3 sesiones no hay mejoría clínica, hay que orientarle hacia la práctica quirúrgica, evitando así que la compresión origine patologías irreversibles.

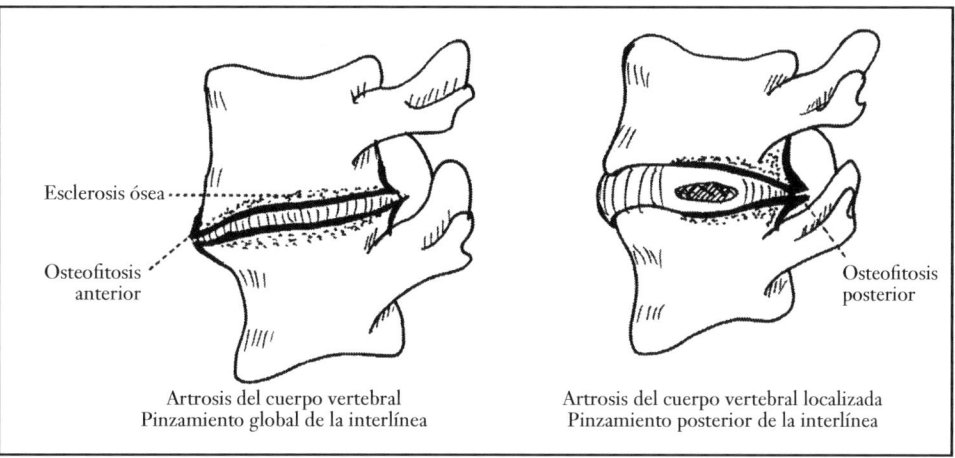

Esclerosis ósea ·········

Osteofitosis
anterior

Osteofitosis
posterior

Artrosis del cuerpo vertebral
Pinzamiento global de la interlínea

Artrosis del cuerpo vertebral localizada
Pinzamiento posterior de la interlínea

Figura 154. Procesos degenerativos vertebrales

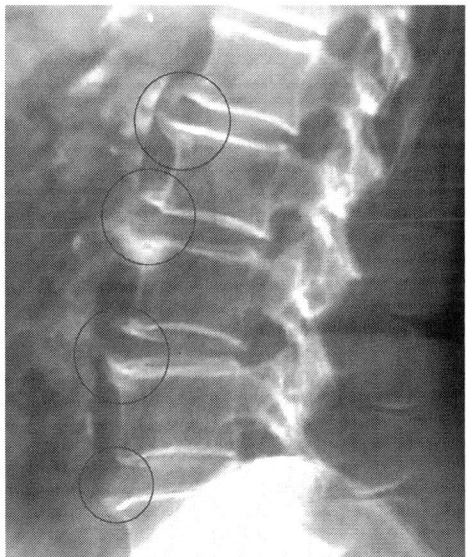

Figura 155. En esta radiografía de la columna lumbar tomada en el plano lateral se pueden observar en el interior de los círculos los llamados "picos de loro" que responden a la calcificación de los ligamentos junto al endurecimiento y ensanchamiento de los platillos vertebrales.

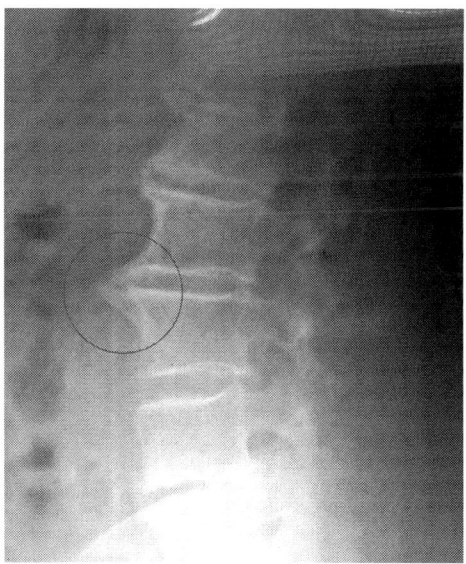

Figura 156. En esta imagen similar a la anterior se puede ver como estos crecimientos óseos se han fusionado, esta imagen corresponde a un grado más evolucionado de espondiloartrosis.

Si el paciente no tolera ninguna de las tensiones aplicadas en las diferentes técnicas, no hay que intentar la curación mediante la osteopatía. El reposo en cama, los corsés, las infiltraciones o los AINS serán los tratamientos clásicos a aplicar. Pero un tiempo más tarde, puede ser posible volver a ver al paciente y probar la "normalización salvadora".

¿Cuando suele ser conveniente la cirugía?

1. Cuando el enfermo tiene una clara hernia discal confirmada mediante RMN.

2. El dolor no cede con el tratamiento médico (reposo, analgésicos y antiinflamatorios), ni con tratamiento osteopático (normalizaciones articulares, bombeos, tracciones, etc).

3. La exploración neurológica es claramente positiva, presentando el paciente déficit motor y/o sensitivo.

■ NORMALIZACIÓN POR TÉCNICA DE ABSORCIÓN DE ■ LA HERNIA DISCAL, DE ALAIN GEHIN, D.O.

El osteópata francés Alain Gehin nos ofrece en su libro "Technique d'absorption de hernie discale lombaire", de Editorial Sauramps Medical, la siguiente metodología de trabajo.

POSICIÓN MANIPULATIVA

Es indispensable utilizar una camilla osteopática, regulable en altura, de manera que permita al osteópata situarse a la altura de la parte baja de la pelvis del paciente y en un gesto que permite estar por encima de la misma. El osteópata domina con su tórax la región lumbo-sacra del paciente.

Si la camilla posee diferentes cuerpos ajustables permite crear así una hiperextensión lumbar.

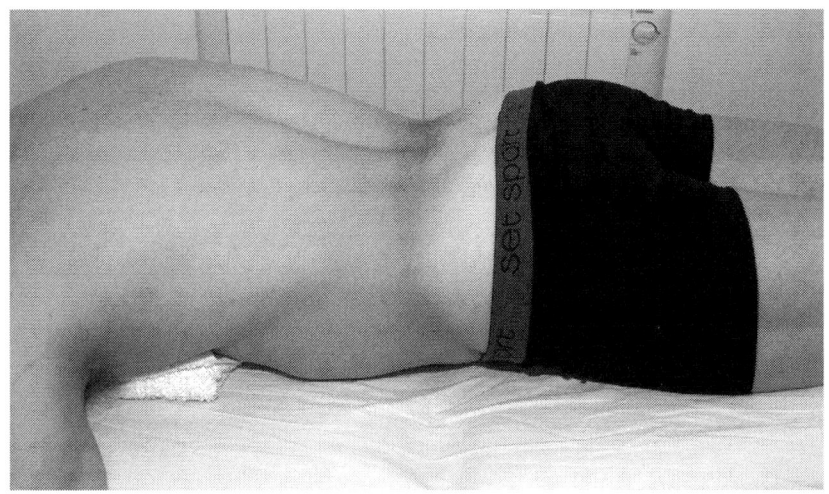

Foto 82. Posición manipulativa inicial

Con el fin de crear esta posición ideal en hiperextensión máxima, a partir de la posición descrita, vamos a utilizar una serie de cuñas y toallas. La toalla la situaremos bajo el tórax del paciente; y las cuñas (2), como las utilizadas en la técnica sacro-occipital, situadas bajo la pelvis del paciente.

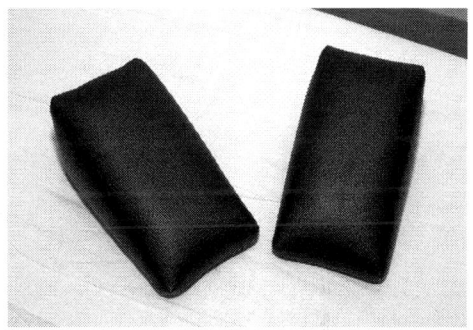

Foto 83. Cuñas

Su función es crear un eje de torsión, entre ambas articulaciones sacro-ilíacas. Una se sitúa bajo el cresta ilíaca, bloqueando el brazo superior de esta articulación sobre la parte anterior de su pequeña rama, mientras que la otra lo situamos bajo la cavidad cotiloidea bloqueando su rama inferior sobre la parte anterior de su rama inferior (rama mayor).

Del lado del bloque superior, el ilíaco que se posterioriza, tiende a

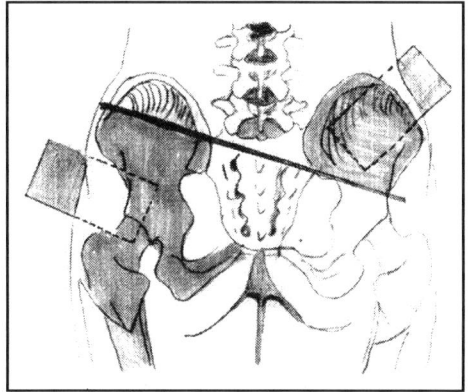

Figura 157. Posición de las cuñas en la pelvis para hernias derechas

arrastrar a la 5ª lumbar ligeramente con él, lo que permitirá al pulgar del osteópata poder efectuar una presión sobre los tejidos cercanos a la hernia discal más fácilmente, a causa de su aproximación con la zona de contacto.

POSICIÓN DEL OSTEÓPATA

Se sitúa de uno de los lados de la mesa de tratamiento a la altura de la parte inferior de la pelvis del paciente, con su torso inclinado justo por encima del paciente y en dirección craneal.

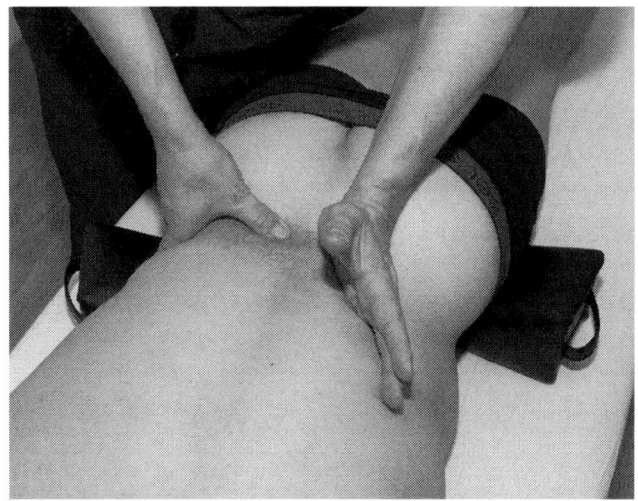

Foto 84. Posición del osteópata en una hernia derecha

PUNTOS DE CONTACTO

Mano del lado de la hernia discal

El osteópata coloca su pulgar sobre la superficie del espacio intervertebral del lado de la hernia, entre las dos apófisis transversas

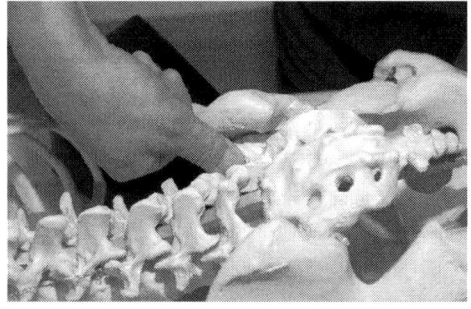

Foto 85. Hernia discal L4-L5 derecha

del segmento donde se encuentra la hernia. Luego ejerce una presión hasta encontrar la densidad tisular aumentada del paciente.

Mano del lado opuesto a la hernia discal

Con el pisiforme de su mano se pone en contacto con el espacio intervertebral opuesto a la hernia, situando el pisiforme contra y bajo la superficie inferior de la apófisis transversa de la vértebra superior.

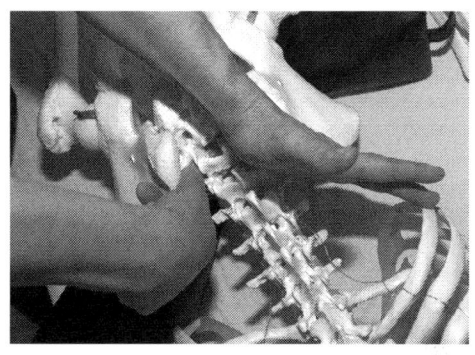

Foto 86. Hernia discal L4-L5 derecha

DIFERENTES TIEMPOS MANIPULATIVOS

Primer tiempo

• **Mano del lado de la hernia discal (Foto 85)**

El pulgar se pone en contacto con el segundo muelle (mayor resistencia tisular).

• **Mano del lado opuesto a la hernia discal (foto 86)**

La mano opuesta, en contacto con el pisiforme, se pone en contacto con la apófisis transversa de la vértebra superior, apoyándose sobre ella en dirección cefálica.

Segundo tiempo

La mano contra-lateral a la hernia (foto 86), se hunde ligeramente para ponerse en contacto mediante el pisiforme con la parte inferior de la apófisis transversa de la vértebra superior, a través del tejido conjuntivo que se contrapone en dirección cefálica.

El pulgar de la otra mano, al mismo tiempo percibe bajo su pulpa esta depresión tisular que sigue manteniendo una presión igual a la adquirida en el momento del tiempo precedente. Es decir que se hunde también.

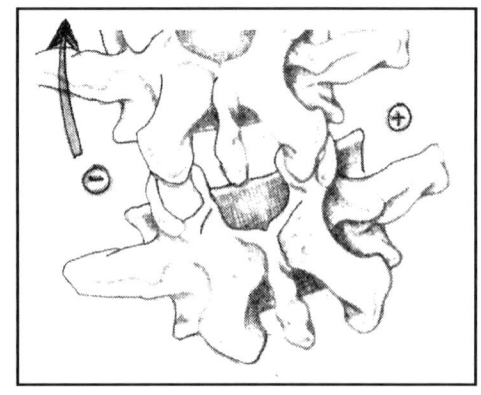

Figura 158

Biomecánica del segundo tiempo

En la derecha, el pulgar de la mano derecha por su presión sobre los tejidos conjuntivos, aumentando su densidad, crea desde su pecho una hiperpresión tisular.

En la izquierda, el apoyo del pisiforme de la mano izquierda sobre la parte inferior de la apófisis transversa superior, en dirección craneal, crea una depresión al nivel de los tejidos conjuntivos situados entre ambas vértebras del mismo nivel. Al mismo tiempo, el deslizamiento de la articular superior sobre la inferior también crea una depresión de este lado en el seno del disco.

NORMALIZACIÓN

De manera absolutamente sincrónica las dos manos del osteópata actúan del modo siguiente:

- La mano opuesta a la hernia discal (foto 86) efectúa un empuje (thrust) ascendente y medial sobre el borde inferior de la apófisis transversa de la vértebra superior, lo que aumenta el espacio inter-transverso, creando una depresión negativa que atrae la sustancia herniada situada del otro lado.
- Concomitamente, el pulgar situado del lado de la hernia discal ejerce un empuje tisular hacia la columna vertebral (thrust) y al mismo tiempo postero-anterior, es decir en profundidad. En caso

de hernia extruida, caudal o cefálica, añade un componente contrario de la parte que emigró en su gesto corrector. Lo que crea una sobrepresión positiva, en el sentido de la reducción de la hernia discal.

VARIACIONES DE LA TOMA DE LOS CONTACTOS DEL OSTEÓPATA Y DEL GESTO EN FUNCIÓN A LAS FORMAS DE HERNIAS DISCALES LUMBARES

La posición del osteópata ha sido previamente definida.

Aparte de la descripción hecha antes para la técnica de absorción tipo, cambiaremos a partir de ésta solamente nuestra toma de contacto y eventualmente muy ligeramente la dirección del empuje final, con arreglo a cada tipo de hernia discal.

Detallamos los principales contactos adoptados para cada uno de los tipos de hernias discal:

- Hernia discal postero-medial
- Hernia discal con extrusión superior de un fragmento
- Hernia discal con extrusión inferior de un fragmento

HERNIA DISCAL POSTERO-MEDIAL L5-S1

Toma de contactos

El pulgar de la mano derecha se adentra en el espacio L5-S1, con la pulpa de su última falange bajo la parte inferior de la apófisis espinosa de L5.

La mano izquierda adopta la posición descrita precedentemente con su pisiforme. El osteópata se pone en contacto mediante el pisiforme con la parte postero-inferior de la apófisis espinosa de L5.

Técnica

El pisiforme de la mano izquierda contra el borde postero-inferior de la apófisis espinosa de L5, en dirección occipital y ligeramente hacia delante, mientras que la pulpa de la última falange del pulgar derecho del osteópata se introduce en la parte media del espacio posterior entre L5 y S1, casi verticalmente hacia la camilla, con un muy ligero componente ascendente occipital.

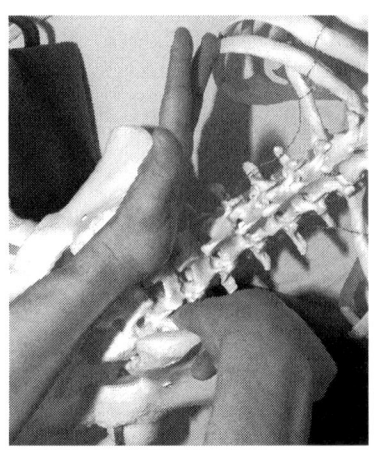

Foto 87

HERNIA DISCAL CON FRAGMENTO EXTRUIDO

Cambiamos la orientación del apoyo del pulgar del lado de la hernia discal, con arreglo a la migración del fragmento extruido, hacia arriba, horizontalmente, o hacia abajo.

1. Fragmento extruido superior

En este caso, el empuje del pulgar se realizará:

• de posterior a anterior,
• en dirección caudal,
• de lateral a medial.

La acción del pisiforme es idéntica a la técnica precedente.

2. Fragmento extruido inferior

En este caso, el empuje se realizará:

• de fuera hacia dentro,
• de posterior a anterior,
• de caudal a craneal.

La acción del pisiforme es idéntica a la técnica precedente.

▊ REEDUCACIÓN Y PREVENCIÓN

- Está prohibido el levantamiento de pesos y las flexiones repetidas o mantenidas, así como las extensiones traumáticas en deportes y los microtraumatismos de repetición, como el footing y los ejercicios físicos con saltos donde hay impactos cíclicos.
- Evitar caminar durante largos periodos por terrenos irregulares (playa, monte, etc.).
- No dormir en decúbito prono.
- Durante la bipedestación, evitar el apoyo monopodal de manera repetitiva.
- Durante la sedestación, especialmente en sofás, colocarse un cojín en la zona lumbar.
- Durante la sedestación evitar cruzar las piernas durante largos periodos.
- Un trabajo de la musculatura abdominal se impone para aliviar las tensiones somáticas posteriores y crear una "faja" natural de protección y sujección de la columna lumbar. Ver página 503.
- Readaptación de las facias posteriores y anteriores para garantizar un equilibrio somático vertebral.
- Inversión de gravedad, para facilitar la descompresión de las presiones axiales que facilitan la degeneración favorecidas por la gravedad.
- Beber un litro y medio de agua al día.
- Evitar comer cerdo, lácteos, azúcares y harinas blancas.
- Evitar el tabaquismo.

EJERCICIOS COMPLEMENTARIOS DE REHIDRATACIÓN Y ABSORCIÓN DISCAL (ALAIN GEHIN, D.O.)

Estos ejercicios se enseñan al paciente cuando la fase dolorosa a pasado.

Sin embargo, el primero puede ser realizado cuando la fase hiperálgica comienza a disminuir, dada su eficacia puede ayudar a la recuperación funcional discal.

El segundo ejercicio debe respetar las restricciones dolorosas.

La tercera técnica puede hacerse sólo en el gabinete de tratamiento del osteópata, puesto que es necesario un estricto y minucioso control. Está inspirado en técnicas sacro-occipitales de Bertrand DEJARNET-TE, D.O. D.C. (1889–1992), en USA.

1. Solicitación dinámica de la tensegridad lumbar

La tensegridad es la facultad de una estructura de estabilizarse mecánicamente mediante el juego de las fuerzas de tensión y de compresión que se reparten entre los diferentes elementos que la componen. Es pues, un sistema de autoequilibrio. El ensamble es dinámico, flexible y resistente.

Paciente en decúbito supino con la rodillas flexionadas y las plantas de los pies en contacto con la camilla.

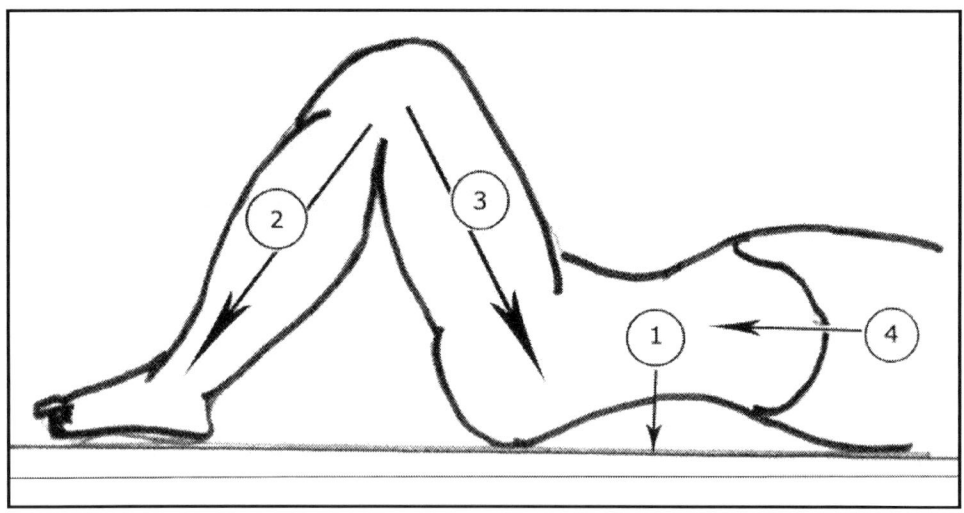

Figura 159

Comienza por aplicar la región lumbar contra el suelo y la mantiene así durante el desarrollo del ejercicio (1).

Luego, presiona de la planta de los pies contra el suelo (2).

Al mismo tiempo hace lo mismo con sus muslos en dirección a la pelvis con el fin de ajustarlo contra la superficie en la cual reposa (3).

Siempre al mismo tiempo, inspira fuertemente con el fin de que el diafragma disminuya la cavidad abdominal (4).

Las fuerzas de las diferentes acciones conjugadas convergen hacia la cavidad abdominal originando, como única posibilidad escapatoria, el estiramiento de la columna lumbar; es decir, una apertura de estos discos.

2. Estiramiento lumbar en posición ventral

Paciente arrodillado. Progresivamente se inclina hacia delante deslizándose sobre sus manos; luego, sus antebrazos entran en contacto con el suelo, sin perder el contacto que existe entre sus muslos y glúteos con la pantorrilla. Es decir, que la región glútea no debe elevarse, con el fin de que el estiramiento sea efectivo al nivel lumbar. Se realiza un gesto que proviene desde la región glútea, continúa por el tronco y se dirige hasta las manos.

En la última fase, manteniendo el contacto y la postura ya descrita, el paciente intenta alargarse al máximo, dirigiendo sus dedos hacia el

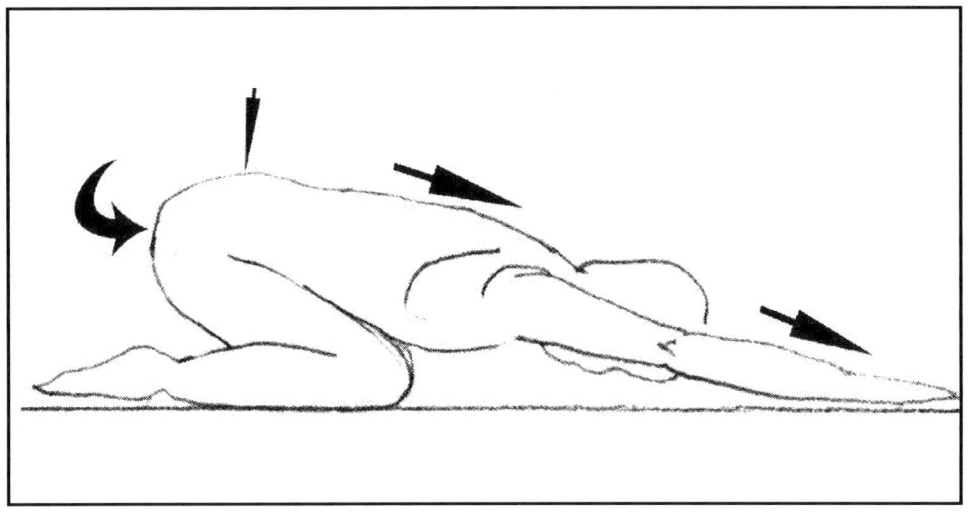

Figura 160

frente. Los pequeños alargamientos sucesivos se realizan en el momento de las fases espiratorias.

3. Apertura discal posterior en sedestación

Paciente en sedestación al borde de la camilla, con sus dos pies en contacto con el suelo. Efectúa una flexión cervical completa, mantenida durante todo el desarrollo de la técnica. Este ejercicio se compone de tres fases:

Fase 1: el osteópata sitúa su pulgar bajo la vértebra y la levanta. Refuerza su acción con su otra mano. Le pide entonces al paciente posicionar su columna lumbar en cifosis, posicionar su abdomen hacia atrás con el fin de apoyar su columna lumbar contra el pulgar del osteópata. El paciente ejecuta esta acción mientras inspira.

Fase 2: durante la fase espiratoria, el paciente invierte su postura, realizando una postura en lordosis exagerada mientras que el osteópata realiza una presión sobre la espinosa hacia delante.

Fase 3: esta doble acción es repetida hasta obtener una mejoría máxima de la recuperación del movimiento de la vértebra implicada.

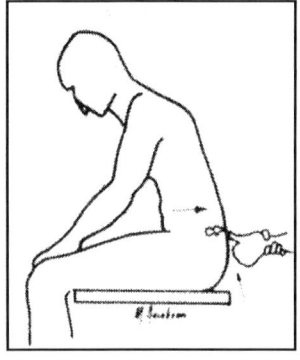 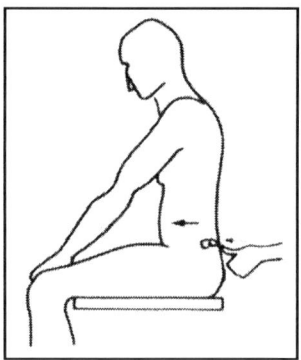 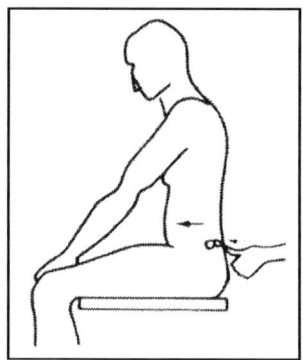

Figura 161. Fase 1   Figura 162. Fase 2   Figura 163. Fase 3

Patología discal	Características	Signos clínicos	Actitud antiálgica	Examen	Tratamiento
Grado I	Jóvenes de 18-25 años. Protrusión anillos internos.	Dolor lumbar en barra por las mañanas	Inexistente	No reporta ningún dato importante	Natación, potenciar abdominales y suprimir tensiones
Grado II	Protrusión masiva LLCP indemne	Dolor al toser, defecar o estornudar (NS) Postura antiálgica	• Cruzada (80%) Hernia externa. • Directa (20%) Hernia interna.	Limitación y dolor en los movimientos que tienden a comprimir la raíz	• Lumbarol 1ª y 2ª • Boomerang, (osteópata opuesto al dolor)
Grado III	Protrusión intradiscal Todos los anillos se han roto LLCP indemne	• Dolor al toser, defecar o estornudar (NS) • Cojera • Dificultad para desvestirse	• Cruzada (80%) Hernia externa • Directa (20%) Hernia interna	Limitación y dolor en los movimientos que tienden a comprimir la raíz	• Lumbarol 1ª y 2ª • Boomerang, (osteópata opuesto al dolor)
Grado IV	Hernia subligamentaria o no excluida LLCP indemne	• Dolor al toser, defecar o estornudar • Signos radiculares • Cojera (NS) • Dificultad o imposibilidad para desvestirse	• Cruzada (80%) Hernia externa. • Directa (20%) Hernia interna.	Limitación y dolor en los movimientos que tienden a comprimir la raíz	• Lumbarol 1ª y 2ª • Boomerang, (osteópata opuesto al dolor)
Grado V	Hernia migratoria in situ o excluida LLCP roto o fisurado	Igual que grado IV + abolición reflejos y/o signos de parálisis	Igual que el grado IV	Limitación y dolor en los movimientos que tienden a comprimir la raíz	• Lumbarol 1ª y 2ª • Boomerang, (osteópata opuesto al dolor)

PATOLOGÍA DEGENERATIVA SECUNDARIA AL ENVEJECIMIENTO DISCAL

GENERALIDADES

Con la edad, se inicia una cascada degenerativa en la columna lumbar, que comienza en el disco intervertebral, continuando por las facetas articulares y demás elementos vertebrales. Esta degeneración del raquis forma parte del envejecimiento normal del individuo, aunque en ocasiones puede causar dolor y/o alteraciones neurológicas.

Cuando el disco intervertebral envejece, se deshidrata, despolimeriza, pierde su papel amortiguador y de repartidor de tensión.

El cuerpo vertebral sufre un aumento de presión y modifica su estructura ósea: los rebordes de los cuerpos vertebrales se condensan y el hueso subcondral se esclerosa. La artrosis corporal aparece con su séquito osteofítico. Según el tipo morfológico del paciente, las localizaciones artrósicas se realizarán globalmente, hacia delante, hacia atrás o a ambos lados del cuerpo vertebral.

Los traumatismos antiguos, los trastornos de la estática, la enfermedad de scheuerman, localizan la artrosis allí donde las contracturas aumentan. Las articulaciones posteriores sufren presiones anormalmente aumentadas, las contracturas lesionan el cartílago y el hueso subcondral. Las fuerzas tangenciales agreden las estructuras cápsulo-ligamentosas.

La osteoporosis (rarefacción de la trama proteíca ósea), la osteomalacia (rarefacción mineral del hueso), pueden generar patologías óseas específicas que se sobreañaden a los fenómenos mecánicos de la degeneración. En la osteoporosis existe una disminución de la masa ósea, pero la composición del hueso es equilibrada entre matriz ósea y fosfato cálcico que la mineraliza. En la osteomalacia la matriz ósea del hueso es normal, pero su mineralización es deficiente. Ambas enfermedades ocasionan predisposición a las fracturas.

La artrosis raquídea puede ser perfectamente asintomática. No existe correlación sistemática entre la semiología y las modificaciones estructurales objetivadas en las radiografías.

En resumen, en primer lugar hay que decir que un buen conocimiento de la fisiopatología de la degeneración y del dolor de la columna lumbar ayuda a establecer la diferencia entre lo fisiológico y lo patológico; y en segundo lugar que la comprensión de la fisiopatología de la degeneración es útil para establecer la etiopatogenia del dolor de cada paciente, e incluirlo dentro de uno de los grupos sindrómicos de la columna lumbar degenerativa. Esto nos orientará para ofrecer al paciente el tratamiento más adecuado.

CANAL LUMBAR ESTRECHO

Es el estrechamiento patológico del canal raquídeo, del receso lateral y/o del foramen.

1. Síndrome del foramen lateral o del agujero de conjunción

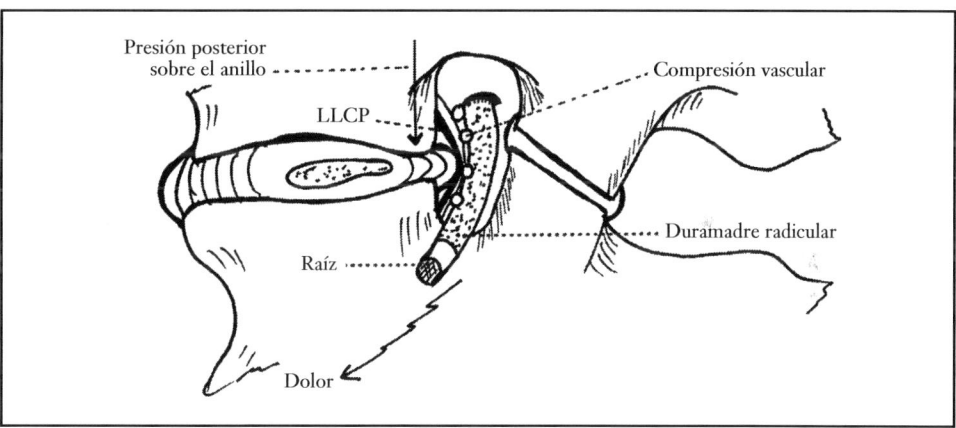

Figura 164. Síndrome del foramen lateral

A nivel foraminal encontramos la raíz nerviosa y el ganglio raquídeo dorsal. Diversos trabajos han demostrado la sensibilidad del ganglio raquídeo a la compresión mecánica. Se han implicado determinados neuropéptidos, fundamentalmente:

- la sustancia P,
- y el factor de crecimiento nervioso (NGF),

que actuarían de mediadores nociceptivos.

El receso lateral es la zona medial del pedículo vertebral en íntimo contacto con la raíz vertebral emergida del saco dural. Las raíces raquídeas lumbares altas salen parapediculares y en ángulo prácticamente perpendicular (L1-L2 a 80°) y las bajas suprapediculares y de forma oblicua (L5-S1 a 45°). Ésta es la causa de que sólo exista un verdadero receso lateral a nivel de L4, L5 y S1, y en menor medida en L3. La falta de liberación de la raíz en el receso lateral ha sido citada como una de las principales etiologías del Failed Back Surgery Syndrome (síndrome de cirugía fallada de columna). De esta forma, la facectomía parcial del proceso articular ha sido ampliamente recomendada para descomprimir la raíz a nivel del receso lateral.

El foramen es la zona de salida de las raíces raquídeas del estuche óseo vertebral. Sus dimensiones varían con la postura del raquis (figura 165). La pérdida de altura del disco contribuye por diversas vías a la estenosis foraminal. Hasegawa considera como críticas una altura del foramen inferior a 15 mm y una altura discal posterior menor de 4 mm; el sobrecrecimiento de las estructuras limítrofes del foramen (disco, ligamento amarillo, osteofitos, etc.) y la subluxación progresiva de la faceta articular superior de la vértebra inferior, cuyo pico superior de la articular contribuiría a estenosar el foramen.

1. *Interrogatorio*

El paciente se queja de lumbalgias acentuadas en bipedestación mantenida, aliviadas temporalmente en sedestación; el decúbito supino pro-

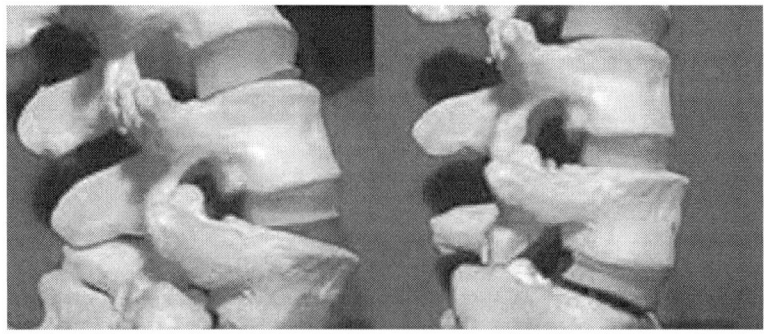

Figura 165. El área, la altura y el diámetro del foramen aumentan con la flexión (imagen de la derecha) y disminuyen con la extensión (imagen de la izquierda).

duce generalmente una sedación beneficiosa; los dolores nocturnos son bastante raros.

2. *Examen clínico*

- No hay actitud antálgica; existe rigidez lumbar sobre todo en extensión y en latero flexión-rotación homóloga del lado del dolor (test de Spurling).
- Los test de Lasègue y de Neri son negativos, incluso si existen irradiaciones referidas en las zonas segmentarias.
- No hay dolores al toser y al defecar.
- El paso de sedestación a bipedestación puede ser doloroso.
- Los apoyos de provocación hechos sobre la espinosa y latero-espinosa son normalmente álgidos del lado de la patología.
- Encontraremos "triggers-points" en los cordones musculares metaméricos contracturados.
- La maniobra del pinzado-rodado es negativa.

La clínica de las estenosis del canal se presentan con dolor, claudicación neurógena y/o síntomas de compresión radicular. La claudicación neurógena deberá ser diferenciada de la de origen vascular, sabiendo que mejora cifosando la columna lumbar. Esta claudicación se producirá por estenosis del canal lumbar central. Los síntomas radiculares se producirán por compresión de la raíz a nivel del receso lateral o del foramen.

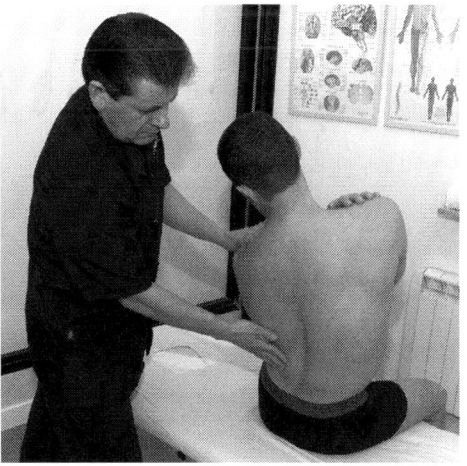

Foto 88. Test de Spurling lumbar

3. *Tratamiento*

Objetivo: abrir el agujero de conjunción efectuando una divergencia articular. Hay verticalización de las láminas posteriores del anillo y una disminución de las presiones intra-foraminales. Cuando las contracturas son infraliminares en los receptores hay sedación del dolor.

Normalizaciones: Lumbar Roll y de Boomerang específicas para este tipo de patologías. Ver páginas 320 y 321.

2. Síndrome del canal central o canal vertebral estrecho

Es el estrechamiento patológico del canal raquídeo, teniendo la mayoría de los casos origen degenerativo.

Recuerdo anatomopatológico

El núcleo ha perdido su poder de expansión, el anillo se aplasta y se desborda hacia atrás, en el canal raquídeo.

Puede irritar los nociceptores del nervio recurrente a nivel laminar, por acercamiento de los platos vertebrales adyacentes.

El rechazo tangencial posterior puede excitar los receptores del ligamento vertebral. El disco puede comprimir los plexos venosos retroligamentosos y generar estasis y edemas locales.

La circulación arterial dentro del canal vertebral puede ser dificultosa y provocar una hipoxia tisular.

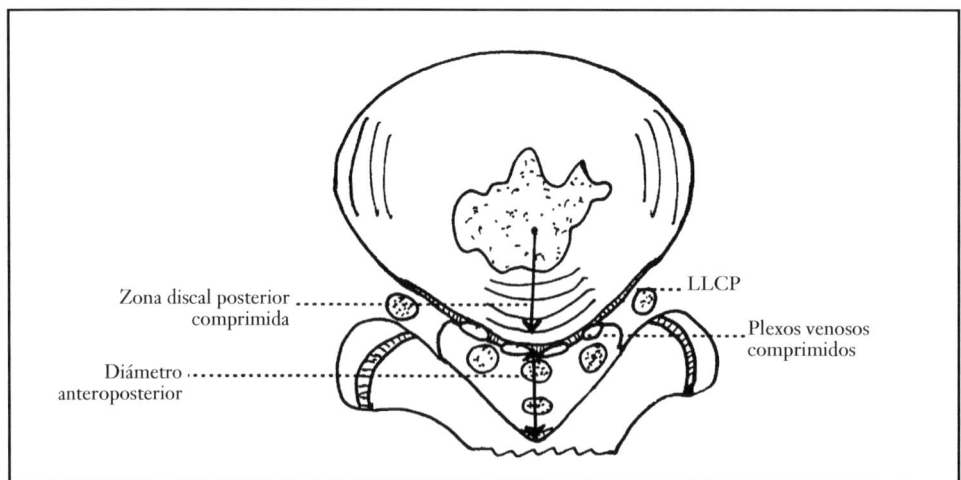

Figura 166. Síndrome del canal central

La tensión ligamentosa puede favorecer una proliferación artrósica entre el ligamento posterior y el cuerpo vertebral. Los osteófitos abrazan el reborde discal y agreden a los elementos del foramen central.

En el canal central el valor normal del canal raquídeo a nivel mediosagital es superior a 15 mm. Se produce una estenosis relativa entre 10 y 12 mm, y absoluta si es inferior a 10 mm.

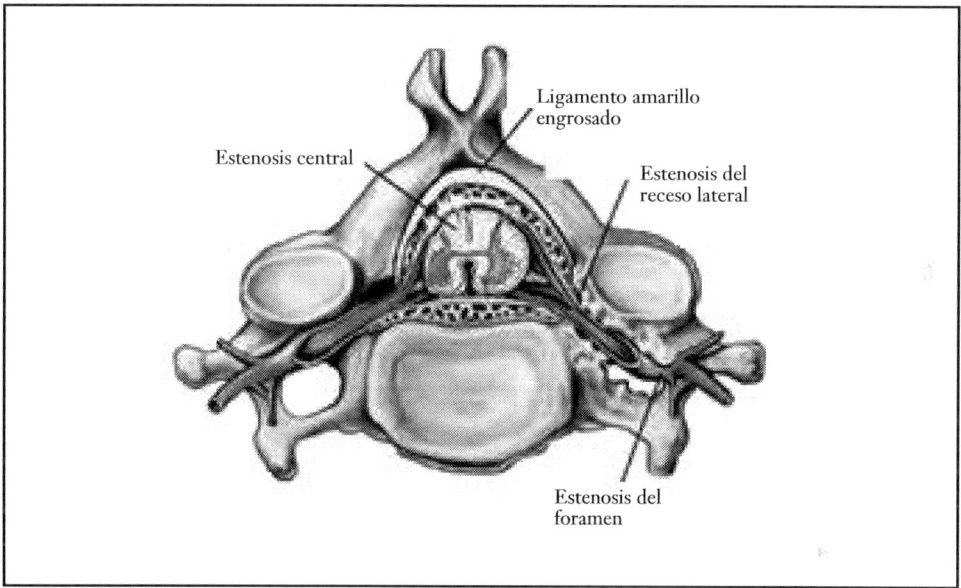

Figura 167. Estenosis raquídeas

Estenosis con inestabilidad estática

Las estenosis se clasifican en función de la presencia o no de inestabilidad estática. La clasificación de las inestabilidades degenerativas de Frymoyer y Selby engloba estos fenómenos de inestabilidad estática. Se dividen en primarias y secundarias. Las secundarias se producen tras intervenciones quirúrgicas (laminectomías, discectomías y fusiones fallidas) o procedimientos percutáneos (quimionucleolisis). Las primarias son:

1. Tipo I. Inestabilidad axial rotatoria. Origina una subluxación rotatoria, apreciable en las radiografías anteroposteriores por un mal alineamiento de las espinosas y entre dos cuerpos vertebrales.

2. Tipo II. Inestabilidad de traslación. (figura 168). Es la espondilolistesis degenerativa. En las radiografías laterales suele observarse: osteófito de tracción, estrechamiento de espacio intervertebral y desplazamiento de una vértebra sobre su inmediata inferior. El nivel más frecuentemente afectado es L4-L5 y raramente progresa de un grado I/II de Meyerding. Este tipo de inestabilidad es más frecuente en mujeres, sobre todo después de los 60 años.

Inestabilidades dinámicas

La inestabilidad fue descrita ya por Knutsson en 1944. Trabajos posteriores de Morgan atribuyeron un 25% de los dolores bajos de espalda a fenómenos de inestabilidad. Los trabajos de Kirkaldy-Willis y Farfan, que incluían la inestabilidad como el segundo estadiode la degeneración discal, supusieron la consolidación definitiva de este concepto.

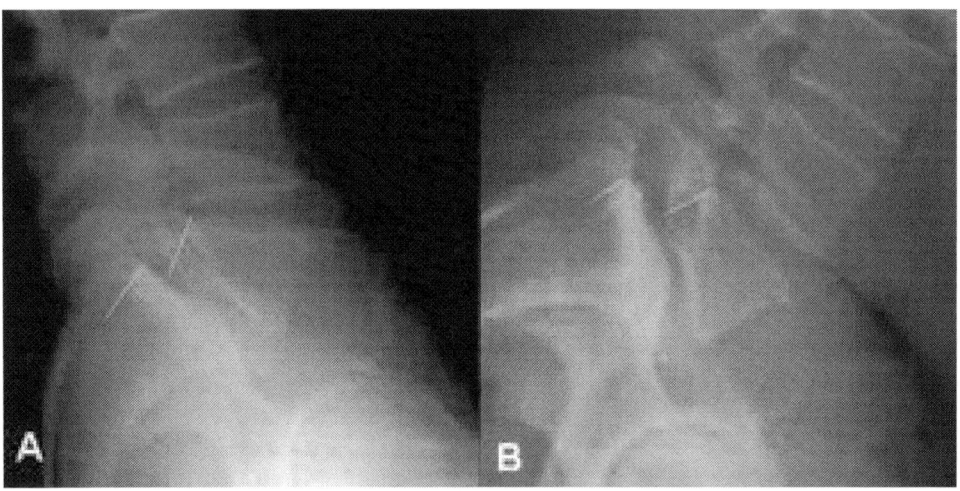

Figura 168. Radiografía lateral en extensión (A) y flexión (B) en un paciente con listesis secundaria a lisis ístmica. Existe un desplazamiento anterior de 4mm.

El segmento móvil de Junghanns está comprendido por dos vértebras adyacentes y por las partes blandas entre ellas. Es la unidad funcional más pequeña dentro del raquis, que conserva todas sus propiedades biomecánicas. La movilidad global de la columna es la suma del movimiento de todos sus segmentos móviles. El disco y las articulares son los elementos más importantes. La inestabilidad se produce dentro de este segmento móvil. Conforme el disco se degenera se producen varios hechos:

1.   Aumentan las fuerzas de cizallamiento sobre el disco y las facetas articulares. Es importante la orientación de la faceta articular: cuanto más sagital, más tendencia a producirse listesis en ese segmento.

2.   Se producen tracciones anormalmente altas sobre los bordes del anillo discal por los ligamentos insertados en éste, y esto origina deformidades denominadas por Macnab como osteófitos por tracción.

3.   Los fenómenos de degeneración discal (deshidratación progresiva por pérdida de proteoglicanos, etc.) supondrán una disminución de la altura discal.

Podremos medir la inestabilidad de un segmento móvil determinado mediante radiografías funcionales laterales, en flexión y en extensión, de la columna lumbar. Se medirá la traslación y angulación entre vértebras adyacentes de ese segmento al pasar de una posición a otra. Valoraremos como inestables los segmentos lumbares que superen en las radiografías funcionales los 4 mm de traslación y/o los 11° de báscula (figura 169).

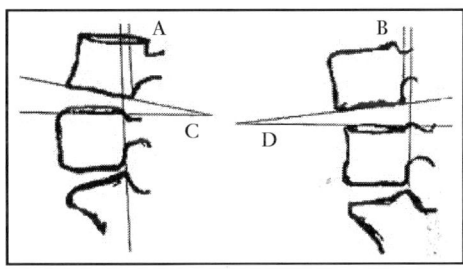

Figura 169. Se consideran inestables los segmentos lumbares que superen en las radiografías funcionales los 4 mm de traslación (distancia A-B > 4 mm) y/o los 11 grados de báscula (C -D > 11°).

1. Interrogatorio

El paciente se queja de dolores locales en bipedestación. Algunas veces existe irradiación segmentaria hacia la raíz de los miembros inferiores. La posición de sedestación alivia bastante.

Es habitual que el paciente presente dolores lumbares nocturnos, parestesias y paresias en los miembros inferiores. Son dolores en decúbito supino tras tres horas de estar tumbado. Esto se explica, por una parte, debido al arqueo lumbar acentuado, sobre todo si los miembros inferiores están estirados; y, por otra parte, debido al aumento de las presiones intra-raquídeas que origina la estasis venosa.

Hemos de anotar que si el paciente está en decúbito prono, la estasis venosa no existe. Esto nos explica porqué ciertos pacientes dicen dormir bien en esta posición.

2. Examen Clínico

1. No existe actitud antiálgica.
2. A menudo, la extensión es dolorosa y ligeramente bloqueada, aunque exista una limitación de otros movimientos cardinales.
3. No hay signo de Lasègue, tampoco de Neri. Tampoco dolores al toser o defecar.
4. El apoyo espinoso y lateroespinoso es a veces doloroso, cuando los receptores de la rama posterior son supraliminares.
5. Pueden existir algunas contracturas musculares.
6. El pinzado rodado es negativo.

3. Tratamiento

Objetivo: abrir el canal vertebral estrecho, mediante divergencia articular; retensar el ligamento posterior y disminuir las presiones sobre los receptores sensitivos.

Normalizaciones: Lumbar roll y Boomerang específicas para este tipo de patologías. Ver páginas 320 y 321.

3. Las artropatías posteriores

1. La cápsula: está fuertemente inervada, y es rica en propioceptores y nociceptores. Está compuesta por fibras elásticas que mantienen las carillas articulares en estrecho contacto sin acentuar las tensiones tisulares.

2. Los surcos o pliegues-meniscoides: son pliegues sinoviales. Están formados por una parte periférica capsular conjuntiva y espesa, por una parte media fuertemente vascularizada e invervada, y por una zona central avascular.

3. Inervación:

a. A la salida del agujero de conjunción, el nervio se divide en una rama anterior y otra posterior:

- La rama posterior, descrita por Lazorthes, se enrolla alrededor del macizo articular posterior y provee ramificaciones a las articulaciones posteriores, a los ligamentos vecinos, así como a todos los músculos espinosos y la zona cutánea posterior.
- La inervación de la cápsula es muy rica en terminaciones nerviosas libres, en órganos de tipo Golgi, o en corpúsculos de Pacini.
- El cartílago no está inervado.

b. El nervio recurrente inervará igualmente la membrana sinovial articular y el periostio de la vértebra.

c. Los receptores articulares:

— *Los receptores del tipo I (Mecanorreceptores).* Están situados en la capa fibrosa de las cápsulas articulares. Informan sobre la posición segmentaria y los movimientos articulares.

— *Los receptores de tipo II (Mecanorreceptores).* Aparecen aislados en las capas profundas de la cápsula articular fibrosa. Analizan los movimientos rápidos y angulares.

— *Los receptores del tipo III (Mecanorreceptores).* Son los típicos receptores de los ligamentos y de las inserciones tendinosas que no se hallan en la cápsula articular. Sin embargo tienen un papel importante en relación a la función articular. Por su forma, estos receptores ligamentosos se parecen al órgano tendinoso de Golgi; la suposición de que también realizan la misma función es aproximada.

— Los receptores del tipo IV son los del DOLOR (Nociceptores). Son terminaciones nerviosas libres situadas en la cápsula, los ligamentos y los surcos grasos.

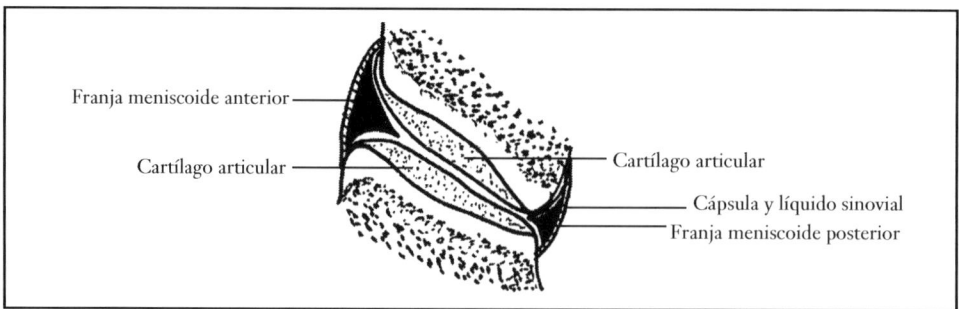

Figura 170. Faceta articular

Cuando el potencial del receptor se vuelve efectivo, se produce una contractura muscular periarticular que inmoviliza la articulación: es la contractura refleja.

Las facetas articulares también pueden ser fuente de dolor. Como ya hemos apuntado, están inervadas por el fino ramo dorsal de los nervios espinales lumbares. Este dolor podrá tener un origen mecánico o inflamatorio. Con la pérdida de altura del disco, la carga axial de las facetas puede pasar de un 20% a un 70%. Esta sobrecarga mecánica origina distintos cambios en estas articulaciones, que son causa de dolor:

- hiperpresión de hueso subcondral,
- microfracturas trabeculares,
- distensión capsular o pinzamiento de vellosidades sinoviales.

También aquí se liberan sustancias proinflamatorias (sustancia P, etc.). El dolor en la columna lumbar se distribuye según alguno de los siguientes patrones típicos:

1. Dolor irradiado. La compresión del ramo anterior espinal producirá un dolor irradiado. Se trata de una radiculalgia verdadera o ciática. Puede haber déficit motor, sensitivo y abolición de los reflejos osteo-tendinosos (ROT). El signo de Lasègue suele ser positivo. Este signo es positivo si reproduce el dolor radicular o ciático al elevar la pierna entre 35° y 70°, con la rodilla totalmente extendida. No es positiva si sólo produce lumbalgia, ya que el dolor debe alcanzar en el miembro inferior correspondiente a toda la metámera de la raíz afectada.

2. Dolor referido. La irritación del nervio sinuvertebral de Luschka se produce por el abombamiento de las zonas más externas de los anillos fibrosos, y también por la compresión o irritación sobre la duramadre adyacente. La irritación del ramo dorsal ocurre a nivel de las facetas articulares. Se provocará un dolor referido, también llamado en islotes o corto. Este dolor no llega al final de la metámera, y varía su localización dependiendo del nivel afectado: L4-L5 (trocánter mayor), L5-S1 (ingle). Esta distribución hace que a veces se confunda con problemas de cadera o con trocanteritis. La información nociceptiva de estos ramos es confundida a nivel nervioso central con las del grueso ramo anterior espinal. Esto provoca un dolor parecido al dolor radicular, llamado pseudorradiculalgia. En este cuadro no existe déficit sensitivo, motor o de reflejos, y el signo de Lasègue es negativo.

La artrosis articular posterior

Las tensiones normales articulares aumentan las presiones condrales, surgiendo un desgaste y una condropatía precoz.

Cuando el desgaste del cartílago repercute en las presiones sobre el hueso subcondral que está inervado, los nociceptores subcondrales envían su mensaje nociceptivo hacia la médula.

Los bordes articulares se condensan y, a veces, aparecen microgeodas subcorticales, traduciéndose en una hiperpresión articular: es la ARTROSIS ARTICULAR POSTERIOR.

Cuando estas lesiones artrósicas se hipertrofian pueden entrañar una estenosis del canal raquídeo, sobre todo si se le añade una neoformación natural, con engrosamiento, de los ligamentos amarillos. Es el canal lumbar estrecho adquirido de origen artrósico. Son sobre todo los niveles L4/L5 y L5/S1 los más frecuentemente afectados.

Cuando el anillo osteofítico se encuentra anterior, puede estrechar el receso lateral y favorecer una radiculalgia.

El canal lateral estrecho puede dañar al nervio recurrente, a las arterias y a las venas espino-radiculares. Figura 171.

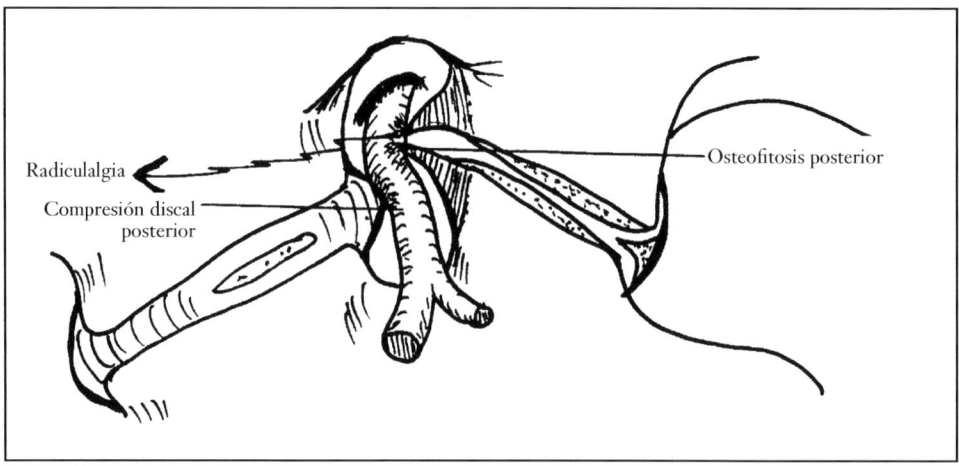

Figura 171. Radiculalgia de origen artrósico

La tensión cápsulo-ligamentosa en extensión

El deslizamiento posterior de la articulación superior sobre la inferior, ejerce tracciones cápsulo-sinoviales importantes. Si la tensión se vuelve supraliminar, el círculo nociceptivo será instaurado.

Generalmente los músculos artroceptores del sistema cibernético profundo se contraen fuertemente para limitar la tensión capsular.

Esta contractura puede ser el origen de una isquemia nociceptiva.

4. La retrolistesis

La retrolistesis es el retroposicionamiento de una vértebra con respecto a su inmediatamente inferior. Se distinguen cuatro grados lesionales, siendo el grado 1 el de menor gravedad.

La retrolistesis puede ocurrir por cambios degenerativos en la columna vertebral o puede ser causada por un traumatismo.

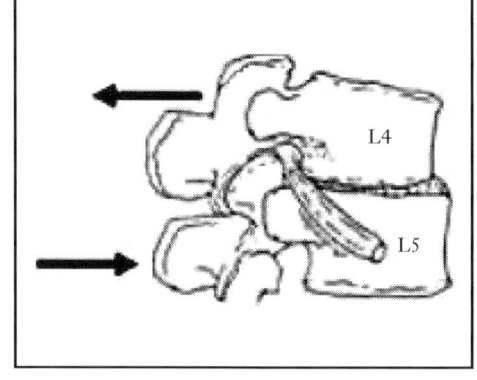

Figura 172. Retrolistesis de L4 sobre L5

Cuando los músculos coaptores articulares no pueden contener más las tensiones tangenciales, la vértebra recula en extensión con deslizamiento inferior convergido; es la RETROLISTESIS progresiva (figuras 172 y 173).

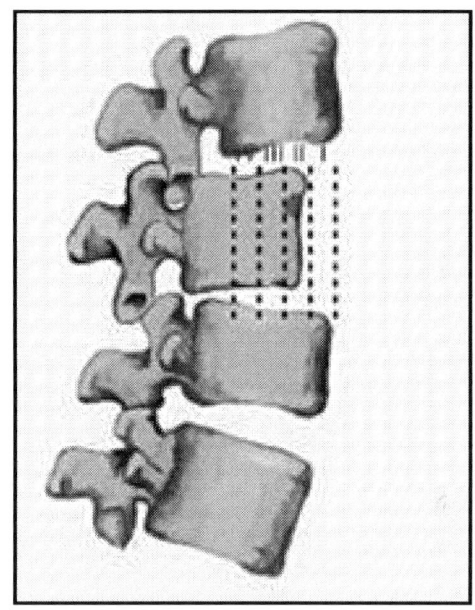

Figura 173. Grados lesionales en la retrolistesis. Ejemplo mostrado, retrolistesis de grado II.

- La impactación postero-inferior puede comprimir el cartílago, y los receptores subcondrales pueden ser estimulados a nivel tensional, entrañando dolores locales y proyectados (inervación por la rama posterior).
- Los surcos meniscoides capsulares pueden ser pinzados; su parte vascular inervada produce entonces una estimulación supraliminar nociceptiva, con contracturas y dolores referidos.

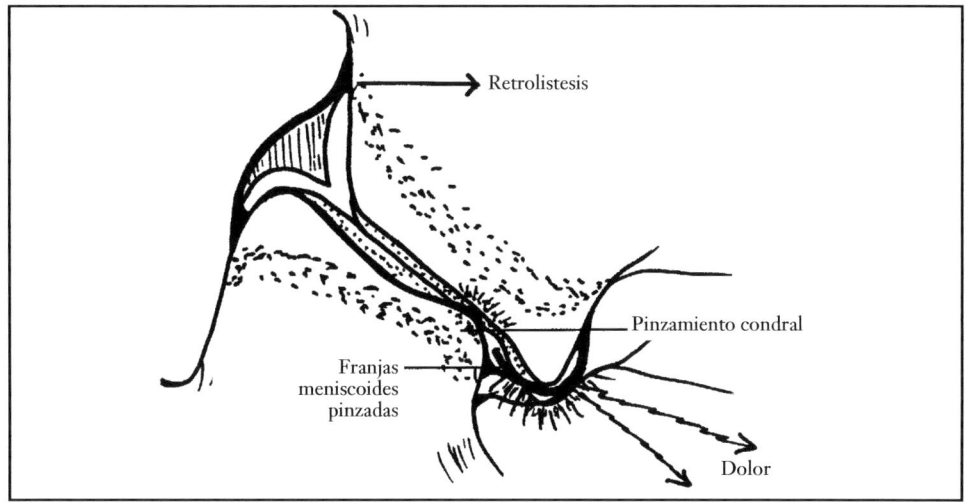

Figura 174. Retrolistesis facetaria

- La parte posterior recula, existiendo una desalineación (importancia de la radiografía sagital). El foramen lateral es más estrecho, y el canal lumbar toma un aspecto en bayoneta.
- La retrolistesis, asociada al rodete discal, a una protrusión, a una hernia o a la artrosis, se convierte en un factor importante del requerimiento nociceptivo.

Nota: las retrolistesis de las vértebras lumbares superiores (L1/L2) entrañan más bien una reculación sin coaptación articular, sin condropatía, sin artrosis, sin pellizco meniscoide. Sólo la tensión cápsulo-ligamentosa supraliminar es nociceptiva. Está fuertemente asociada a una fuerte contractura de los músculos transverso espinosos segmentarios. Estos músculos son los únicos "frenos de salvaguarda" de la articulación. Frecuentemente son el origen de potenciales activos nociceptivos.

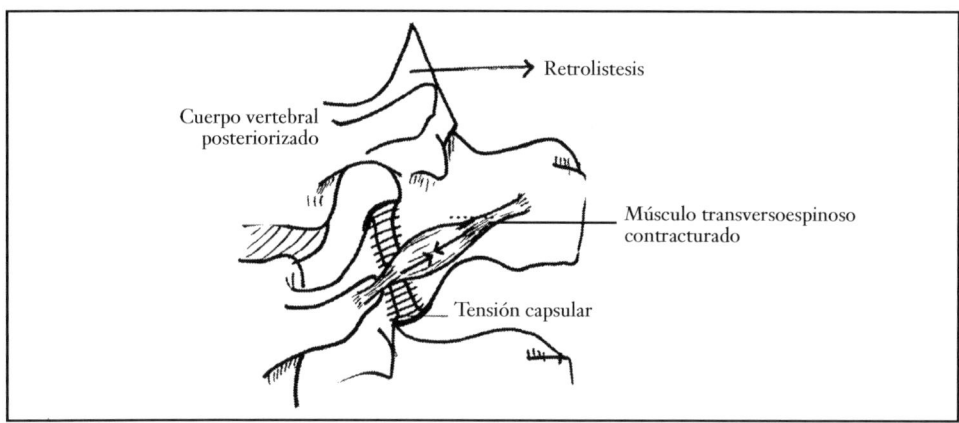

Figura 175. Retrolistesis

Examen del paciente

Lo más frecuente son los pacientes de más de 50 años. En este conjunto, encontramos igualmente muchas mujeres menopáusicas.

1. Interrogatorio

- El paciente se queja de dolores en bipedestación y en los cambios de posiciones, tales como levantarse de la silla. Estos dolores son locales, pero pueden reflejarse en los miembros inferiores.

- Las paresias son a menudo descritas en los miembros inferiores.
- En sedestación el paciente se encuentra bien en el coche, en la oficina, cine... Por el contrario, el decúbito supino nocturno entraña lumbalgias y disestesis (trastorno de la sensibilidad), en los miembros inferiores (Ver "Foramen Vertebral").

2. *Examen Clínico*

- Nada de actitud antálgica.
- La extensión es dolorosa.
- El test de Spurling (lateroflexión-rotación homolaterales), acentúa los dolores locales y referidos.
- Los test de Lasègue y Neri son negativos.
- Nada de dolor al toser o defecar.
- Los apoyos en las espinosas y latero-espinosas, interespinosas y sobre la cápsula articular son a menudo dolorosos del lado de la lesión.
- Pueden existir contracturas profundas in-situ.
- En la retrolistesis real, la espinosa es saliente, en relación a la situada debajo: es el signo de la marcha de escalera inferior.

3 *La radiografía simple*

Es el examen complementario que permite afirmar sin discusión la retrolistesis, midiendo el desplazamiento de la parte posterior en una proyección lateral. Puede mostrar igualmente la artrosis interapofisaria posterior, las anomalías de orientación de las carillas articulares, o la hiperostosis (degeneración ósea) de los macizos articulares. Figura 176.

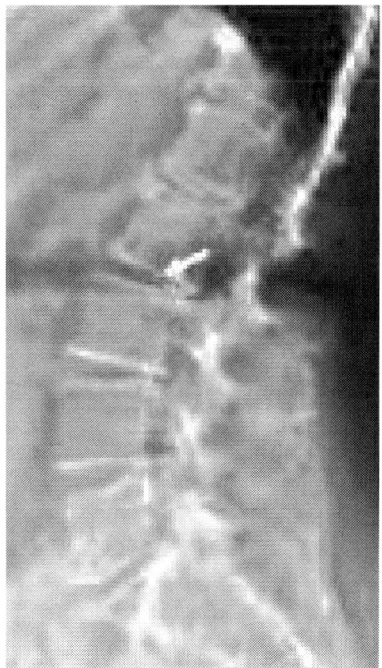

Figura 176. Retrolistesis de L2 sobre L3

4. Tratamiento

Las técnicas que vamos a describir se utilizan en las lesiones anato-mopatológicas siguientes:

- El estrechamiento del agujero de conjugación, ya sea por etiología discal, artrósica o posicional
- La estenosis del canal lumbar, ya sea de causa anular, artrósica, somática o articular, o la hipertrofia de los ligamentos amarillos.
- Una capsulosis, mediante tensión crónica de la cápsula.
- La retrolistesis.

Objetivos

a. Abrir el foramen lateral y central
b. Divergir en flexión las facetas articulares posteriores

Estas técnicas permiten disminuir las presiones en el canal vertebral y las agresiones nociceptivas en la duramadre, la red vascular y, sobre todo, en el sistema cápsulo-ligamentoso de las articulaciones posteriores. La estimulación de los receptores debe volverse infraliminar, y así, inducir la aminoración o la sedación de los dolores.

Técnicas de normalización para el síndrome del agujero de conjunción, síndrome del canal central, artropatías y retrolistesis

Lumbar Roll en divergencia articular

El paciente en decúbito lateral sobre el lado opuesto al dolor, con el pie superior detrás del hueco poplíteo del miembro inferior en contacto con la camilla.

El osteópata bloquea la palanca superior mediante una rotación hasta la vértebra suprayacente al síndrome canalar. En caso de retrolistesis, ésta está incluida en la palanca superior.

La palanca inferior está cifosada hasta la vértebra inferior al nivel lesionado o a la retrolistesis.

El osteópata exagera y mantiene la rotación del tronco con un contra apoyo manual sobre el hombro superior del paciente.

Con el otro antebrazo, toma apoyo sobre la fosa ilíaca externa del ilíaco superior, muy próximo al sacro.

Puede ayudarse de su rodilla colocada sobre la rodilla superior del paciente, con el fin de estabilizar y ayudar en la manipulación.

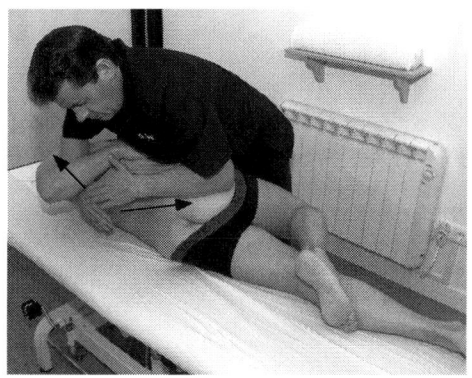

Foto 89. Lumbar roll en divergencia articular

Cuando esta puesta en tensión está realizada, el osteópata exagera la abertura del nivel lesionado, mediante una lateroflexión caudal de la pelvis, asociada a un empuje craneal sobre el hombro.

Cuando la lesión es bilateral, la técnica se repite en el otro lado.

Nota: hay que comprobar que el sacro esté siempre perpendicular al plano de la camilla.

Esta lateroflexión entraña una divergencia articular del lado superior, con abertura del agujero de conjunción y del canal vertebral. La tensión capsular está aminorada mediante el avance de la vértebra sobre su inmediatamente inferior.

Los músculos artroceptores reencuentran su longitud fisiológica y mantienen la vértebra en su posición normal.

Jamás hay que manipular en rotación los síndromes canalares y las retrolistesis puesto que produciríamos una convergencia, aumentando con ello la patología y agravando el cuadro clínico del paciente.

Boomerang

Paciente en decúbito supino, con el tronco inclinado del lado opuesto al dolor; dedos cruzados detrás de la nuca.

El osteópata del lado de la patología, colocando al paciente en lateroflexión opuesta a la patología y rotación del mismo lado, (hacia el osteópata).

El osteópata lleva el hombro del lado opuesto al dolor hacia delante, en un movimiento de flexión-rotación de tronco. Con la otra mano, toma un contra-apoyo sobre la EIAS del lado opuesto al dolor, y ejerce un empuje hacia el suelo y los pies (foto 90).

El resultado de esta maniobra es el mismo que el expuesto en el Lumbar Roll.

Para estas patologías degenerativas, las manipulaciones son esencialmente estructurales: hay que abrir los forámenes y reposicionar las articulaciones. Hay que liberar los nociceptores de las agresiones mecánicas y químicas.

Recordemos que la artrosis raquídea puede ser perfectamente asintomática. No hay correlación sistemática entre la semiología y las modificaciones estructurales objetivables en las radiografías simples.

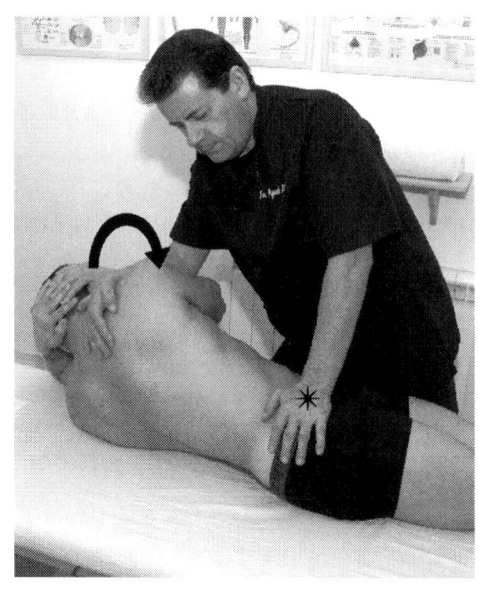

Foto 90. Boomerang para síndrome de agujero de conjunción, síndrome del canal central, artrosis y retrolistesis: el osteópata del lado del dolor. Paciente en lateroflexión opuesta a la patología y rotación del mismo lado (hacia el osteópata).

5. La anterolistesis

Es el desplazamiento anterior de una vértebra sobre su inmediatamente inferior.

Patomecánica

Las tensiones tangenciales, ejercidas sobre el cuerpo vertebral proclive de las vértebras lumbares inferiores (L5 y L4), tienden a empujar a la vértebra hacia delante.

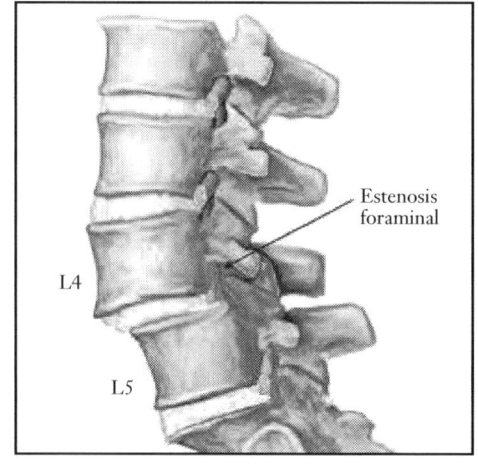

Figura 177. Anterolistesis de L4 sobre L5

Las tensiones vertebrales se ejercen sobre el trípode discoarticular: cuanto más una persona con lordosis traslada el peso del tronco hacia delante, más aumentan las tensiones discales y más disminuyen las tensiones de las articulares posteriores. La misma persona, cuanto más traslade el peso del tronco hacia atrás, más disminuyen las tensiones discales y más aumentan las de las articulares posteriores.

Para que haya anterolistesis, la persona ha de estar morfológicamente encorvada.

Pero deben existir otros elementos lesionales para generar esta patología lumbar:

a. Las carillas articulares de L5 y S1, más o menos horizontalizadas: las fuerzas tangenciales posteriores de las carillas articulares nos resultan menos importantes.

b. La débil altura de las articulaciones, lo que favorece el deslizamiento anterior.

c. La disminución del tono muscular de los extensores longitudinales que aminoran la coaptación artroidal.

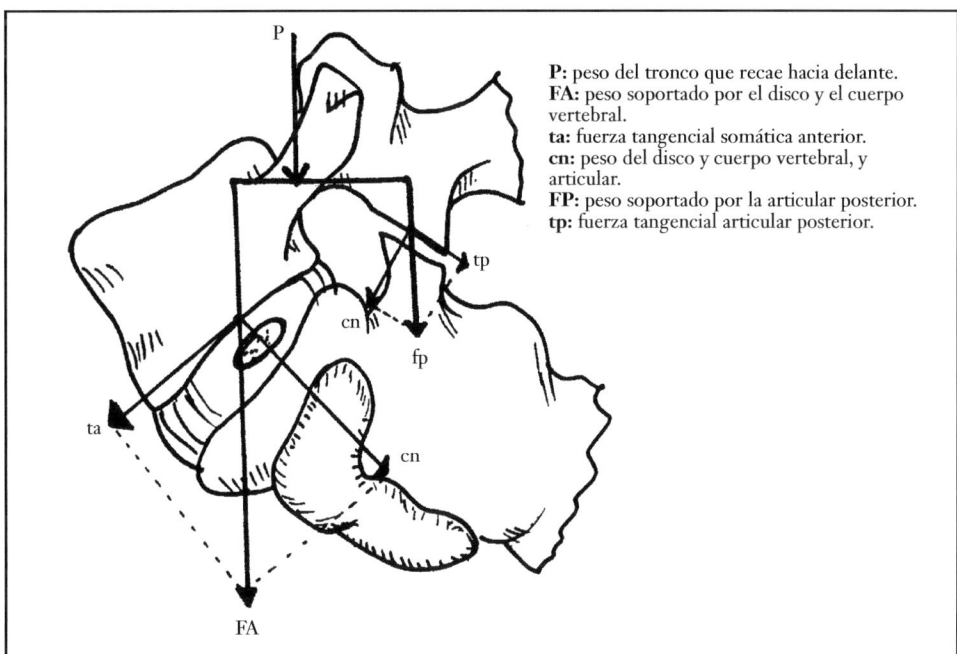

P: peso del tronco que recae hacia delante.
FA: peso soportado por el disco y el cuerpo vertebral.
ta: fuerza tangencial somática anterior.
cn: peso del disco y cuerpo vertebral, y articular.
FP: peso soportado por la articular posterior.
tp: fuerza tangencial articular posterior.

Figura 178. Presiones tangenciales

   d. La relajación cápsulo-ligamentosa, secundaria a la debilidad de los músculos coaptores.

   e. La osteoporosis que deforma las carillas articulares en compresión anterior, permitiendo así el deslizamiento anterior de la vértebra.

La impactación anterior de las carillas articulares entrañan a menudo una condropatía y una artrosis anterior de las articulares posteriores. Las vías nociceptivas locales pueden ser estimuladas.

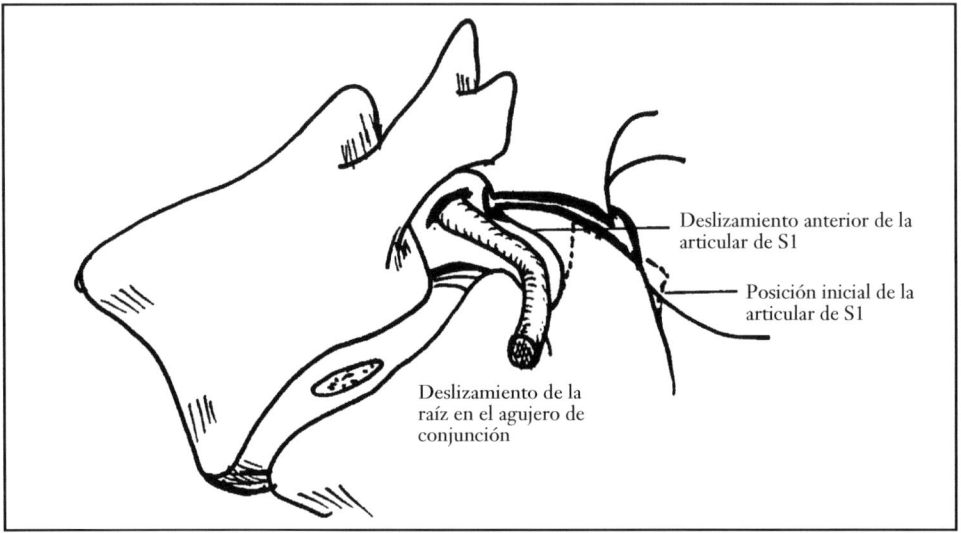

Figura 179. Deslizamiento articular anterior en la anterolistesis

Grados progresivos y degenerativos en la anterolistesis

En el grado I, se trata más a menudo de una tracción cápsulo-ligamentosa estimulando los receptores del nervio recurrente y de la rama posterior.

En el grado II, a los elementos anteriormente citados, se puede añadir la condropatía y la estimulación subcondral.

En el grado III, el deslizamiento anterior diverge las articulaciones y, teóricamente, abre el agujero de conjugación. Puede generar un flujo radicular doloroso.

En el grado IV, tenemos la asociación del deslizamiento anterior de la vértebra a la condropatía, artrosis, osteofitosis y osteoporosis: el foramen se encuentra estrechado en sentido vertical. Es un síndrome foraminal adquirido.

Nota: a veces, existen anterolistesis en personas jóvenes. Esta patología precoz es el resultado de trastornos de madurez de los nudos de crecimiento articular, con dismorfismo (deformidad) e incluso agénesis (desarrollo defectuoso).

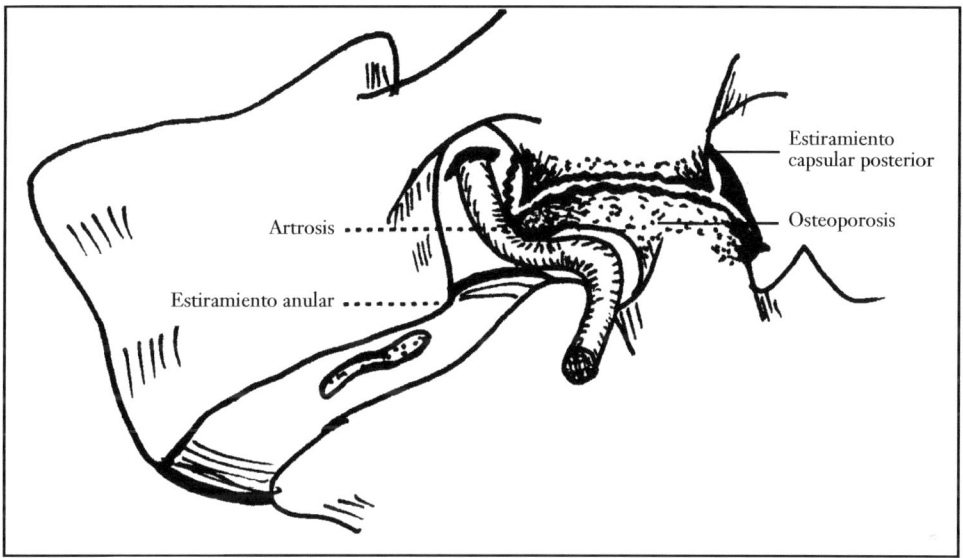

Figura 180. Grado IV en la anterolistesis

El examen del paciente

1. Interrogatorio

El paciente se queja de dolores lumbares y de dolores referidos hacia la raíz de los miembros inferiores:

• En ciertos pacientes, la bipedestación acentúa la sintomatología. La sedestación les alivia.
• En otros sucede a la inversa. La sedestación acentúa la anterolistesis, y con ello la sintomatología, y la bipedestación la aminora.

- Generalmente, cuando existe un síndrome foraminal lateral, la se-destación disminuye los dolores.
- A menudo, la marcha prolongada genera parestesias (disturbios espontáneos de la sensibilidad subjetiva, en forma de hormigueos, adormecimiento, acorchamiento...), y paresias (parálisis ligera o incompleta) de los miembros inferiores en los pacientes, presentando una degeneración avanzada de las articulares posteriores, y una anterolistesis superior a 1 cm. Esto es debido a una compresión articular foraminal, acentuada en el paso anterior de la marcha.

2. Examen clínico

- Nada de posición antiálgica.
- La flexión del tronco puede ser dolorosa, si se exageran las tensiones capsulares o la compresión foraminal.
- La extensión puede ser dolorosa, si la condropatía o la artrosis no permiten la convergencia de las articulaciones.
- Nada de dolores al toser o defecar.
- En la palpación, las espinosas pueden revelar dolores.
- Pocas contracturas musculares; no hay signos cutáneos.
- La fricción de las articulaciones puede ser dolorosa.

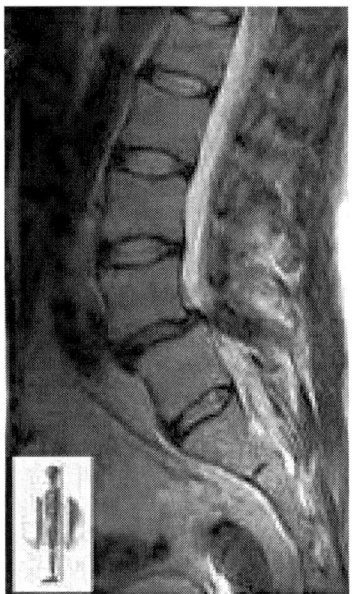

Nota: en los casos de anterolistesis de grado II, III o IV, la espinosa de la vértebra lesionada está ANTERIOR en relación a la que se encuentra debajo. Es la marcha de escalera superior. Mientras que el de la retrolistesis es inferior.

3. La radiografía simple

La radiografía aporta la prueba absoluta de la desalineación somática posterior y espinal. Los exámenes biológicos son negativos.

Figura 181. Anterolistesis L4-L5 en bipedestación.

4. Tratamiento

a. Objetivo: retroposicionar la vértebra con el fin de disminuir la tensión capsular, trasladar las impactaciones subcondrales y descomprimir la raíz en los estados avanzados.

b. Normalizaciones:

- Lumbar Roll
- Cajón respiratorio

Ver técnicas en páginas 339 y 340.

6. La espondilolistesis y la espondilólisis

Definición de la espondilolistesis

Espóndilo (vértebra).
Listesis (desplazamiento).

Es el deslizamiento de una vértebra con respecto a su inmediatamente inferior, producido habitualmente por una espondilólisis.

La gran mayoría de los casos se presenta en la quinta vértebra lumbar y en la cuarta, especialmente cuando hay sacralización de la quinta lumbar.

La espondilolistesis puede ser causada por una espondilólisis congénita, con lo cual es factible observar cierto grado de espondilolistesis desde temprana edad. Sin embargo también puede ser debida a incongruencias articulares entre las vértebras, por un tamaño diferente en alguna apófisis articular, bien debido a problemas congénitos o bien a causa del desgate. En cualquiera de los casos con el avance de la edad, el desgaste articular y el debilitamiento de la musculatura asociada a la columna hace más factible la aparición de estos deslizamientos. En otros casos, la causa de espondilolistesis es un traumatismo, que puede dar lugar a un deslizamiento de la vértebra, pudiendo aparecer o no fractura.

Definición de espondilólisis

Espóndilo (vértebra).
Lisis (disolución, relajación).

La espondilólisis consiste en la rotura del istmo (también conocido como pars interarticularis) de la vértebra, de forma que la apófisis articular queda separada del cuerpo. El istmo es región de transición entre la lámina vertebral y el pedículo. Encontramos con más frecuencia esta situación a nivel de la quinta vértebra lumbar seguida de la cuarta donde normalmente viene asociada a una sacralización de la quinta lumbar.

Lo más frecuente es que no estemos ante una auténtica rotura sino ante una deficiencia congénita en la formación del hueso que se mantiene a lo largo de toda la vida. Sin embargo esta rotura puede

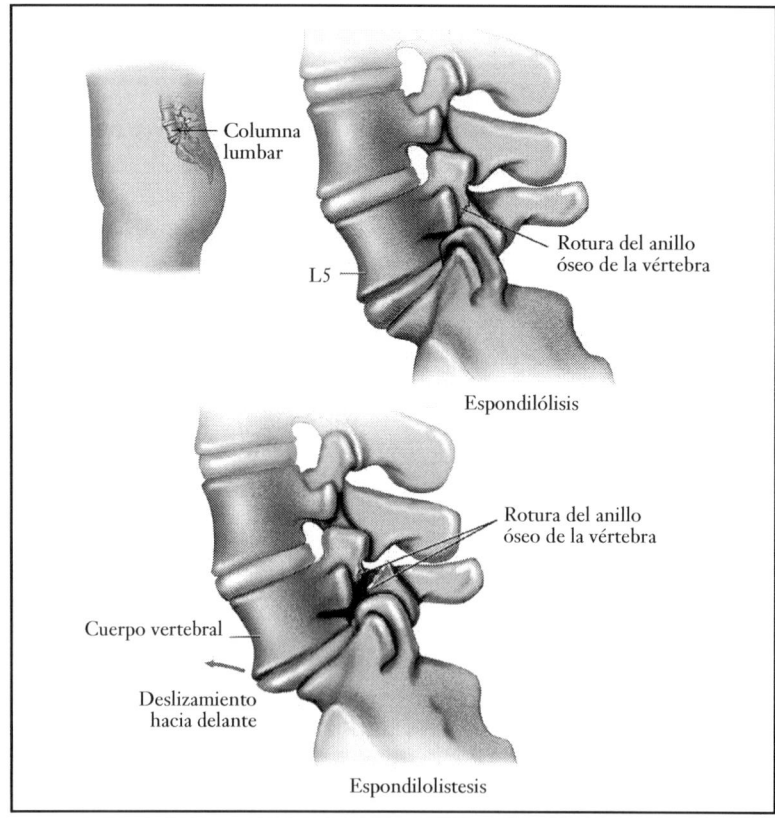

Figura 182. Espondilólisis y espondilolistesis

producirse de manera traumática, especialmente en deportistas, situación en la que el hueso suele recuperarse por sí solo en unos meses. Normalmente no causa ninguna sintomatología, especialmente cuando se trata de un defecto congénito, y suele descubrirse en exploraciones rutinarias. Con frecuencia, la espondilólisis no causa ningún dolor ni síntoma, y es sólo un hallazgo casual en una radiografía. Eso ocurre especialmente en las espondilólisis que aparecen como consecuencia de un defecto de formación del hueso. Las espondilólisis por causas traumáticas pueden generar dolor en la zona lumbar.

Existen sujetos perfectamente sanos en los que existen estas espondilólisis congénitas que no llegan a causar ningún problema. Sin embargo existe el riesgo importante, particularmente cuando la espondilólisis existe en ambos lados (izquierdo y derecho), riesgo que además se incrementa con la edad, de que la vértebra afectada se pueda desplazar hacia delante o hacia atrás. Esta situación es la que conocemos como espondilolistesis. Tanto lisis como listesis son también términos de origen griego que hacen referencia a rotura y desplazamiento respectivamente.

Recuerdo anatomopatológico

1. Patomecánica de la espondilolistesis ístmica adquirida

Se encuentra casi exclusivamente en L4 y L5 (está última la más común).

- En el sujeto con hiperlordosis, de sacro horizontal, la tensión tangencial somática anterior tiende a arrastrar el cuerpo vertebral hacia delante. Los elementos que se oponen a este deslizamiento son esencialmente los procesos articulares posteriores, cuyas carillas inferiores son, teóricamente, la barrera infranqueable por las superiores. A este elemento óseo se añade el disco, los ligamentos ilio-lumbares, los ligamentos gruesos vertebrales anteriores y posteriores y el tono de los músculos espinales.
- Por la otra parte, la tangente posterior de las articulares es importante. La carilla superior de la articulación tiende a convergirse y a impactarse.

- Dos fuerzas opuestas se ejercen sobre la vértebra: la tangencial anterior del cuerpo vertebral que tiende a ir hacia delante, y la tangencial posterior de las articulares que la traccionan hacia atrás.
- Estas dos fuerzas antagónicas ejercen su acción sobre el elemento óseo situado entre las dos: es el ISTMO inter-articular. Los pedículos pueden estar excepcionalmente implicados.
- En la lordosis lumbar, las carillas articulares están en extensión-convergencia. Si estas carillas son hiperplásicas (existe una multiplicación anormal de tejido en estas carillas), sobre todo en el sentido de la altura, se vuelven factores agresivos para el istmo vertebral.

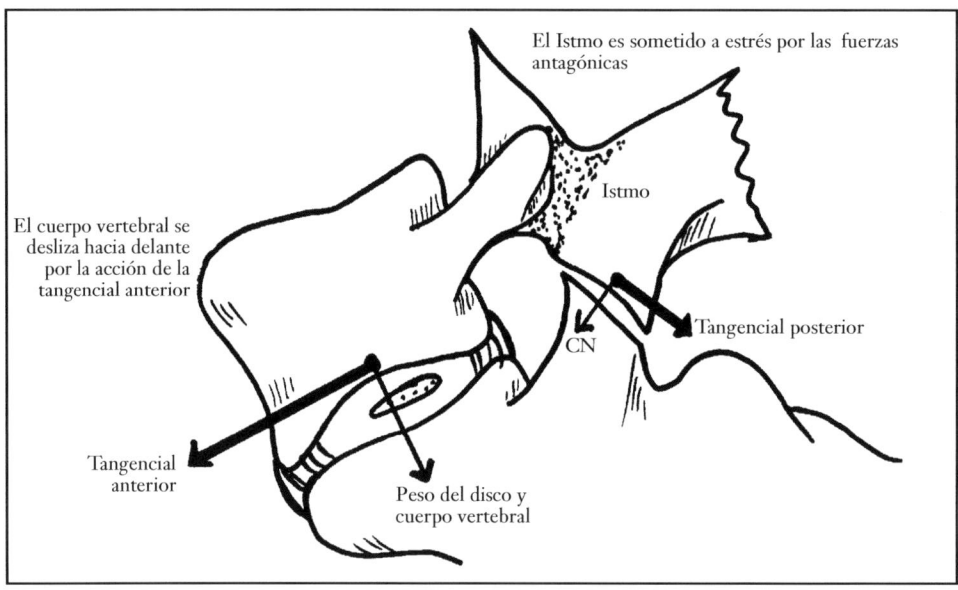

Figura 183. Las fuerzas mecánicas en la espondilolistesis

Por ejemplo, si consideramos a L5 como vértebra afectada, apreciamos que las carillas articulares inferiores de L4 amenazan al istmo superior de L5; las carillas articulares inferiores de S1 agreden el istmo inferior de L5, el cual se encuentra cizallado entre dos articulares: es el sistema denominado del "corta-cigarro".

- Cuando el disco degenera, las tensiones articulares aumentan y la amenaza ístmica es cada vez más importante.

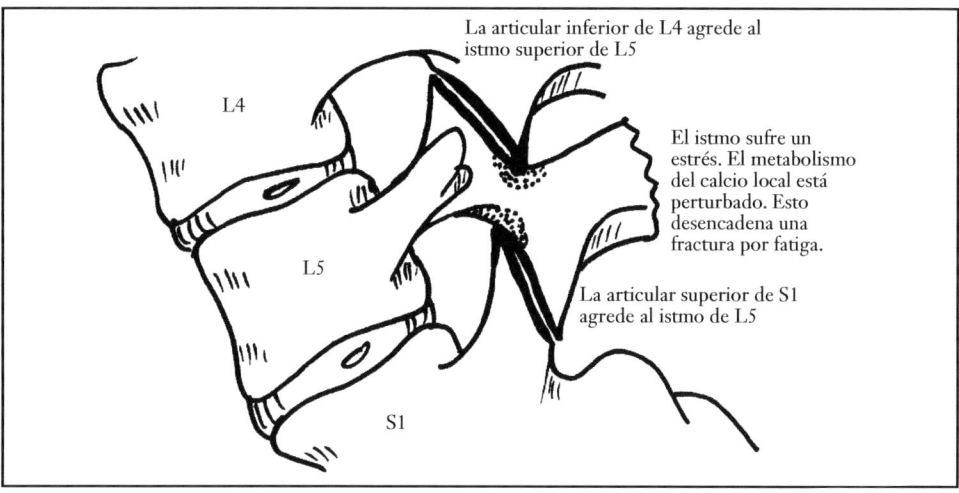

Figura 184. El sistema de "corta-cigarro" ístmico

• Si la osteoporosis se añade a la patomecánica en lordosis, el istmo está sometido a un flujo en estiramiento, el cual se suma al cizallamiento debido a los procesos articulares. Se extiende lentamente en el tiempo: el cuerpo vertebral avanza con sus transversas, sus pedículos y sus articulares superiores. El proceso articular inferior, las láminas y la espinosa quedan en su sitio, fijados mediante la carilla articular de la vértebra subyacente. Es la espondilolistesis por degeneración ístmica. Este alargamiento puede alcanzar de 1,5 a 2 cm, sin que haya ruptura ístmica.

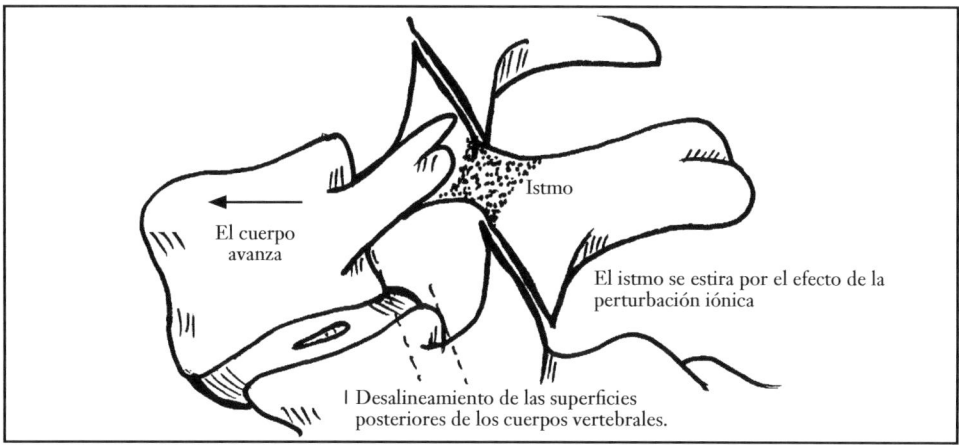

Figura 185. Espondilolistesis por degeneración del istmo

- Esto nos lleva a abordar la **espondilólisis**, que como ya hemos señalado precedentemente es la fractura traumática o microtraumática del istmo vertebral, aunque haya otras etiologías:

  — Un esfuerzo importante en extensión
  — Una recepción brutal sobre los miembros inferiores (gimnasia)
  — Una caída sobre los glúteos o la espalda (judo), pueden llevar a una ruptura ístmica

La lisis va a perdurar y generar el avance corporal: entonces, la espondilólisis nos lleva a la espondilolistesis.

Mientras el paciente es joven los elementos óseos están bien mantenidos en su lugar mediante el sistema de contención discoligamentosa. Al relajarse estas estructuras, las partes lisiadas tienden a separarse.

2. *Las otras etiologías*

- Una agénesis (desarrollo defectuoso o incompleto) del istmo en el niño, causada por un trastorno de osificación, uni o bilateral.
- Una displasia (anomalía del desarrollo) generada por una perturbación vascular, tipo ístmica.
- La osteomalacia, la osteoporosis localizada.
- La espondilitis de etiología reumatismal o infecciosa: importancia de la radiografía y de la biología.

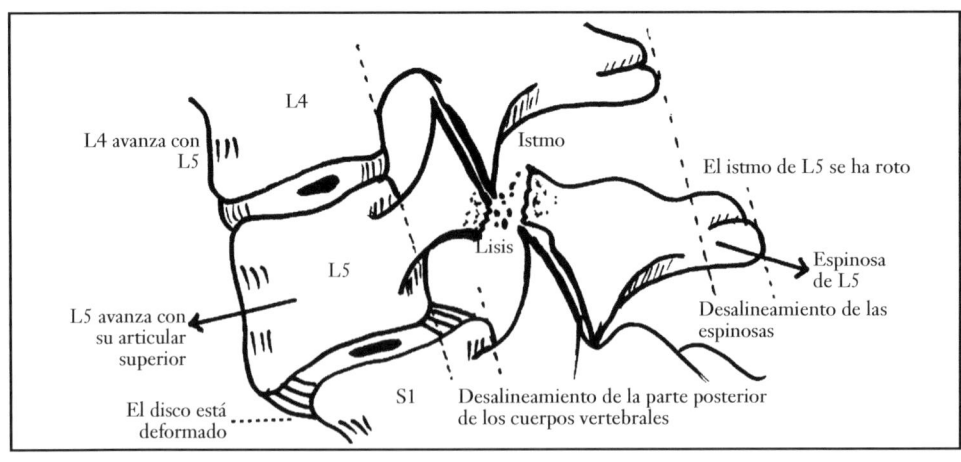

Figura 186. Espondilolistesis por lisis del istmo

Sólo las causas mecánicas, traumáticas, degenerativas o congénitas pueden ser tratadas con mayor o menor éxito por la osteopatía.

3. Los diferentes grados de la espondilolistesis

La desalineación del cuerpo vertebral anteposicionado con relación a la vértebra subyacente nos permite una clasificación hecha sobre una radiografía sagital:

El grado 0: la parte posterior de los cuerpos vertebrales están alineados.

El grado I: el cuerpo vertebral posterior se "desliza" en 1/4 posterior del diámetro sagital del plato superior subyacente.

El grado II: el cuerpo vertebral posterior se proyecta en los 2/4 posteriores de la vértebra inferior.

El grado III: el cuerpo vertebral posterior se sitúa en los 3/4 posteriores de la vértebra inferior.

El grado IV: el cuerpo vertebral posterior cae en el 4/4 posterior del plato inferior.

El grado V: es la ESPONDILOPTOSIS. El cuerpo vertebral espondilolistesiado pasa delante del soma subyacente, es decir, una luxación vertebral mayor del 100%. La espondiloptosis traumática de la

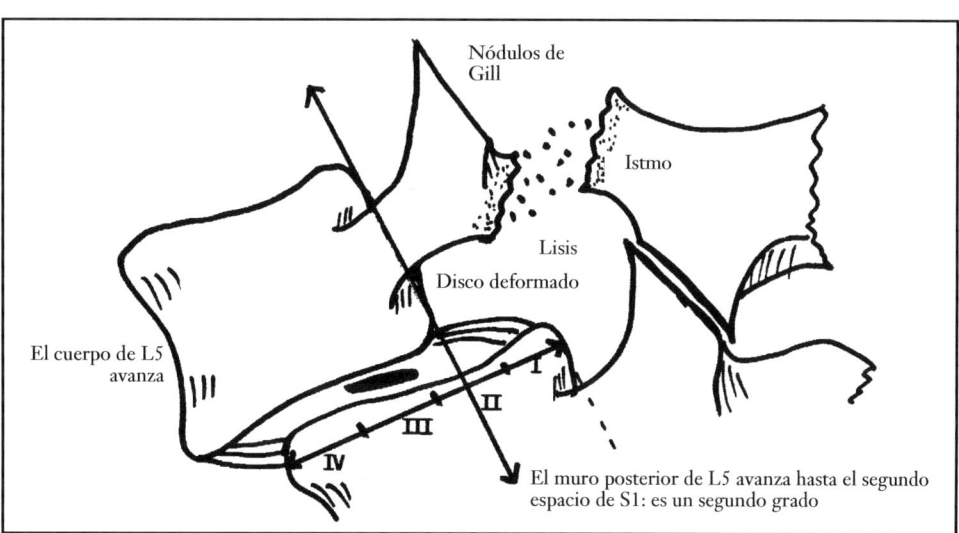

Figura 187. Diferentes grados en la espondilolistesis

unión de L5-S1 se ha reportado con mayor incidencia. Fig. 188.

En el caso de flujo osteoporótico del istmo, la lisis no puede producirse más que en el estado II, mientras que en un traumatismo, la lisis puede encontrarse en el estado 0, quedando los elementos anatómicos en su lugar.

En personas encorvadas, presentando mega-articulares posteriores, pueden producirse impactos ístmicos repetidos en la práctica deportiva. Esto puede generar una fractura de fatiga, o estrés, por desmineralización microtraumática. Encontramos múltiples ejemplos en ciertos deportes como el judo, equitación, bailarinas, atletismo, etc.

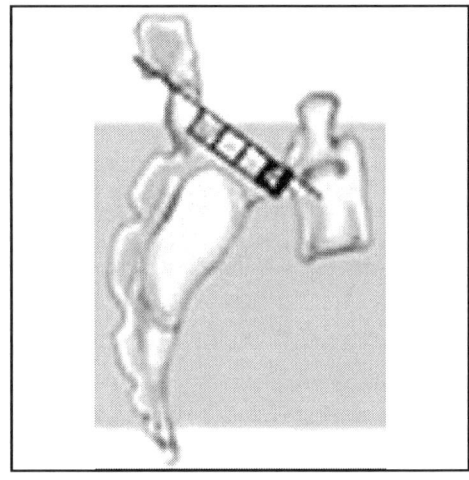

Figura 188. Espondiloptosis

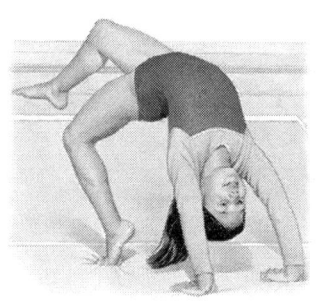

Figura 189

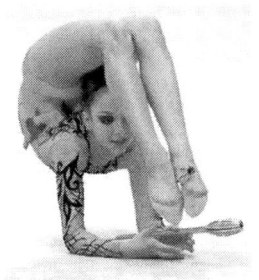

Foto 91

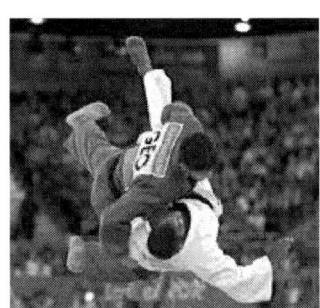

Foto 92

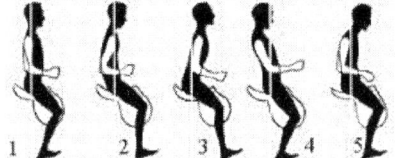

Figura 190
1. Columna lumbar demasiado curvada.
2. Asiento muy hacia atrás, dorso arqueado, piernas hacia delante.
3. Inclinación del busto hacia delante, piernas adelantadas.
4. Hombros demasiado echados hacia atrás.
5. Mala montura, asiento demasiado retrasado, la cintura está sostenida pero la espalda está encorvada.

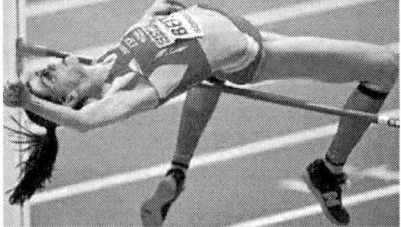

Foto 93

4. *El examen del paciente*

Pueden existir numerosas formas clínicas.

A menudo asintomáticas hasta una edad avanzada. El 5% de los jóvenes presentan esta anomalía y no sufren dolores lumbares.

Los dolores son de tipo estático: bipedestación mantenida durante largo tiempo, movimientos de extensión prolongados, etc.

Por el contrario, la sedestación tiende más bien a aliviar las molestias.

a. Interrogatorio

Según la edad y los factores desencadenantes, la semiología puede ser muy diversa.

- En el estado 0 de la lisis traumática en el joven, la lumbalgia puede ser muy importante. La radiografía y, sobre todo, la gammagrafía nos muestran claramente el diagnóstico de esta fractura ístmica. El tratamiento osteopático es anterior a toda ortopedia.
- En el estado de alargamiento ístmico por degeneración, en el paciente anciano los dolores pueden venir del sistema ligamentoso en tensión y de la condropatía posterior.
- En el estado de la lisis con espondilolistesis, a los dolores ligamentosos se suman, bastante a menudo, las irradiaciones ciáticas (figura 191).
- El flujo radicular puede ser la causa del dolor, a menudo bilateral.
- La compresión directa de las raíces es poco habitual pero clásico.
- Los dolores de etiología ligamentosa son de tipo L4 y L5: región lumbar, crestas ilíacas, cuádriceps (L4), glúteos y región lateral de la pierna (L5). Los ligamentos iliolumbares están afectados.
- Cuando existe un flujo o una compresión directa, las parestesias y, eventualmente las paresias, están localizadas en las metámeras L4 o L5, según la espondilolistesis.
- Según la importancia del flujo o de la compresión, puede existir una ciática S1 e incluso un síndrome de la cola de caballo.

b. Examen clínico

- No hay actitud antálgica.
- La extensión y el test de Spurling acentúan generalmente el dolor. El test de Lasègue puede ser positivo en caso de ciática.

- No hay dolores al toser o al defecar.
- En caso de alargamiento ístmico, el apoyo puede ser doloroso sobre la espinosa de la vértebra lesionada.
- En caso de lisis con deslizamiento anterior, el apoyo profundo sobre la espinosa de la vértebra por abajo, puede aumentar la radiculalgia por acentuación de la espondilolistesis.
- Al palpar, la espinosa de la olistesis es más saliente que la situada debajo. En efecto, todas las vértebras situadas debajo de la espondilolistesis avanzan con el cuerpo y los procesos articulares superiores de la lesión. Pero la espinosa queda en su lugar y se posiciona incluso ligeramente en retrolistesis en relación a la vértebra inferior. Es "el escalón" de la espinosa subyacente.

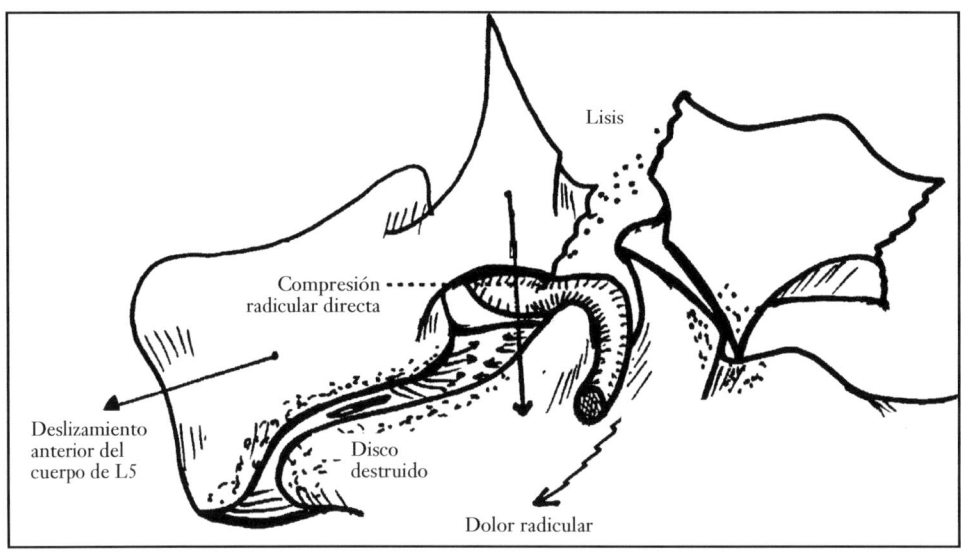

Figura 191. Deslizamiento y compresión radicular en la espondilolistesis grave

c. Exámenes complementarios

- La radiografía simple de perfil presenta las desalineaciones de la zona vertebral posterior en el caso de espondilolistesis.
- La radiografía 3/4 permite visualizar la ruptura ístmica: es la imagen clínica del "perrito" decapitado. El Signo del Perro Escocés se refiere a la apariencia normal de los elementos posteriores de la columna lumbar cuando se ven en las proyecciones obli-

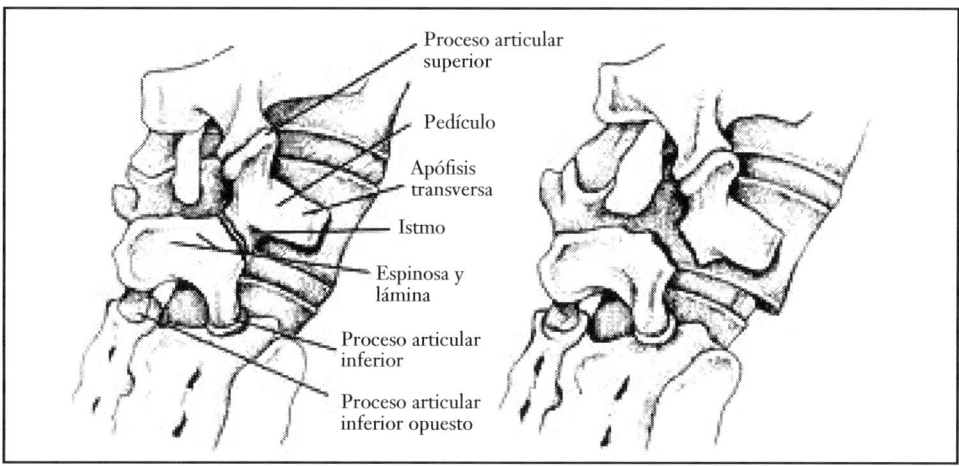

Proceso articular
superior

Pedículo

Apófisis
transversa

Istmo

Espinosa y
lámina

Proceso articular
inferior

Proceso articular
inferior opuesto

Figura 192. Signo del perrito escocés en la Rx simple oblicua

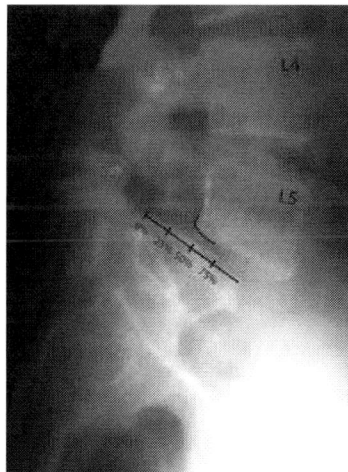

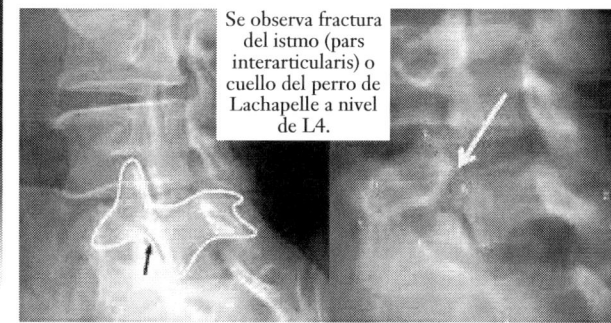

Se observa fractura
del istmo (pars
interarticularis) o
cuello del perro de
Lachapelle a nivel
de L4.

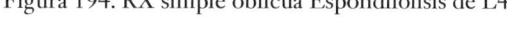

Figura 194. RX simple oblicua Espondilólisis de L4

Figura 193. Rx simple de perfil
Espondilólisis de L5

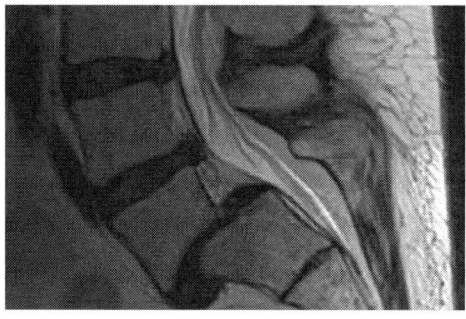

Figura 195. RMN Espondilólisis de L5

cuas: la apófisis transversa (la nariz) el pedículo (el ojo) la faceta articular inferior (la pata delantera) la faceta articular superior (que representa el oído) la porción interarticular o la lámina entre las facetas (equivalentes al cuello). Si una espondilolisis está presente, la porción interarticular tendrá un defecto y se ven como el perro tiene un collar o decapitación del cuello del perrito.

- La RMN (resonancia magnética nuclear) permite una buena puesta en evidencia del flujo radicular.
- La EMG (electro miografía) puede ser útil para objetivar una ciática o bien un síndrome de la cola de caballo.
- Las pruebas biológicas son negativas.

5. *Tratamiento*

a. OBJETIVOS

1. En caso de alargamiento con tensión ligamentosa y condropatía: hay que reposicionar la vértebra hacia atrás, con el fin de disminuir las tensiones nociceptivas.

2. En caso de espondilolistesis con lisis: llevar el cuerpo vertebral hacia atrás para disminuir el flujo radicular y las tensiones disco-ligamentosas somáticas.

b. TÉCNICAS

1. Para la espondilolistesis con alargamiento ístmico sin lisis, dos maniobras dominan la técnica:

- El Lumbar Roll en rotación: la técnica es idéntica a la que utilizaremos en caso de anterolistesis, pero hay que cifosar más las lumbares que en esta última patología.
- La técnica inspiratoria del cajón.

2. En el caso de lisis ístmica con espondilolistesis, dos maniobras son eficaces en osteopatía: la técnica del Cajón Respiratorio en decúbito prono, y el Lumbar Roll; esta última, con prudencia y únicamente en un segundo intento en las espondilólisis.

Técnicas de normalización para la anterolistesis, espondilolistesis y espondilólisis

Lumbar Roll en rotación pura

Paciente en decúbito lateral, lado doloroso hacia arriba; su pie superior está situado al nivel del hueco poplíteo, el miembro del lado de la mesa en ligera flexión para deslordosar la columna lumbar.

El osteópata en bipedestación, delante del paciente. Bloquea la palanca del tronco hasta la anterolistesis, estando ésta incluida en la palanca superior. Toma apoyo manual o antebraquial, sobre el hombro superior del paciente para mantener el bloqueo. Con la otra mano, en apoyo pisiforme detrás de la EIPS, o bien con su antebrazo sobre la fosa ilíaca externa, lleva la pelvis en rotación anterior hacia él. Puede ayudarse de su rodilla situada sobre la del paciente.

El osteópata mantiene y exagera la rotación del tronco posterior, mientras que con la mano caudal, o antebrazo, acentúa la rotación anterior de la pelvis. Según sea la altura de la lesión, el cuerpo del paciente y su propia morfología, el osteópata puede añadir apoyos digitales facilitados sobre las transversas o las espinosas. El paciente espira lentamente con el fin de vaciar la caja toraco-abdominal, y al final de la misma el osteópata realiza el thrust en rotación pura.

Observación: si la sintomatología es bilateral, la técnica se realizará bilateralmente.

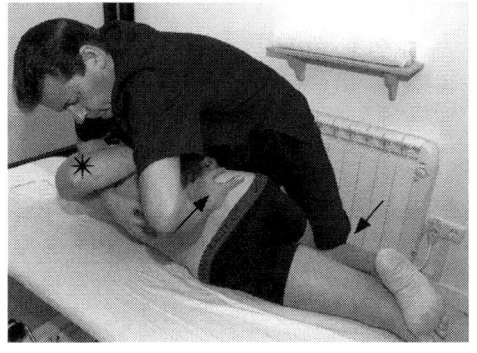

Foto 94. Lumbar Roll en rotación pura para anterolistesis, espondilolistesis y espondilólisis

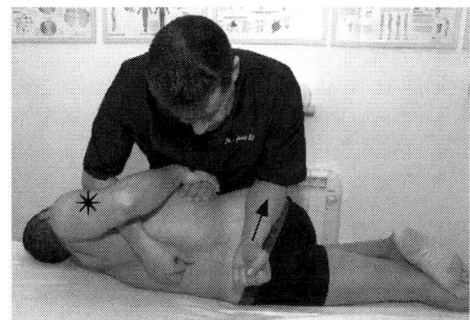

Foto 95. Lumbar Roll en rotación pura (variante) para anterolistesis, espondilolistesis y espondilólisis

339

Resultado: esta rotación entraña una convergencia articular del lado superior. Los elementos cápsulo-ligamentosos musculares vuelven a su posición normal y la radiculopatía eventual está aminorada.

Nota: si durante la puesta en tensión rotatoria hay dolores en el miembro inferior, no hay que manipular. En efecto, la rotación posterior puede retroposicionar el cuerpo vertebral muy lejos y hacia atrás: puede existir compresión de la raíz contra la zona articular posterior. Acentuar exageradamente el deslizamiento posterior produciría la agravación de los síntomas y el desencadenamiento de una radiculopatía traumática.

¡Nuestro tratamiento no puede ser peor que la propia patología!

Técnica del "cajón respiratorio"

Paciente en decúbito prono con los brazos pegados al cuerpo, cabeza neutra o rotada del lado más cómodo. Un cojín transversal se pasa bajo el abdomen para deslordosarlo.

El osteópata en bipedestación junto al paciente, o mejor, si la mesa es baja, a caballo al nivel de los muslos del paciente. Sus dedos mayores toman apoyo sobre las transversas de la vértebra subyacente a la espondilolistesis.

Solicitamos al paciente que espire profundamente mientras el osteópata acentúa la presión transversaria en dirección anterior. Esto permite fijar en anteposición la vértebra inferior a la afectada. A continuación, solicitamos al paciente que inspire por el abdomen (25% de su capacidad), mientras el osteópata mantiene el apoyo transversario o basal sacro. El paciente mantiene una apnea de 10-15 segundos. Sin espirar, volvemos a solicitar que aumente su inspiración (50% de su capacidad), mientras el osteópata mantiene el apoyo transversario o basal sacro. El paciente mantiene una apnea de 10-15 segundos.

Sin espirar, volvemos a solicitar que aumente su inspiración (100% de su capacidad), mientras el osteópata mantiene el apoyo transversario o basal sacro. El paciente mantiene una apnea hasta que sienta la necesidad de espirar profundamente, momento en el cual el osteópata deja de presionar sobre su apoyo transversario o basal sacro.

Esta maniobra se repite 5 veces.

Resultado:

- El empuje diafragmático aumenta la presión en el cajón abdominal. Las fuerzas anteriores son enviadas hacia la parte vertebral anterior: el cuerpo vertebral antelistesiado es empujado y deslizado hacia atrás sobre la vértebra subyacente mantenida por el osteópata.

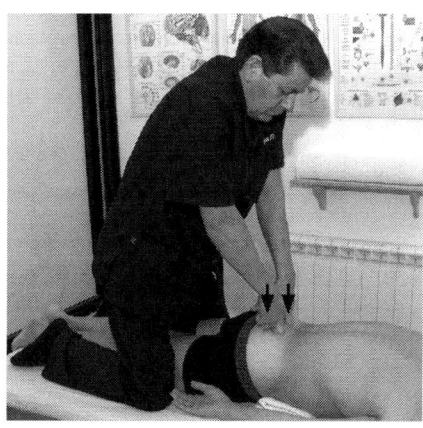

- Las tensiones tangenciales, anulares y ligamentosas disminuyen. El flujo radicular es disminuido.
- Las estimulaciones nociceptivas se vuelven infraliminares: hay disminución o sedación de los dolores locales y referidos.
- Esta técnica suave no se acompaña de ningún crujido articular, aunque, en ciertos pacientes jóvenes, se puede oír al estetoscopio el deslizamiento somático.

Foto 96. Técnica del Cajón Respiratorio

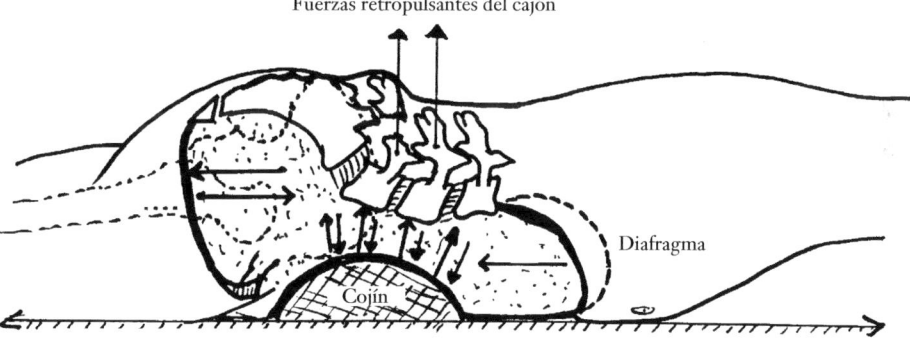

Figura 196. Efecto terapéutico del Cajón Respiratorio

7. Reeducación y prevención

- Está prohibido el levantamiento de pesos y las flexiones repetidas o mantenidas, así como las extensiones traumáticas en deportes y los microtraumatismos de repetición, como el footing y los ejercicios físicos con saltos donde hay impactos cíclicos.

- Evitar caminar durante largos periodos por terrenos irregulares (playa, monte, etc.).
- No dormir en decúbito prono.
- Durante la bipedestación, evitar el apoyo monopodal de manera repetitiva.
- Durante la sedestación, especialmente en sofás, colocarse un cojín en la zona lumbar.
- Durante la sedestación evitar cruzar las piernas durante largos periodos.
- Una musculación abdominal se impone para aliviar las tensiones somáticas anteriores y favorecer la retrolistesis.
- Readaptación de las facias posteriores y anteriores para garantizar un equilibrio somático vertebral.
- Inversión de gravedad, para facilitar las descompresión de las presiones axiales que facilitan la degeneración favorecidas por la gravedad.
- Evitar comer cerdo, lácteos, azúcares y harinas blancas.

8. Práctica quirúrgica en la región lumbar

Cuando los medios terapéuticos mediante la osteopatía han fracasado, hay que pensar en los tratamientos quirúrgicos.

La nucleotomía percutánea

Es una técnica quirúrgica mínimamente invasiva que permite la eliminación o extracción de las hernias de la columna, lumbar y cervical principalmente, sin necesidad de cirugía abierta. Se realiza con anestesia local y sedación mínima.

La técnica consiste en una fragmentación-aspiración del disco con anestesia local. Está reservada únicamente a las hernias sub-ligamentosas (no excluidas y no paralizantes). Los resultados

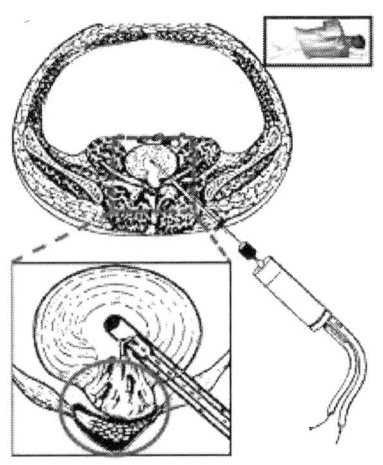

Figura 197. Nucleotomía percutánea

clínicos y estadísticos son limitados por las indicaciones y han demostrado que esta técnica no es eficaz, y actualmente ya no se aplica.

La quimionucleolisis

En la quimionucleolisis del núcleo del disco intervertebral, el cirujano inserta una aguja en la zona afectada entre dos vértebras (espacio intervertebral) desde la espalda e inyecta una enzima (quimopapaína, derivado de la papaya). La enzima licúa el núcleo pulposo por medios químicos, y después de cierto tiempo de espera el médico succiona la masa del núcleo líquido por la cánula. La enzima no debe alcanzar la zona

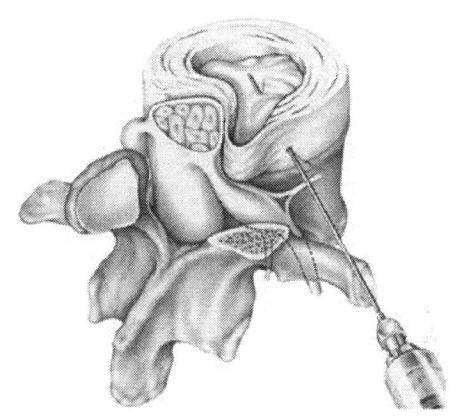

Figura 198. Quimionucleolisis

del disco intervertebral, y esta intervención es por lo tanto admisibles solamente si el anillo fibroso sigue intacto. Como es difícil evaluar esto con exactitud los médicos utilizan de forma cautelosa este método en la hernia de disco.

No se realiza en las hernias excluidas, voluminosas y las estenosis canalares estrechas. Aquí también los resultados son limitados por las indicaciones. Por otra parte, hay que señalar que un choque anafiláctico, rarísimo, puede ser mortal.

La inyección de ozono

La Ozonoterapia como tratamiento de la hernia discal es una técnica ampliamente utilizada en Italia donde se inició en el año 1996. Consiste inyectar éste gas en el disco vertebral lesionado y en los músculos que lo rodean,

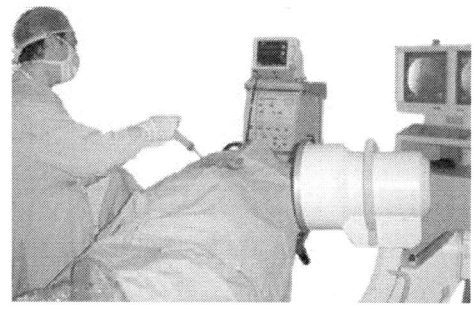

Foto 97. Ozonoterapia

contribuyendo con ello a que desaparezca la inflamación de la raíz nerviosa y con ello las molestias del paciente. El ozono inyectado en el disco acelera la degradación de los polisacáridos en el núcleo pulposo con lo que disminuye el volumen del material herniado.

No es efectiva siempre, pero cuando lo es evita la necesidad de otros tratamientos más agresivos.

La microcirugía

Consiste en la extirpación del disco lesionado con ayuda del microscopio quirúrgico a través de una pequeña incisión de unos 1.5cm de longitud. Es el tratamiento más efectivo en el tratamiento quirúrgico de las hernias discales ya que puede aplicarse a todo tipo de hernias y es la que ofrece mayores resultados. Pero los riesgos no quedan exentos, especialmente la fibrosis medular pos-quirúrgica.

Con esta técnica se extrae el fragmento discal degenerado, generalmente en la hernia excluida y migrada.

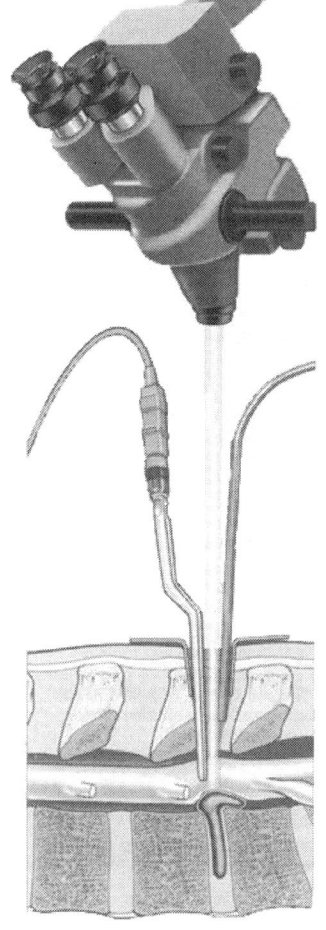

- En el protocolo operatorio, existe una reclinación de la raíz hacia dentro o hacia fuera, siguiendo la situación hernial y la envoltura dural. Muy frecuentemente, hay que laminar las adherencias radiculares.
- Antes de extraer la hernia, hay que asegurar una hemostasis (la detención espontánea del flujo sanguíneo o hemorragico) por electrocoagulación o por tratamiento temporal, condición indispensable para un raspado completo.
- Los resultados suelen ser excelentes. Pero en ciertos casos, existen secuelas mecánicas y/o neurológicas.

Figura 199. Microcirugía

Laminotomía

Es una técnica para operar las hernias discales. Consiste en llegar hasta la raíz nerviosa y la hernia discal abriendo el espacio que hay entre las láminas de dos vértebras yuxtapuestas. Al ampliar el agujero de conjunción, se descomprime la raíz nerviosa.

Laminectomía

Consiste en quitar toda la lámina de una vértebra, lo que también descomprime la raíz nerviosa. También se usa en casos de estenosis espinal, para descomprimir la médula.

La laminectomía se considera como una opción sólo si otros tratamientos médicos han resultado ineficaces.

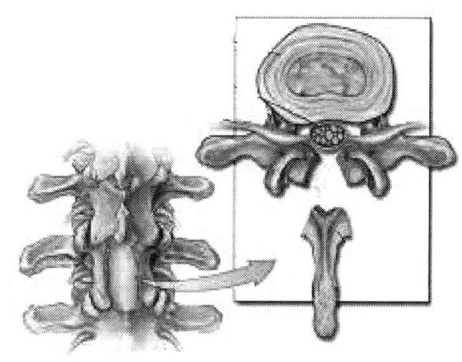

Figura 200. Laminectomía

Los estudios realizados demuestran que obtiene peores resultados que la discectomía, la microdiscectomía o la laminotomía para el tratamiento de la hernia discal.

Discectomía

Esta técnica es igual que la microcirugía, pero sin utilizar microscopio quirúrgico.

Es una técnica para operar las hernias discales. Se realiza una incisión de aproximadamente tres o cuatro centímetros en la piel de la parte inferior de la espalda. Se apartarán los músculos que cubren el área. Podría ser necesario quitar una pequeña parte de

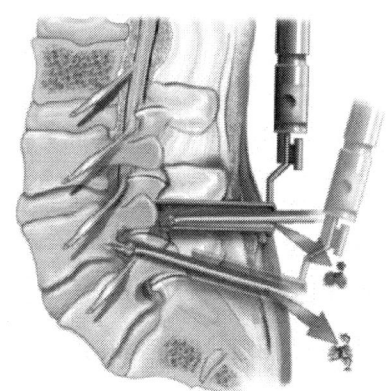

Figura 201. Laminectomía

hueso para tener acceso al nervio y al disco. Luego, se eliminarán el disco o los fragmentos del mismo. Los estudios científicos realizados demuestran que la discectomía es eficaz para el tratamiento quirúrgico de los casos de hernia discal que deban ser operados. Con frecuencia es preciso ampliar ligeramente el agujero de conjunción para acceder al material discal que se extrae en una discecomía, denominándose al procedimiento discectomía con laminotomía.

Posibles complicaciones

Las complicaciones son poco frecuentes, pero ningún procedimiento está completamente libre de riesgos. Si está planificando someterse a una discectomía intervertebral, el médico revisará una lista de posibles complicaciones, que pueden incluir:

- Hemorragia
- Infección
- Daño nervioso
- Incontinencia urinaria o intestinal
- Pérdida de líquido cefalorraquídeo
- Otro disco con hernia (puede ocurrir dentro de los primeros tres meses después de la cirugía)

Los factores que pueden aumentar el riesgo de complicaciones incluyen:

- Condiciones crónicas (p. ej., diabetes)
- Cirugías de columna previas
- Edad avanzada
- Tabaquismo

Asegúrese de analizar estos riesgos con el médico antes de la cirugía.

Dispositivos interespinosos

Aparecieron hacia finales de los 90, pero se popularizaron en la primera década del siglo xxi. Existen multitud de ellos en diversos materiales (titanio, peek, silicona) implantables con diversas técnicas (abierta o percutáneamente, con resección o con respecto del ligamento supra-espinoso).

Es una técnica quirúrgica indicada específicamente en ciertos casos:

- Estenosis lumbares (disminución del diámetro del canal medular)
- Dolor lumbar de origen discal (enfermedad discal degenerativa)
- Síndrome facetario (dolor lumbar producido por las carillas articulares)
- Discectomías (extirpación de la hernia discal) tras una recidiva de la hernia discal
- Discectomías con hernias discales masivas que conducen a una reducción sustancial del material discal lumbar.
- Degeneración discal en el nivel adyacente a una artrodesis previa.

Consiste en colocar un pequeño implante entre las apófisis espinosas de las vértebras a través de una pequeña incisión en la espalda del paciente. Generalmente, la implantación no requiere anestesia general y puede realizarse con anestesia local. Su objetivo es mantener separada la porción posterior de las vértebras y abrir el canal espinal. Conceptualmen-

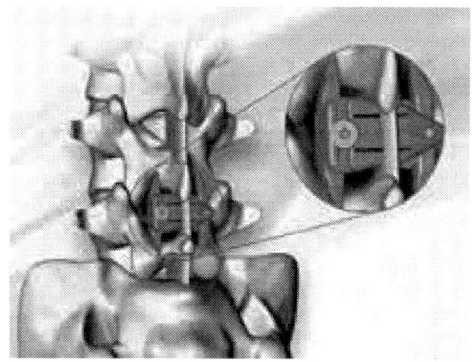

Figura 202. Dispositivo interespinoso

te, mantiene las vértebras en la postura en la que están cuando el paciente está sentado. De hecho, este procedimiento está indicado para pacientes con estenosis espinal en los que al sentarse o al flexionar la columna hacia delante, su dolor desaparece.

La colocación de un dispositivo interespinoso es menos agresiva que la cirugía tradicional, tiene menores complicaciones quirúrgicas, conlleva una menor pérdida de sangre y duración de la operación, y acorta la estancia hospitalaria. Eso hace que pueda aplicarse a pacientes en los que la cirugía tradicional, por su agresividad, resulta imposible (por ejemplo, por padecer enfermedades cardiovasculares que desaconsejan una operación prolongada). A cambio, la probabilidad de que el paciente necesite volver a ser operado a lo largo de los dos años siguientes es mayor si se coloca un dispositivo interespinoso que si se realiza una laminectomía (con o sin artrodesis), y aún mayor si se colocan en dos niveles vertebrales.

Numerosos fracasos de estos implantes se deben a una mala selección de pacientes. La sencillez de implantación es un atractivo para el sobre uso y en no pocas ocasiones se ha intentado abaratar o simplificar la cirugía cuando lo que en realidad hacía falta era otro tipo de solución más agresiva.

Artrodesis

Consiste en fijar dos vértebras. Se puede hacer colocando un injerto de hueso entre ambas vértebras ("artrodesis no instrumentada") o usando además unas placas metálicas para fijar ambos cuerpos vertebrales ("artrodesis instrumentada"). Se usa en los casos de espondilolistesis o escoliosis que hay que operar. A veces, también tras hacer una laminectomía, para evitar la inestabilidad de la vértebra cuya lámina se extrae. Los estudios científicos realizados demuestran que, en los casos de hernia discal que deben ser operados, obtiene peores resultados que la discectomía, la microdiscectomía, la laminotomía o la laminectomía.

Por otra parte, antiguamente se usaba para el tratamiento de los casos de degeneración discal, puesto que se intuía que esa degeneración o la "inestabilidad" que causaba, eran los responsables del dolor. Sin embargo, los estudios realizados cuestionan esa interpretación intuitiva. De hecho, la eficacia de la artrodesis en esos casos es cuestionable.

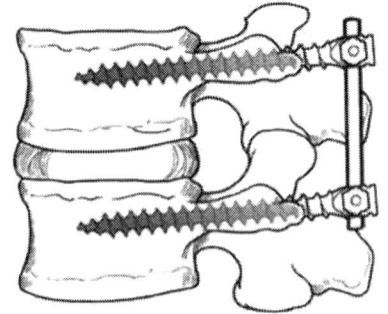

Figura 203. Proyección lateral en artrodesis postero-lateral

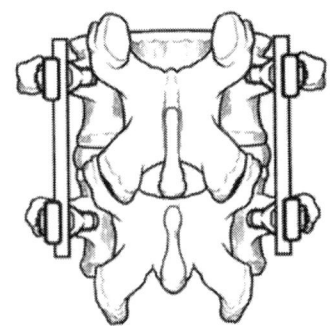

Figura 204. Visión posterior en artrodesis postero-lateral

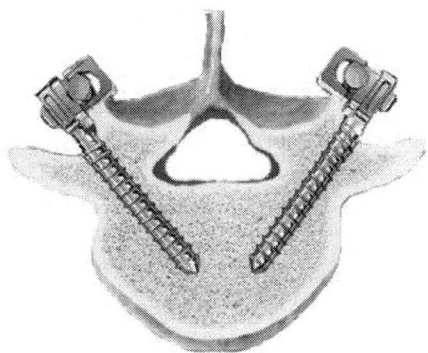

Figura 205. Sección coronal en artrodesis postero-lateral

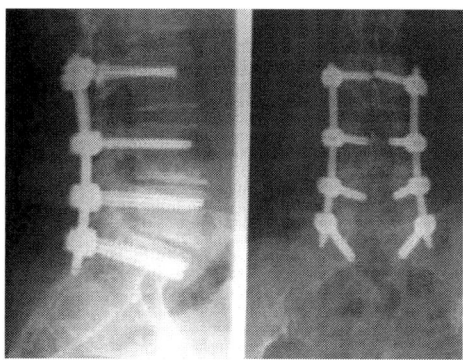

Figura 206. Imagen radiológica en artrodesis postero-lateral, que puede conseguirse con intervención a cielo abierto (a la izquierda) o percutánea (a la derecha)

Hoy en día sólo se plantea la posibilidad de realizarla en aquellos casos de dolor lumbar en los que la sintomatología dura (como mínimo) dos años pese a todos los tratamientos aplicados, si además no están disponibles otros tratamientos no quirúrgicos que han demostrado ser eficaces. Pese a que existe una notable presión comercial para usar artrodesis instrumentadas (que conllevan la implantación de material caro), en vez de técnicas no instrumentadas, los resultados de los estudios científicos realizados hacen más recomendables estas últimas.

Nucleoplastia, o colocación de prótesis de núcleo pulposo

Consiste en extraer el núcleo pulposo y colocar en su lugar una prótesis. Inicialmente se desarrolló para el tratamiento de las fisuras discales, aunque existe una notable presión comercial para promover su uso en los casos de "degeneración discal". Los estudios científicos realizados son de muy pobre calidad metodológica y no respaldan que sea eficaz para el tratamiento de ninguna de esas afecciones.

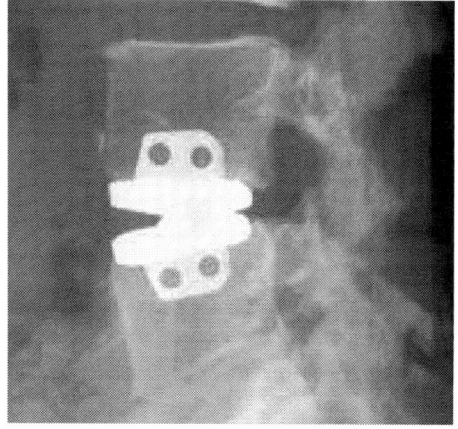

Figura 207. Prótesis de disco lumbar

IDET (electrotermocoagulación intradiscal)

Son dos técnicas desarrolladas para el tratamiento del dolor originado en el disco intervertebral. Consisten en colocar unos electrodos en el disco intervertebral y calentarlos, con el fin de quemar los nervios responsables de transmitir el dolor originado en él y, eventualmente, unir las fibras de la envuelta fibrosa del disco (en los casos de fisura discal).

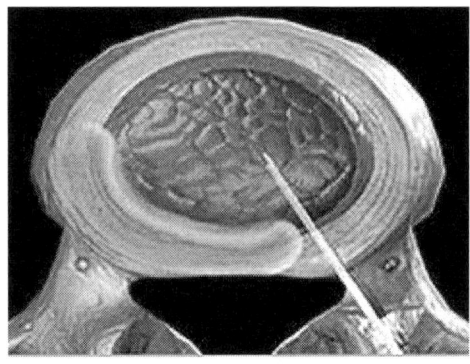

Figura 208. Electrotermocoagulación intradiscal

Sólo en EEUU se ha aplicado ya a más de 75.000 pacientes y en los últimos años ha ido creciendo su implantación en España.

La principal revista científica internacional sobre dolencias de la espalda, Spine, ha publicado una revisión sistemática sobre las técnicas de termocoagulación intradiscal, IDET y PIRF, que pone en entredicho su seguridad y eficacia. Dichas técnicas, que nacieron como una alternativa a las largas y costosas operaciones de hernia discal, han sido objeto en España de una revisión llevada a cabo por la Red Española de Investigadores en Dolencias de la Espalda (REIDE), en colaboración con la Agencia de Evaluación de Tecnologías Sanitarias, la Fundación Kovacs y el Centro Cochrane Iberoamericano. En vista de los resultados, los autores de esta revisión insisten en su artículo sobre la necesidad de evaluar rigurosamente toda técnica antes de ofrecerla asistencialmente a los enfermos que lo soliciten. Los estudios científicos disponibles no han demostrado la eficacia ni efectividad del IDET ni del PIRF, por lo que no hay fundamento científico para recomendar su uso. Por el contrario, demuestran que esta tecnología conlleva riesgos relevantes para los pacientes sin que existan pruebas sobre su eficacia.

Láser multidiodo PL3D, microdiscectomía lumbar con Láser

El Láser PL3D para la descompresión percutánea del disco intervertebral es una nueva técnica mínimamente invasiva, que se puede realizar de forma ambulatoria (sin ingreso hospitalario) y que ha demostrado ser segura y rápida. Está indicado en casos de:

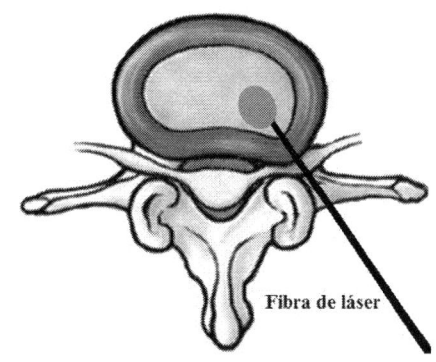

Figura 209. Microdiscectomía lumbar con Láser

- Hernias discales contenidas (Protusiones y Extrusiones subanulares)
- Hernias discales no contenidas (Extrusiones transanulares).

Sólo los fragmentos discales libres (secuestrados) son una contraindicación absoluta.

La cirugía previa o las estenosis de canal espinal parcialmente causadas por la hernia discal no contraindican este procedimiento.

Se introduce en la piel de la espalda una aguja especial de 21G (previa anestesia local de la zona), hasta llegar al disco intervertebral mediante control radiológico en todo momento (Fluoroscopia). Una vez confirmado que la aguja está en el interior del disco intervertebral a tratar, se introduce a través de ella una fina fibra de láser. La vaporización de una pequeña cantidad de núcleo pulposo provoca una drástica caída de la presión intradiscal, acompañada de la migración de la hernia fuera de la ruta del nervio. El gas que se forma en el interior del disco intervertebral, debido a la vaporización del núcleo pulposo producido por el láser, es eliminado mediante una pieza de mano específica, la cual incorpora un sistema de evacuación de humos para minimizar los espasmos musculares post-cirugía.

A raíz de los resultados clínicos obtenidos, se puede afirmar que:

- Es un método seguro: Los datos experimentales muestran que no hay daño en el disco intervertebral ni en los tejidos circundantes.
- No se realiza incisión cutánea y no hay daño muscular.

- No aparecen cicatrices ni fibrosis peridural. El paciente es dado de alta ambulatoriamente después del tratamiento, y puede retornar a su rutina en breve.

Indicaciones generales a la práctica quirúrgica

Los criterios por los que se puede plantear la cirugía para cada tipo de anomalía estructural se indican en el apartado correspondiente. Seguidamente se explican las indicaciones de las técnicas quirúrgicas descritas precedentemente.

En los casos de hernia discal que hay que operar, la selección restrictiva de esos casos, limitada exclusivamente a los que presentan criterios que permiten predecir el éxito de la operación, es incluso más importante que la técnica que se emplee. Sin embargo, cuando hay que operar, es recomendable:

- La discectomía o, todavía mejor, la microdiscectomía si están disponibles médicos entrenados en su realización. La laminotomía –aislada o en combinación con la discectomía– puede aplicarse. La laminectomía sólo está indicada en casos excepcionales y la artrodesis debería evitarse.
- La quimionucleolisis es menos eficaz que la microdiscectomía o la laminotomía, y tiene complicaciones que, aunque poco frecuentes, son potencialmente peligrosas. Se puede plantear cuando se ha descartado que el paciente es alérgico a la quimiopapaína, como último paso antes de indicar la cirugía.
- La nucleotomía percutánea no es eficaz y no debería emplearse.
- En casos de afecciones discales, como fisura o degeneración, ningún dato fiable sugiere la eficacia de la ozonoterapia, el IDET, el PIRF o la colocación de prótesis de núcleo pulposo, por lo que estas técnicas no pueden recomendarse y no deberían emplearse.
- La ablación con láser sólo es adecuada para hernias discales simples y recientes.
- En los casos de estenosis espinal que hay que operar, algunas de las recomendaciones basadas en la evidencia científica disponible aconsejan la laminectomía, eventualmente completada con artro-

desis. En los casos en los que el dolor cede cuando el paciente se sienta (y no en otros casos de estenosis espinal), la técnica de elección es la colocación de un dispositivo interespinoso.

- En los casos excepcionales de espondilolistesis en los que hay que operar, algunas de las recomendaciones basadas en la evidencia científica disponible aconsejan la artrodesis.
- En los casos de escoliosis que hay que operar se recomienda la artrodesis con fijación instrumentada e injerto óseo.
- En casos de degeneración discal, se recomienda no operar salvo en circunstancias excepcionales. De hecho, los estudios realizados reflejan que la operación (consistente en fijar las vértebras, o "artrodesis vertebral") no obtiene mejores resultados que el "ejercicio con un enfoque cognitivo-conductual", lo que en la práctica equivale a ejercicio intenso. De hecho, los estudios realizados también demuestran que:

a) Ninguna prueba diagnóstica permite identificar a los pacientes en los que esa cirugía va a ser efectiva,

b) Los cirujanos que defienden la realización de artrodesis vertebrales, no muestran consenso en los criterios que utilizan para recomendar la operación. Esa falta de fundamento científico ha llevado a que la "artrodesis" para el tratamiento del dolor lumbar atribuido a degeneración discal se considere "una operación a la búsqueda de pacientes en los que indicarla"

9. Las secuelas neurológicas radículo-duramadre

- Durante el ejercicio nuclear, puede producirse una irritación dural debida a las reclinaciones y a los raspados. Esto puede generar una epiduritis, eventualmente una aracnoiditis, con síndrome duramediano local y referido en el territorio segmentario. Este dolor aparece inmediatamente tras la intervención y persiste muy a menudo alrededor de dos meses.
- El taponamiento local, cuando la electrocoagulación es insuficiente o imposible, es un factor irritativo dural o vascular. Puede entonces ocurrir una inflamación epidural o radicular.

- Si la hemostasis ha sido insuficiente, existe un hematoma peridural que se reabsorbe lentamente, en algunas semanas.
- A veces, el hematoma se vasculariza. Brota, volviéndose expansivo y termina por fibrosar.

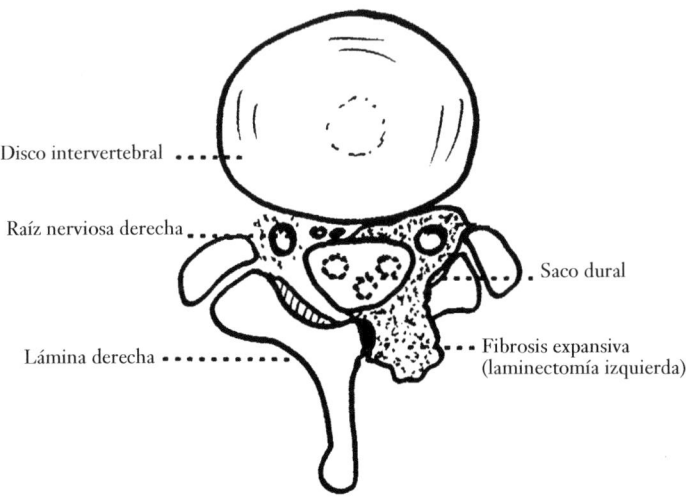

Disco intervertebral

Raíz nerviosa derecha

Lámina derecha

Saco dural

Fibrosis expansiva
(laminectomía izquierda)

Figura 210. Fibrosis expansiva

El dolor comienza generalmente en 2 o 3 meses desde la intervención. La presión aumenta en el canal lumbar: esto puede generar lumbalgias y una radiculopatía. La fibrosis puede adherirse a la raíz, en la envoltura dural, en el disco y/o en los ligamentos posteriores. Los dolores se vuelven cada vez más fuertes e irritantes. Puede tratarse de una recidiva hernial.

- El escáner muestra que el saco dural es "atraído" del lado de la fibrosis.
- Si ha habido LAMINECTOMIA, el tejido fibroso neoformado puede librarse mediante el hiato óseo, lo que lleva a una disminución de la presión canalar.
- Esta presión canalar aminorada permite una sedación más o menos importante del dolor del lado homólogo.
- De una manera paradójica, el dolor tardío puede declararse del lado opuesto, por ejemplo, una ciatalgia izquierda, cuando el paciente ha sido operado por una ciática derecha. Esto puede expli-

carse mediante el aumento de la presión en el canal, allí donde no existe laminectomía salvadora.

- El aporte de gelatina intra-canalar con el fin de intervenir quirúrgicamente, limita los riesgos de fibrosis expansiva.
- En el caso de estos dolores post-quirúrgicos, la osteopatía, no tiene acción sobre la epiduritis o la fibrosis. En caso de adherencias radiculares, una manipulación intempestiva puede tener consecuencias catastróficas causadas por la tracción sobre una raíz fijada y adherente. Esto puede llevar hasta incluso la ruptura parcial de fibras neurales. Las manipulaciones, así como las elongaciones están contraindicadas.
- Estas fibrosis pueden perdurar hasta 2 años, y pueden ser necesarias de 6 a 8 infiltraciones.

Base, indicaciones y riesgos: Infiltraciones epidurales

Consiste en inyectar antiinflamatorios esteroideos (derivados de la cortisona), solos o con anestésicos locales en el canal medular, en la zona que rodea las membranas que envuelven la médula. Esta zona se denomina "espacio epidural".

Objetivo

Reducir la inflamación, especialmente de las raíces nerviosas, y mejorar el dolor.

Fundamento teórico

La inflamación de la raíz nerviosa, a veces provocada por su compresión, es la causa de la aparición del dolor irradiado. Los derivados de la cortisona tienen un efecto antiinflamatorio muy potente, aunque sus riesgos y contraindicaciones impiden administrarlos de forma continuada por vía general. Además, cuando se administran por vía general sólo tiene efecto la parte de la dosis administrada que a través de la sangre alcanza los territorios inflamados. Para aumentar la eficacia de su efecto antiinflamatorio y disminuir sus riesgos, en la infiltración se colocan los esteroides en el espacio dural, de forma que tienen un efecto local potente y menos efectos secundarios. Así se conseguiría desinflamar la raíz nerviosa y mejorar el dolor irradiado.

Del mismo modo, la administración en ese espacio de anestésicos locales permite que un mayor porcentaje de la dosis administrada tenga efecto. Así se conseguiría mejorar la intensidad del dolor irradiado.

Pruebas científicas de su eficacia

Algunas de las primeras recomendaciones basadas en la evidencia científica disponible indicaban que las infiltraciones epidurales carecen de efecto en los pacientes agudos. Sin embargo, otras posteriores consideran el resultado de estudios más recientes y establecen que las infiltraciones epidurales de esteroides, con o sin anestésicos locales, son eficaces para mejorar a corto plazo el dolor de espalda con ciática, aunque no para el dolor de espalda sin ciática.

Un estudio posterior a la publicación de esas recomendaciones demuestra que en los pacientes con ciática en los que hay criterio para operarlos, las infiltraciones epidurales consiguen una mejoría transitoria, pero no evitan que finalmente deban ser operados.

Riesgos y contraindicaciones

Algunas de las recomendaciones basadas en la evidencia científica disponible señalan que las infiltraciones epidurales rara vez causan efectos secundarios, pero que éstos son peligrosos cuando se producen. Se han observado casos de dolor de cabeza, aumento de la intensidad del dolor de espalda y de la ciática, y fiebre. La punción inadvertida de la membrana dural ocurre entre el 0,5% y el 2,5% de los casos. Excepcionalmente se han descrito abcesos durales o meningitis tras infiltraciones epidurales.

Indicaciones

Las recomendaciones basadas en la evidencia científica disponible no incluyen las infiltraciones epidurales en el protocolo de manejo del dolor de espalda. En base a los estudios realizados, puede tener sentido contemplar su uso para el alivio transitorio del dolor en pacientes con ciática, en los que el dolor es intenso y resiste a los demás tratamientos, y no existen indicaciones para operar.

10. Las artropatías post-quirúrgicas

Son las secuelas de la práctica quirúrgica sobre las articulares posteriores.

- Tras una quimionucleolisis, o una nucleotomía percutánea, es corriente que el paciente sufra una artralgia posterior, por una sobrecarga articular, secundaria a la lisis sub-ligamentosa del núcleo. Este dolor dura de 1 a 2 meses, y regresa espontáneamente mediante adaptación infraliminar de las tensiones. Esta patomecánica reaccional es menos importante en la nucleotomía.
- Tras la práctica quirúrgica, el paciente va bien: la radiculalgia disminuye, el dolor ciático desaparece; es el caso ideal. Otros pacientes sufren todavía un poco de neuropatía o articulares posteriores. Luego todo se arregla y el paciente mejora...
- Y algunos meses después, aparecen las lumbalgias, primero localmente, después con irradiaciones neurálgicas, (glúteos, piernas).

Examen del paciente

- El interrogatorio nos muestra que los esfuerzos, la bipedestación prolongada, la extensión mantenida, son dolorosas. Por el contrario, la sedestación alivia.
- El decúbito supino, con las extremidades extendidas, pueden originar dolores nocturnos. Por el contrario, el decúbito lateral con las rodillas flexionadas, es sedativo del dolor.
- No hay dolores al defecar o al toser.
- La semiología descrita nos hace pensar en un problema lumbar de tipo retrolistesis por insuficiencia discal.
- El examen cinético nos revela una extensión y un Spurling doloroso. Los test de Lasègue y de Néri son negativos.

- La radiografía confirma un pellizco articular, secundario al ejercicio discal: es una artropatía posterior.

Tratamiento

Proponemos las mismas técnicas que las descritas en la retrolistesis:

- El lumbar rol en lateroflexión
- El Boomerang

Así mismo es aconsejable el bombeo sacro y occipital por su acción sobre la duramadre espinal y sobre la cadena neuromeníngea.

Las técnicas articulares en sedestación no son aconsejables, pues aumentan las tensiones condrales.

Resultado

Los receptores subcondrales y capsuloligamentosos son menos estimulados; se vuelven infraliminares. Los dolores son aminorados o suprimidos.

Prevención

Si un paciente presenta una ciática con Lasègue positivo, en el territorio segmentario operado, hay que pensar en una fibrosis adherente. La manipulación está en este caso desaconsejada.

Por el contrario, la técnica manual está perfectamente indicada para las secuelas de artropatías. El diagnóstico diferencial debe ser minuciosamente establecido.

11. Otras patologías degenerativas lumbo pélvicas

La espondilitis anquilosante

La espondilitis anquilosante es una enfermedad inflamatoria crónica que afecta fundamentalmente a las articulaciones de la columna vertebral, las cuales tienden a soldarse entre sí, provocando una limitación de la movilidad (de ahí el término anquilosante, que proviene del griego ANKYLOS y significa soldadura, fusión). Como resultado final se produce una pérdida de flexibilidad de la columna, quedándose rígida y fusionada.

Es una enfermedad frecuente, sobre todo en la raza blanca (0.5-1% de la población). Habitualmente aparece en varones entre los 20 y 30 años de edad. En mujeres es menos frecuente y suele ser más leve.

La espondilitis anquilosante se presenta como enfermedad aislada la mayoría de las veces, aunque, en algunos casos puede asociarse a una enfermedad de la piel llamada psoriasis o a enfermedades inflamatorias del intestino.

En la espondilitis anquilosante las articulaciones sacroilíacas suelen ser las primeras en inflamarse. Después la inflamación suele implicar a otras articulaciones existentes entre las vértebras. La inflamación producida tiende, con el tiempo, a fusionar o soldar las vértebras entre sí. Este proceso da lugar a una anquilosis de la columna que se manifiesta con rigidez y disminución de la movilidad del tronco y de la caja torácica.

No se conoce la causa por la que se produce esta enfermedad. Sin embargo, en los últimos años se está avanzando en el conocimiento de los mecanismos que desencadenan el proceso y en el/los posibles agentes responsables.

Se conoce desde hace tiempo que la espondilitis anquilosante afecta con mayor frecuencia a las personas que presentan en sus células una señal específica.

Esta señal se transmite por herencia genética y se denomina "antígeno HLA B27". El hecho de la transmisión genética de esta marca explica por qué la espondilitis anquilosante aparece con más frecuencia en determinadas razas y dentro de éstas en determinadas familias. La posesión del antígeno HLA-B27 parece causar una respuesta anormal de la persona a la acción de determinados gérmenes. Probablemente la conjunción de estos dos factores desencadene la enfermedad. No obstante, hay que señalar que de cada 1000 personas, sólo 70 tienen esa señal en sus células, y de estas 70, sólo 4 desarrollarán la enfermedad.

Sintomatología

Lo primero que nota la persona que tiene espondilitis anquilosante suele ser un dolor lumbar o lumbago, que se produce por la inflamación de las articulaciones sacroilíacas y vertebrales. Este dolor es de tipo inflamatorio, y se manifiesta de forma insidiosa, lenta y paulatina, no pudiendo precisarse con exactitud el instante en el que comenzó el síntoma. El lumbago aparece cuando el paciente se encuentra en reposo, mejorando con la actividad física. De esta forma el dolor suele ser máximo en las últimas horas de la noche y en las primeras de la madrugada, cuando el paciente lleva un largo rato en la cama. Esto obliga a la persona a levantarse y caminar para notar un alivio e incluso la desaparición del dolor.

Con el paso del tiempo el dolor y la rigidez pueden progresar a la columna dorsal y al cuello. Las vértebras se van fusionando, la columna pierde flexibilidad y se vuelve rígida, limitándose los movimientos de la misma. La caja torácica también puede afectarse, produciéndose dolor en la unión de las costillas al esternón y limitándose la expansión normal del pecho (al hinchar los pulmones) y dificultando la respiración.

La inflamación y el dolor también pueden aparecer en las articulaciones de las caderas, hombros, rodillas o tobillos, o en las zonas del esqueleto donde se fijan los ligamentos y los tendones a los huesos (dolor en el talón, en el tendón de Aquiles...).

Diagnóstico

Los exámenes pueden ser:

- Tasa de sedimentación eritrocítica (una medida de la inflamación)
- Antígeno HLA-B27 (el cual detecta el gen ligado a la espondilitis anquilosante)
- Radiografías de la columna y de la pelvis
- Resonancia magnética de la columna

Tratamiento osteopático

- Durante la fase aguda inflamatoria prohibido normalizaciones con thrust.
- Una vez se han fusionado las articulaciones, nada podemos hacer.

- En las primeras fases de la patología podemos ralentizar la misma manteniendo al paciente lo más equilibrado posible, controlando el eje cráneo-sacro y tratando las fascias de las áreas que comienzan a dar sintomatología. Así mismo es muy importante el tratamiento de la cadena estática visceral, CEV.
- El paciente ha de suprimir de su dieta, el cerdo, los lácteos, los azúcares y las harinas blancas.
- No abusar del café, del tabaco y del alcohol.
- Realizar ejercicio de forma regular, evitando deportes con impacto.

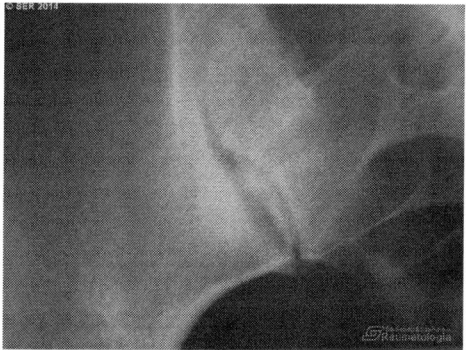

Figura 211. Espondilitis anquilosante. Esclerosis marginal y ensanchamiento de la interlínea articular de la articulación sacroilíaca. Sacroileítis grado I/IV.

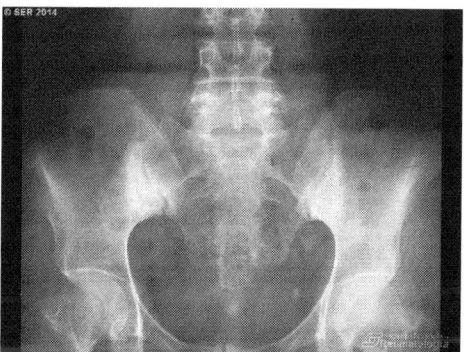

Figura 212. Espondilitis anquilosante. Sacroileítis grado III. Erosiones y esclerosis bilateral de sacroilíacas. Sindesmofito en L4 y esclerosis de ambas ramas del pubis.

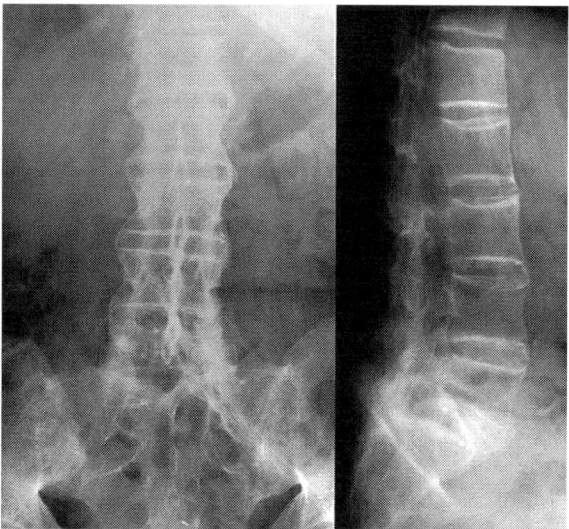

Figura 213. Espondilitis anquilosante. Anquilosis de las articulaciones sacroilíacas y fusión de las vértebras lumbares inferiores.

La artritis reumatoidea

Es una enfermedad crónica que lleva a la inflamación de las articulaciones y tejidos circundantes. También puede afectar otros órganos.

Causas

La causa de la artritis reumatoidea (AR) se desconoce. Es una enfermedad autoinmunitaria, lo cual significa que el sistema inmunitario del cuerpo ataca por error al tejido sano.

La artritis reumatoidea se puede presentar a cualquier edad, pero es más común en mujeres de mediana edad. Las mujeres resultan afectadas con mayor frecuencia que los hombres.

La infección, los genes y las hormonas pueden estar vinculados a la enfermedad.

Síntomas

La mayoría de las veces, la artritis reumatoidea afecta las articulaciones en ambos lados del cuerpo por igual. Las muñecas, las rodillas, los dedos de las manos y los tobillos son los que resultan afectados con mayor frecuencia.

La enfermedad a menudo comienza de manera lenta. Los síntomas iniciales pueden ser: dolor articular leve, rigidez y fatiga.

Los síntomas articulares pueden abarcar:

- La rigidez matutina, que dura más de una hora, es común. Las articulaciones pueden sentirse calientes, sensibles y rígidas cuando no se usan durante una hora.
- El dolor articular a menudo se siente en la misma articulación en ambos lados del cuerpo.

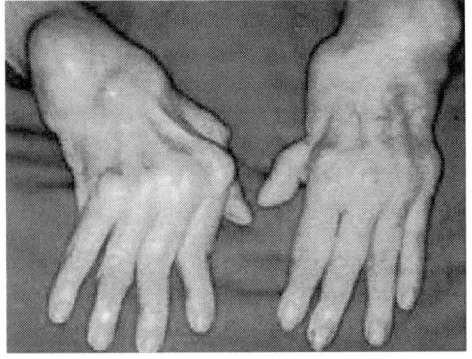

Foto 98. Artritis reumatoidea deformante

• Con el tiempo, las articulaciones pueden perder su rango de movimiento y volverse deformes.
• Las artritis con una tendencia deformante, destructiva y anquilosante, son en general bilterales y simétricas.

Otros síntomas abarcan:

• Dolor torácico al respirar (pleuresía).
• Resequedad en ojos y boca (síndrome de Sjögren).
• Ardor, prurito y secreción del ojo.
• Nódulos bajo la piel (generalmente un signo de una enfermedad más grave).
• Entumecimiento, hormigueo o ardor en las manos y los pies.
• Dificultades para dormir.

Pruebas y exámenes

No hay un examen que pueda determinar con certeza si se tiene o no artritis reumatoidea. La mayoría de los personas con esta enfermedad tendrán algunos resultados anormales en exámenes; sin embargo, algunas personas tendrán resultados normales en todos los exámenes.

Dos pruebas de laboratorio que a menudo ayudan en el diagnóstico son:

1. Factor reumatoideo, FR.
Los resultados generalmente se transmiten de dos formas:

• Menos de 40-60 u/mL
• Título menor de 1:80

Un número bajo (resultado normal) por lo regular significa que usted no tiene artritis reumatoidea o el síndrome de Sjögren. Sin embargo, algunas personas que en realidad padecen estas afecciones aún tienen un factor reumatoideo (FR) bajo o "normal", especialmente durante los primeros meses de la enfermedad,

Los rangos de los valores normales pueden variar ligeramente entre diferentes laboratorios. Hable con el médico acerca del significado de los resultados específicos de su examen.

2. Anticuerpos antipéptidos cíclicos citrulinados (anticuerpos anti-PCC). Son una clase de autoanticuerpos dirigidos contra una o más proteínas del propio individuo. Estos autoanticuerpos son frecuentemente detectados en la sangre de pacientes con artritis reumatoide.

RADIOLOGÍA

La radiología nos ayuda en las fases avanzadas de la patología, por lo que hay que ser cautos ante las primeras manifestaciones y síntomas en nuestros pacientes. Una ausencia de evidencias radiológicas así como en las pruebas biológicas no descartan de manera absoluta la AR.

Es importante basare en los síntomas, antecedentes familiares, conductas alimentarias y estado emocional del paciente.

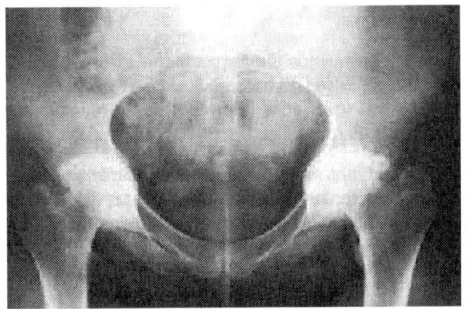

Figura 214. Artrosis bilateral de cadera
secundaria a artritis reumatoidea

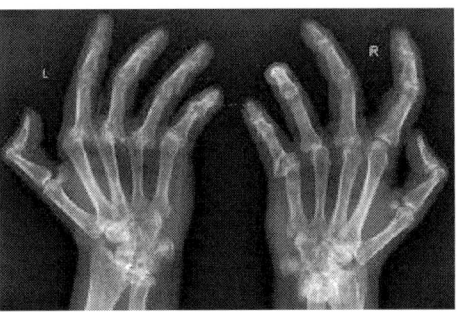

Figura 215. Artritis reumatoidea

Tratamiento osteopático

Partiendo de la premisa de que llevamos dentro la información genética de la enfermedad, y que muchas personas jamás tendrán manifestaciones de ella, puedo afirmar que dos causas fundamentales desencadenan la artritis reumatoidea:

1. LOS TRASTORNOS EMOCIONALES

Cualquier trastorno emocional que suponga un duro golpe emocional puede desencadenar una AR, pero lo más habitual suele ser:

• Desvalorización de uno mismo,

- Sentirse fuertemente criticado por quien está por encima de uno (familia, jefes, autoridad), y sensación de ser explotado.

2. LA MALA ALIMENTACIÓN

Los alimentos más dañinos en la AR son:
- Las solanáceas (tomates, patatas, pimientos, berenjenas)
- La carne, especialmente el cerdo
- La charcutería
- El pescado blanco
- El marisco
- Los lácteos
- Los huevos
- Aditivos (sobre todo los colorantes)
- El cacao, por su contenido en ácido oxálico
- Los azúcares refinados

Y es muy importante evitar:
- El alcohol
- El tabaco
- El café

Los alimentos más beneficiosos en la AR son:
- Las frutas
- Las legumbres
- La soja
- Las hortalizas y verduras (excepto las acelgas, espinacas, remolacha, por su contenido en ácido oxálico)
- Frutas secos
- Cereales integrales
- Aceite de oliva virgen extra (especialmente crudo, pero con moderación)
- Ácidos grasos Omega 3 (pescado azul, algas, aceites vegetales como los de linaza, cánola y oliva, legumbres, aguacate, etc)
- Linaza
- Selenio
- Ajo
- Germen de trigo

El **enfoque osteopático** ha de estar centrado en:

- Reequilibrio estructural global (evitaremos realizar normalizaciones articulares durante las fases agudas inflamatorias).
- Tratamiento fascial en aquellas áreas que presentan los principales síntomas.
- Tratamiento somato-emocional, con especial atención al pericardio.
- Tratamiento del eje cráneo-sacro y de aquellas áreas que afecten su mecánica.

El paciente ha de realizar:

- Modificación estricta de los hábitos alimentarios.
- Tomar en ayunas un jugo de Apio, naranja, Jengibre y albahaca.
- Ejercicio suave de manera constante.

La lumbarización y la sacralización

Lumbarización: significa que la primera sacra se convierte en lumbar. Según Garnier-Delamare, consiste en la individualización de la primera vértebra del sacro que no se ha fusionado con las otras vértebras sacras y parece una vértebra lumbar más.

Sacralización: significa que la quinta lumbar va a tener un funcionalismo de primera sacra; hay apofisomegalia transversa; es la más frecuente. Es una anomalía congénita caracteriza por la fusión total o parcial de la quinta vértebra lumbar con el hueso sacro.

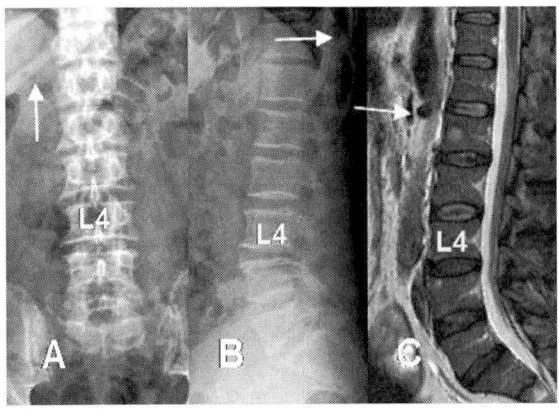

Figura 216. Lumbarización de S1.
A: Rx AP y B: Rx lateral.
Presencia de 6 segmentos lumbares.
12° costilla (Flecha delgada).
C: RM sagital en T2. Arteria renal izquierda entre L1-L2, como punto de referencia y se confirman los 6 segmentos lumbares.

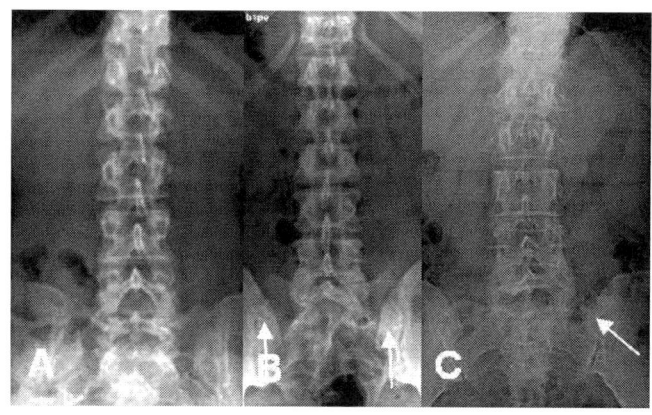

Figura 217. Anormalidad en la segmentación lumbosacra en Rx AP.
A: Presencia de solo 4 segmentos lumbares.
B: 5 segmentos lumbares, con articulación bilateral entre S1 y S2.
C: Hemisacralización izquierda de L5.

Causas: la aparición de esta anomalía se produce de forma congénita.

Síntomas: a simple vista muchas personas que poseen esta anomalía no manifiestan ningún síntoma específico.

Diagnóstico: es a partir de producirse dolores en la zona lumbar (lumbalgias), y ser examinado radiológicamente, cuando se descubre esta afección.

Tratamiento osteopático: donde hay fusión y por lo tanto pérdida de movilidad definitiva, la normalización articular está prohibida. En el resto, el tratamiento se basará en los estudios tradicionales osteopáticos de movilidad y su resolución mediante técnicas osteopáticas en aquellos segmentos que presenten disfunciones somáticas.

La enfermedad ósea de Paget

La enfermedad de Paget es un trastorno que involucra destrucción y regeneración anormal del hueso, lo cual causa deformidad.

Causas

No se conoce la causa de la enfermedad de Paget, aunque podría tener que ver con los genes o una infección viral temprana en la vida.

La enfermedad se presenta a nivel mundial, pero es más común en Europa, Australia y Nueva Zelanda.

En las personas que padecen esta enfermedad, hay una descomposición anormal del tejido óseo, seguida por una formación ósea anormal.

El nuevo hueso es más grande, pero débil y lleno de vasos sanguíneos nuevos.

La enfermedad se puede localizar únicamente en una o en dos áreas del esqueleto o en todo el cuerpo. A menudo, compromete huesos de los brazos, la clavícula, la pierna, la pelvis, la columna y el cráneo.

Ciertos huesos, como los huesos que soportan peso, comprometidos o cambios óseos que están empeorando rápidamente (el tratamiento puede reducir el riesgo de fracturas).

Síntomas

La mayoría de los pacientes son asintomáticos. La enfermedad de Paget a menudo se diagnostica cuando se toma una radiografía por otra razón.

De presentarse, los síntomas pueden abarcar:

- Dolor óseo, dolor o rigidez articular y dolor de cuello (puede ser intenso y presentarse la mayor parte del tiempo)
- Arqueamiento de las piernas y otras deformidades visibles
- Agrandamiento de la cabeza y deformidades del cráneo
- Fractura
- Dolor de cabeza
- Hipoacusia
- Rigidez o dolor articular
- Disminución de estatura
- Piel caliente sobre las áreas afectadas

Pruebas y exámenes

Los exámenes que pueden revelar enfermedad de Paget son:

- Gammagrafía ósea
- Radiografía ósea
- Marcadores elevados de la descomposición del hueso (por ejemplo, N-telopéptido)
- Aumento de la fosfatasa alcalina sérica

Esta enfermedad puede también afectar los resultados de los siguientes exámenes:

- Isoenzima de la fosfatasa alcalina (ALP)
- Calcio sérico

Tratamiento osteopático

Ante la sospecha de esta patología, hay que abstenerse de manipular sin radiografías, ya que existe un riesgo de fisuras o fracturas óseas. Ante la evidencia de un estado avanzado de la enfermedad se imponen tratamientos suaves (técnica funcional, cráneo-sacra, fascial, etc).

Una alimentación equilibrada, carente de lácteos, cerdo, azúcares y harinas blancas se impone.

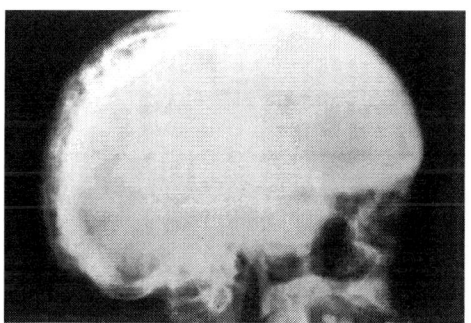

Figura 218. Enfermedad de Paget mostrando un engrosamiento de la bóveda craneal con zonas líticas posteriores

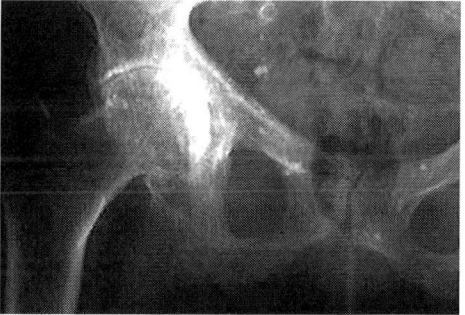

Figura 219. Enfermedad de Paget mostrando hipertrofia de la cabeza femoral derecha con osteofitosis, remodelación de la cabeza del fémur con pinzamiento de la interlínea articular

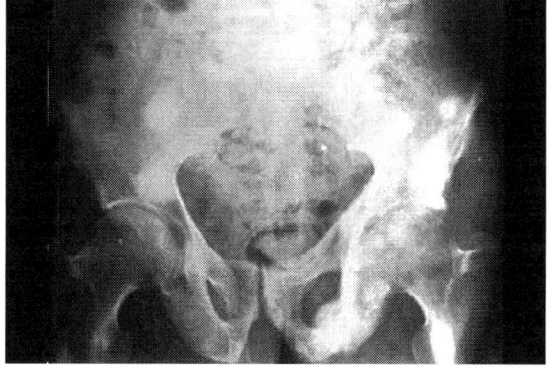

Figura 220. Enfermedad de Paget mostrando osteosarcomas, la complicación más grave de la enfermedad.

La osteoporosis

La osteoporosis es una enfermedad sistémica que se caracteriza por una disminución de la masa ósea y un deterioro de la microarquitectura de los huesos, lo que supone un aumento de la fragilidad de los huesos y del riesgo de sufrir fracturas. Esta patología es asintomática y puede pasar desapercibida durante muchos años hasta que finalmente se manifiesta con una fractura.

Causas

El origen de la osteoporosis debe buscarse en los factores que influyen en el desarrollo y la calidad del hueso. El riesgo de padecer osteoporosis vendrá determinado por el nivel máximo de masa ósea que se obtenga en la edad adulta y el descenso producido por la vejez. Además del envejecimiento, en su aparición intervienen factores genéticos y hereditarios. Las hijas de madres que tienen osteoporosis, por ejemplo, adquieren un volumen de masa ósea inferior que el de hijas de madres con huesos normales, y lo mismo sucede con gemelos univitelinos.

La desnutrición, la mala alimentación, el escaso ejercicio físico y la administración de algunos fármacos también pueden favorecer la aparición de la osteoporosis. Sin embargo, la menopausia es uno de los factores que más influye en su desarrollo en las mujeres, ya que la desaparición de la función ovárica provoca un aumento de la resorción ósea.

Síntomas de Osteoporosis

Deformidades de la columna
Dolor muscular
Debilidad de los huesos/fracturas
Dolor en el cuello
Pérdida de peso y de talla

Tipos de Osteoporosis

Existen distintos tipos de osteoporosis:

- Osteoporosis posmenopáusica: la causa principal es la falta de estrógenos. En general, los síntomas aparecen en mujeres de 51 a 75 años de edad, aunque pueden empezar antes o después de esas edades.
- Osteoporosis senil: resultado de una deficiencia de calcio relacionada con la edad y de un desequilibrio entre la velocidad de degradación y de regeneración ósea. Afecta, por lo general, a mayores de 70 años y es dos veces más frecuente en las mujeres que en los varones.
- Osteoporosis secundaria: Puede ser consecuencia de ciertas enfermedades, como la insuficiencia renal crónica y ciertos trastornos hormonales, o de la administración de ciertos fármacos, como corticosteroides, barbitúricos, anticonvulsivantes y cantidades excesivas de hormona tiroidea.

Diagnóstico de la osteoporosis

1. LA RADIOGRAFÍA SIMPLE

La densidad radiológica de un hueso está en función de la cantidad de calcio contenido por unidad de volumen. Un hueso es tanto más opaco cuanto más rico es en calcio.

Las radiografías tienen utilidad en el diagnóstico debido a que permiten visualizar la morfología de los huesos con precisión. Las radiografías de la columna dorsal y lumbar pueden identificar el número y la localización de las deformidades vertebrales. Sin embargo, la radiografía convencional es un indicador relativamente insensible de pérdida ósea debido a

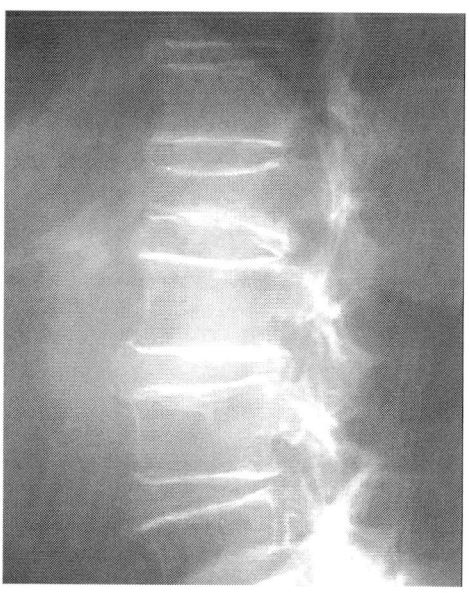

Figura 221. Radiografía de la columna lumbar donde se evidencian claros signos de osteoporosis y una fractura vertebral.

que la masa ósea tiene que disminuir entre 30/40% para ser detectada por este método. Es por ello que la radiografía no es un método útil para la detección temprana de pérdida de masa ósea.

La técnica ideal para la medición de masa ósea es la densitometría ósea, cuyo objetivo es ayudar a identificar osteopenia u osteoporosis y evaluar el riesgo de fracturas. El diagnóstico de fracturas, sin embargo, se realiza mediante radiografías. La densidad ósea es también empleada para evaluar la respuesta al tratamiento.

2. LA DENSITOMETRÍA ÓSEA

¿Qué es una prueba de la densidad ósea?

Una prueba de la densidad mineral ósea (BMD, por sus siglas en inglés) es la mejor manera de determinar la salud de los huesos. La prueba puede identificar la osteoporosis, determinar el riesgo que se corre de fracturarse un hueso y medir cómo se responde a un tratamiento para la osteoporosis. La prueba de la densidad mineral ósea más usada se llama DXA o absorpciometría de rayos X de doble energía. Esta prueba no causa ningún dolor, es similar a una prueba de rayos X normal y puede medir la densidad ósea de la cadera o columna vertebral.

¿Qué hace esta prueba?

Una prueba DXA mide su densidad mineral ósea, la compara con la de una norma establecida o estándar y nos da una calificación. Aunque ninguna prueba de la densidad ósea es cien por ciento exacta, ésta es la mejor forma de poder predecir si una persona va a fracturarse un hueso en el futuro.

Calificación T

Generalmente, los resultados de su DXA se comparan con la densidad ósea óptima o pico de un adulto de 30 años de edad en buen estado de salud y recibe una calificación T (T score). Una calificación de 0 significa que su densidad mineral ósea (BMD) es igual a la normal de un adulto joven sano. La diferencia entre su BMD y la de un adulto joven sano se mide en unidades llamadas desviaciones estándar (DE). Cuantas más desviaciones estándar por debajo de 0, indicadas con números negativos, más baja es la densidad ósea y mayor el riesgo de fractura.

Como puede verse en la tabla 17, una calificación T entre +1 y –1 se considera normal o saludable. Una calificación T entre –1 y –2.5 indica que se tiene una densidad ósea baja, aunque no lo suficientemente baja como para tener un diagnóstico de osteoporosis. Una calificación T de –2.5 o más baja indica que se tiene osteoporosis. Cuanto más grande es el número negativo, más grave es la osteoporosis.

Tabla 17
Definiciones de la Organización Mundial de la Salud
según los niveles de densidad ósea

Normal	La densidad ósea está dentro de 1 DE (+1 ó –1) del promedio para un adulto joven.
Baja densidad ósea	La densidad ósea está entre 1 y 2.5 DE por debajo del promedio para un adulto joven (–1 a –2.5 SD).
Osteoporosis	La densidad ósea está 2.5 DE o más por debajo del promedio para un adulto joven (–2.5 SD o más baja).
Osteoporosis grave (establecida)	La densidad ósea está más de 2.5 DE por debajo del promedio para un adulto joven y han ocurrido una o más fracturas producidas por la osteoporosis.

Un nivel establecido entre -1 y -2.5 se considera osteopenia.
Un nivel establecido por encima de -2.5 se considera osteoporosis.

Otros datos

Durante la tercera edad se pierde cerca de un 1% de masa ósea por año, aunque algunas mujeres pueden llegar a perder entre un 3 y 5% al inicio de la menopausia. Si a esto se suman las consecuencias propias de la vejez (pérdida de fuerza muscular, problemas visuales, etc.), el riesgo de sufrir fracturas se dispara. La mujer es más propensa a padecer esta enfermedad debido a la reducción de los niveles de estrógenos durante la menopausia. Sin embargo, en los últimos años han aumentado los casos de hombres que sufren fracturas, especialmente de cadera, por osteoporosis. La valoración de los factores de riesgo es importante porque permite corregirlos y aplicar tratamientos preventivos.

Estos factores pueden dividirse en dos grupos: individuales y relacionados con el estilo de vida.

Factores de riesgo individuales

- **Sexo femenino:** Entre un 20 y 25% de las mujeres sufren esta enfermedad tras la menopausia debido a la pérdida de estrógenos.
- **Envejecimiento.**
- **Raza blanca u oriental.**
- **Constitución delgada**, escasa masa muscular y escoliosis (desviación lateral de la columna).
- **Menopausia precoz:** Desaparición de la menstruación antes de los 45 años, bien de forma natural o quirúrgica, y episodios prolongados de amenorrea.
- **Fracturas anteriores.**
- **Antecedentes familiares de la enfermedad.**
- **Enfermedades:** Anorexia nerviosa, síndrome de Cushings, diabetes tipo 1, artritis reumatoide, enfermedades hepáticas crónicas, hipertiroidismo, hiperparatiroidismo y diabetes.
- **Insufiencia ovárica.**

Factores relacionados con el estilo de vida

- **Déficit de calcio:** La masa ósea que se alcanza en la edad adulta está condicionada por la ingesta de calcio, especialmente durante el desarrollo de los huesos.
- **Fumar más de 20 cigarrillos diarios.**
- **Consumo excesivo de azúcares refinados.**
- **Abuso de alcohol y café:** Perjudican la remodelación ósea.
- **Sedentarismo:** Las personas que realizan una actividad física moderada tienen un menor riesgo de padecer osteoporosis.
- **Clima:** Esta enfermedad es más frecuente en las zonas geográficas donde falta sol, ya que éste es necesario para activar la vitamina D, que mejora la absorción intestinal del calcio. En los países nórdicos, por ejemplo, es más alta la incidencia de la fractura de fémur.
- **Uso prolongado de algunos medicamentos**, como glucocorticoides, hormonas tiroideas y medicamentos anticonvulsivos.

Fracturas más comunes

Las fracturas más frecuentes asociadas a la osteoporosis afectan a las vértebras, la muñeca y la cadera.

- **Vértebras:** Esta fractura se caracteriza por el aplastamiento de las vértebras, en especial las de la zona dorso-lumbar. Cuando las fracturas son múltiples se produce la desviación de la columna (cifosis) ocasionando una curvatura anormal de la columna. Como consecuencia, se reduce la capacidad de la caja torácica y la función respiratoria. Para cuando la osteoporosis vertebral es detectada por las radiografías, normalmente ya se ha perdido en torno al 25 por ciento de la masa ósea. Es habitual a partir de los 65 años.
- **Muñeca:** Afecta a la parte distal del radio (fractura de Colles). Es más frecuente en las mujeres a partir de los 55 años.
- **Cadera:** Consiste en la fractura del fémur proximal y es una de las principales causas de incapacidad en la vejez. Entre el 12 y el 20 por ciento de los enfermos que han sufrido una fractura de cadera fallecen en menos de un año.

Aumenta a partir de los 75 años. El déficit de estrógenos producido por la menopausia es el principal factor de riesgo que favorece el desarrollo de osteoporosis.

Si bien no todas las mujeres en esta situación desarrollan la enfermedad, se estima que aumenta el riesgo de sufrir una fractura en un 30 por ciento, sobre todo a partir de los 65 años. En los primeros cinco años tras la menopausia se puede llegar a perder hasta el cinco por ciento de la masa ósea, y en los años posteriores se pierde entre el 1 ó 2 por ciento anual.

Tratamiento osteopático

La osteoporosis no da síntomas, por lo que hay que ser muy cauto a la hora de normalizar en personas de edad avanzada o con factores de riesgo.

Si en las radiografías se evidencian fracturas espontáneas de las vértebras y en la densitometría ósea los niveles se encuentran en -4, por ejemplo, es preferible utilizar técnicas funcionales, fasciales o cráneo-sacras antes que técnicas osteopáticas con Thrust, por el alto riesgo de producir una fractura.

Consejos alimentarios

Constantemente se tiene tendencia a aconsejar consumir productos lácteos en casos de osteoporosis para su prevención. Esto es un grave error, ya que los lácteos no solo no mejoran la asimilación del calcio en nuestro organismo, sino que hace que se expulse en mayores cantidades.

En caso de osteoporosis hay que evitar consumir:

- Lácteos (leche, yogures, queso y todo producto que lleve leche o derivados de esta en su composición).
- Azúcares refinados. El azúcar es el mayor destructor de calcio del organismo, cada vez que se ingiere azúcar se produce tal grado de acidez que nuestro cuerpo para compensarlo lo neutraliza utilizando minerales alcalinos como el calcio, el magnesio y el potasio. O sea, que cada vez que una persona consume azúcar, pierde una parte de calcio de su organismo.
- Exceso de hidratos de carbono (pan, pasta, arroz, pizza), ya que se sintetizan en azúcares en el organismo.

Para aumentar nuestros niveles de calcio hay que consumir:

- Verduras
- Frutos secos
- Legumbres
- Frutas variadas

Un déficit de calcio se corrige suministrando magnesio mejor que calcio. El magnesio favorece la absorción de la vitamina D, indispensable para que el calcio atraviese la pared intestinal.

FUENTES DE MAGNESIO:

- Salvado de trigo, germen de trigo, sésamo
- Semillas de calabaza
- Alga Kelp

- Almendra, avellana, anacardo
- Tofu
- Alubia blanca
- Alcachofa
- Sardina, ostra
- Kiwi

FUENTES DE VITAMINA D:

- Baños de sol
- Pescado azul

Patología	Características	Signos clínicos	Actitud antiálgica	Examen	Tratamiento
Síndrome del foramen lateral	Degeneración discal con protrusión posterior	• Afectación radicular (NS). • Dolor al estar de pie estático. • Sentado alivio del dolor. • Supino alivio dolor (NS). • T – D – E: -	Inexistente	• Lasègue – • Spurling +++ • Dolor lateral espinosa homolateral	• Lumbar roll, LF (Divergir) • Boomerang, (osteópata del lado del dolor)
Síndrome del canal central	• Rodete central (RNM) • Protrusión posterior con formación de osteófitos. • Canal estrecho: menos de 14 mm.	• Dolor al estar de pie estático. • Sentado: alivio • Dolor en supino cada 3 – 4 horas. • Afectación radicular (NS). • Estasis venosa.	Inexistente	• Ext. Dolorosa y limitada. • Lasègue: - • Pinzado rodado: - • Espinosa: ++(NS) • Contractura muscular (NS)	• Lumbar roll, LF (Divergir) • Boomerang, (osteópata del lado del dolor)
Artropatía posterior	• Condropatía articular posterior. • Osteofitosis • Estenosis canal raquídeo. • Estenosis foramen lateral (NS).	• Afectación radicular(NS). • Dolor al estar de pie estático. • Sentado alivio (NS).	Inexistente	• Extensión: +++ • LF dolor del lado de la artropatía. • Contractura musc. • Dolor en la art. Posterior.	• Lumbar roll, LF (Divergir) • Boomerang, (osteópata del lado del dolor)

Patología	Características	Signos clínicos	Actitud antiálgica	Examen	Tratamiento
Retrolisteis	• Paciente de más de 50 años y mujeres menopáusicas. • Foramen lateral estrecho.	• Dolor al estar de pie y en cambios de posición. • Afectación radicular (NS). • T – D – E: -	Inexistente	• Supino: +++ • Sentado: - • Extensión: +++ • LF: +++ lado dolor • R: +++ lado dolor • Spurling: +++ • Lasègue: - • Espinosa: + homo • Contractura musc. • Espinosa saliente (NS)	• Lumbar roll, LF (Divergir) • Boomerang, (osteópata del lado del dolor)
Anterolistesis	• Paciente lordótico. • Sacro horizontal. • Carillas articulares posteriores horizontales. • Disminución del tono muscular posterior. • Abdomen prominente (NS) • Osteoporosis articular posterior. • Osteófitos post. • Condropatía art. posterior	• Dolor en posición de pie. • Sentado: Alivio. • Afectación radicular. • Parestesias en la marcha prolongada.	Inexistente	• Flexión: +++ (NS) • Extensión: ++ (NS) • T – D – E: - • Espinosa: +++ • Espinosa ant. (NS)	• Lumbar roll en rotación pura, (convergencia articular) • Cajón respiratorio, 5 veces.

Patología	Características	Signos clínicos	Actitud antiálgica	Examen	Tratamiento
Espondilolistesis	• L4 y L5 • Lordosis • Sacro horizontal • Sufrimiento del Istmo. • Asintomática hasta edad avanzada, NS	• Dolor estático en posición de pie. • Sentado: alivio, NS • Afectación radicular. • T – D – E: -	Inexistente	• Extensión prolongada: +++ • LF del lado del impacto: ++ (NS). • Lasègue: ++ (NS) • Spurling: ++ (NS) • Espinosa saliente (NS).	• Lumbar roll en rotación pura, (convergencia articular) • Cajón respiratorio, 5 veces.
Espondilólisis	• Fractura Istmo • L4 y L5 • Lordosis • Sacro horizontal • Sufrimiento del Istmo. • Asintomática hasta edad avanzada, NS	• Dolor estático en posición de pie. • Sentado: alivio, NS • Afectación radicular. • T – D – E: -	Inexistente	• Extensión prolongada: +++ • LF del lado del impacto: ++ (NS). • Lasègue: ++ (NS) • Spurling: ++ (NS) • Espinosa saliente (NS).	• Lumbar roll en rotación pura, (convergencia articular) • Cajón respiratorio, 5 veces.

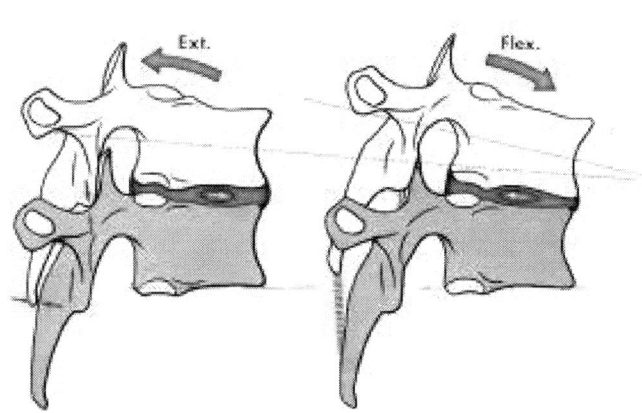

Capítulo IV

CONCEPTO OSTEOPÁTICO
DE LA COLUMNA LUMBAR
Patología mecánica

NOCIÓN DE GLOBALIDAD DEL ORGANISMO. EL EJE CRÁNEO-SACRO

La duramadre meníngea es una membrana fibrosa inextensible. Tapiza la cara endocraneal de los huesos de la bóveda y de la base del cráneo, insertándose sobre todo el foramen magnum, el Atlas, el axis para terminar al nivel del sacro (S2) y del coxis mediante el filum terminale.

La duramadre presenta una inserción común con las fibras capsuloligamentosas sacrocoxígeas, sacroilíacas y sacrociáticas, estando en continuidad con las fibras del tendón largo del bíceps femoral.

Se une lateralmente a las ramas de los nervios raquídeos hasta el foramen intervertebral.

Participa en la constitución de la unión neural de los nervios periféricos continuándose con el epineuro que delimita los fascículos nerviosos.

La inextensibilidad de la duramadre implica que todo movimiento inducido a nivel del cráneo y de la unión cráneo-cervical repercutirá sobre la movilidad de la pelvis mediante la intermediación del sacro, y viceversa.

Así, existe una relación anatomofisiológica y biomecánica entre el cráneo y la pelvis que representa el eje cráneo-sacro (core link: eslabón principal).

Toda disfunción que afecte a la esfera craneal tendrá una repercusión sobre la esfera lumbo-sacra y pelviana, así como sobre el ensamble del organismo (sistema visceral y aparato locomotor), y viceversa.

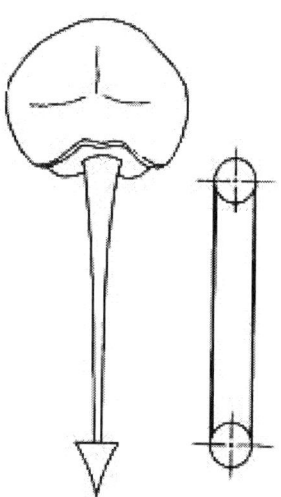

Figura 223. Eje cráneo-sacro

Así pues, es fundamental en las patologías lumbo-pélvicas, y particularmente las lumbo-ciatálgias, ajustar las disfunciones del eje cráneo-sacro, las disfunciones viscerales y las disfunciones del aparato locomotor.

▌ EL TENDÓN CENTRAL

Es un ensamble músculo-aponeurótico y membranoso realizando una cadena interna que hace el lazo entre los cuatro diafragmas:

- Diafragma craneal (tienda del cerebelo)
- Diafragma torácico alto (opérculum torácico)
- Diafragma respiratorio
- Diafragma pélvico (periné)

Es un fascia muy profunda y muy poderosa. Su origen superior es craneal:

- cara inferior de la apófisis basilar;
- cara inferior de la parte petrosa del temporal;
- apófisis pterigoides del esfenoides;
- cara inferior de la mandíbula.

El tendón central (TC) está constituido por elementos musculoaponeuróticos y membranosos realizando una verdadera cadena interna del cuerpo, desde la hoz del cerebro y la tienda del cerebelo, pasando por el diafragma y la cavidad abdominal hasta el suelo pelviano, para descender a los miembros inferiores. Figura 224.

El punto de equilibrio de este tendón central está situado al nivel de T9 que también es:

- la llave del arco de la columna vertebral;
- el punto pivote de ambos arcos fundamentales;
- el centro de las limitaciones gravitacionales visceroparietales bajas;
- el lugar de cruce de las cadenas cruzadas musculares durante la marcha;
- el punto fijo del centro frénico en el momento de la inspiración diafragmática;

- la inervación directa de las glándulas suprarrenales, elemento importante del sistema neurovegetativo y hormonal;
- relación con el sistema venoso torácico ácigos y hemiácigos.

El tendón central está en relación con:

- La base del cráneo,
- la mandíbula,
- el hioides,
- la faringe,
- la tiroides,
- las carótidas
- las clavículas
- el esternón
- las escápulas
- el diafragma
- el mediastino
- el peritoneo y su contenido
- los músculos psoas-ilíacos
- los músculos del periné
- los músculos aductores

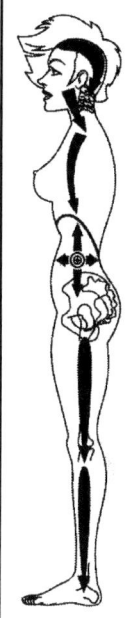

- Hoz del cerebro
- Tienda del cerebelo
- Fascia cervical anterior
- Parada sobre el hueso hioides
- Mediastino
- Cintura escapular
- Expansión sobre T4
- Apoyo sobre el diafragma
- Aumento de las tensiones viscerales
- Periné
- Acetábulo
- Fascia de los miembros inferiores

- Ligamento deltoideo

Figura 224. Tendón central

Es esta estrecha relación con el hueso hioides, que actúa como un importante punto de equilibrio al nivel postural, lo que influye así sobre la posición de la cintura escapular, la posición de la ATM y de los temporales. Toda modificación de los elementos que forman el tendón central tendrá repercusiones sobre los exocaptores (piel, sistema podal, ojos y sistema masticador) y sobre las líneas de gravedad, modificando las tensiones viscerales y el equilibrio craneal. Por esta razón es imprescindible eliminar las restricciones del tendón central para permitir que el sistema cráneo-sacro actúe plenamente.

Anotamos que no existen más uniones raquídeas que T4 y T9.

El tendón central está en relación con el ligamento longitudinal común anterior (LLCA), mientras que la duramadre está en relación con el ligamento longitudinal común posterior (LLCP). Ambos terminan al nivel de S2.

El TC refuerza al LLCA de C1 a T4 y de T10 a L4. Toda tensión intempestiva sobre el TC repercutirá sobre las intermasas raquídeas cervicales y lumbares generando así cuadros clínicos de lumbalgias y cervicalgias.

La mecánica del TC y del eje cráneo-sacro son indisociables. Ambos forman las bandas de la correa de transmisión de la esfera cráneo-sacra. Estas dos bandas se unen arriba y abajo alrededor de dos poleas de reflexión formadas por la SEB (sincrondrosis esfenobasilar) y el sacro.

El TC tiene una continuidad a traves de las fascias profundas, y estas a su vez con las fascias periféricas que son la correa de transmisión tomando el relevo sobre las poleas de reflexión formadas por las articulaciones en sentido estricto, o sea, articulaciones periféricas y viscerales (figura 225).

Durante la inspiración, el sacro se verticaliza, las curvaturas raquídeas se borran, la SEB y la duramadre son atraídos hacia arriba.

Esta tracción sobre la banda posterior de la correa es transmitida a la banda anterior representada por el tendón central: la tienda del cerebelo desciende, el diafragma respiratorio desciende, el periné desciende, mientras que el opérculum torácico asciende para asegurar una buena mecánica ventilatoria y aumentar los tres diámetros torácicos.

Esta mecánica particular permite comprender la presión negativa intratorácica en oposición a la presión positiva abdominal que asegura un buena homeostasis (oxigenación de los tejidos y bombeo circulatorio).

La influencia de la mecánica cráneo-sacra está más que demostrada sobre la mecánica del raquis lumbo-sacro. En efecto, la modificación de la posición del sacro y de la flexo-extensión del raquis lumbar durante los movimientos respiratorios, ya sea cráneo-sacro o diafragmático, son generalmente admitidos.

El hecho de que el TC refuerce el LLCA de T10 a L3/L4 demuestra la importancia de la repercusión de las "bridas" de este TC sobre la mecánica lumbo-sacra.

Por lo tanto, una vez más, la anatomía, la fisiología y la biomecánica muestra la diversidad de las etiologías de las lumbalgias.

INTEGRACIÓN GLOBAL ENTRE EL ECS Y EL TC

La unidad de acción tanto fisiológica como patológica entre el **E**je **C**ráneo-**S**acro, el **T**endón **C**entral y la región lumbo-pélvica queda resumida en la tabla 21 y la figura 225.

Eje cráneo-sacro	Tendón central
Relación occipital-sacro	Unión con los cuatro diafragmas
LLCP	LLCA (C1-T4 y T10-L4)
Unión en occipital y sacro ← →	Unión en occipital y sacro
Relación con la cadena neuromeníngea	Relación con articulaciones y vísceras
Lumbalgias Ciatálgias	

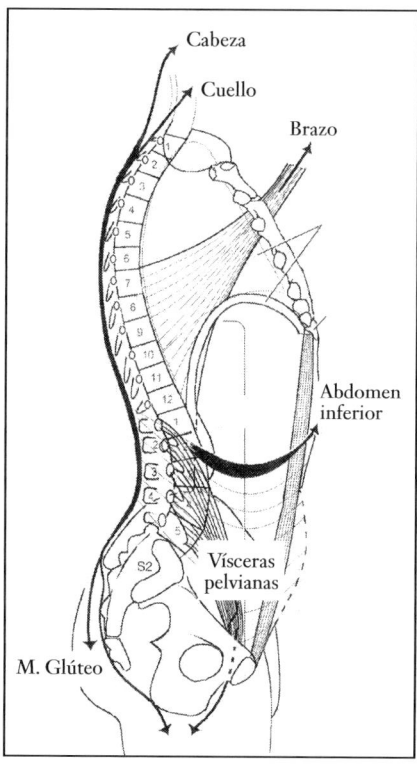

Figura 225

ETIOLOGÍAS DE LA PATOLOGÍA LUMBAR

Las etiologías de las lumbalgias y ciatalgias son numerosas y variadas.

1. Biomecánica

Una hipomovilidad de una vértebra, ya sea en ERL o FRL puede generar una hipermovilidad compensatoria (inestabilidad lumbar) con irradicación dolorosa en la región lumbar y/o al miembro inferior. Esta hipermovilidad compensatoria favorece la aparición de fenómenos degenerativos lumbares.

2. Hipomovilidad de una sacro-ilíaca

La hipomovilidad de una articulación sacro-ilíaca puede generar, a) la hipermovilidad compensatoria de la otra sacro-ilíaca, creando una irritación de los ligamentos por sobreutilización; b) la hipermovilidad de la charnela lumbo-sacra, que puede ser el origen de una protrusión discal.

3. Musculares

Un músculo espasmado puede generar un cuadro de lumbociatalgia por restricción biomecánica o por dolor referido. Ver tratado de osteopatía, tomo I.

4. Posturales

Los defectos posturales que se adoptan en el puesto de trabajo, en ciertos deportes o en la vida cotidiana, repercuten de manera general sobre el equilibrio global, con ruptura de las líneas de gravedad, entre las que se encuentra la línea central de gravedad, LCG, que va del C0-C3 a C6-T4/3ª costilla-L3 y escafoides cuboides de ambos pies.

4. Ligamentarias

Una tensión anormal ligamentaria puede generar dolores referidos de tipo ciatalgia. Las lumbalgias de origen ligamentario, a menudo desconocidas, son relativamente frecuentes.

5. Degenerativas

Los fenómenos degenerativos que precedentemente acabamos de describir (patología discal, artrosis, espondilolistesis, etc), favorecen las inestabilidades lumbares.

6. Viscerales

Las perturbaciones de la motilidad visceral son capaces de generar disfunciones en cadena fascial perturbando la biomecánica del raquis lumbo-sacro (tendón central). Se generan de esta manera dolores proyectados víscero-somáticos.

7. Vasculares

Los desequilibrios circulatorios pueden igualmente generar cuadros clínicos de lumbociatalgias; las arterias son fuente de dolores lumbares con claudicación intermitente. Una mala circulación arterial y un mal drenaje veno-linfático, o sea, una deficiente circulación de los fluidos, son una de las principales razones que ya Still en su día describía como fuente principal de lesión osteopática (disfunción somática).

8. Metabólicas

Un desarreglo metabólico puede repercutir sobre un nivel articular (condrocalcinosis...) o a nivel muscular (espasmofilia, miopatías, etc).

9. Infecciosas o necróticas

La espondilodiscitis tuberculosa (mal de Pott) o no tuberculosa, la osteonecrosis de la cabeza femoral, pueden generar un cuadro clínico de lumbalgia aguda, de ciatalgia o de cruralgia. La brucelosis, la tuberculosis ósea, la osteomielitis pueden igualmente generar el mismo cuadro clínico.

10. Oclusodónticas

Las maloclusiones dentales, las infecciones generan un desequilibrio del aparto masticador que repercutirá sobre las cervicales altas, pudiendo generar un proceso mecánico descendente con cuadros de lumbociatalgias.

11. Traumáticas

Un choque, una fractura, una torcedura, una ruptura fibrilar muscular, etc. pueden generar un síndrome doloroso.

12. Tumorales

El mieloma múltiple, los osteosarcomas, la enfermedad de Hodgkin, las metástasis...

13. Postoperatoria

Una intervención quirúrgica puede generar todo tipo de desequilibrios biomecánicos y dolores locales y/o proyectados, por la magnitud de las cicatrices creadas así como por los efectos directos de la propia intervención (sobre las víscera, vértebras, etc.).

14. Alimentarias

Una alimentación desequilibrada: acidificante, rica en grasas, azúcares y proteínas, va a generar trastornos metabólicos, circulatorios, acúmulos de tóxicos en órganos como el hígado, riñones, vejiga, pérdida de la flora intestinal, etc. Todo ello, contribuye de manera directa a la instauración de patologías en la región lumbar.

15. Emocionales

Los trastornos emocionales pueden generar, sin ninguna duda, una cascada de acontecimientos que van a desembocar en lumbalgias y ciatalgias.

Las emociones se gestionan en el sistema límbico, peno no solo éstas, sino que también se gestionan el sistema simpático y parasimpático, el sistema hormonal y el sistema inmunitario.

Por lo tanto, un desequilibrio emocional puede generar un derrumbe de todo el equilibrio corporal, y con ello, del sistema lumbo-pélvico.

16. Por fatiga general

Si el paciente tiene una mala calidad del sueño, o si trabaja en exceso y dedica pocas horas a descansar, esto genera un agotamiento general de la musculatura y de las reservas energéticas de las glándulas suprarrenales (disfunción somática en la charnela toraco-lumbar).

BIOMECÁNICA OSTEOPÁTICA LUMBAR

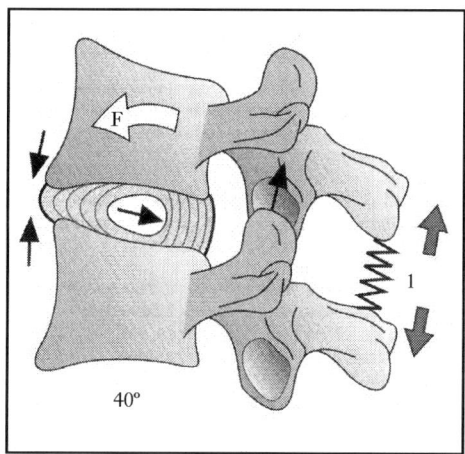

Figura 226. Movimiento de flexión (F).
Separación de las espinosas y estiramiento del
ligamento interespinoso (1).

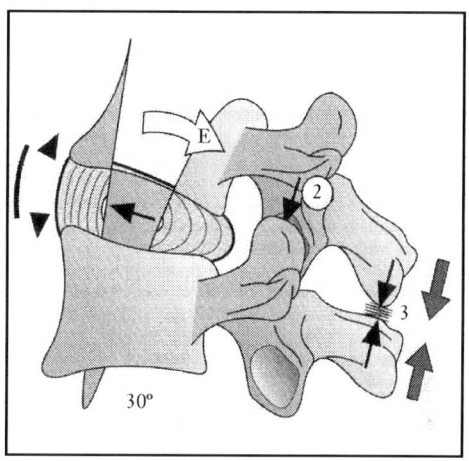

Figura 227. Movimiento de extensión (E).
Aproximación de las espinosas y compresión
del ligamento interespinoso (3).

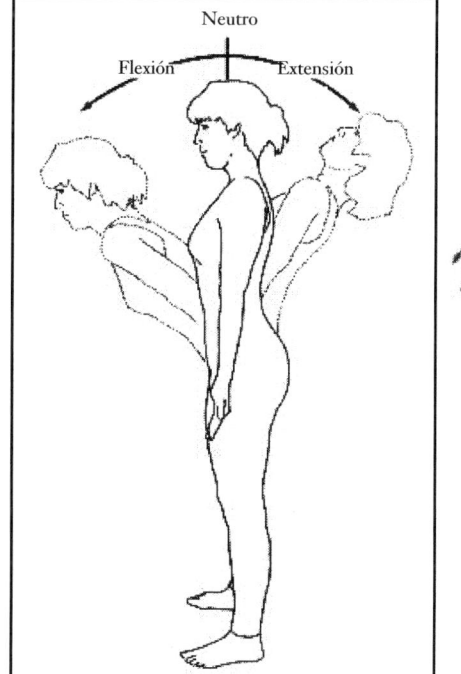

Figura 228

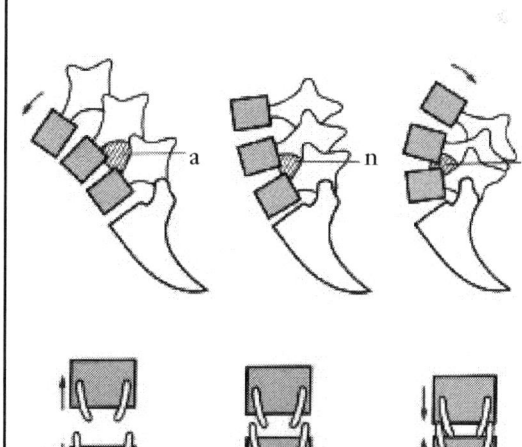

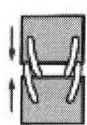

Flexión   Neutro   Extensión

Figura 229

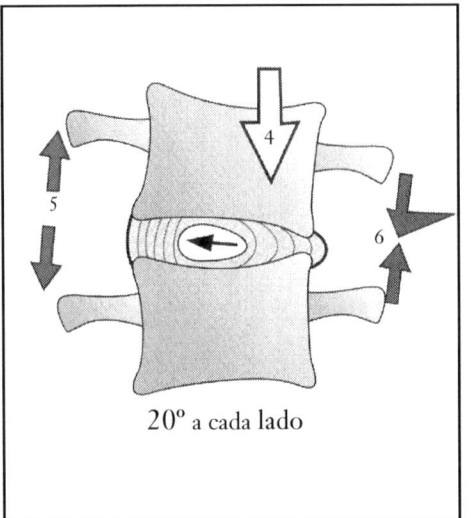

Figura 230. Movimiento de lateroflexión izquierda, vista frontal (4). Separación del ligamento intertransverso derecho (5) y aproximación del izquierdo (6).

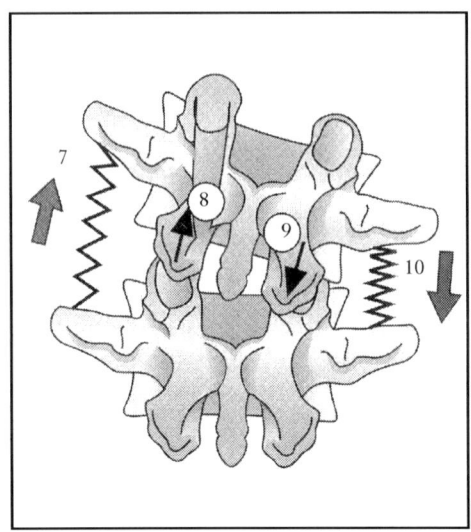

Figura 231. Movimiento de lateroflexión derecha, vista posterior. Separación del ligamento intertransverso izquierdo (7) y aproximación del derecho (10). Divergencia carillas articulares izquierdas (8) y convergencia carillas articulares derechas (9).

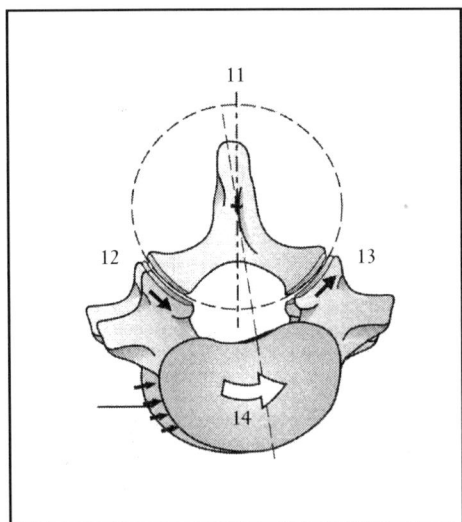

Figura 232. Movimiento de rotación izquierda, vista craneal. La apófisis espinosa gira hacia la derecha (11). La carilla articular izquierda diverge ligeramente, mientras que la derecha converge ligeramente.

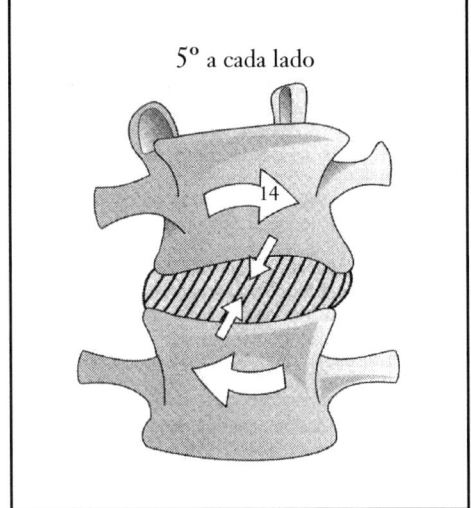

Figura 233. Movimiento de rotación izquierda, vista frontal. El cuerpo vertebral rota hacia la izquierda (14).

LA LEYES DE FRYETTE, ORTODOXAS

Harrison H. Fryette, D.O. (ver reseña), describió el movimiento del raquis en 1918, en lo que hoy día se conocen como "las leyes de Fryette".

Muchos colegios osteopáticos del mundo, especialmente el Reino Unido, no siguen estos principios y tienen una denominación diferente a la hora de describir la patología mecánica vertebral. En Europa, sin embargo, estas leyes siguen vigentes aunque han sufrido ligeras modificaciones, como veremos más adelante.

Harrison H. Fryette, D.O. (1876-1960). Se graduó en la American School of Osteopathy en 1903. Fue uno de los primeros osteópatas en ser considerado como "pionero" en el campo de la investigación, estudiando el movimiento espinal durante varios años, partiendo para ello de los estudios de Lovett en 1905: "The mechanism of the normal spine and its relation to scoliosis"

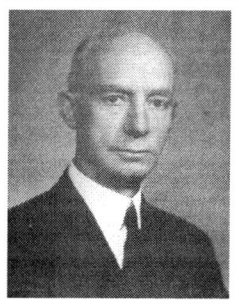

(Boston Medical Surgery J 13: 349-358). Fruto de este estudio fue un trabajo original presentado a la Asociación Americana de Osteopatía en 1918, Physiological Movements of the Spine" (American Osteopathic Association Convention, Boston, JAOA, 18:1, Sept.1918.; 25:654, April 1926). Sin embargo, tuvo que pasar mucho tiempo antes de que sus ideas pudieran ganar terreno entre los estudiosos, ya que tendría que llegar el año 1956 para que tales principios, revisados y etiquetados de nuevo como "leyes" por T. Edward Hall D.O., aparecieran publicados en el Anuario del Instituto de Osteopatía Técnica Aplicada.

En 1954 Harrison H. Fryette D.O., profesor en el Chicago College of Osteopathic Medicine, (CCOM) publicó el libro Principles of Osteopathic Technique, una contribución importante teórica y práctica a la biomecánica de la columna vertebral y sobre la técnica de corrección que lleva su nombre. Libro traducido al castellano por Still-Sutherland Editores. www.librosdeosteopatia.com

A continuación transcribimos literalmente los principios biomecánicos de Fryette, tal y como él mismo los describió en su libro "Principles of Osteopathic Technic".

El diccionario define la extensión como el movimiento de separación de los dos extremos de un arco, mientras la flexión es la aproximación de estos dos extremos. Por lo tanto, en relación con las curvas anteroposteriores de la columna, encontramos conveniente y en acuerdo con el uso mecánico y anatómico definir la extensión como la disminución de la curva normal existente de cualquier área de la columna, y la flexión como el aumento de la curva normal existente de cualquier área de la columna.

Todos los movimientos se denominan en secuencia del movimiento que se produce:

Cuando se utilice (F.A), denota la flexión hacia anterior.
Cuando se utilice (F.P), que denota la flexión hacia posterior.
Cuando se utilice (A.P), denota flexión anteroposterior.

Fisiología de los Movimientos de la Columna Vertebral

Columna Lumbar

"La rotación que acompaña a la lateroflexión en las lumbares está siempre girando con los cuerpos hacia la concavidad de la curva lateral."

Movimientos Lumbares

La columna lumbar, que incluye la última torácica, es peculiar. Las facetas articulares son dominantemente sagitales. Ellas están rodeando lateralmente y horizontalmente mientras que los miembros posteriores se estrechan hacia abajo. La articulación lumbosacra no siempre sigue este patrón.

La columna lumbar es peculiar también en que cuando está neutral o en flexión (F.P) lleva una mayor cantidad relativa de carga en las facetas que las otras áreas de la columna al hacer la misma posición. Estas peculiaridades animan a la flexión (F.P) lateroflexión y rotación desde neutro.

La forma de la columna lumbar permite los siguientes movimientos,

Cuatro movimientos simples:

- Extensión
- Flexión
- Lateroflexión, cerca de 10°
- Rotación, ligera

Tres movimientos compuestos:

- *Extensión-rotación-lateroflexión*
- *Flexión-lateroflexión-rotación*
- *Flexión Extrema-rotación-lateroflexión*

Movimientos Lumbares Simples

En extensión (F.A) de la zona lumbar, la curva normal (A.P) puede ser casi borrada, pero no del todo. (Hay excepciones a esta afirmación, pero no en la columna normal.) A medida que se extiende la curva lumbar, la carga se transfiere cada vez más de las facetas de los cuerpos vertebrales a los discos intervertebrales. Las facetas se separan y en extensión completa se bloquean. En esta posición, la columna lumbar se vuelve muy rígida.

En la flexión (F.P) la curva normal A.P de la columna lumbar se puede aumentar en gran medida. De hecho, hay muy poco para limitar este movimiento, excepto los ligamentos anteriores y las amplias apófisis espinosas que se aproximan en la flexión marcada, (F.P) en los casos con apófisis espinosas muy amplias, las apófisis espinosas inciden antes de que las facetas lleguen a la flexión extrema. Esto puede ser observado en A.P y en rayos X laterales de la zona lumbar.

__Inclinación lateral.__ Aunque la forma de las articulaciones lumbares permite unos posibles 10° de lateroflexión pura y por lo tanto una posible curva lateral sin rotación, esta condición rara vez se encuentra en la práctica.

Si la columna lumbar se encuentra en neutro o flexión de primer grado y lateroflexión, los cuerpos se giran a la convexidad; si fuera en la extensión marcada y lateroflexión, los cuerpos se verían obligados a girar en la concavidad. Ahora, por lo tanto, si la columna lumbar fuese a lateroflexión cuando estuviese en sólo extensión suficiente para impedir a los cuerpos rotar a la convexidad, pero no en suficiente extensión para forzar la rotación de los cuerpos a la concavidad, el resultado sería una curvatura sin rotación. Esto también es cierto para las torácicas, pero no es cierto en las cervicales, porque lateroflexión en la columna cervical sin rotación es imposible.

__Rotación.__ Muchos anatomistas enseñan que no hay rotación en la zona lumbar. Esta declaración sin duda debe ser modificada. La forma de las facetas articulares no impiden la rotación. La rotación está limitada sólo por los tejidos blandos, tales como los discos intervertebrales, ligamentos intervertebrales y los músculos lumbares. Si estos tejidos se cortan en el cadáver, las vértebras lumbares oscilaran libremente en rotación; Por lo tanto, si estos tejidos blandos se debilitan por la tensión o se estiran por el ejercicio, la rotación puede ser establecida.

Movimientos Lumbares Compuestos

Extensión-rotación-lateroflexión. *Cuando la columna lumbar normal está en neutro, esta curva anatómica está considerablemente flexionada. En este movimiento de posición normalmente está, pero como se observa en la extensión simple, la curvatura lumbar está extendida, la zona lumbar se vuelve rígida. Lateroflexión desde la extensión siempre produce cierto grado de tensión; con el fin de lateroflexionar, los cuerpos deben ser forzados a la concavidad. Estos movimientos ocurren en la secuencia de extensión-rotación-lateroflexión.*

En esta posición, las facetas se bloquean y los discos se comprimen en el lado de la concavidad. Si factores agudos mantienen la distorsión por un tiempo, la compresibilidad de los discos intervertebrales y la plasticidad del hueso, permitirán un acuñamiento en el lado de la concavidad, el lado de la carga aumentada, y una distorsión crónica puede ser establecida. Estas lesiones son muy comunes.

La razón de esto es que muy pocos de la raza humana hoy en día, especialmente entre los llamados pueblos civilizados, mantienen una curva lumbar suficiente, a pesar de los ortopedistas.

La mayoría de estas distorsiones se componen de una vértebra individual o de pequeños grupos de vértebras, pero bajo ciertas circunstancias toda la zona lumbar se encuentra en una curva de extensión-rotación-lateroflexión. Estaba a punto de decir "curva estructural." Aunque he visto muchas de esas curvas en rayos X y en el examen físico, y nunca he visto una curva estructural de este carácter en un cadáver, o en un espécimen patológico.

La flexión-lateroflexión-rotación. *Como se ha señalado en repetidas ocasiones, la columna vertebral lumbar normal posee una curva A.P definitiva. El mantenimiento de esta curva es fundamental para la libre circulación de la columna vertebral por razones mecánicas que ya se han mencionado. Cuando la columna lumbar está en neutro, pareciera estar en ligera flexión.*

Gran parte del mayor rango de flexión se encuentra en la zona lumbar de extensión, es decir, la columna vertebral produce una sección mucho más grande de un arco en la flexión hacia atrás desde neutro que desde neutro hacia delante. Se han discutido las razones para ello. Flexión-lateroflexión-rotación en la zona lumbar, desde neutro o flexión de primer grado es un movimiento libre.

Cuando la lumbar se lateroflexiona desde la posición neutra, los cuerpos giran lejos de la concavidad.

Una gran mayoría de las lesiones del grupo lumbar y curvas estructurales ocurren en esta posición. La secuencia de este movimiento es neutro-lateroflexión-rotación.

Flexión-rotación-lateroflexión extrema. Mientras que la flexión extrema es anatómicamente una parte de flexión, la columna vertebral no se comporta de la misma en esta posición extrema como lo hace en neutro, primer o segundo grado de flexión. Como se indica en el resumen de los Movimientos Fisiológicos, "al grado en que las facetas están en control, dirigen y gobiernan la rotación-lateroflexión". También en la medida que las facetas se acercan al límite de movimiento de la columna vertebral adquieren las características de una regla flexible o una brizna de hierba, y debe ser torcido antes de que pueda lateroflexionar.

Por lo tanto, si cualquier área de la columna vertebral se flexiona hasta que las facetas están en completo control, adquiere las características de una regla flexible y deben ser dobladas en dirección en la que estas se lateroflexionan, antes de que puedan lateroflexionar. En este procedimiento se produce la siguiente secuencia; extrema flexión-rotación-lateroflexión: El hecho de que todas las áreas de la columna pueden ser forzados a una EXTREMA flexión-rotación-lateroflexión se menciona sólo por razones científicas. No tiene ningún valor práctico porque el mecanismo de la columna vertebral y nuestras posturas no son compatibles con este tipo de distorsión. No hay lesiones estructurales crónicas que se produzcan en esta posición, ya sea en grupos o por separado.

"Ninguna técnica para el tratamiento de la columna vertebral puede ser desarrollada de forma científica e inteligente, si no se basa en una comprensión exacta de los movimientos fisiológicos de la columna"

Harrison H. Fryette, D.O.

LAS LEYES DE FRYETTE, CONCEPTO CONTEMPORÁNEO

Como hemos podido comprobar, la semántica de Fryette que concernía a la definición de una flexión-extensión nos decía que:

- La flexión (F) es la exageración de una curvatura fisiológica, con aproximación de las carillas articulares.
- La extensión (E) es la tendencia a la pérdida de la curvatura fisiológica, con separación de las carillas articulares.
- La posición neutra es la ausencia de flexo-extensión.

Hoy día, la inmensa mayoría de colegios osteopáticos del mundo (pero no todos), han adaptado los principios de Fryette y designan a las lesiones vertebrales de la siguiente manera:

- La flexión (F) es la divergencia o desimbricación de las superficies articulares, lo cual implica que tanto en la columna lumbar, torácica y cervical, cuando hablamos de disfunción en flexión nos estamos refiriendo a la vértebra en inclinación hacia delante (figura 226).
- La extensión (E) es la convergencia o imbricación de las superficies articulares, lo cual implica que tanto en la columna lumbar, torácica y cervical, cuando hablamos de disfunción en extensión nos estamos refiriendo a la vértebra en inclinación hacia atrás (figura 227).

Nota: en este libro, así como en todos los pertenecientes a esta colección, nuestra terminología será la que acabamos de describir, adaptándonos con ello al uso más común a nivel internacional.

1ª ley de Fryette

En posición neutra de flexo-extensión (N), la lateroflexión o inclinación lateral precede a la rotación en sentido opuesto (hacia la convexidad), figura 234. Una vértebra L3 neutra, con inclinación izquierda y rotación derecha se designa: L3 en NLR dcha.

NSR dcha. (según la terminología inglesa. S: Side bending).

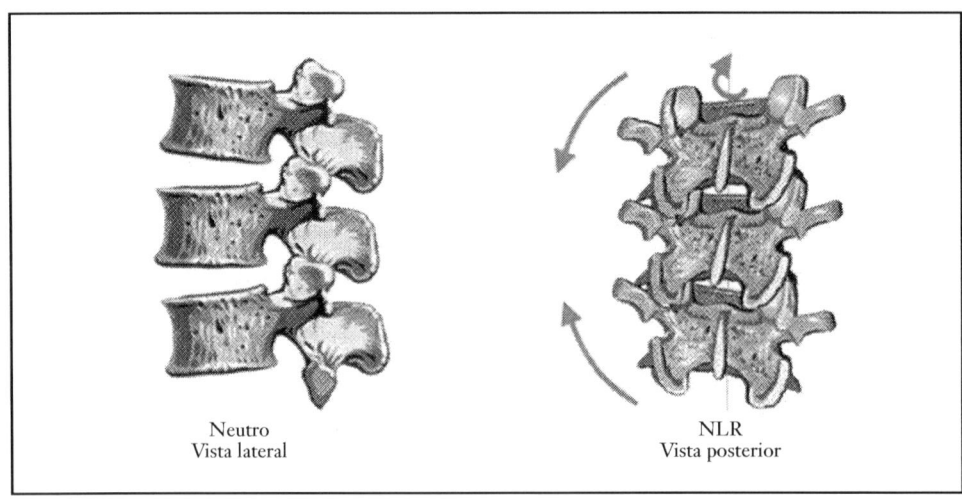

Neutro
Vista lateral

NLR
Vista posterior

Figura 234. NLRDcha.Inclinación izquierda. Rotación derecha

Según la Clasificación Internacional de Enfermedades utilizada en Osteopatía , (International Classification of Diseases – Hospital Adaptation, ed 2., 1973), se utiliza el término de "Disfunción somática". En muchos libros y centros de enseñanza de osteopatía, las disfunciones vertebrales no se designan por la primera o segunda ley de Fryette, sino como disfunción somática de tipo 1 o de tipo 2.

La disfunción somática tipo 1, se adquiere por una reacción adaptativa de la propia naturaleza, por mecanismo de compensación. Es una reacción multisegmentaria, de conformidad con la primera Ley de Fryette, donde al cambiar la posición en el sentido del plano sagital (flexión o extensión) partiendo de una postura neutra, la inclinación lateral y la rotación se realizan en sentidos opuestos. Por ello, una curvatura lateral y la rotación observables en posición neutra, se reducen al aumentar la flexión o la extensión. Una escoliosis es el mejor ejemplo de este tipo de disfunción.

2ª ley de Fryette

Tanto en flexión máxima (carillas articulares en divergencia o desimbricación) o extensión máxima (carillas articulares en convergencia o imbricación), la rotación precede a la inclinación lateral en el mismo sentido (hacia la concavidad), figuras 235 y 236.

Una vértebra L3 en flexión, con rotación izquierda e inclinación izquierda se designa: L3 en FRL izda.

FRS izda. (según la terminología inglesa. S: Side bending).

Una vértebra L3 en extensión, con rotación izquierda e inclinación izquierda se designa: L3 en ERL izda.

ERS izda. (según la terminología inglesa. S: Side bending).

La disfunción somática tipo 2, sin embargo, se pone de manifiesto cuando la desviación o asimetría posicional de uno o más elementos vertebrales se presenta cuando la columna se encuentra en una posición "no neutral" en el plano sagital. En este caso la disfunción afecta generalmente a un solo segmento vertebral y el origen suele ser traumático. Lo característico de estos casos es que la asimetría posicional se comporta de acuerdo a la 2ª Ley de Fryette y, por lo tanto, la inclinación

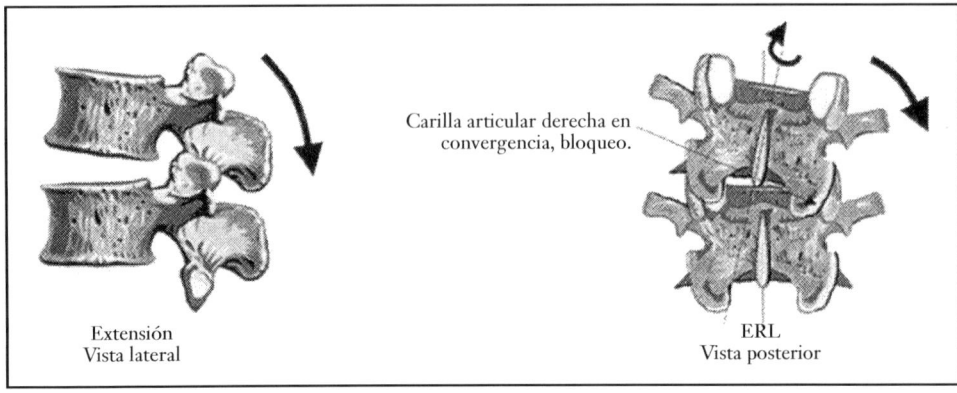

Figura 235. ERLDcha. Extensión. Inclinación derecha. Rotación derecha

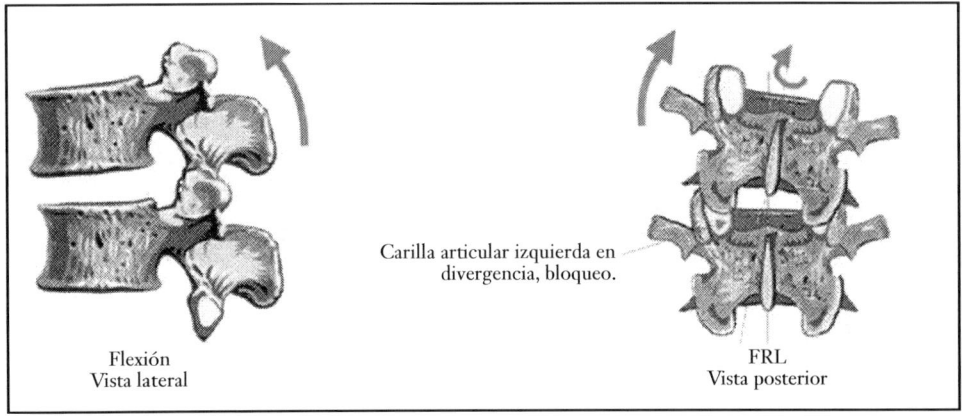

Figura 236. FRLDcha. Flexión. Inclinación derecha. Rotación derecha

lateral y la rotación del segmento de movimiento se producen hacia el mismo lado.

Un claro ejemplo de las disfunciones somáticas tipo 2 suelen ser las provocadas por causa de los esfuerzos y los traumatismos sufridos entre los practicantes de deportes.

Un tercer principio se añadió en la década de 1940 por parte de C.R. Nelson, D.O.:

3ª Ley (de Nelson)

Cuando se introduce un movimiento en uno de los tres planos, ello modificará, reduciéndolo, el movimiento en los otros dos planos.

CRITICAS CON RESPECTO A LA LEYES DE FRYETTE

Muchas son las voces que se alzan contra las leyes de Fryette, aduciendo que:

- Están anticuadas,
- O que son erróneas.

Estas voces provienen, en su gran mayoría, de sectores ajenos a la osteopatía clásica, como la medicina manual, medicina ortopédica manual, quiropráctica o fisioterapia clásica.

Muchos de estos profesionales, especialmente los provenientes de la medicina manual, se han formado con profesores que estudiaron osteopatía o cuyos profesores provenían de la osteopatía, y que posteriormente han desviado los principios aprendidos y han sacado sus propias vertientes criticando abiertamente las leyes de Fryette, sin ver que prácticamente todas las variantes biomecánicas referentes a los movimientos vertebrales que utilizan derivan de Harrison H. Fryette, D.O.

Por otro lado, la inmensa mayoría de los colegios osteopáticos del mundo siguen (si no de manera idéntica, si en una línea similar), los preceptos formulados por Fryette.

Que decir tiene, que cualquier persona o estamento que critique estas leyes está abierto a presentar al mundo científico osteopático cualquier variante, mejora o novedad biomecánica que los demás estaremos gustosos en estudiar, razonar y utilizar con nuestros pacientes. A día de hoy nadie lo ha realizado todavía, al menos de una manera que haya sido aceptada, difundida y transmitida por los estamentos internacionales de la osteopatía.

He de precisar que:

- Efectivamente los movimientos que presentan las vértebras son tridimensionales y no siempre siguen estrictamente las leyes de Fryette, pudiendo encontrarnos variantes según la edad, el sexo, la condición física, la degeneración, etc.
- Ninguna vértebra se puede aislar completamente de sus vecinas, y cualquier movimiento de normalización siempre produce movimiento en otros segmentos.

- Los osteópatas que trabajamos la columna vertebral con técnicas funcionales y o sensoriales seguimos los movimientos que percibimos, sin centrarnos en las leyes de Fryette, lo cual no implica que posteriormente dentro de un tratamiento estructural si lo hagamos.

Lo cual no quita mérito ni a Fryette, ni a sus leyes, las cuales miles de osteópatas seguimos utilizando. Así como otras ramas afines, aunque las denominen de manera diferente.

LESIÓN OSTEOPÁTICA TOTAL

Introducción

La lesión osteopática total es un concepto que sustenta la práctica totalidad de la osteopatía. Se fundamenta en una percepción humanista de la asistencia, de tal manera que al paciente se le considera una persona íntegra, la suma de su mente, cuerpo y espíritu, y se es consciente de todas las influencias, tanto internas como ambientales, a las que está sometido en su vida cotidiana. A continuación, se evalúa su trascendencia y repercusión en el paciente, tratando de determinar en qué medida contribuyen estos factores a los síntomas específicos por los que consulta el paciente y su respuesta a estas influencias en general.

Orígenes e historia de la lesión total

En los libros de Still es posible apreciar que veía al ser humano desde una perspectiva algo más que somática. Sostenía que "el hombre es una trinidad cuando está completo (como apuntaba en su libro *Philosophy of osteopathy*)", de modo que esta trinidad es una integración de la mente, el cuerpo y el espíritu, mientras que la dualidad de mente y cuerpo es una fabricación intelectual (como apunta en su libro *Osteopathy, research and practice*).

A través de sus estudiantes sabemos que la doctrina de Littlejohn se fundamentaba en esta perspectiva más global ya desde 1905. Enseñaba que "el ajuste era el principio fundamental de la osteopatía, [y] que su aplicación abarcaba todas las formas concebibles de inadaptación estructural, funcional o ambiental que podían afectar al cuerpo humanos (como se señala en el *Journal de la AOA. 1928; (feb): 463-464)*". El elemento estructural incluía todos «los problemas óseos y articulares, así como las partes blandas, las estructuras inter e intracelulares en un intento de influir en los tejidos a escala atómica». Funcional hacía alusión al «cambio químico en las estructuras» y, dado que estas estructuras están constituidas por elementos bioquímicos, debía existir una nutrición adecuada. El ambiente englobaba «el aire, la luz del sol y los estímulos psíquicos». Creía que "bioquímica o nutrición, psicología y ambiente [eran] eslabones de igual importancia de la cadena de la terapéutica osteopática (como se señala en el *Journal de la AOA. 1928; (feb): 463-464)*". Resulta fascinante reflexionar acerca de la amplitud de su concepción y de lo avanzadas que eran sus ideas.

Fryette asignó existencia material al concepto de lesión total en 1954 (como expuso en su libro *Principles of osteopathic technic*). Estudió en el Littlejohn College de Chicago y, por consiguiente, estuvo expuesto a las ideas de Littlejohn. También se inspiró en el concepto que Becker, D.O. había ideado a finales de la década 1920-1930 y que denominó «lesión estructural total». Consistía en "la lesión estructural primaria más todas las complicaciones y compensaciones mecánicas resultantes; también debía pensarse en todos estos factores mecánicos relacionados como una lesión mecánica y considerarse en conjunto (como expuso Fryette en su libro *Principles of osteopathic technic*)". Esta definición está muy arraigada en el abordaje estructuro-mecanicista vigente en aquella época.

Fryette desarrolló la lesión estructural total de Becker D.O., incorporando una gama más amplia de factores.

Eliminó el término estructural del nombre y se conformó con utilizar únicamente «lesión total», Ésta se describe como «la combinación de todas las diversas lesiones o factores individuales independientes, mecánicos o de otro tipo, que causan o predisponen a la aparición de la enfermedad y por los que el paciente está sufriendo en ese momento. Esta afirmación clara reiteraba los conceptos tácitos en los libros de Still y situaba firmemente a la osteopatía en los reinos del holismo.

Lesión osteopática total

El término «osteopática» se incorporó un tiempo después, por lo que ahora generalmente se alude a ella como lesión osteopática total por todos los osteópatas.

Ilustración de Fryette de los efectos sumatorios de la lesión osteopática total

Fryette expresó un método de interpretación de este modelo. Utilizaba un ejemplo muy sencillo, pero útil, para ilustrar las consecuencias clínicas de una constelación de problemas, en esencia, de poca importancia, que afectaban a diferentes esferas de un paciente, y de cómo su sumación podía llevar en último término a la muerte (como expuso en su libro *Principles of osteopathic technic*). También planteaba la cuestión profunda de ¿cuál fue la causa de la muerte? Antes de intentar su ilustración, afirmó que todos los individuos tenían su propia capacidad de afrontar diversos tipos y grados de factores estresantes. Después definió el concepto de que cada individuo posee un punto de resistencia, más allá del cual fallecerá. Con fines didácticos, eligió 1.000 unidades como punto crítico.

Una persona que padece una infección dental puede sufrir 100 unidades como consecuencia. Sin embargo, la preocupación relacionada le cuesta 200 unidades y la medicación, otras 100 unidades (Fryette, al igual que muchos de los primeros osteópatas, se manifestaba en contra del uso de medicación).

Si esta persona también fue objeto de una disfunción sacroilíaca, que le provocó lumbago y ciática, con un coste de 200 unidades y, por si acaso, se le descontaron 50 unidades por carencias alimentarias y otras 50 por deficiencias endocrinas.

Por tanto, en este momento, su lesión total equivale a 700 unidades.

Doscientas unidades finales de astenia y otras 200 de neumonía le hacen superar su límite de 1.000 unidades y, tristemente, fallece. En el certificado de defunción se indica que falleció por una neumonía. Fryette propone que realmente no falleció de neumonía, sino de la sumación de todos y cada uno de los factores contribuyentes.

Si la persona en cuestión hubiera recibido tratamiento por parte de un psicólogo, homeópata, osteópata, alópata, etc., cada uno de ellos habría «buscado su propia lesión favorita», pero al hacerla, aun cuando un terapeuta fuera capaz de aliviar parte de la carga, podría haber sido suficiente para permitir que las facultades de autocuración del organismo le devolvieran a una situación de salud relativa sin más ayuda.

Aplicación práctica de la lesión osteopática total

Merece la pena reflexionar sobre el hecho de que dependemos de la naturaleza autocurativa del cuerpo para que responda a la orientación que da nuestro tratamiento; por sí mismo, esto va a exigir energía del organismo. En una persona cuya lesión osteopática total se encuentra «potenciada», el tratamiento no debe exigir una energía que llegue a desestabilizar al paciente y provocar reacciones adversas al tratamiento. En tales casos puede resultar oportuno abordar en primer lugar aspectos secundarios que demandan menos energía. Esto podría consistir en resolver la compensación secundaria de la lesión primaria en lugar de abordarla directamente, reducir la tensión global ofreciendo asesora-

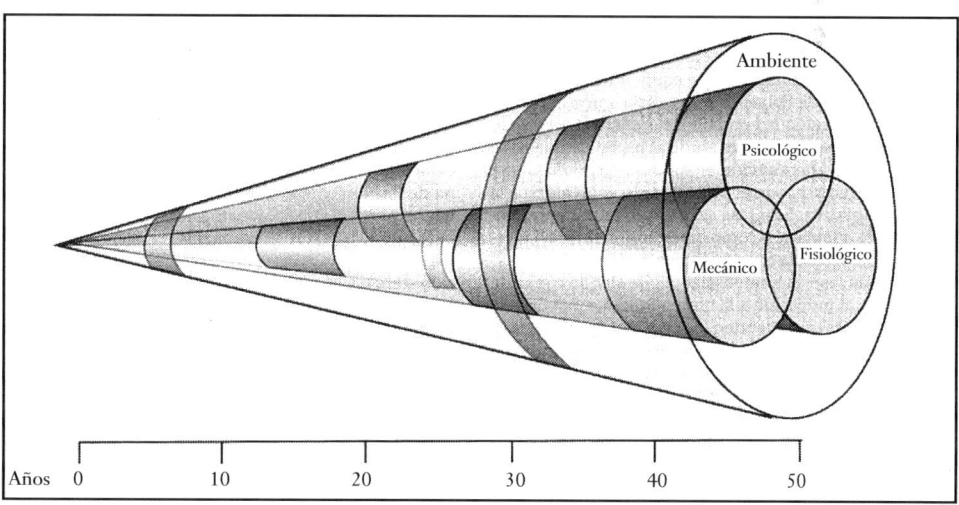

Figura 237. Representación esquemática de la lesión osteopática total a lo largo de los años. Las zonas sombreadas muestran periodos de estrés en cada una de las posibles zonas durante la vida del paciente.

miento acerca de la postura y el diseño de terminales de trabajo informáticas o derivar a otro terapeuta como asesor para resolver el estrés psicológico antes de aplicar el ciclo de tratamiento.

Todo ello "liberará" potencialmente cierta energía para permitir resolver el problema primario con seguridad sin provocar más estrés en el paciente.

El concepto de **lesión osteopática total** nos permite entender cómo una combinación de factores de sobrecarga o estresantes contribuye al estado de salud global. La función de un osteópata competente consiste en reconocerlos y abordar el mayor número posible de estos problemas, siendo consciente de sus propias aptitudes y limitaciones y realizando las derivaciones oportunas cuando resulten necesarias hacia otros profesionales de la salud.

LEYES DE MARTINDALE

Las leyes de Martindale estructuran las adaptaciones y las compensaciones de la columna vertebral. Tienen como prerrequisito la validación de las leyes de Fryette, particularmente la posición FRL y ERL (2ª ley de Fryette).

Martindale describió grupos vertebrales dentro de los cuales un conjunto de vértebras funciona de manera idéntica.

Cada grupo posee una vértebra estárter, que es de hecho la lesión primaria, y que permite la corrección del grupo. Los grupos funcionan o bien en flexión o bien en extensión.

Existen 4 grupos de 3 vértebras:

Grupo C1-C2-C3
Este grupo generalmente resulta de una adaptación a una lesión craneal, sobre todo a nivel C0-C1. Provoca síntomas de la esfera cefálica:

- Cefaleas o migrañas.
- Vértigos.
- Neuralgia de Arnold.
- Problemas de visión.
- Problemas de garganta.

Grupo C4-C5-C6
- Hipertensión arterial.
- Dolores de los miembros superiores.
- Problemas estomacales y respiratorios (diafragma).

Grupo C7-T1-T2
- Perturbación del sistema simpático ganglionar torácico (hipertensión, asma o bronquitis).
- Neuralgias cervicobraquiales.
- Alteración linfática del miembro superior.

Grupo T3-T4-T5
Alteraciones cardíacas, respiratorias y gástricas.

Existen 3 grupos de 4 vértebras:

Grupo T6-T7-T8-T9
Es el grupo del nervio esplácnico mayor (estómago, hígado, vesícula biliar, duodeno) y del plexo solar.

- Alteraciones digestivas.

Grupo T10-T11-T12-L1
Este grupo está implicado en problemas de diafragma (por ejemplo, después de una lesión C2-C3, nivel de emergencia del nervio frénico), este grupo comanda igualmente el sistema linfático de los miembros inferiores. También está relacionado con los nervios esplácnicos abdominales y pélvicos, y con la porción mesentérica superior del plexo solar (inervación de los intestinos).

- Alteraciones intestinales (colitis - estreñimiento).
- Alteraciones urinarias (riñones, uréteres).
- Zona de hemorragias ginecológicas.

Grupo L2-L3-L4-L5
Este grupo está relacionado con el músculo psoas. También está relacionado con la cadena simpática ganglionar paravertebral y con los

nervios esplácnicos pélvicos, que se anastomosan con el plexo hipogástrico para inervar las vísceras de la pelvis menor (recto, vejiga y órganos genitales). Es difícil resolver una lesión ilíaca si este grupo no está equilibrado antes:

— En las lesiones en extensión encontraremos una lesión de ilíaco anterior (L5 estárter).

— En las lesiones en flexión encontraremos una lesión de ilíaco posterior (L2 estárter).

• Está en relación con las disfunciones del sacro y los ilíacos.
• Dolores del miembro inferior (cruralgia - ciática).
• Alteraciones intestinales (colon sigmoides).
• Problemas ginecológicos (dismenorreas).

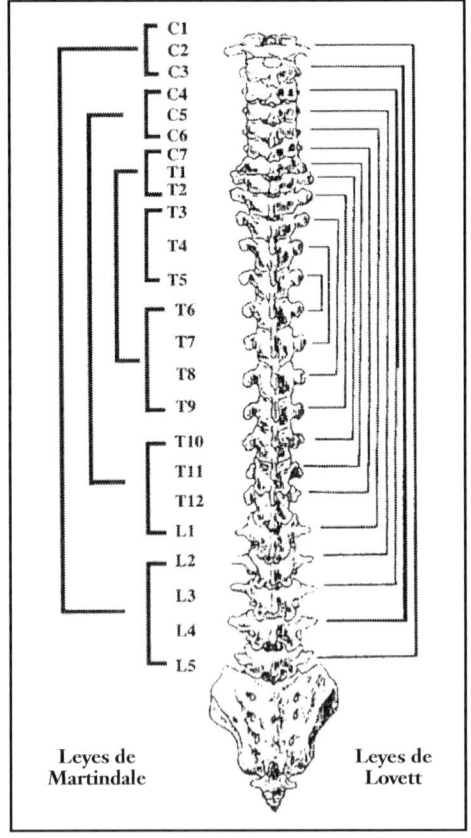

Figura 238. Leyes de Martindale y Lovett

Consecutiva a una lesión no neutra de un segmento vertebral el raquis busca mantener su equilibrio. Lo realiza por medio de conjuntos de vértebras que hacen adaptaciones en NLR (R hacia el lado contrario de la lesión primaria). Esta adaptación es posible debido a que los multífidos de la columna cervical o dorsal alta se insertan en grupos de vértebras, mientras que los dorsales medios, bajos y lumbares toman cuatro vértebras; conformando cuatro grupos de tres vértebras y tres grupos de cuatro vértebras.

Son lesiones de grupo, la rotación vertebral se hace siempre en el mismo sentido. Cada grupo admite una vértebra estárter situada en la extremidad superior si el grupo funciona en flexión y en la extremidad inferior si el grupo funciona en extensión.

Las lesiones en flexión (FRL) producen una adaptación de los grupos vertebrales subyacentes, considerándose vértebra estárter a la vértebra superior en lesión no neutra. Esta vértebra está fijada a nivel de sus carillas inferiores. Durante la corrección habrá que liberar la vértebra superior. Por ejemplo, para el grupo L2-L3-L4-L5, liberaremos L2 sobre L3.

Las lesiones en extensión (ERL) producen adaptaciones de los grupos vertebrales suprayacentes, considerándose estárter a la vértebra inferior en lesión no neutra. Esta vértebra está fijada a nivel de sus carillas superiores. Durante la corrección liberaremos la vértebra inferior con respecto a la suprayacente.

Por ejemplo, el grupo T10-T11-T12-L1 funciona en extensión, lo que es bastante clásico ya que esto corresponde a las lesiones de fijaciones de los pilares del diafragma. Para corregir este grupo entero efectuaremos una corrección única de L1 sobre T12.

Las correcciones de estas situaciones lesionales deben ser planteadas de la siguiente manera:

1. Primero se debe corregir la vértebra estárter. Si la curva (supra o subyacente) es adaptativa, se producirá la corrección espontánea de la misma.
2. Si la curva no desaparece, se estará frente a una curva compensatoria. Para corregirla deberemos tratar la vértebra ápex.

La vértebra ápex es aquella que corresponde a la vértebra más rotada de la curva adaptativa, siendo generalmente la central.

Martindale también describió relaciones funcionales entre estos grupos:

C1-C2-C3	←→	Funciona con	←→	L2-L3-L4-L5
C4-C5-C6	←→	Funciona con	←→	T10-T11-T12-L1
C7-T1-T2	←→	Funciona con	←→	T6-T7-T8-T9

Si tenemos problemas para normalizar la lesión de grupo L2-L3-L4-L5, podemos ayudarnos con el tratamiento del grupo con el que está en relación, o sea, C1-C2-C3 (siempre que este se encuentre en lesión).

El único grupo independiente es T3-T4-T5.

Análisis y discusión sobre las leyes de Martindale

Un descifrado es necesario para integrar las leyes de Martindale en la realidad. Recordaremos que son leyes de adaptación vertebral que conciernen a varias vértebras por grupo. También recordamos que contrariamente a una adaptación, una compensación secundaria debe ser tratada porque es fijada sobre el nivel articular muscular y fascial.

La columna vertebral presenta 3 curvaturas móviles; 2 en extensión (cervical y lumbar) y una en flexión (torácica). Es normal considerar que las zonas en extensión toleran compensaciones en extensión y las zonas en flexión aceptan compensaciones en flexión.

Así, la zona torácica superior y media se adaptará en flexión. Las zonas lumbares, cervicales y torácicas inferior se adaptarán en extensión.

Si se confronta estas realidades con las leyes de Martindale observaremos que los grupos en extensión serán frecuentes al nivel lumbar y cervicales, y que los grupos en flexión serán torácicos.

Por otra parte, las correcciones de las vértebras estárter corresponde a la realidad biomecánica. En efecto, al nivel de la columna vertebral la flexión de una curvatura se presenta con la movilización de las vértebras superiores. A la inversa, la extensión comienza por la movilización de las vértebras inferiores; así, en un grupo en flexión es lógico pensar que la vértebra en lesión inicial y que comanda a las otras está situada en la parte superior del grupo; lo inverso se aplica en extensión.

Por lo tanto, al nivel cervical y lumbar las vértebras estárter están más frecuentemente en la parte inferior de la compensación, mientras que al nivel torácico trataremos más frecuentemente la vértebra superior.

LAS LEYES DE LOVETT

Lowett, quiropráctico americano, describió a la vista de su experiencia de clínica las relaciones intervertebrales. Existe para él una correspondencia entre las vértebras superiores y las vértebras inferiores a través de la duramadre, agrupándolas de dos en dos. La biomecánica cervical y torácica alta actúa en forma sincrónica con la biomecánica lumbar y torácica baja. Cada vértebra posee a distancia su homóloga (figura 238).

Estas leyes se conocen como las leyes de Lovett Brother.

Tomemos un ejemplo, si existe una lesión en rotación izquierda de L4, también encontraremos una lesión en rotación izquierda de C2.

C0 - SACRO	C7 – D11
Cl – L5	D1 – D10
C2 – L4	D2 – D9
C3 – L3	D3 – D8
C4 – L2	D4 – D7
C5 – Ll	D5 – D6
C6 – D12	

- D9 punto de equilibrio estructural.

- D5 - D6 LEMNISCADO FUNCIONAL.

El tratamiento de una de las vértebras en lesión (lesión primaria), ayudará a estabilizar la lesión de su pareja correspondiente.

LAS CURVATURAS VERTEBRALES

Son cuatro:

- Dos curvaturas anteriores, la cifosis totácica y la cifosis sacra.
- Dos curvaturas posteriores, la lordosis lumbar y la lordosis cervical.

La relación entre las curvaturas vertebrales es la que se esperaría encontrar en la postura ideal.

Existe una relación constante entre las tres curvaturas dinámicas: lordosis lumbar, cifosis torácica y lordosis cervical. Si se modifica una curvatura, las otras cambian para mantener esta relación. En la figura 239 se representa este principio. En esta ilustración, el cambio de las curvas es consecuencia de una variación del ángulo lumbosacro, lo que ocasiona un patrón de cambio ascendente. Si la curva cervical se incrementara por cualquier motivo, esto también provocaría, en teoría, un aumento de las otras dos curvas; se trataría de un patrón de cambio descendente. La curva dorsal, evidentemente, también es capaz de influir en las otras dos.

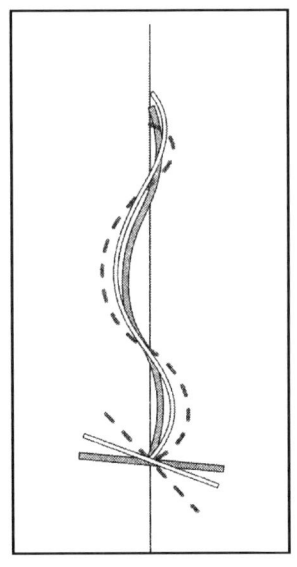

Figura 239. Interdepencencia de las curvas. Si se aumenta en ángulo lumbosacro, las tres curvas aumentarán. Sucederá lo contrario al reducir el ángulo lumbosacro.

Todo ello representa un posible modelo o patrón de adaptación vertebral.

Podemos dividir estas 4 curvaturas en 4 arcos principales y 3 dobles arcos:

- Arco principal superior C1-C4
- Arco principal medio C6-T8
- Arco principal inferior T10-L4
- Sacro

- Doble arco C1-T4
- Doble arco T5-L2
- Doble arco L3-Coxis

Definición de un arco: un arco está constituido por dos puntos de apoyo distales asociados con una llave de arco que sustenta el conjunto. Es un conjunto mecánico pseudorrígido.

Cada arco presenta dos puntos de apoyo distales, un pivot y una llave del arco. Ver tablas 24 y 25.

Tabla 24
Arcos principales-Pivotes-Llaves de arco

Arco vertebral principal	Vértebras que lo forman	Puntos de apoyo	Pivot del arco	Llave de arco
Superior	C1-C4	C0-C5	C5	C2
Medio	C6-T8	C5-T9	T9	T4
Inferior	T10-L4	T9-L3	L5	L3
Sacro	Sacro	L5-Coxis	ILS	

Tabla 25
Arcos dobles-Pivotes-Llaves de arco

Arco doble	Vértebras	Puntos apoyo	Pivot	Llaves del arco
Superior	C1-T4	C0-T5	C5	C2-T4
Medio	T5-L2	T5-L3	T9	T4
Inferior	L3-Coxis	L3-Coxis	ILS	L3

Nota: el pivote ILS está constituido por el ilíaco, el sacro y L5. Podemos también relacionar a L4 a causa de los ligamentos iliolumbares superiores.

Los arcos principales corresponden aproximadamente a las curvaturas vertebrales.

El concepto de los arcos dobles es interesante porque permite integrar las bisagras en su seno.

Observaciones

Los pivotes osteopáticos son unas estructuras sobre las que van a articularse otras estructuras más complejas que permiten así encontrar un equilibrio postural.

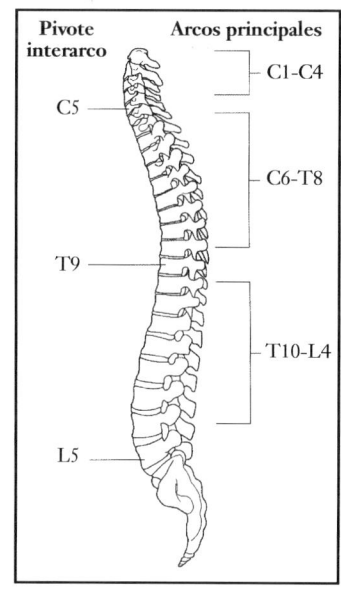

Figura 240. Arcos principales

413

Las disfunciones al nivel de estos pivotes modifican las líneas matemáticas del cuerpo que influyen sobre el funcionamiento orgánico y neurovegetativo del individuo, así como su equilibrio postural.

Las disfunciones de los pivotes y de las llaves de arco van a producir patologías. Estas son las principales disfunciones vertebrales que se deben tratar.

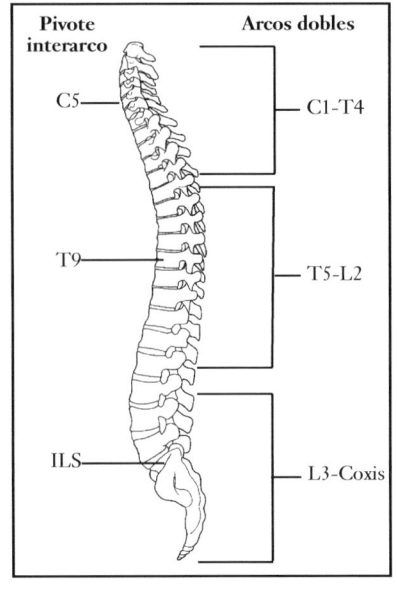

Figura 241. Arcos dobles

LAS LÍNEAS DE GRAVEDAD

Las líneas de gravedad las veremos en profundidad en el próximo número de esta colección, el tomo 3.

No obstante, vamos a citar los componentes de cada una de ellas, según Werham, D.O. en su libro "mecanics of the spine".

1. Línea central de gravedad, LCG. La foman:

— El occipital
— C3 a C6
— T4
— L3
— Escafoides-cuboides

2. Línea anterior del cuerpo, LAC. La forman:

— La sínfisis mentoniana
— La sínfisis púbica

3. Línea transversa púbica, LTP. La forman:

— La horizontal que pasa por las dos ramas púbicas a nivel del tubérculo del pubis.

4. Línea anteroposterior, LAP. La forman:

— El occipital
— T4
— T11-T12 (representa el soporte de esta línea)
— L4-L5
— S1/S2
— Coxis

5. Líneas posteoanteriores, LPA. La forman:

— El occipital
— C1/C2
— T2
— T4
— L2-L3
— Articulaciones coxo-femorales

Observaciones

La existencia de una disfunción somática articular perturba inevitablemente a las líneas matemáticas del cuerpo humano, y origina una liberación de prostaglandinas que perdura tanto como dura la disfunción somática y cede instantáneamente desde el momento de la supresión de la lesión.

Cuando uno de los componentes de una línea matemática del cuerpo humano es objeto de una restricción de movilidad articular, acompañado de una sintomatología, el osteópata deberá teniendo en cuenta su interdependencia funcional, investigar sistemáticamente los otros componentes de esta línea incluso en ausencia de sintomatología, así como la línea matemática del cuerpo humano con la cual funciona más particularmente.

En resumen, la mecánica aplicada al cuerpo humano es un tema vasto y difícil pero fundamental en el concepto osteopático, pues las estructuras gobiernan las funciones.

Esta afirmación nos incita, más particularmente en calidad de osteópatas, a consagrarnos al "modus operandi" de las perturbaciones mecánicas de las líneas matemáticas del cuerpo humano, responsables de numerosos trastornos funcionales.

Ya lo dijo Still,

> *Cuando todas las partes del cuerpo humano se encuentran alineadas, entonces tenemos salud; por el contrario, cuando no lo están el efecto es la enfermedad. Si las partes desajustadas son restauradas en su posición original, la salud ocurre. Es tarea del osteópata hacer ese ajuste corporal desde la condición de anormalidad a la de normalidad, siendo desplazada aquella, la salud, como dijimos, aparece.*

> *Debemos razonar como arquitectos, actuar como mecánicos, trabajar como albañiles e ingenieros, para que los resultados sean buenos en proporción a la meticulosidad de nuestro empeño.*

LA UNIDAD VERTEBRAL

La unidad vertebral es definida como dos vértebras adyacentes con su disco intervertebral asociado, sus articulaciones, ligamentos, elementos musculares, vasculares, nerviosos y linfáticos.

De manera convencional, cuando describimos el movimiento de una sola vértebra, de hecho nos referimos a la unidad vertebral de ese segmento. Por ejemplo, explicando el movimiento de L3, en realidad nos referimos al movimiento de L3 en relación a L4.

MOVIMIENTO NORMAL

Las regiones cervical y lumbar de la columna vertebral son las más móviles y las que producen dolor con mayor frecuencia. El movimiento lumbar se detecta en especial cuando las vértebras de la columna lumbar se muestran juntas de manera grupal. Los movimientos principales son:

- Flexión
- Extensión
- Lateroflexión
- Rotación

Para considerar osteopáticamente a una unidad funcional libre de toda disfunción somática, todos estos movimientos han de poder realizarse sin restricción de movilidad.

DISFUNCIÓN SOMÁTICA

Es el deterioro o alteración de la función de alguno o varios de los componentes somáticos, relacionados en el conjunto de la estructura corporal, como pueden ser los huesos, las articulaciones y las estructuras miofasciales, todas ellas relacionadas con elementos vasculares, linfáticos y nerviosos.

La disfunción somática se trata mediante la manipulación osteopática.

A nivel articular, es una alteración del movimiento dentro de los parámetros tridimensionales, los cuales pueden ser hipermóviles o hipomóviles.

Teniendo en cuenta que las hipomovilidades van a provocar hipermovilidades reaccionales, debemos establecer nuestro tratamiento sobre las zonas de fijación. Éstas se producen por:

- Procesos musculares (hipertonías)
- Ligamentarios (cambios histológicos)
- Intraarticulares (alteraciones de la sinovial, de la presión intraarticular o degeneración del cartílago).

La disfunción somática está en relación con:

- Receptores sensitivos capsuloligamentosos.
- Husos neuromusculares.
- Centros medulares.

Se produce un fenómeno neurológico (hiperactividad gamma) que mantiene el espasmo de los músculos monoarticulares responsables de la FIJACIÓN ARTICULAR. A esto se asocian otros factores que explican la cronicidad de la lesión:

- Simpaticotonía local.
- Lesión neurovascular.

- Facilitación medular.
- Alteración de elementos metaméricos.

Repercusiones de la disfunción somática vertebral

A nivel articular y óseo

La lesión provoca una restricción de movilidad local responsable de una pérdida de amplitud global: el aumento de las fuerzas de presión favorece la artrosis.

A nivel cápsulo-ligamentosas

Provocando fibrosis y edema.

A nivel de la duramadre

La lesión vertebral puede generar que la duramadre se adhiera al cuerpo vertebral, lo que agrava aún más la restricción de movilidad repercutiendo sobre el MRP.

A nivel muscular

Se produce una hiperactividad gamma supra y subyacente y una facilitación nerviosa origen medular, pudiendo generar cadenas lesionales neuromusculares.

Así mismo, el espasmo del músculo produce isquemia y anoxia en el mismo, produciendo la aparición de Triggers Points (TP).

A nivel del sistema nervioso

Puede presentarse facilitación de los impulsos nerviosos sensitivo-motores y neuro-vegetativos responsables de perturbaciones de la función visceral (afección somato-visceral).

Tendremos repercusión sobre el sistema nervioso periférico, así como sobre el sistema nervioso autónomo (ganglios laterovertebrales del SNS).

Resultará una perturbación de la función de las vísceras inervadas por los esplácnicos pélvicos, formados por tres raíces (dos raíces laterales nacidas de la unión de los cuatro ganglios laterovertebrales lumbares que se anastomosan a nivel de L5 para formar el nervio presacro); repercusión de las lesiones de L5 sobre el simpático pélvico.

Si las lesiones son generadas por una facilitación medular, tendremos una excitación del simpático con:

— Estreñimiento átono,
— Anuria,
— Eyaculación precoz, amenorrea, dismenorreas.

Si las lesiones son generadas por los ganglios laterovertebrales, tendremos una inhibición del simpático con:

— Enuresis, incontinencia urinaria,
— Impotencia, dificultad para eyacular,
— Vaginismo, reglas hemorrágicas.

Tabla 26
Resumen de las correspondencias víscero-somáticas

Órgano	Lesiones parietales	Lesiones viscerales	Inervación
Colon	Diafragmáticas Lumbares Dorsolumbares	Hígado Mesenterio	T10
Mesenterio	Lumbares, L4	Recto Duodeno	T10
Riñones	Psoitis Charnela T-L 12ª costilla	Hígado	T10
Útero	Art. sacro-ilíaca L5-S1	Vejiga Mesenterio Raíz del mesenterio	Plexo hipogástrico
Vejiga	Sínfisis púbica Sacro-ilíaca Cadera	Hígado Útero	T11-T12-L1-L2

A nivel fascial

La disfunción somática vertebral puede generar afectaciones fasciales, locales o a distancia, con producción de cadenas lesionales fasciales.

Repercusión sobre las fascias de la región L2-L3-L4-L5

Es muy importante la 3ª lumbar, lugar de paso de la línea central de gravedad (LCG), lugar de múltiples inserciones ligamentarias y musculares. L3 sirve de relevo muscular para los haces lumbares del dorsal largo (longísimo torácico) que vienen del ilíaco y que ascienden hasta el raquis torácico; esto explica la frecuencia de las lesiones de L3 y sus repercusiones sobre el ilíaco y sobre la columna torácica.

Repercusión sobre las fascias de la región T10-T11-T12-L1

Es una zona de transición, compleja, lugar de inserciones fasciales importantes:

- Psoas,
- Cuadrado lumbar,
- Diafragma.

A nivel líquido

La lesión vertebral puede ser causa de perturbaciones neuro-arteriales. La falta de movilidad provoca estasis venoso y linfático, favoreciendo a su vez la anoxia tisular, la toxemia y la inflamación.

La aorta abdominal va a lo largo de la columna lumbar:

— El tronco celíaco está a la altura de T12. Es por esta razón que T12 es considerada como el centro reflejo de la vascularización subdiafragmática y pélvica.

— La arteria mesentérica superior está situada a nivel del disco T12-L1.

— Las arterias genitales (espermáticas y ováricas) nacen a nivel de L2. Repercusión de las lesiones de L2 sobre la función ovárica.

La aorta está contenida en una fascia relacionada con la aponeurosis prevertebral.

A nivel de L4 la aorta se bifurca en sus dos ramas, las arterias ilíacas derecha e izquierda: estas ramas van entre el cuerpo vertebral y los psoas. Cada una de ellas se divide, a su vez, en ramas:

— Interna, la arteria ilíaca interna o hipogástrica que vasculariza las vísceras de la pelvis menor.
— Externa, la arteria ilíaca externa que vasculariza el miembro inferior.

Tendremos repercusiones congestivas de las lesiones lumbares en particular de T12-Ll, sobre el sistema digestivo y de L4-L5 sobre la pelvis menor.

La inervación neuro-vegetativa de estas arterias depende esencialmente de los espacios torácicos T5 a T10.

Nota: la disfunción vertebral provoca, debido a la restricción de movilidad, una estasis sanguínea local que participa en el mantenimiento de la patología osteopática.

Cronología en la formación de las lesiones

La lesión primaria

Es el obstáculo mayor en el movimiento del fluido intersticial, y que provocan finalmente trastornos secundarios y compensadores.

La lesión secundaria

Es la adaptación o compensación a la lesión primaria.
Además, podemos encontrarnos en presencia de:

Lesiones de primer grado

Debida principalmente a un episodio traumático que tiene lugar mientras la columna se encuentra fuera de la posición neutra.

Está representada siempre por la 2ª ley de Fryette: FRL-ERL.

Lesiones de segundo grado

Es fundamentalmente adaptativa o postural, por lo que tiende a suceder cuando la columna se encuentra en posición neutra.

Está representada siempre por la 1ª ley de Fryette: NLR.

Nota: En las lesiones de primer y segundo grado, el lado alto de la pelvis es homolateral a la concavidad de la columna lumbar.

Lesiones de tercer grado

Descarriladas, complicadas, en traslación lateral. El lado alto de la pelvis se encuentra en el lado opuesto a la concavidad lumbar.

Concepto de barrera

Las barreras son también un concepto importante para entender y aplicar las técnicas osteopáticas. En la osteopatía se han descrito clásicamente varias barreras al movimiento dentro del marco del movimiento fisiológico normal.

El mayor arco de movimientos en una región especificada es el arco anatómico, y su límite pasivo se describe como la barrera anatómica (BA). Esta barrera es el concepto más importante que debemos entender, ya que el movimiento pasado este punto provoca alteraciones en los tejidos y puede provocar una subluxación o luxación. Las técnicas osteopáticas nunca deberían incluir movimientos que atraviesen esta barrera.

El arco de movimientos fisiológico es el límite del movimiento activo que imponen las estructuras anatómicas normales y los componentes articulares, miofasciales y óseos. El punto en el que termina el movimiento fisiológico es la barrera fisiológica (BF). El término barrera elástica se usa para describir el espacio entre las barreras fisiológica y anatómica, al que se puede acceder después del estiramiento pasivo miofascial y ligamentoso.

Cuando existe un estado disfuncional se reducen el movimiento o la función y se puede demostrar la presencia de una barrera restrictiva entre las barreras fisiológicas. La barrera restrictiva, el principal aspecto del patrón de disfunción global, se puede eliminar o reducir mediante el tratamiento osteopático. Las técnicas de manipulación incorporan fuerzas de activación que pretenden eliminar esa barrera restrictiva, pero esas fuerzas deben mantenerse dentro de los límites fisiológicos siempre que sea posible. La barrera patológica es más permanente y puede estar relacionada con las contracturas que tiene lugar en el interior de los tejidos blandos, con el desarrollo de osteófitos y ante otros cambios degenerativos (por ejemplo la artrosis).

La denominación de las lesiones está regida por determinadas convenciones, a fin de garantizar la existencia de un cierto acuerdo entre la profesión. En la figura 242 aparecen dos convenciones pertinentes:

1. La dirección en que se mueve una vértebra siempre se indica por la dirección en que se desplaza el cuerpo vertebral. En la figura 243, el cuerpo se mueve totalmente hacia la derecha, pero no hacia la izquierda, de modo que la rotación hacia la derecha es mayor que hacia la izquierda. (Esto genera confusión en algunas ocasiones, ya que, al realizar pruebas de movimiento vertebral pasivo, la apófisis espinosa de la vértebra es la estructura con la que se contacta, por lo que es posible centrarse en su movimiento, cuyos hallazgos serían opuestos a los del cuerpo; sin embargo, el cuerpo siempre es el punto de referencia).

2. La lesión siempre se denomina siguiendo la dirección de la facilidad de movimiento en lugar de la dirección de fijación. Por tanto, en la figura 243, se denominaría lesión rotada (o en rotación) hacia la derecha. Se aplica la misma lógica a todos los planos de movimiento en que puede moverse la articulación y a alguno o todos los que podrían estar afectados en función de la complejidad de la lesión.

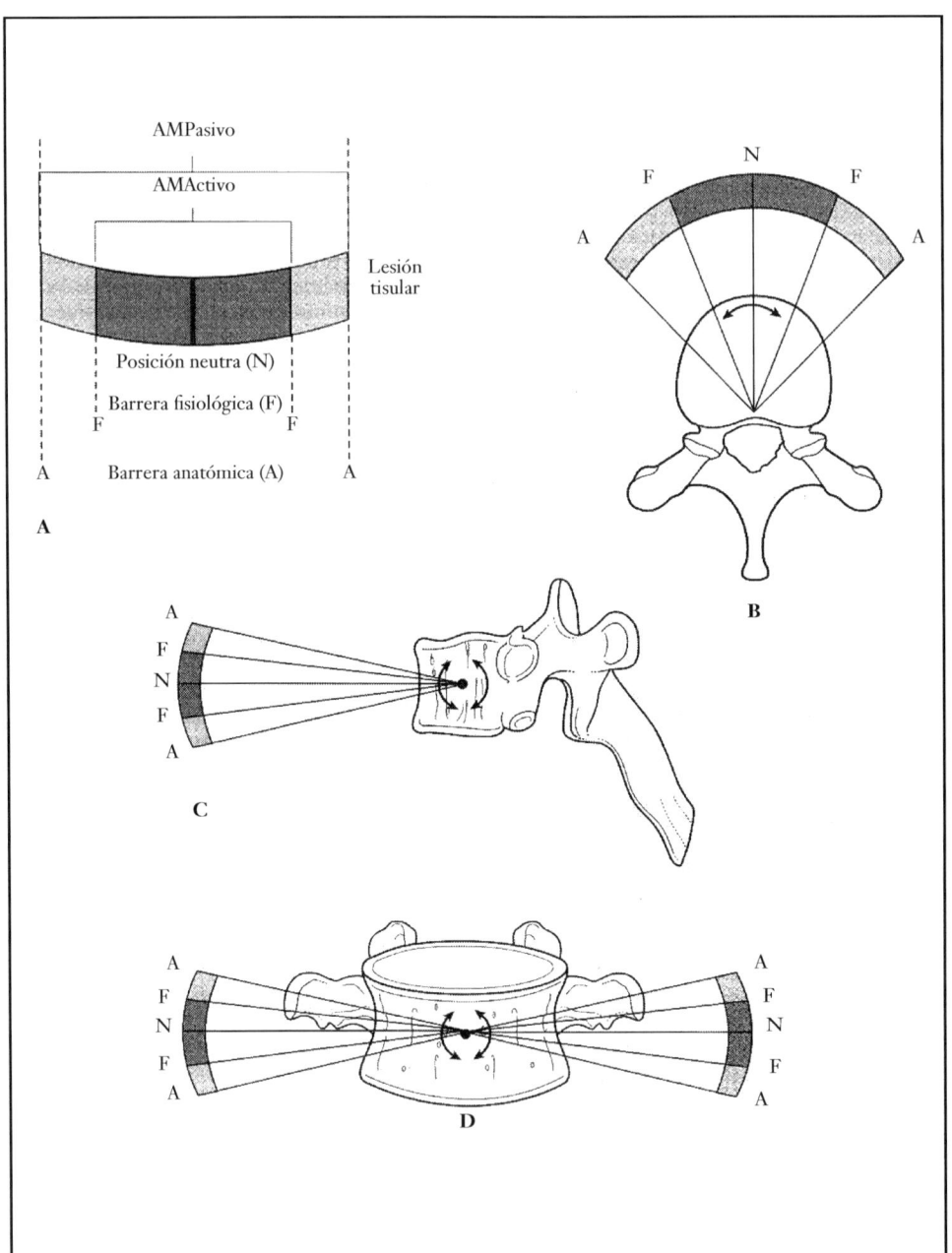

Figura 242. Barreras anatómicas (A) y fisiológica (F). El movimiento activo tiene lugar entre las barreras fisiológicas y la amplitud del movimiento pasivo (AMP) entre las barreras anatómicas. El movimiento que supere las barreras anatómicas provocará una lesión física de la articulación y de sus estructuras de sostén. A: Esquema del concepto barrera. B: Rotación. C: Flexo-extensión. D: Latero-flexión.

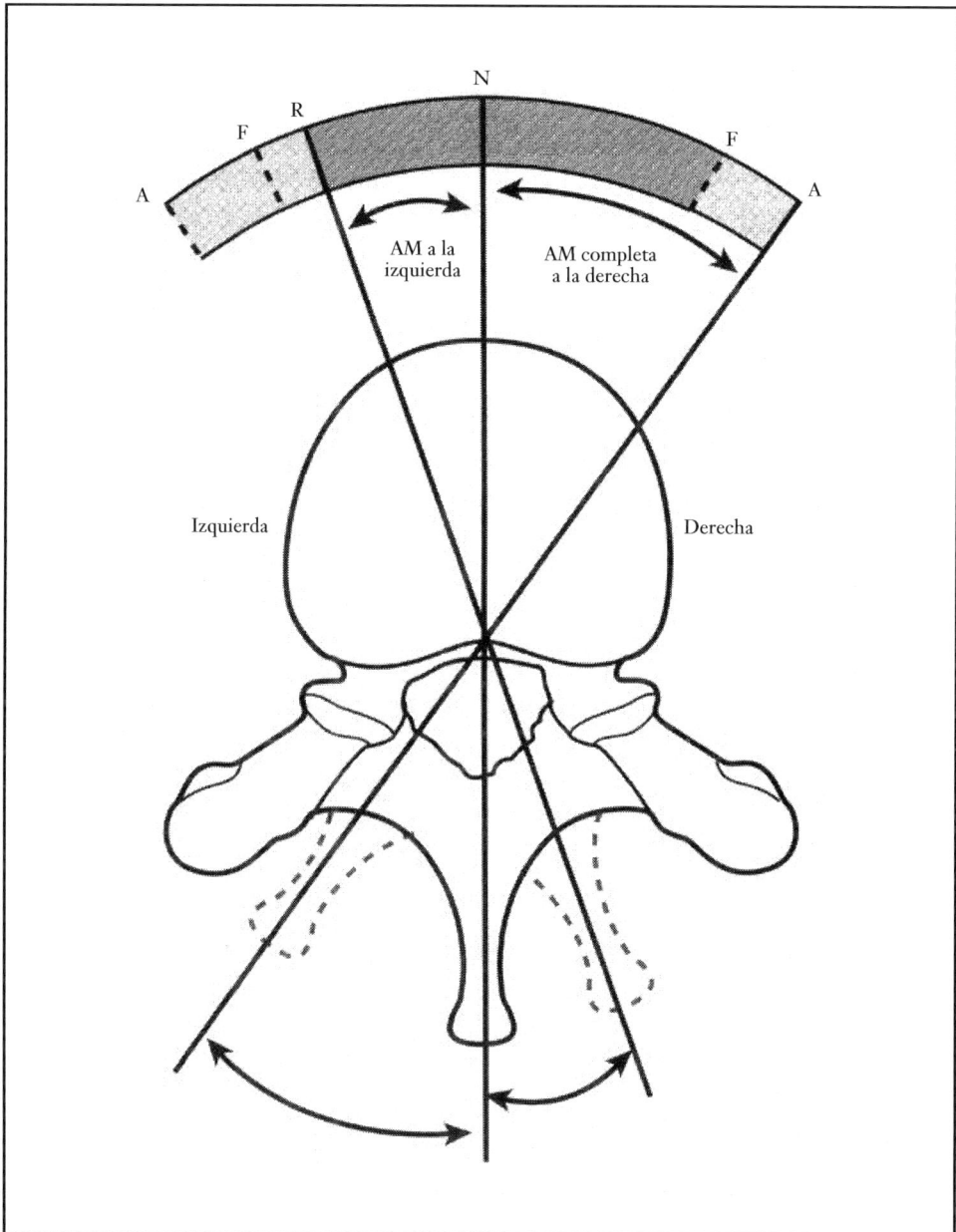

Figura 243. Hallazgos en el movimiento segmentario pasivo en rotación en una vértebra con una disfunción somática en rotación derecha. La rotación pasiva de la vértebra hacia la derecha da lugar a una amplitud completa del movimiento que finaliza en la barrera anatómica (A). La rotación pasiva hacia la izquierda se encuentra limitada, de manera que se detiene antes de alcanzar la berrea fisiológica. El punto en que este movimiento queda limitado por la disfunción somática se denomina barrera de restricción (R)

NEUROLOGÍA SIMPLIFICADA DE LA DISFUNCIÓN SOMÁTICA VERTEBRAL

Un músculo intersegmentario forma parte del grupo erector de la columna de los músculos paravertebrales y que une las dos vértebras. La estructura de este músculo es semejante a la de cualquier otro músculo esquelético; consta de un vientre y dos tendones de inserción.

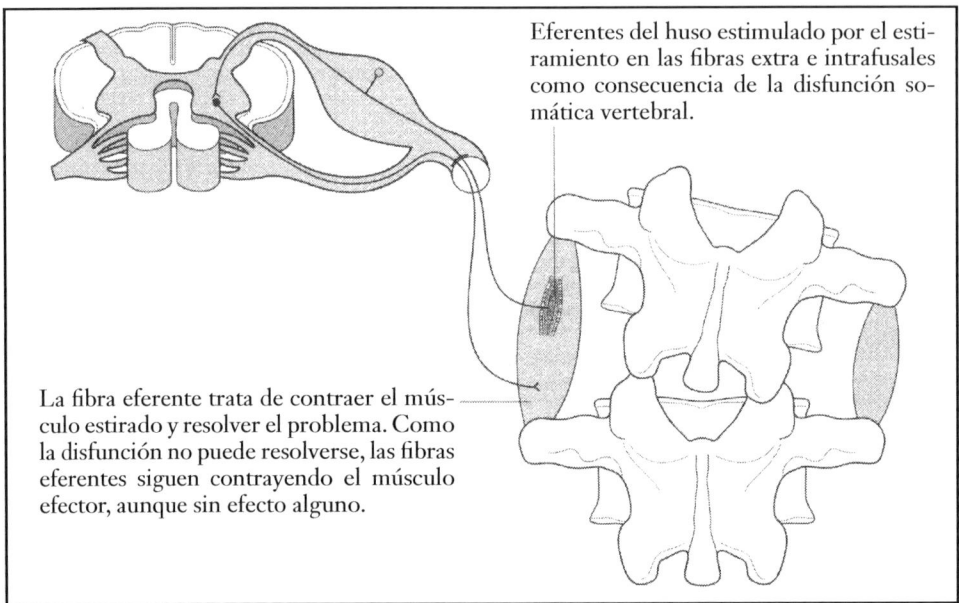

Eferentes del huso estimulado por el estiramiento en las fibras extra e intrafusales como consecuencia de la disfunción somática vertebral.

La fibra eferente trata de contraer el músculo estirado y resolver el problema. Como la disfunción no puede resolverse, las fibras eferentes siguen contrayendo el músculo efector, aunque sin efecto alguno.

Figura 244

En el interior del propio músculo se encuentran los husos musculares y dentro de los tendones están los órganos tendinosos de Golgi, es decir, las estructuras responsables de controlar la longitud y el tono muscular.

Estas estructuras, como quedó reflejado en el Tomo 1 de esta colección, se relacionan con los segmentos medulares respectivos mediante fibras aferentes y las respuestas se devuelven al músculo por medio de las motoneuronas eferentes.

Si se aplica una tensión excesiva a un músculo, por ejemplo, realizando un movimiento de flexión lateral hacia el lado opuesto, se producirá un aumento del ritmo de descarga en los husos musculares del músculo situado en el lado alargado. Esto se transmitirá a continuación a la médula espinal para producir una contracción del músculo en un intento de restaurar su longitud y tensión normales y, en consecuencia, la posición de la vértebra. En realidad, se está utilizando un reflejo medular simple para restaurar el segmento a su posición y tensión normales. En caso de que, por algún motivo, no pueda restaurarse la posición, se generará un «bombardeo» constante de impulsos hacia la médula espinal a este nivel y el segmento resultará, en términos de Irving Korr (ver reseña), «facilitado» (el «segmento facilitado» se analizará en más detalle a continuación). Esta posición anormal de la vértebra y el incremento de la actividad nerviosa recibirían el nombre de disfunción somática. Puede ser resultado de un traumatismo, o tensión repetitiva, que en el caso de los músculos posturales podría ser consecuencia de un patrón compensador o de muchos otros orígenes, visceral, psíquico, etc. Esto explica algunas de las características «locales», puramente mecánicas, de la disfunción (hipertonía muscular, asimetría de posición y movimiento). No obstante, hay muchos más aspectos, tanto locales como distantes, que intervienen en la disfunción somática. Todos ellos no dependen exclusivamente del sistema nervioso, sino de la compleja interacción bidireccional entre los sistemas nervioso, endocrino e inmunitario.

Resumen de los conceptos de Irvin Korr

Korr demostró que una lesión osteopática vertebral, además de tener el componente osteomuscular de posición y tono muscular anómalos, posee un componente neurofisiológico. Su coordinador principal es el huso muscular y su bucle gamma. El huso se altera por los cambios de posición y bombardea la médula a través de la rama aferente del reflejo, en un intento de estimular la rama eferente y su músculo efector para normalizar la posición de las vértebras. Dado que es incapaz de lograrlo, persiste el aumento de la actividad nerviosa. Esta actividad "calienta" el segmento, lo que facilita su respuesta, y lo transforma en un segmento facilitado. La facilitación hace que ese segmento responda a la actividad nerviosa transmitida que, por lo demás, no logra desen-

Irvin Korr, Ph.D.

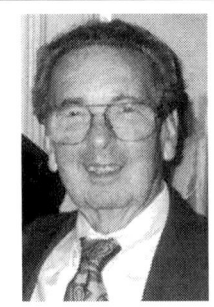

Nació en 1904 y falleció en Boulder, Colorado, el 4 de marzo de 2004.

Tras sus estudios de posgraduado en fisiología en la Universidad Princeton, Kim (como le llamaban sus amigos) se unió a la facultad del Kirksville College of Osteopathy and Surgery en 1945 como profesor y presidente del departamento de fisiología. Junto a Stedman Denslow, DO, graduado en 1929 en la misma institución, trabajaron durante décadas añadiendo legitimidad científica, por la experimentación y la publicación, a la clínica basada en la práctica de la osteopatía. La mayor parte de su trabajo estuvo centrado en la demostración de la hiperexcitación del sistema comprensivo nervioso asociado con lo que entonces fue llamado la lesión osteopática. Más tarde esto se conoce como el concepto medular (o segmentario) facilitación (Denslow et al., 1947).

El Doctor Korr se retiró del Colegio Kirksville en 1975, asumiendo el cargo de profesor en el Departamento de Biomecánica en la Michigan State University-College of Osteopathic Medicine. En 1978 Korr se unió al Texas College of Osteopathic Medicine como profesor del Departamento de teoría y práctica de la osteopatía.

El interés constante de Korr en los aspectos neurofisiológicos del trabajo de la osteopatía, le condujo a la hipótesis del lazo gamma en la mantenimiento de tono del muscular aumentado asociado con la disfunción somática (1975). Sus ideas fueron adoptadas por Fred Mitchell, D.O. y también por Laurence Jones, D.O. y legitimizaron las teorías de Energía Muscular y las técnicas de StrainCounterstrain respectivamente.

Fue nominado a un premio Nobel para su trabajo en el que manifestó el transporte axonal demostrado de proteínas del sistema nervioso central a los músculos, lo cual ayudó explicar por qué la atrofia muscular se produce cuando los nervios están dañados.

Korr escribió prolíficamente, contribuyendo a la literatura fisiológica osteopática. Una colección de dos volúmenes de sus documentos está disponible en la Academia Americana de Osteopatía.

cadenar una respuesta en otros segmentos menos facilitados. Por tanto, actúa como una lente neurológica.

Mediante la evaluación de la actividad simpática en la superficie cutánea, Korr y sus colaboradores constataron que la disfunción somática ejerce realmente un efecto sobre ésta, lo que origina cambios en la textura tisular palpable que se perciben alrededor de la disfunción somática. La distribución de las fibras nerviosas es más o menos segmentaria por todo el organismo, por lo que la zona dermatomérica de la piel que se encuentra afectada guardará relación con un miotoma, viscerotoma, esclerotoma y todos los vasos, arterias, venas y linfáticos de ese nivel. El trabajo de Korr plantea la hipótesis de que todas estas estructuras se verán afectadas de forma parecida, de tal manera que, si la piel presenta rasgos indicativos de una hipersimpaticotonía, todos los elementos inervados por ese segmento estarán sujetos al mismo grado de actividad simpática. En caso de mantenerse este trastorno, resultará perjudicial para los tejidos diana, lo que posiblemente dará lugar a afecciones clínicas en lugar de subclínicas, cuya naturaleza se encontrará determinada por la respuesta concreta del tejido o los órganos a la estimulación atípica.

CARACTERÍSTICAS BIOMECÁNICAS

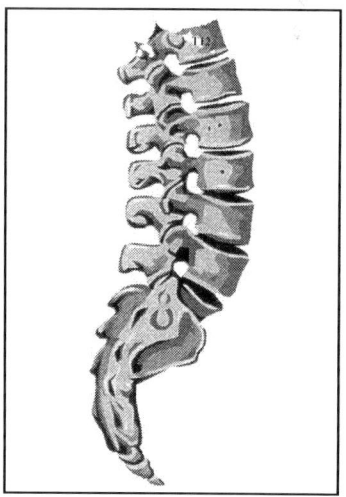

- La columna lumbar debe entenderse junto con el sacro y la T12.
- Una disfunción biomecánica local o a distancia puede generar una lumbalgia.
- Una hipomovilidad relacionada a una disfunción de una vértebra lumbar en ERL o FRL puede generar una hipermovilidad compensatoria con un dolor local o irradiado doloroso en la columna lumbar, glúteo o extremidades inferiores. Esta hipermovilidad compensatoria favorece y genera fenómenos degenerativos.

Figura 245. La columna lumbar biomecánicamente funciona junto al sacro y la T12.

- Hay una adaptación a la disfunción vertebral en ERL o FRL con el aumento de limitaciones corporales y ligero desprendimiento del ligamento longitudinal posterior.
- Hay una sucesión de fases subagudas y de fases de remisión del sufrimiento de la columna vertebral.
- Las disfunciones en FRL favorecen el protrusión discal y son una puerta abierta a las hernias discales.
- Las disfunciones en ERL generan una hiperconvergencia facetaria que, combinado con la rotación, disminuye el foramen intervertebral con el riesgo de compresión de la raíz nerviosa.
- Las disfunciones en extensión causan hipertensión facetaria bilateral originando un síndrome de las facetas. Este síndrome puede también ser debido a un aumento del ángulo lumbosacro (por encima de 41°) con un sacro con tendencia a horizontalizarse. Esta hiperconvergencia facetaria es responsable a la larga de una degeneración artrósica de los macizos articulares posteriores (síndrome de Baastrup).
- Las disfunciones sacroilíacas y la tensión anormal de los ligamentos iliolumbares pueden también causar dolor localizado en la región lumbar.
- Las disfunciones toracolumbares de T8 a L2 son frecuentemente el origen de las lumbalgias.
- Los desequilibrios posturales, el embarazo, el exceso de peso corporal, las perturbaciones en las líneas matemáticas del cuerpo humano, con la consiguiente pérdida de la línea de gravedad son causas comunes de lumbalgias.

Algunas vértebras lumbares poseen características especiales:

1ª vértebra lumbar: sus apófisis costiformes son más cortas.

3ª vértebra lumbar: se encuentra horizontal con respecto al resto del raquis lumbar. Recibe las fuerzas que vienen desde la parte superior e inferior del raquis. Es la que posee más movilidad.

5ª vértebra lumbar: tiene el cuerpo vertebral más alto en la parte anterior que en la posterior (forma de cuña) y sus apófisis articulares inferiores se encuentran más separadas. Es una vértebra de transición. Existen ciertas anomalías de transición (sacralización o hemisacralización de L5, lumbarización de S1), así como deslizamientos anteriores patológicos de la 5ª lumbar (espondilolistesis).

El agujero de conjunción posee en la mayoría de los casos más de un centímetro de altura. El nervio, la arteria y la vena sólo ocupan 1/3 del espacio y el resto del agujero está relleno de tejido conjuntivo.

CARACTERÍSTICAS PATOLÓGICAS ESPECIALES DE LAS VÉRTEBRAS LUMBARES.

L1: relacionada con problemas del diafragma, psoas, cuadrado lumbar, lesiones de C5, intestino grueso y anillo inguinal.

L2: relacionada con problemas del diafragma, psoas, cuadrado lumbar, lesiones de C4, intestino, vejiga y abdomen. Pertenece a las líneas postero-anteriores (C0-T4-L2-L3-coxo femorales).

L3: representa la zona de compresión máxima torácica y pelviana asociada a disfunciones viscerales y endocrinas: es el centro de la visceromotricidad. Pertenece a la línea central de gravedad (C0-C3 a C6-T4-L3-escafoides/cuboides) y a las líneas postero-anteriores (C0-T4-L2-L3-coxo-femorales). Relacionada con lesiones de C3, órganos sexuales, intestinos, vejiga y útero. Es la llave del arco vertebral inferior (T10 a L4) y del doble arco vertebral inferior (L3-Coxis).

L4: pertenece la línea antero-posterior (CO-T4-T11/T12-L4/L5-sacro-coxis). Relacionada con lesiones de C2, la próstata y los músculos de la parte baja de la espalda.

L5: el pivote ilio-lumbo-sacro está constituido por el ilíaco, el sacro y L5. Podemos también relacionar a L4 a causa de los ligamentos ilio-lumbares superiores. Pertenece la línea antero-posterior (CO-T4-T11/T12-L4/L5-sacro-coxis). Relacionada con lesiones de C1, de la pelvis menor, de la vejiga y de los órganos sexuales.

Una lesión en NLRdcha. o ERLdcha. de L5 se acompaña de un sacro izdo-izdo.

Una lesión de FRLizda. de L5 se acompaña de un sacro izdo-dcho.

GENERALIDADES PATOLÓGICAS

Las lesiones de NLR son, en general, las lesiones posturales, de grupo, no dolorosas; la escoliosis es una ilustración.

Son las disfunciones somáticas de tipo 1.

Las lesiones de ERL-FRL son, en general, las lesiones traumáticas, individuales y dolorosas. Son las disfunciones somáticas de tipo 2.

Los músculos paravertebrales:

- los profundos están tensos y contracturados del lado de la apófisis transversa posterior;
- los superficiales están tensos y contracturados del lado de la convexidad;

Podemos decir que, en los casos de lesión de ERL-FRL, la persona tendrá dolor en barra, es decir dolor en los dos lados de la columna, mientras que en las lesiones de NLR (característica de las escoliosis), los músculos superficiales y profundos están tensos del mismo lado.

- Lesiones en ERL o FRL: dolor bilateral lumbar. ◀▶
- Lesiones en NLR: dolor unilateral lumbar:

— NLR Dcha: dolor unilateral en la derecha. ▶
— NLR Izda: dolor unilateral en la izquierda. ◀

Ejemplos:

- En una NLR dcha, los músculos están tensos del lado derecho.
- En una NLR izda, los músculos están tensos del lado izquierdo.
- En una ERL dcha o izda, los músculos están tensos bilateralmente.
- En una FRL dcha o izda, los músculos están tensos bilateralmente.

HIPERMOVILIDAD E HIPOMOVILIDAD

En las lesiones vertebrales se puede observar, haciendo un análisis sobre una vértebra aislada, zonas de hipomovilidad e hipermovilidad.

Podemos describir tres combinaciones posibles:

1. Fijación de la carilla articular de un lado que provoca la hipermovilidad (reaccional) dolorosa del lado opuesto.
2. Fijación de una carilla articular con hipermovilidad reaccional disco-somática. En este caso el disco intervertebral degenera. En lo que puede encontrarse ante una hernia discal.
3. Fijación del espacio disco-somático (en el caso de la discartrosis) con hipermovilidad reaccional en la parte posterior de la vértebra (articulaciones interapofisarias).

Son diferentes según estemos frente a una lesión de hipomovilidad o a una de hipermovilidad, y siempre debemos tener en cuenta que las hipermovilidades son, en la mayoría de los casos, secundarias a hipomovilidades. Por lo tanto, buscaremos en:

Las hipomovilidades

• Dar movilidad.
• Restaurar el equilibrio ligamentario y muscular.

Las hipermovilidades

• Disminuir la inflamación.
• Disminuir el edema.
• Y por lo tanto el dolor.

Nota: Debemos recordar que en el 90% de los casos, los dolores espontáneos que manifiesta el paciente, y que por lo general motivan la consulta, corresponden a zonas hipermóviles.

HIPOMOVILIDAD	HIPERMOVILIDAD
Fijación articular	Aumento de la movilidad articular
Espasmo muscular (que fija la lesión)	Hipotonía muscular
Sin dolor espontáneo	Con dolor espontáneo
Dolor a la palpación	Dolor a la palpación
Test de movilidad positivos	Test de movilidad negativos

CONSECUENCIAS DE LA LESIÓN OSTEOPÁTICA RAQUÍDEA
Según Irvin Korr

- Solo representa uno de los numerosos factores etiológicos que operan simultáneamente en el establecimiento de una patología.
- Es un Factor:

  — Sensibilizante
  — Predisponente
  — Localizador
  — Canalizador

- Sensibiliza un segmento medular.
- Facilita constantemente a ese segmento.
- No provoca necesariamente síntomas.
- A pesar de su silencio se la puede descubrir.
- Este fenómeno se produce por la diferencia cualitativa y cuantitativa de los influjos que convergen sobre la neurona eferente del segmento en lesión.
- **TODAS LAS POSIBLES FUENTES DE MANIPULACIÓN PUEDEN SER FACTORES ETIOLÓGICOS DE LESIÓN Y POR LO TANTO ACTUAR SOBRE TODO EL ORGANISMO.**
- Los términos «tenso», «hipertenso», «a flor de piel», denuncian el hecho bien conocido de que, el estrés psíquico, los desequilibrios afectivos, el estrés debido al medio, etc, influencian y se reflejan en el comportamiento motor del individuo y se manifiestan en TONICIDAD MUSCULAR EXCESIVA; es decir, los umbrales reflejos están generalmente descendidos. Ejemplo: el reflejo rotuliano es excesivo en personas tensas.

Estos fenómenos se deben a influjos de origen cerebral que, pasando por las vías córtico-medulares, convergen sobre las células del cuerno anterior directamente o través de relés sinápticos, aumentando así la excitabilidad y la actividad de las células motoras.

En un segmento ya sensibilizado por una lesión osteopática, los efectos serán particularmente severos.

Otro fenómeno importante:

Estos influjos descendentes pueden exacerbar el estado de facilitación y agravar sus repercusiones sobre los órganos inervados a partir del segmento medular facilitado. Pueden provocar e intensificar el dolor y dejar la lesión osteopática menos receptiva a las manipulaciones.

No tratar más que la fuente aferente, mecánica, es tratar a medias, olvidar una parte muy importante de la etiología de la lesión y sacar la lesión de su contexto.

No se trata de que el osteópata debería de ser psiquiatra, pero sí que debe de tomar en cuenta que, el medio, los factores afectivos, las tensiones, etc, pueden dar lugar a numerosas patologías viscerales, tales como la insuficiencia coronaria, úlceras duodenales y gástricas, patologías de vesícula biliar, colitis, asma y otras.

¿Qué factores van a determinar la localización visceral de ese estrés?

Se propone la siguiente hipótesis:

El Sistema Nervioso Autónomo tiene una representación cerebral en el córtex Cerebral y el Hipotálamo mismo está bajo influencia cortical. La opinión más corriente es que el inconsciente es el que selecciona la víscera u órgano que va a ser afectada y a manifestarse en síntomas en estas enfermedades «Psiconeuróticas».

Sin prejuzgar esta y otras teorías, parece más provechoso clínica y experimentalmente, partir del hecho de que, la localización de las lesiones osteopáticas podría ser uno de los factores primordiales para determinar la localización de los síntomas en las enfermedades psicosomáticas.

El segmento facilitado y todos los tejidos cuya inervación deriva de este segmento, serían un punto débil de Sistema Nervioso donde se amplificarían considerablemente las hiperactividades nerviosas de los estados hiperemotivos.

Resumen

1. Se han examinado ciertos mecanismos neurológicos implicados en la lesión osteopática, sus efectos locales y a distancia y las posibilidades terapéuticas por manipulación.

2. Resultados de las experiencias de investigación:

La lesión está asociada a un segmento de la médula espinal que queda hipersensible, hiperexcitabilidad que se extiende a las neuronas que tienen su cuerpo celular en ese segmento medular.

3. Daría la impresión de que, en la Lesión Osteopática, el segmento correspondiente a la metámera que presenta la lesión articular, se mantiene en un estado que facilita los influjos de origen endógeno que llegan a la médula por la raíz dorsal correspondiente.

Por lo tanto: Todos los tejidos que reciben inervación motora, como las glándulas, vasos, etc, a partir de este segmento, están potencialmente expuestos a una excitación o inhibición excesivas.

4. Los PROPIOCEPTORES, receptores de tensión y alargamiento, situados en músculos y tendones, son probablemente LA FUENTE DE INFLUJOS MÁS IMPORTANTE.

Estos influjos provocan en la médula modificaciones que están asociadas a la lesión osteopática.

Una lesión osteopática del raquis está asociada a:

Una sensibilidad o hiperestesia de:	Tejidos paravertebrales Tejidos subyacentes a las vértebras	Piel Tejido conjuntivo Músculos
Umbral reflejo motor bajo	Rigidez y contractura muscular	
Perturbaciones neurovegetativas con:	Modificación de la textura del tejido conjuntivo Perturvación de la vasomotricidad Alteraciones de la función visceral	
Dolor de naturaleza variada	Difuso, localizado o irradiado a distancia	

Todos estos fenómenos forman elementos diagnósticos y permiten hallar las lesiones y evaluar la severidad.

EFECTOS DE LA MANIPULACIÓN

DISMINUCIÓN	AUMENTO
De la tensión muscular	Del umbral de estimulación
Del influjo propioceptivo	De la barrera "aislante"
Del bombardeo eferente	Del nivel de seguridad

TERAPIA MANIPULATIVA

Los métodos manipulativos osteopáticos se dirigen en general a los músculos que han quedado en contracción permanente, incapaces de distenderse espontáneamente aunque la excitación sea suprimida. (Estado de Contractura).

Las distensión de estos músculos entraña un aumento pasivo de la longitud de sus fibras, lo que implica una disminución de la tensión ejercida sobre los propioceptores de músculos y tendones. Esta disminución en la tensión, reduce el número de influjos enviados a la médula por los receptores y por lo tanto, también se reduce el nivel de facilitación del segmento medular en cuestión.

Principio correctivo del THRUST (empuje)

El thrust forma parte de las técnicas directas, dirigidas hacia el sentido correctivo, es decir, contra la limitación de la movilidad.

Ejemplo: si una vértebra presenta una lesión de rotación derecha, significa que se mantiene y su movimiento facilitado es hacia la rotación derecha y que presenta una restricción de la movilidad hacia la rotación izquierda; la corrección por thrust se realizará, por lo tanto, hacia la rotación izquierda.

Hay que saber también que una vértebra puede mantenerse en una posición gracias a todos los elementos que la rodean: cápsula articular, ligamentos, pequeños músculos monoarticulares, músculos poliarticulares, fascias, congestión intra o periarticular, trastorno neurológico, etc.

En consecuencia, para que el tratamiento sea concluyente, deben utilizarse todas las técnicas osteopáticas que se dirigen a estos elementos periarticulares, aunque también debe determinarse la causa (local o a distancia) de esta disfunción.

> *"Es evidente que la vértebra lesionada no es la causa de la afección traumática o patológica: es la víctima."* J. Andreiva Duval D.O.

> *"La lesión vertebral sólo es una caricatura de la verdadera lesión."* Francis Peyralade D.O.

> *"El osteópata que solamente utiliza el thrust como única arma terapéutica tiene tantas carencias como el que no sabe manipular"* Ives Menou, D.O.

El thrust será, por lo tanto, una de las técnicas que permitirá la recuperación de una movilidad y un equilibrio normales, pero NUNCA la única técnica del osteópata.

Parámetros de aplicación de la técnica

Para conseguir la máxima eficacia y el mínimo de riesgo, el thrust debe aplicarse respetando un cierto número de premisas:

- un correcto diagnóstico lesional,
- adecuada colocación del paciente,
- buena posición del osteópata,
- una correcta puesta en tensión y focalización del punto preciso de aplicación,
- la realización correcta de la normalización mediante el thrust.

La **puesta en tensión y focalización del punto de aplicación** se consigue gracias a la acumulación de diversos parámetros.

La aplicación de palancas superior e inferior, como en el thrust lumbar en decúbito lateral, debe conseguir una puesta en tensión en el nivel de la articulación intervertebral implicada.

Las palancas combinarán los parámetros mayores de flexión-extensión, de inclinación lateral y de rotación (dependiendo de la disfunción observada), y el thrust se efectuará con un breve aumento de la tensión así obtenida.

A estos elementos se pueden unir los parámetros denominados «menores» de tracción o compresión, de traslación lateral y anteroposterior, que permiten una focalización más precisa del punto de aplicación para un aumento de la eficacia de la técnica.

Sólo un control permanente de la articulación tratada, así como una palpación adaptada al momento, guiarán hacia la elección de los parámetros correctos.

Si la aplicación de grandes brazos de palanca está contraindicada o es imposible de realizar, la tensión puede hacerse con palancas mínimas, en posición casi neutra o con un apoyo directo; la unión con parámetros menores, citados anteriormente, revestirá también una importancia capital.

La "Puesta en Tensión" precisa y bien focalizada, precede a la normalización mediante el thrust.

La normalización articular mediante el Thrust

Se efectuará gracias a una acentuación muy breve de la tensión.

La dificultad mayor para el osteópata consiste en ir lo suficientemente deprisa sin sobrepasar, con el movimiento así creado, los límites fisiológicos de la articulación implicada.

El Thrust osteopático es todo un arte, y sólo puede aprenderse con una rigurosa enseñanza práctica.

El sonido de un «crujido», a menudo percibido, se produce a consecuencia de la breve separación-deslizamiento de las superficies articulares. Este sonido es debido según Dowson y Wright, a un fenómeno de cavitación creado por la brusca descompresión intraarticular resultado del impulso manipulativo. Durante la separación articular se forma una burbuja de gas en el interior de la articulación la cual explota una centésima de segundo más tarde de realizarse la manipulación. A nivel vertebral, el chasquido proviene de las articulaciones interapofisarias posteriores. Su producción no es sinónimo de eficacia de la maniobra. En ningún caso garantiza que la manipulación se haya realizado en el nivel adecuado o haya sido realizada en la dirección correcta.

Este ruido no es indispensable para el éxito de la maniobra correctiva, pues está en función del grado de coaptación de las superficies articulares implicadas.

Sólo los tests de movilidad, que deben practicarse sistemáticamente después de toda técnica de corrección, ofrecerán una idea precisa del éxito de la técnica.

El resultado clínico experimentado por el paciente a corto plazo confirmará también el resultado.

En algunos casos es suficiente con movilizar la articulación para obtener el efecto terapéutico deseado.

Still solía decir a sus alumnos:

> *La filosofía de la manipulación se basa en el conocimiento absoluto de las formas y las funciones de todos los huesos que corresponden al marco óseo de la estructura humana.*

> *"¿Cómo debemos traccionar el hueso para colocarlo en su posición normal?" A esto respondo, tracciónelo hasta su lugar correcto y déjelo allí. Algunos por ahí dicen que deben traccionarse hasta que suene. El sonido de los huesos no es un criterio por el cual uno deba guiarse. Los huesos no siempre suenan cuando vuelven a su posición normal, ni ese sonido implica tampoco que estén propiamente ajustados.*

> *Previo al ajuste de los huesos del cuerpo, no importa mucho cuál sea o qué lejos está este del lugar que le corresponde, usted primero debe relajar todas sus conexiones en sus extremos articulares, siempre teniendo en cuenta que cuando un hueso ha dejado su articulación los músculos periféricos y los ligamentos están irritados, causando contractura.*

> *Quiero dejar claro que hay muchas maneras de ajustar los huesos. Cuando el operador no usa los mismos métodos que otros operadores, no implica ignorancia criminal en ningún caso, sino que se pueden obtener resultados de varias maneras.*

> *La decisión sobre el método es un asunto a ser decidido por cada operador y depende solamente de su juicio y su habilidad.*

Tipos de normalizaciones con Thrust

1. La normalización directa

Se realizan con un thrust directo sobre las apófisis transversas o espinosas de las vértebras a normalizar. Son las que más riesgo suponen cuando el osteópata no es experimentado o cuando el paciente está al borde de alguna de las contraindicaciones a las normalizaciones con Thrust. No obstante, bien realizadas estas técnicas son muy eficaces.

Únicamente utilizaremos estas técnicas cuando no se puedan realizar las semi-directas y las indirectas.

2. La normalización indirecta

Se realizan focalizando la tensión en el área cercana a la región a normalizar, utilizando brazos de palanca. La palanca primaria es la dirección principal hacia la cual se dirige la fuerza correctora. La palanca secundaria sirve para estabilizar la fuerza correctora de la palanca primaria.

Estas técnicas las utilizaremos los primeros días de tratamiento y, sobre todo, en pacientes con muchas vértebras en lesión para absorber tensión. No permiten la reducción de una disfunción específica, pero sí restauran la movilidad y disminuyen significativamente el cuadro clínico que presenta el paciente.

3. La normalización semidirecta

Se realizan de igual manera que las indirectas, pero además el osteópata utiliza un punto de apoyo directo sobre las espinosas o transversas.

Estas técnicas son las mejores cuando queremos restablecer una lesión específica en un nivel concreto vertebral.

Contraindicaciones a las técnicas con Thrust

1. Dolor agudo durante la puesta en tensión.
2. Inflamación del área a normalizar.
3. Infección del área a normalizar.
4. Osteoporosis severa.
5. Anomalías congénitas o adquiridas (sacralización, artrodesis...).
6. Pacientes en estado de hiperexcitación emocional.
7. Ante la negativa por parte del paciente (temor, resistencia pasiva, etc).
8. Ante la duda por parte del osteópata

En cualquier caso, el buen criterio, la profesionalidad y la experiencia del osteópata son los mejores aliados a la hora de decidir si normalizamos o no.

DIAGNÓSTICO Y TRATAMIENTO OSTEOPÁTICO LUMBAR

1. LA PSEUDO ROTACIÓN DE LA PELVIS

Llamada también, con mayor exactitud, lesión lumbar de grupo NLR.

Generalidades

Esta lesión, descrita por uno de mis profesores, Raymond Richard, D.O. (ver reseña en página 444), no se trata de una lesión ilíaca, ni de una lesión sacra. Es una lesión lumbar de grupo, de tipo NLR, que se produce gracias a la intervención del músculo psoas, por un lado, y del músculo ilíaco del lado opuesto.

Esta lesión es muy frecuente y se presenta a diario en las consultas. Habitualmente es asintomática. Es decir, que por norma general la vamos a descubrir de manera fortuita, con motivo de un examen general osteopático.

Por el contrario, cuando esta lesión de grupo NLR es objeto de consulta, la sintomatología dolorosa es casi siempre lumbar.

Mecanismo productor de la lesión

Puede producirse en un contexto traumático. Sobre todo en accidentes circulatorios, a causa de llevar puesto el cinturón de seguridad, lo cual hace que en caso de una parada brusca, la palanca unitaria que representa la columna vertebral parta en rotación hacia delante.

El mecanismo productor más frecuente está representado por el falso movimiento siguiente: la persona que está inclinada hacia delante, que quiere levantar un peso y desplaza esta carga en rotación. Es un movimiento productor muy frecuente, explicando la frecuencia de esta lesión.

Es importante saber que un peso de 1 kg. multiplicado por un brazo de palanca de un metro, representa 10 kg. de peso o resistencia a nivel lumbar.

Cuando levantamos un peso en inclinación anterior del tronco y lo desplazamos en rotación, asistimos a una rotación de la palanca de la columna vertebral y sacro, con respecto a las dos alas ilíacas, las cuales están unidas por la sínfisis púbica y fijadas al suelo por la carga a nivel de las articulaciones coxo-femorales.

Por lo tanto, en este movimiento asistimos a una rotación de la columna vertebral y del sacro con relación a las dos alas ilíacas que están unidas, por delante, con la sínfisis del pubis y fijadas al suelo por el peso del cuerpo, al nivel de las coxo-femorales.

Cuando la persona vuelva a la posición correcta, tendremos un paralelismo entre las dos rectas. La vertical que pasa por la cresta sacra posterior se confunde con la vertical que pasa por la sínfisis del pubis. Cuando tengamos una lesión de grupo NLR, estas dos rectas se van a disociar, a la derecha o a la izquierda, pero van a seguir siendo paralelas, de un lado o del otro. Esto lo vamos a poder constatar radiológicamente.

Cuando se trate de una torsión sacra, la recta que pasa por la cresta sacra posterior (ya no se puede hablar de vertical) se encuentra desplazada e inclinada con respecto a la vertical que pasa por la sínfisis púbica.

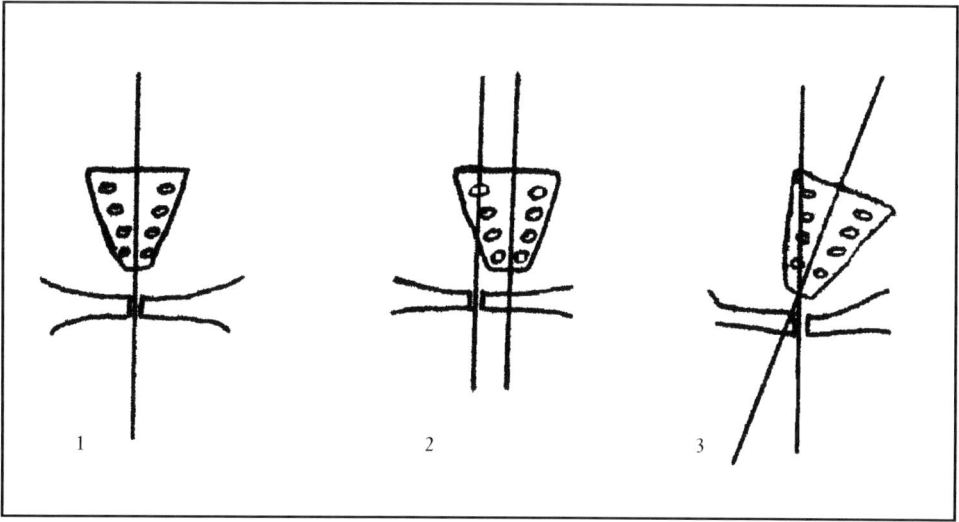

Figura 246. Esquema radiológico de radiografía simple anteroposterior en la pseudorotación de la pelvis. 1. Normal. 2. Pseudo rotación de la pelvis izquierda. 3. Torsión sacra en eje oblicuo derecho.

Anatomía aplicada

El psoas es un músculo que se une a todas las vértebras lumbares, excepto al cuerpo vertebral de L5. Este detalle es importante porque en ciertos casos vamos a ver como todo el bloque lumbar, desde L1 hasta L4, gira con respecto a L5.

Cuando este músculo tiene un punto fijo a nivel femoral, se contrae de manera unilateral inclinando el raquis lumbar de su lado y hace sufrir a los cuerpos vertebrales lumbares una rotación en la convexidad formada (1ª ley de Fryette, NLR).

El músculo ilíaco tiene una muy amplia superficie de inserción ilíaca. Aparte de la anatomía tradicional conocida, hay que recordar que cuando el músculo ilíaco tiene un punto fijo a nivel femoral, si se contrae a nivel unilateral, desplaza la sínfisis púbica hacia el lado opuesto.

Raymond Richard, D.O. (1942-2011)

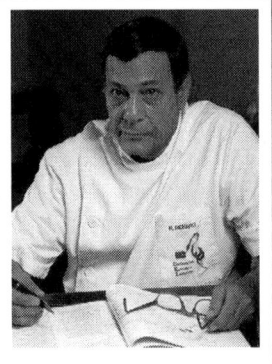

Nacido en 1942 en Montluçon en el departamento de Allier, hijo único.

En 1966 obtiene el título oficial de fisioterapeuta, quedando primero de la promoción. En su deseo de progresar profesionalmente encuentra en París al Dr. André de Sambucy de Sorgues y se hace su asistente durante 6 meses. Es en el curso de este encuentro donde se apasiona por la columna vertebral. Siempre en busca de progreso sigue numerosas conferencias profesionales, y en una de ellas traba amistad con Marie Luisa Mahieu D.O MRO (UK) chica de un osteópata Belga. Esta última lo incita entonces a proseguir sus estudios y a inscribirse en la BSO (Londres) donde es docente. Permanece allí del 1966 a 1970 para seguir la enseñanza de la British School of Osteopathy (B.S.O) en Londres. Sin grandes recursos financieros, trabaja por la noche en cafés, como camarero. Durante el día estudia la biomecánica articular raquídea y periférica. Sus sacrificios son recompensados porque acaba sus estudios de osteopatía con éxito obteniendo la Medalla de Plata. Es en aquella época cuando teje su tejido relacional ostéopático. Simpatiza con Denis Brookes, D.O. siguiendo sus cursos de post graduado. De vuelta a Francia, se instala como Osteópata en Lyon, ciudad que no dejará más. De 1970 a 1972 participa como profesor en el " Collège d'Etiopathie Européen". Este colegio ha sido fundado por André Philippe, D.O. (formado en la BSO) en 1964 bajo la denominación de " Collège d'Ostéopathie Européen". En 1974 funda en Lyon el Centro de Estudios y de Aplicaciones de Terapéuticas Complementarias (C.E.A.T.C). Para perfeccionar su enseñanza osteopática acude regularmente a Inglaterra de 1975 a 1980 para estancias osteopáticas mensuales con Denis Brookes.

Continúa su aprendizaje y se profesionaliza a través de diferentes acciones: 10/04/1978 Miembro consultor y equivalencia de Doctor en Osteopatía de Memorial College de Auckland. 14/08/1978 Miembro consultor y equivalencia de Doctor en Osteopatía de Windsor College of Applied Osteopathy (Australia). 27/08/1978 Diplomado de The Cranial Osteopathic Association. 1979 Miembro del Registro Osteopático de Nueva Zelanda. En septiembre de 1979 Raymond Richard participa en la creación de diferentes escuelas, EL AT STILL Academy (ATSA) en Lyon antes de dejarles esta institución a Jean Peyrière y Robert Perroneaud-Ferré, el Instituto William Garner Sutherland (IWGS) hoy día COS (Colegio Ostéopathique Sutherland). En octubre de 1979 ingresa como Miembro de la American Academy of Osteopathy (USA). En 1980 su centro (CEATC) toma el nombre de Osteopathic Research Institute, que más tarde denominaría Richard's Osteopathic Research Institute. Entre 1980 y 83 estudió en USA con Irwin Korr y Eliott Lee Hix, con quienes mantuvo una buena amistad.

Fundó y Presidió también el International Council of Osteopaths (ICO) cuya sede está en Ginebra.

Dejó escritas 12 obras científicas sobre la osteopatía.

Se retiró de la enseñanza en 2009.

Falleció el 12 de junio de 2011.

Pseudo rotación de la pelvis anterior izquierda

Tendremos una tracción del psoas derecho, con un punto fijo femoral. Inclinación lateral derecha del raquis lumbar y rotación de los cuerpos vertebrales lumbares de derecha a izquierda.

Esto produce una tracción del músculo ilíaco izquierdo, con punto fijo femoral, desplazando la sínfisis pubiana de izquierda a derecha.

Vamos a asistir a un par de rotación entre la columna lumbar y la pelvis.

El desplazamiento de la sínfisis púbica de izquierda a derecha va a tener como efecto el relajar la inserción femoral del psoas derecho. Esto va a permitir a la cabeza femoral derecha un ligero ascenso, que podrá tener como efecto, en ciertos casos, suprimir la inclinación lateral derecha del raquis lumbar. Pero esto no ocurre siempre.

En ciertos casos, en las radiografías simples, se ve la imagen de una pseudo rotación de la pelvis pero no vemos la inclinación lateral del raquis lumbar. Sin embargo, podemos tener la rotación de la columna lumbar que es secundaria a la inclinación lateral. Este no es siempre el caso.

Dicho de otro modo, la apariencia de falsa pierna corta, bien clínica o radiológica, será en nuestro ejemplo del lado izquierdo. Esto es muy importante porque es un signo diagnóstico diferencial radiológico con la lesión ilíaca posterior.

Clínica

Es una de las pocas lesiones osteopáticas donde los signos clínicos no son ricos con respecto a los signos radiológicos, que si lo son. Osteopáticamente, normalmente suele ser lo contrario.

Clínicamente, y siguiendo con el ejemplo de una pseudo rotación de la pelvis izquierda, tendremos:

- Una apariencia clínica de falsa pierna corta izquierda, con el paciente tumbado en decúbito supino.
- Una pelvis anteriorizada del lado de la pseudo rotación de la pelvis, en decúbito supino.

- En decúbito prono, el glúteo mayor izquierdo será más prominente y superior.

Sintomatología dolorosa

Muy frecuentemente es una lesión asintomática. Va a ser descubierta cuando se hace un examen general, de manera fortuita.

Cuando esta lesión es objeto de consulta, la sintomatología dolorosa es, con mayor frecuencia, lumbar.

Radiología

1. Técnica

- En carga de la pelvis
- Columna lumbar AP y de perfil centrado sobre L5

2. Resultados

Ejemplo: pseudo rotación de la pelvis izquierda

- El ala ilíaca derecha va a aparecer más ancha que en la izquierda.

- El agujero obturador derecho va a ser más pequeño con respecto al lado izquierdo.

- La vertical que pasa por la cresta sacra posterior estará desplazada a la izquierda en relación con la vertical que pasa por la sínfisis púbica, que estará desplazada a la derecha. Las dos rectas permanecerán paralelas.

- La tangente a las cabezas femorales van a mostrar una apariencia radiológica de falsa pierna corta izquierda. La apariencia radiológica de falsa pierna corta está opuesta al ala ilíaca que se ve más ancha. Esto es signo importante de diagnóstico diferencial radiológico con una lesión ilíaca posterior, puesto que en el ilíaco posterior, la falsa apariencia de pierna corta se aprecia del mismo lado que el ala ilíaca que se ve más ancha.

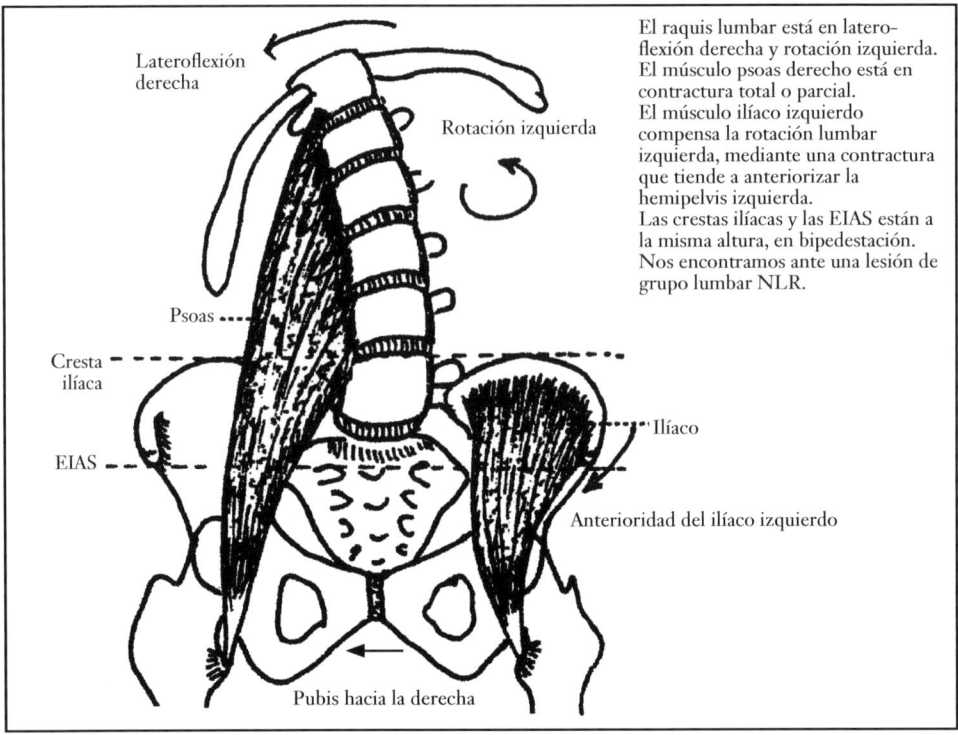

Figura 247. Pseudo rotación de la pelvis izquierda

Diagnóstico

Se basa en el estudio de la movilidad.

- El Test de Downing dará negativo, puesto que no hay una lesión ilíaca.
- El TFP y TFS darán negativos.
- El Test sacro en decúbito prono dará negativo.
- Los Test lumbares darán positivo, puesto que se trata de una lesión de grupo lumbar NLR (ver página 462).
- El Test del psoas será positivo (ver tomo 1).

Test para escoliosis lumbar en bipedestación

Hay que saber si el paciente tiene una escoliosis preexistente o no, ya que es importante para los resultados de la movilidad. Para saber esto habrá que hacer el test en bipedestación, solicitar al paciente que se sitúe en apoyo unipodal de un lado y después del otro, para poder percibir una escoliosis preexistente.

Por ejemplo: curvatura lumbar convexa a la derecha.

Cuando el paciente se sitúa en apoyo sobre la pierna izquierda, la convexidad lumbar derecha aumenta. Cuando se coloca en apoyo sobre la derecha, la columna lumbar llega a la vertical pero no se invierte.

Por lo tanto, el diagnóstico de una escoliosis preexistente es muy fácil de realizar.

Tratamiento

Antes de realizar las técnicas de corrección habrá que tener en cuenta la existencia o no de una escoliosis preexistente. Por ejemplo:

1ª hipótesis. No hay una escoliosis preexistente.

Cuando solicitamos al paciente que se incline lateralmente a la izquierda, al estar la columna lumbar en flexión, tenemos que percibir una rotación vertebral de izquierda a derecha. Las apófisis transversas derechas se hacen más prominentes.

Durante la inclinación lateral derecha, en un esquema de flexión lumbar la rotación vertebral de derecha a izquierda no se realiza o se realiza peor. Esto significa que las vértebras lumbares están en rotación de izquierda a derecha, lo cual supone una inclinación lateral izquierda. Este es el diagnóstico.

La corrección consistirá en invertir los componentes. Es decir, hay que rehacer una inclinación lateral derecha y una rotación de derecha a izquierda, en un esquema de ligera flexión lumbar. Así invertimos los tres componentes NLR.

Esto, en el caso de que no haya una escoliosis.

2ª hipótesis. Sí hay una escoliosis. Por ejemplo: lumbar con convexidad a la derecha.

En la técnica de normalización estaremos obligados de permitir al sistema que absorba la tensión. Es decir, con una rotación de izquierda a derecha, en el sentido de la organización de la escoliosis.

Protocolo terapéutico para una pseudo rotación pélvica izquierda con escoliosis

1. Tratamiento del tejido conjuntivo: C.B. + C.D. (pág 465 y tomo 1)
2. Movilización de la charnela lumbo-sacra en decúbito supino, (ver página 247)
3. Tracción-bombeo de ambas extremidades inferiores en flexión-ab-ducción-rotación externa, (ver página 248)
2. Tratamiento de la musculatura lumbo-pélvica afectada, (ver tomo 1)
3. Tratamiento del psoas derecho, (ver tomo 1)
4. Tratamiento del diafragma respiratorio, (ver tomo 1)
5. Tratamiento del diafragma pélvico, (ver tomo 1)
6. Bombeo sacro, (ver página 248)
7. Bombeo occipital, (ver página 249)
8. Descoaptación de las ramas púbicas, (ver tomo 1)
9. Tratamiento de la columna lumbar, en sedestación o en decúbito supino, en sentido de la organización lesional de la escoliosis: hacia la derecha, (Ver página 451)
10. Tratamiento de la charnela toraco-lumbar, (ver página 452)
11. Tratamiento de la columna torácica en sentido de la organización lesional de la escoliosis: hacia la izquierda, (ver página 453)
12. Tratamiento de la columna cervical, (ver tomo 3)
13. Bombeo occipital (ver página 249)

Protocolo terapéutico para una pseudo rotación pélvica izquierda sin escoliosis

1. Tratamiento del tejido conjuntivo: C.B. + C.D. (ver página 465 y tomo 1 para la CD)
2. Movilización de la charnela lumbo-sacra en decúbito supino, (ver página 247)
3. Tracción-bombeo de ambas extremidades inferiores en flexión-ab-ducción-rotación externa, (ver página 248)
4. Tratamiento de la musculatura lumbopélvica afectada, (ver tomo 1)
5. Tratamiento del psoas derecho, (ver tomo 1)
6. Tratamiento del diafragma respiratorio, (ver tomo 1)

7. Tratamiento del diafragma pélvico, (ver tomo 1)
8. Bombeo sacro, (ver página 248)
9. Bombeo occipital, (ver página 249)
10. Descoaptación de las ramas púbicas, (ver tomo 1)
11. Normalización de la columna lumbar, en sedestación o decúbito supino hacia la derecha, (Ver página 451)
12. Tratamiento de la charnela toraco-lumbar, (ver página 452)
13. Tratamiento de la columna torácica, (ver tomo 3)
14. Tratamiento de la columna cervical, (ver tomo 3)
15. Bombeo occipital, (ver página 249)

Normalización lumbar para una pseudo rotación de la pelvis izquierda, o lesión lumbar de grupo NLR, izquierda. Técnica en sedestación.

Paciente en sedestación sobre la camilla, con la manos entrelazadas detrás de la cabeza y los pies en contacto con el suelo.

El osteópata, en sedestación sobre la camilla, detrás del paciente y pegado a él, con sus pies contactando contra el suelo.

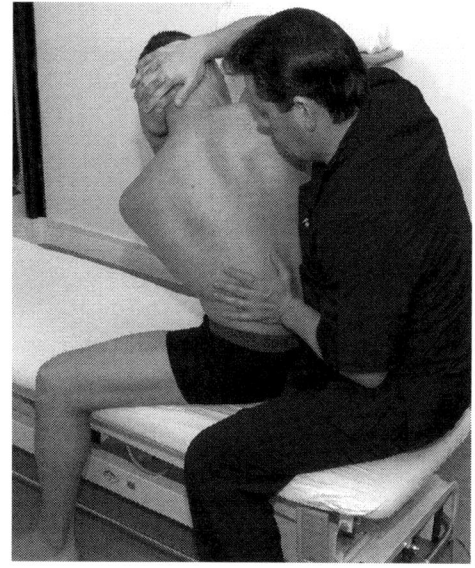

El osteópata atrapa con su mano derecha el brazo izquierdo del paciente a la altura del codo y coloca la eminencia tenar de su mano izquierda sobre el centro de la columna lumbar izquierda del paciente, imprimiendo a la columna lumbar un gesto de latero-flexión izquierda, ligera flexión y rotación derecha hasta el final de la barrera motriz.

Solicitamos al paciente que inspire y espire profundamente, realizando al final de la espiración el thrust hacia la rotación derecha.

Foto 102. Normalización en sedestación para pseudo rotación de la pelvis izquierda.

Nota: esta técnica es de idéntica ejecución que la que tendríamos que realizar en el supuesto de que la pseudo rotación de la pelvis vaya acompañada de una escoliosis con convexidad lumbar derecha.

Normalización lumbar para una pseudo rotación de la pelvis izquierda, o lesión lumbar de grupo NLR, izquierda.
Técnica en decúbito supino, "Boomerang"

Paciente en decúbito supino, con las manos entrelazadas detrás de la cabeza y el tronco en latero-flexión izquierda.

El osteópata, situado del lado derecho del paciente, fija con su mano derecha la EIAS izquierda del paciente, mientras con su mano izquierda lleva la columna lumbar del paciente en rotación derecha hasta la barrera motriz.

Al final de la espiración se realiza el thrust en rotación hacia la derecha.

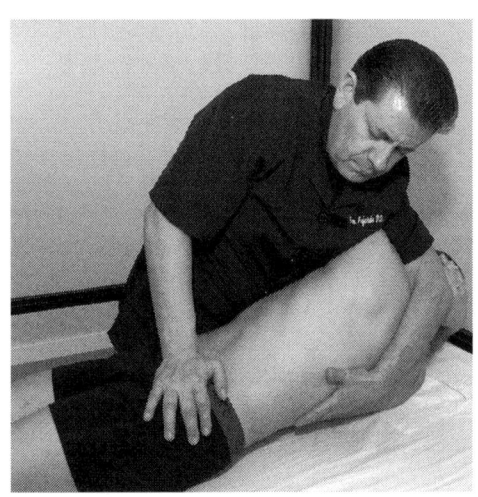

Foto 103. Normalización en decúbito supino para pseudo rotación de la pelvis izquierda.

Normalización de la charnela toraco-lumbar

Paciente en sedestación, a caballo, al borde de la camilla con ambas manos interpuestas sobre la región a normalizar.

El osteópata por detrás abraza al paciente haciendo contacto en la parte anterior del esternón.

Solicitamos al paciente que inspire y espire profundamente. Durante la fase de espiración realizamos la puesta en tensión comprimiendo antero-posteriormente nuestro contacto manual-torácico y en dirección craneal. A continuación, solicitamos nuevamente una inspiración momento en el que realizamos el thrust por compresión del pecho del osteópata contra las manos del paciente en dirección antero-superior.

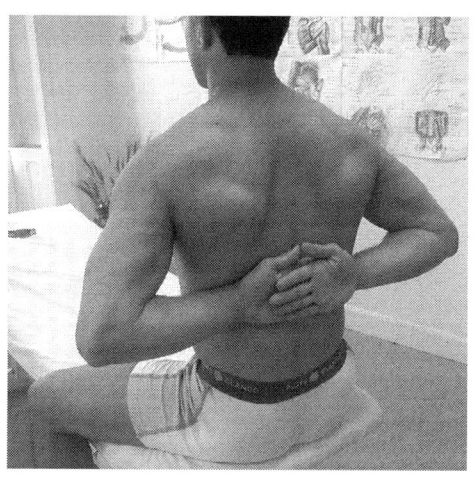

Foto 104. Posición de las manos del paciente en la normalización de la charnela toraco-lumbar en sedestación.

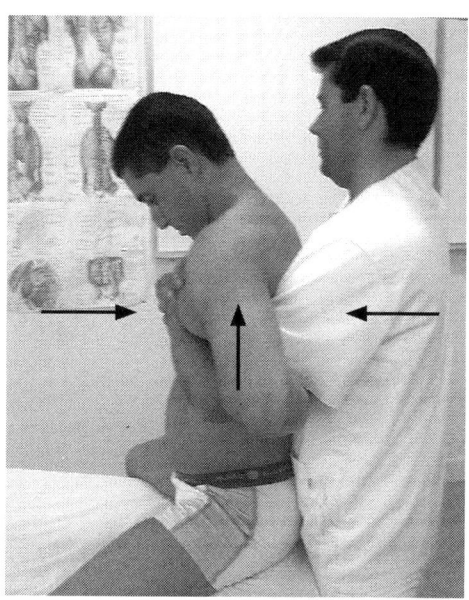

Foto 105. Normalización de la charnela toraco-lumbar.

Normalización de la columna torácica con escoliosis de convexidad izquierda

Paciente en sedestación, a caballo, al borde de la camilla con las manos entrelazadas detrás de la nuca. El osteópata, situado por detrás, sujeta con su mano izquierda el antebrazo derecho del paciente a la altura del codo, situando el pisiforme de su mano derecha sobre las transversas del centro de la escoliosis torácica.

Situamos el nivel afectado en NLR izquierda y realizamos el thrust al final de la espiración aumentando la rotación hacia la izquierda, hacia la organización lesional de la escoliosis.

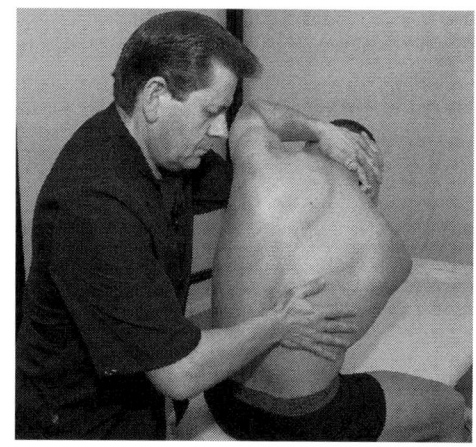

Foto 106. Normalización de la columna torácica con escoliosis de convexidad izquierda.

TEST DIAGNÓSTICOS PARA LA COLUMNA LUMBAR

Generalidades patológicas

- Muchas veces, el dolor se siente más en la periferia según las relaciones metaméricas, que en la vértebra afectada.
- En un 50% de los casos los dolores lumbares bajos tienen un origen toracolumbar (T11-T12-L1). En este caso el paciente presenta dolor al pinzado rodado en la zona de la cresta ilíaca del lado afectado.
- Cuando el paciente presenta un dolor local a punta de dedo sobre la musculatura glútea, significa disfunción articular de los segmentos bajos, L4-L5 y L5-S1.
- En los casos de lesión de ERL-FRL, la persona tendrá dolor en barra, es decir dolor en los dos lados de la columna: dolor bilateral lumbar. ◆▶
- En las lesiones de NLR (característica de las escoliosis), los músculos superficiales y profundos están tensos del mismo lado: dolor unilateral lumbar,

  — NLR Dcha: dolor unilateral en la derecha. ▶
  — NLR Izda: dolor unilateral en la izquierda. ◀

- En el 90% de los casos, los dolores espontáneos que manifiesta el paciente, y que por lo general motivan la consulta, corresponden a zonas de hipermovilidad compensatoria que se generan como resultado de las hipomovilidades (en muchos casos indoloras) que son la disfunción somática primaria a diagnosticar y tratar por el osteópata.

Observaciones sobre el diagnóstico mecánico en la columna lumbar

Dentro del amplísimo abanico de test osteopáticos desarrollados por diferentes osteópatas de diversos países a lo largo de los años, nosotros vamos a centrarnos en los que consideramos más rápidos, sencillos y eficaces.

Personalmente considero que muchas formas de diagnosticar que se ofrecen suponen una auténtica molestia para el paciente y que en muchos casos, debido a las características anatómicas del paciente o al dolor que presenta, resultan de una ineficacia manifiesta.

Test posicional en decúbito prono

Fase 1: valoración de la flexo-extensión

Paciente en decúbito prono con la cabeza en posición neutra y los brazos pegados al cuerpo. El osteópata en bipedestación a un lado del paciente. Realizamos un desplazamiento de L5 en dirección craneal (hacia la flexión), suavemente. Acto seguido, realizamos lo mismo en dirección caudal. Si durante el empuje en dirección craneal constatamos movimiento mientras que durante el empuje en dirección caudal no lo percibimos, esto nos indica lesión en flexión.

Observaciones: si no encontramos lesión en flexo-extensión, podemos decir que no hay disfunción somática vertebral en FRL-ERL, ya que ambas van acompañadas de flexión o extensión. Si encontramos lesión en flexión o en extensión, el siguiente paso nos indicará el esquema final lesional.

El siguiente paso en rotación nos dirá el esquema final:

• Lesión FRL o ERL,
• Lesión en NLR,
• Ausencia de lesión.

Fase 2: valoración de la rotación

Paciente en decúbito prono con los brazos a lo largo del cuerpo y la cabeza rotada hacia la derecha cuando valoramos la rotación derecha y hacia la izquierda cuando valoramos la rotación izquierda.

El osteópata en bipedestación a un lado del paciente. Situamos la pinza índice-pulgar de nuestra mano caudal fijando el segmento inferior al nivel a valorar y la pinza índice-pulgar de la mano craneal sobre la vértebra examinada.

Mientras la mano caudal fija el sacro, la mano craneal realiza una rotación de la derecha hacia la izquierda de L5 (suavemente), mientras el paciente mantiene la cabeza rotada hacia la derecha. A continuación, realizamos lo mismo segmento por segmento hasta la T12.

Luego, repetimos el examen valorando la rotación de izquierda a derecha, mientras el paciente mantiene la cabeza rotada hacia la izquierda.

Conclusión: cada vértebra ha de poder moverse libremente en ambas rotaciones.

Si un segmento se mueve libremente en un sentido rotacional mientras que en el otro sentido la rotación está limitada, esto nos indica disfunción de ese segmento hacia el sentido facilitado.

Ejemplo: durante la rotación hacia la derecha L5 se mueve con facilidad, pero durante la rotación izquierda el movimiento se encuentra bloqueado. Esto significa que L5 se encuentra en lesión de rotación derecha.

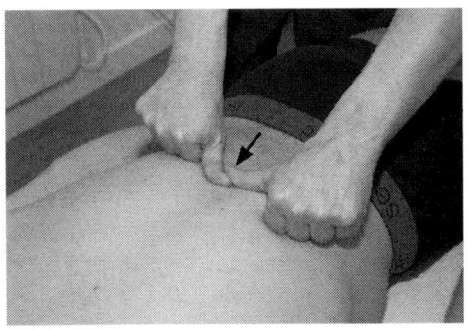

Foto 109. Test posicional en decúbito prono. Craneal, hacia flexión.

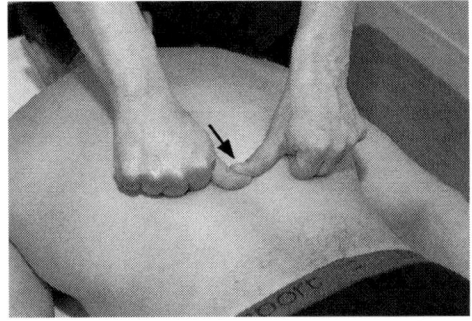

Foto 110. Test posicional en decúbito prono. Caudal, hacia extensión.

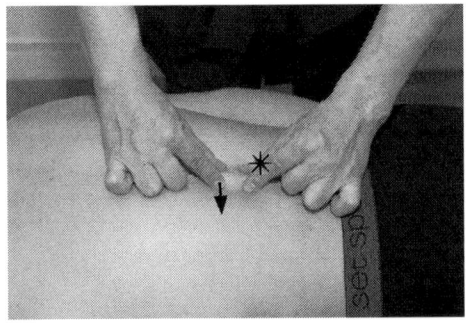

Foto 107. Test Posicional en decúbito prono. Posición de manos en la rotación.

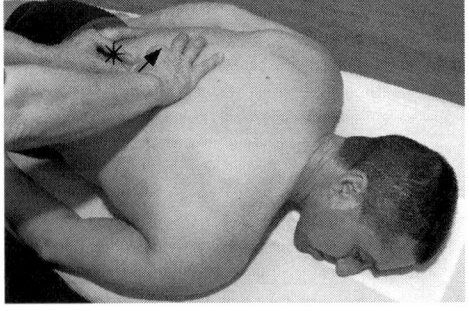

Foto 108. Test posicional en decúbito prono. Posición global del paciente en el test de rotación derecha.

Diagnostico final, ejemplo en L5

Supuesto 1:

L5 se mueve libremente en flexo-extensión y en ambos sentidos de rotación.

Conclusión: ausencia de disfunción somática vertebral.

Supuesto 2:

L5 se mueve libremente en flexo-extensión. Pero se encuentra bloqueada en rotación derecha.

Conclusión: L5 en NLRdcha

Supuesto 3:

L5 se encuentra bloqueada en extensión. Así mismo se encuentra bloqueada en rotación derecha.

Conclusión: L5 en ERLdcha

Exploración de la movilidad intersegmentaria de la columna lumbar

Fase 1: Rotación
Técnica de palanca corta (ejemplo, vértebra L3) Decúbito prono

Paciente en decúbito prono con la cabeza en posición neutra (si la camilla tiene agujero facial) o apoyando la frente sobre sus manos, interpuestas una sobre la otra.

El osteópata en bipedestación a uno de los lados de la camilla. Palpamos las apófisis transversas de la vértebra L3 (a la altura de la cresta ilíaca) con los pulpejos de los pulgares (fotos 111 y 112). Presionamos de manera alterna sobre las apófisis transversas izquierda y derecha de la vértebra L3, mediante impulsos firmes en dirección anterior, con el fin de valorar la facilidad (libertad) con que puede realizarse la rotación hacia la izquierda cuando presionamos sobre la transversa derecha, y hacia la derecha cuando presionamos sobre la transversa izquierda.

Si la apófisis transversa derecha se mueve más fácilmente en dirección anterior (flecha) y la apófisis transversa izquierda ofrece resistencia al movimiento, el segmento rota más libremente hacia la izquierda (está rotado hacia la izquierda), foto 111.

Si la apófisis transversa izquierda se mueve más fácilmente en dirección anterior (flecha) y la apófisis transversa derecha ofrece resistencia al movimiento, el segmento rota más libremente hacia la derecha (está rotado hacia la derecha), foto 112.

La apófisis transversa izquierda de la vértebra L3, ilustrada en este ejemplo, puede apreciarse más prominente (desplazada en dirección posterior) en la palpación estática cuando existe una disfunción con rotación hacia la izquierda.

Repetimos estos pasos en cada segmento de la columna lumbar y T12.

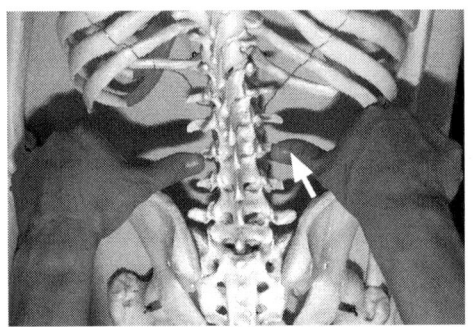 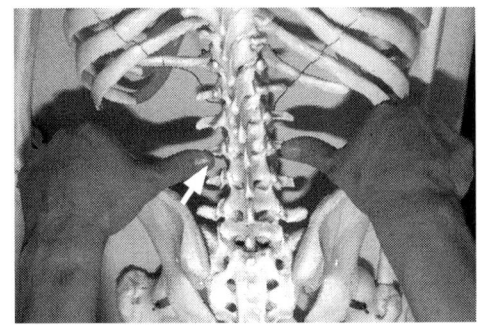

Foto 111. Exploración de la movilidad intersegmentaria. Rotación izquierda.

Foto 112. Exploración de la movilidad intersegmentaria. Rotación derecha.

Fase 2: Lateroflexión
Técnica de palanca corta (ejemplo, vértebra L3) Decúbito prono

El osteópata y paciente en la misma posición que en la fase 1.

El osteópata sitúa sus dedos pulgares sobre la cara posterolateral de las apófisis transversas (figuras 113 y 114). Ejercemos una ligera presión alterna, primero hacia la izquierda y luego hacia la derecha, para valorar la facilidad con que puede realizarse la inclinación hacia la izquierda y hacia la derecha.

Si el pulgar desplaza el segmento más fácilmente de izquierda a derecha, el segmento se inclina más fácilmente hacia la izquierda, lo que denominamos como lateroflexión izquierda. Si el pulgar desplaza el segmento más fácilmente de derecha a izquierda, el segmento se inclina más fácilmente hacia la derecha, lo que denominamos como lateroflexión derecha.

Repetimos estos pasos en cada segmento de la columna lumbar y T12.

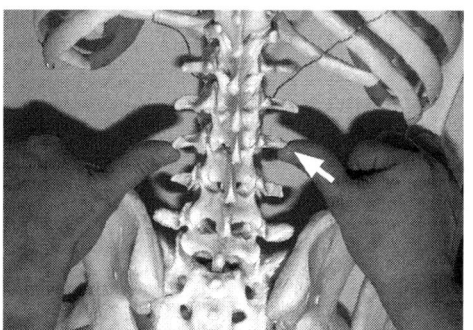 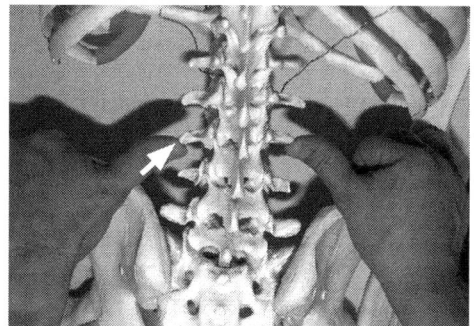

Foto 113. Exploración de la movilidad intersegmentaria. Lateroflexión izquierda.

Foto 114. Exploración de la movilidad intersegmentaria. Lateroflexión derecha.

Exploración de la movilidad intersegmentaria de la columna lumbar

Fase 3: Técnica de Fred Mitchell, D.O.
Extensión (posición de esfinge) y flexión (decúbito prono)

Si el osteópata determina que la rotación y la inclinación lateral son homolaterales, y por lo tanto estamos ante una 2ª ley de Fryette (FRL o ERL), sitúa sus pulgares sobre la cara posterolateral de las apófisis transversas del paciente, que se posiciona en decúbito prono.

Solicitamos al paciente que, apoyándose en los codos, extienda la porción dorsolumbar de la columna para separar el tórax de la camilla (figura 115).

El osteópata revalora la rotación, la inclinación lateral o ambas, estando el paciente en esta posición de extensión. Si ambos movimientos mejoran, la disfunción es en extensión pues vamos en sentido del movimiento facilitado. Si aumenta la asimetría y el movimiento está aún más limitado que al principio, la disfunción es en flexión pues vamos en sentido contrario al movimiento lesional.

Algunos osteópata prefieren que el paciente también adopte una posición en la que el tórax descanse sobre las rodillas (figura 116), para lograr una flexión relativa y reevaluar en esta posición la disfunción de los movimientos de rotación y de inclinación lateral (cosa que yo personalmente no considero preciso). Si los parámetros disfuncionales mejoran en esta posición, la disfunción se denomina en flexión pues vamos en el sentido facilitado. Si aumenta la asimetría y el movimiento está aún más limitado que al principio, se trata de una disfunción en extensión pues vamos en sentido contrario al movimiento lesional.

El osteópata debe realizar sólo una de estas técnicas siempre que sepa que la disfunción somática vertebral existente es de tipo II, o sea, 2ª ley de Fryette. Se recomienda realizar la que resulte más cómoda para el paciente.

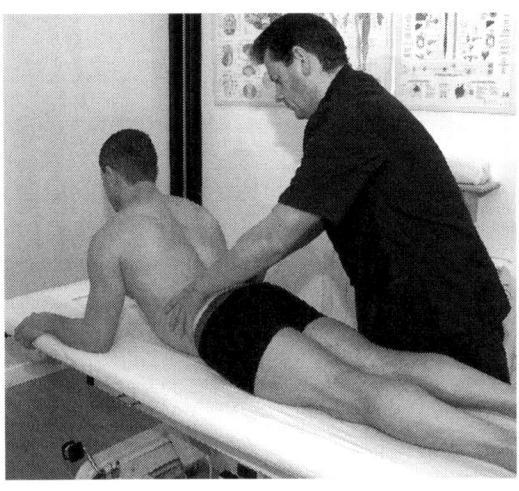

Foto 115. Exploración de la movilidad intersegmentaria. Posición de la esfinge (extensión)

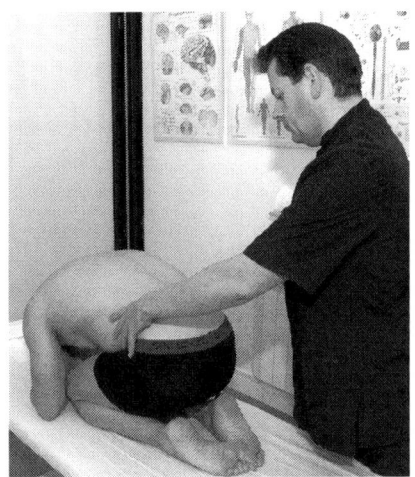

Foto 116. Exploración de la movilidad intersegmentaria. Posición en flexión global.

Test de Thompson, D.C.

Estas pruebas, utilizadas por los quiroprácticos, están basadas en el estudio de la variación de la longitud del miembros inferiores en función de diferentes posicionamientos permitiendo poner en evidencia las disfunciones vertebrales, pero sin especificarnos el esquema concreto lesional. Habrá, por lo tanto, que hacer una palpación y pruebas precisas de movilidad con el fin de conocer la disfunción específica.

Todas estas pruebas se hacen en decúbito prono con los brazos a lo largo del cuerpo y los pies fuera de la camilla.

El osteópata mide la longitud de los miembros inferiores y estudia su variación con arreglo a los diferentes posicionamientos solicitados al paciente.

Si la longitud se iguala o se invierte en función del posicionamiento solicitado, esto indica que el nivel valorado está en disfunción.

T11/T12

El osteópata solicita al paciente extender un brazo a lo largo de la cabeza en rotación neutra, con la frente reposando sobre la camilla.

L1/L2

El osteópata solicita al paciente extender un brazo a lo largo de la cabeza en rotación neutra, con la frente reposando sobre la camilla, como para T11/T12.

L3/L4

El osteópata solicita al paciente levantar su pelvis a la derecha y luego a la izquierda.

L5/S1

El osteópata solicita al paciente extender un brazo a lo largo de la cabeza en rotación neutra, con la frente reposando sobre la camilla. Igual que para T11/T12 y L1/L2.

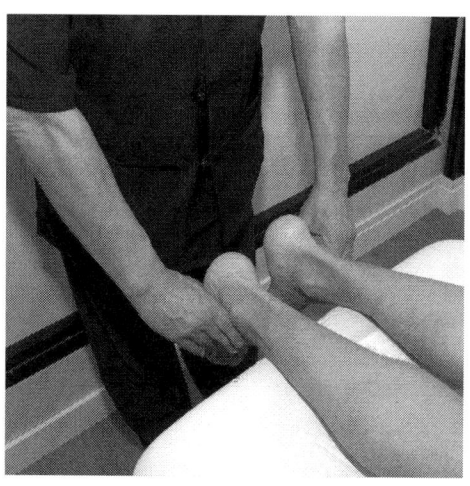

Foto 117. Test de Thompson

Test en sedestación para pseudo rotación de la pelvis

Paciente en sedestación, a caballo, sobre la camilla y con los pies en contacto con el suelo.

El osteópata, por detrás del paciente guía los movimientos de NLR izquierda de la columna lumbar, constatando que admite este movimiento; mientras que al realizar la NLR derecha el movimiento está limitado.

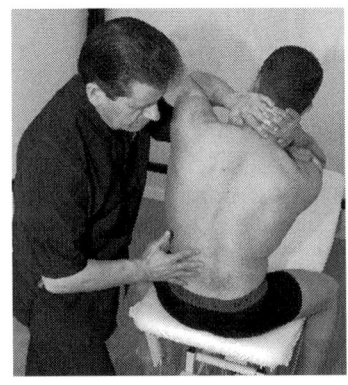

Foto 118. Test NLR para pseudo rotación pélvica izquierda

Test de Gillet, D.C. para L4 - L5

Paciente en bipedestación, con ambas manos apoyadas contra la pared. El osteópata por detrás coloca ambos pulgares sobre los laterales de la apófisis espinosa de L4. Se solicita al paciente que flexione al máximo su cadera derecha, lentamente, y a continuación que realice lo mismo con su pierna izquierda.

Conclusión: si durante la elevación de la extremidad derecha el osteópata percibe que su pulgar izquierdo es rechazado por la espinosa (rotación derecha), mientras que al levantar la extremidad izquierda el osteópata no percibe el rechazo de la espinosa sobre su pulgar derecho (rotación izquierda), significa que L4 se encuentra bloqueada en rotación derecha ya que es el movimiento facilitado. A continuación realizamos lo mismo en L5.

Este test se basa en el arrastre que ejercen los ligamentos iliolumbares sobre L4 y L5 durante la posterioridad del ilíaco al flexionar al máximo la extremidad inferior.

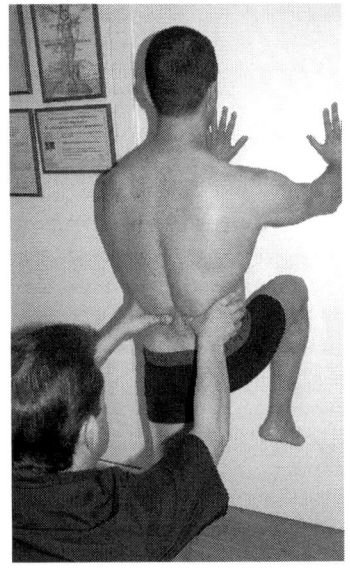

Foto 119. Test de Gillet para L4 y L5

Esquema global de las disfunciones lumbares

	Disfunción en NLRx (1ª ley de Fryette)
Palpación	Posterioridad del proceso transverso homolateral a x (a la rotación)
Movilidad	- Restricción de movilidad de la vértebra en inclinación homolateral a x - Restricción de movilidad de la vértebra en rotación contralateral a x

Disfunción en NLR

Ejemplo: NLRizda

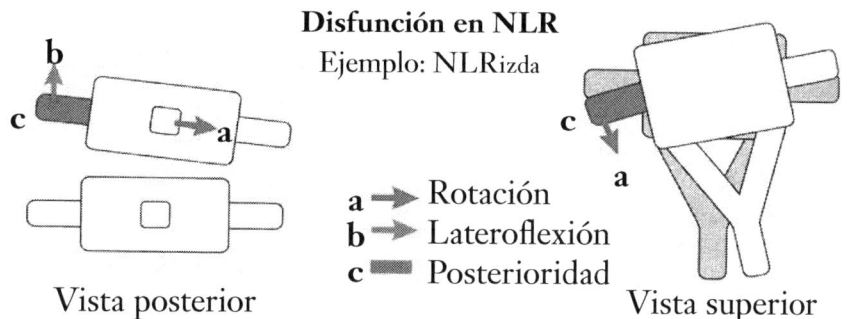

a ⟶ Rotación
b ⟶ Lateroflexión
c ▬ Posterioridad

Vista posterior   Vista superior

	Disfunción en FRLx (2ª ley de Fryette)
Palpación	Posterioridad del proceso transverso homolateral a x (a la rotación)
Movilidad	**FRL:** - Restricción de movilidad de la vértebra en extensión - Restricción de movilidad de la vértebra en inclinación contralateral a x - Restricción de movilidad de la vértebra en rotación contralateral a x **ERL:** - Restricción de movilidad de la vértebra en flexión - Restricción de movilidad de la vértebra en inclinación contralateral a x - Restricción de movilidad de la vértebra en rotación contralateral a x

Disfunción en FRL

Ejemplo: FRLizda

Disfunción en ERL

Ejemplo: ERLdcha

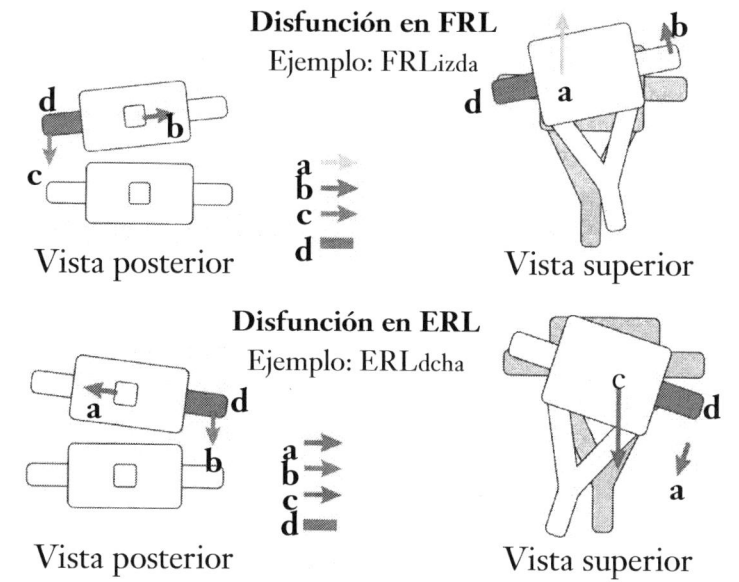

Vista posterior   Vista superior

2. TÉCNICAS DE NORMALIZACIÓN DE LA COLUMNA LUMBAR

A continuación detallamos un modelo de protocolo terapéutico para la columna lumbar. Este tratamiento no es hermético, y podrá sufrir las variaciones oportunas en base a los cuadros disfuncionales que presenten nuestros pacientes y a los conocimientos profesionales del osteópata.

1. Tejido conjuntivo:

   — C.B.
   — Técnica de pinzado rodado y desfibrotización del tejido cutáneo

2. Técnicas fasciales (ver libro La Osteopatía Fascial, Ed. Dilema)
3. Crioterapia (sólo si existe dolor agudo o semiagudo)
4. Tratamiento de la musculatura lumbo-pélvica y cadenas musculares implicadas (ver tomo 1)
5. Movilizaciones y tracciones
6. Tratamiento osteopático de:

   — Ilíaco (ver tomo 1)
   — Pubis (ver tomo 1)
   — Sacro (ver capítulo correspondiente en este libro)
   — Columna lumbar
   — Reequilibrio articular global

7. Bombeo del occipital
8. Inversor de gravedad

Nota: a los pacientes con hiperlorsosis lumbar les posicionaremos en flexión (cifosis); y a los pacientes con cifosis lumbar en extensión (lordosis). No llegando en ninguno de estos dos casos a las amplitudes máximas.

Observación: dentro del inmenso abanico de técnicas de normalización articular para la columna lumbar que se han venido desarrollando desde la época de Still, nosotros vamos a mostrar únicamente aquellas que consideramos más rápidas, sencillas y eficaces.

Tejido conjuntivo

1. Construcción de Base

La construcción de base permite influenciar sobre el sistema parasimpático sacro, para contraponerse a la hiperactividad simpática muy a menudo presente en la mayoría de las patologías, especialmente las de origen visceral.

La inervación segmentaria muestra que es posible, a partir de la construcción de base, influenciar en los dermatomas suprayacentes (7), y subyacentes (3).

Con la construcción de base influimos sobre:

- Los dermatomas D9 al coxis
- S.N. simpático de D9 a L3
- Parasimpático craneal ⎯⎯⎯⎯⎯⎯→ Vísceras abdominales
- Parasimpático sacro

Obtenemos pues una acción reequilibrante del sistema vegetativo. La construcción de base es considerada como un tratamiento completo (Ottensmeier).

Indicaciones

- Patología lumbo-pélvica
- Patología de las extremidades inferiores
- Patologías viscerales de la cavidad abdominal
- Trastornos circulatorios de las extremidades inferiores
- Como inicio de casi todos los tratamientos osteopáticos

Nota: cuando la CEP está implicada, la retracción conjuntiva impide la posición erecta, es decir, el alargamiento de la columna vertebral.

Procederemos entonces a un masaje, no muscular, sino conjuntivo para obtener la desprogramación propioceptiva por vía refleja, y obtener así una relajación tanto conjuntiva como muscular.

Realización de la técnica

El paciente en sedestación.
El osteópata, en sedestación o bipedestación, a la espalda del paciente.

- Se realizan unos trazos con el mayor y el anular. A veces podemos utilizar el pulgar.
- La palpación debe ser perpendicular a la piel. La mano puede colocarse en pronación o en supinación y debe ser sostenida por la mano libre.
- El mayor realiza una presión, después una puesta en tensión, seguida de una tracción para desencadenar una sensación de corte y no de presión sorda.
- La dirección de los trazos la marca el pulgar, ya que la mano debe ir en la dirección de este dedo.
- No se utiliza ningún medio deslizante: aceite, talco...
- Estos trazos se efectúan 3 o 4 veces, bilateralmente.
- La construcción de base se compone de 8 trazos:

1. Partimos de la espina ilíaca postero-superior (EIPS), siguiendo por el borde externo de la cresta ilíaca, hasta la espina ilíaca antero-superior (EIAS).
2. Partimos de la EIPS, y nos dirigimos oblicuamente hacia el trocánter mayor por el canal natural de los glúteos, remontando hacia la EIAS.
3. Partimos del pliegue interglúteo, continúa por la parte inferior del glúteo, para terminar en la parte posterior del trocánter mayor.
4. Partimos de la base sacra, de abajo hacia arriba, realizando cada trazo en forma de abanico. Estos trazos son 3 tienen una longitud de 8 a 10 cm.
5. Partimos de las apófisis espinosas de L3 o L4 para finalizar sobre la EIPS. Estos trazos son 3 y "cortan" a los anteriores. Tienen una longitud de 8 a 10 cm.
6. Realizamos los enganches a la columna lumbar, mediante trazos oblicuos cortos de 2-3 cm desde T12 a L2-3.

7. Realizamos los enganches a los bordes laterales del sacro, de medial a lateral. Estos trazos son 4 o 5 y tienen una longitud de 8 a 10 cm.

8. Finalizamos con los trazos calmantes, realizados con las yemas de los dedos mayor y anular, partiendo del apéndice xifoides y bordeando la parrilla costal inferior hasta el área toraco-lumbar. Se realiza primero un lado y luego el otro.

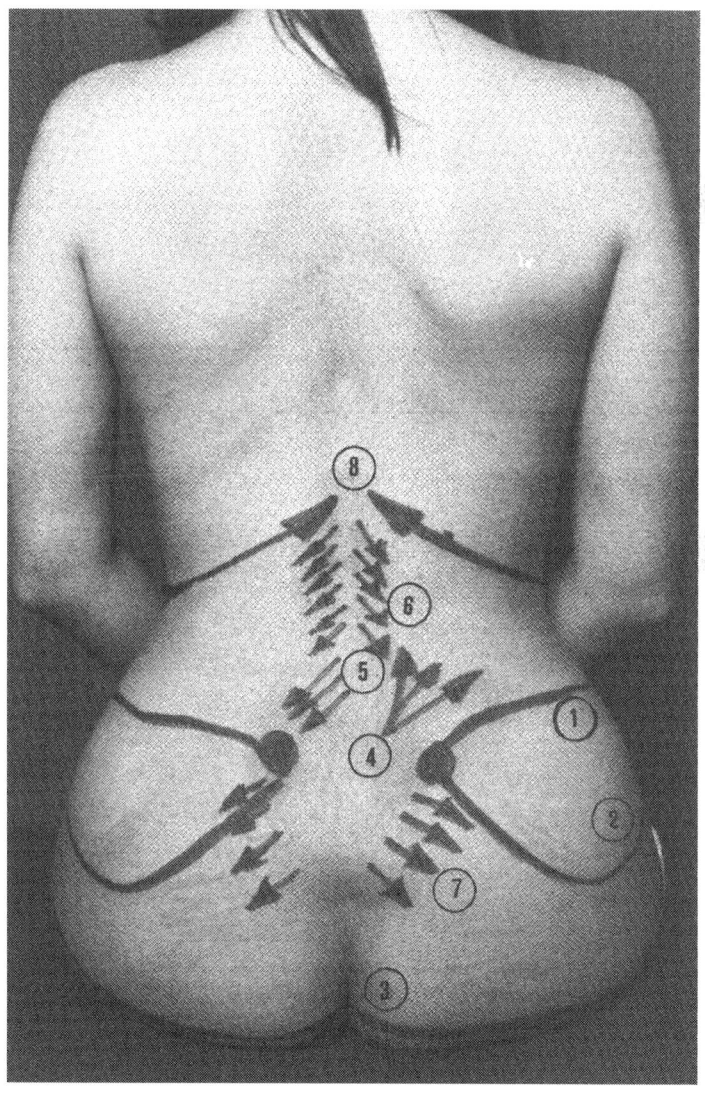

Foto 120. Construcción de base, C.B.

2. Técnica de pinzado rodado y desfibrotización del tejido cutáneo

En un primer tiempo el osteópata realiza la técnica del pinzado rodado desde la región sacra hasta la T12, de manera longitudinal. Luego repetimos la misma maniobra transversalmente, primero un lado y luego el otro.

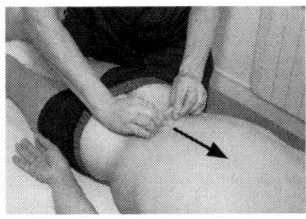
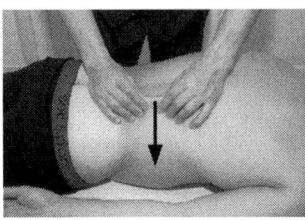
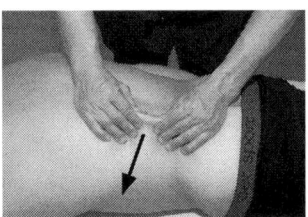

Foto 121. Pinzado rodado longitudinal

Foto 122. Pinzado rodado transversal dcha

Foto 123. Pinzado rodado transversal izda

En un segundo tiempo el osteópata sujeta un segmento cutáneo de la región lumbar del paciente entre los pulgares e índices. Tracciona del tejido en dirección posterior hasta la resistencia del tejido e imprime un tirón seco y rápido en la misma dirección, desfibrotizando el segmento implicado.

Se repite el mismo hasta la T12.

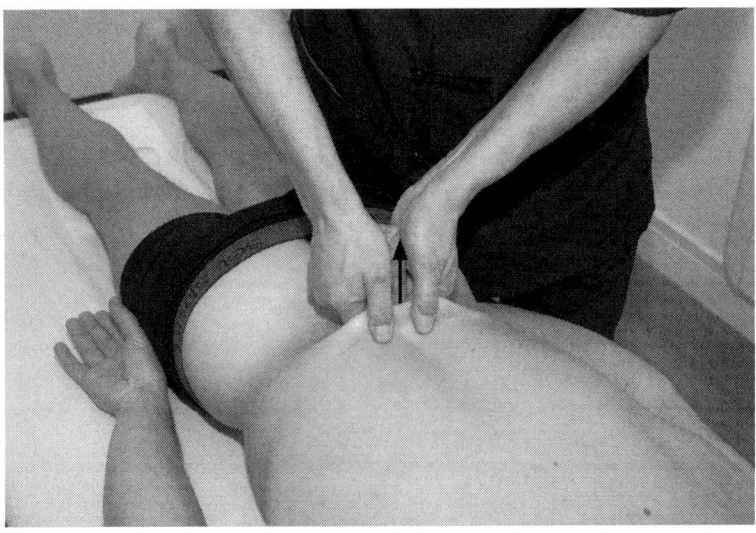

Foto 124. Desfibrotización cutánea

Crioterapia (sólo si existe dolor agudo o semiagudo)

Paciente en decúbito prono con un cojín bajo el abdomen.

Tapamos la región lumbar con un pañuelo. Situamos una bolsa de gel (la cual ha estado en el congelador) sobre la región lumbar. A continuación, ponemos peso (1 o 2 kg) sobre la bolsa de gel. Mantenemos el frío durante 5-6 minutos.

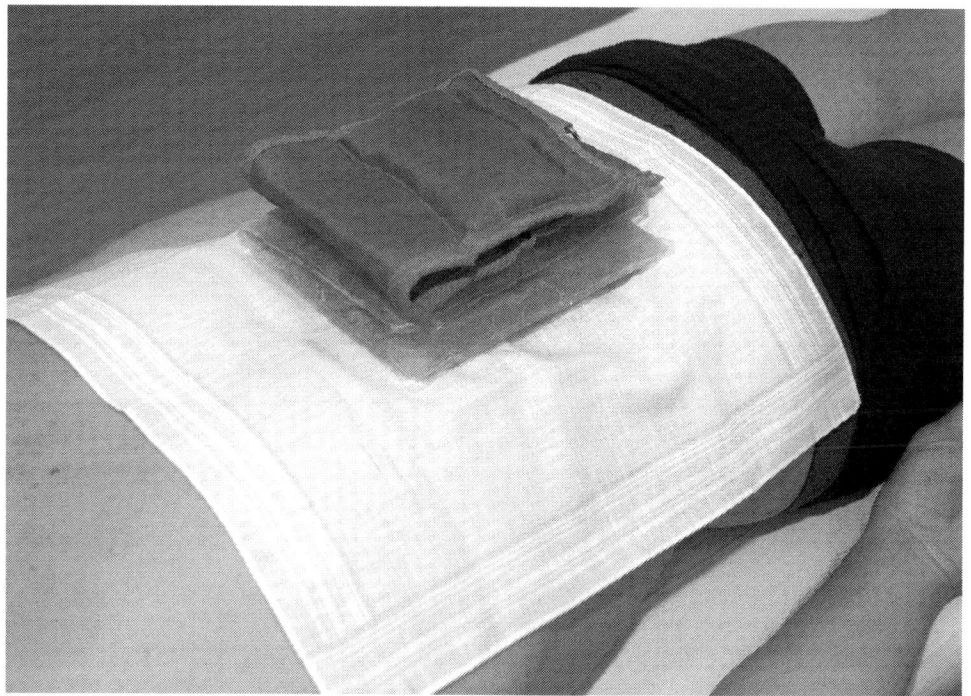

Foto 125. Crioterapia sobre la región lumbar

Movilizaciones y tracciones

1. Movilización de la charnela lumbo-sacra en decúbito supino (ver página 247)
2. Tracción-bombeo de ambas extremidades inferiores en flexión-abducción-rotación externa (ver página 248)
3. Bombeo sacro (ver página 248)
4. Bombeo occipital (ver página 249)

Tratamiento articular de la Columna lumbar

1. *Técnicas directas de normalización articular en la columna lumbar*

Se realizan con un thrust directo sobre las apófisis transversas o espinosas de las vértebras a normalizar. Son las que más riesgo suponen cuando el osteópata no es experimentado o cuando el paciente está al borde de alguna de las contraindicaciones a las normalizaciones con Thrust. No obstante, bien realizadas estas técnicas son muy eficaces.

Únicamente utilizaremos estas técnicas cuando no se puedan realizar las semi-directas y las indirectas.

Técnica directa sobre L4 en FRLdcha

Objetivo: cerrar la carilla izquierda desimbricada. Restituir los movimientos limitados de extensión y lateroflexión-rotación izquierda.

Paciente en decúbito prono, con un cojín bajo el abdomen. El osteópata en bipedestación a la derecha del paciente, sitúa la eminencia tenar de su mano izquierda sobre la transversa derecha de L4,

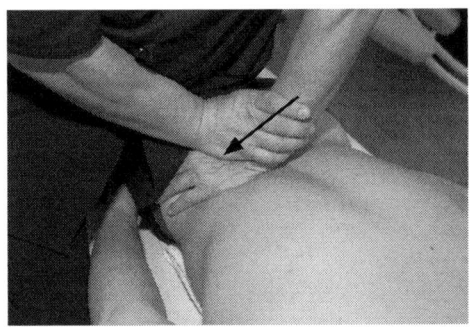

Foto 126. Técnica directa para L4 en FRLdcha

reforzando el apoyo con la otra mano. Realizamos la puesta en tensión en dirección anterior hasta la barrera motriz y efectuamos un thrust en dirección antero-infero-lateral al final de la fase de espiración.

Técnica directa sobre L3 en ERLizda

Objetivo: cerrar la carilla derecha desimbricada. Restituir los movimientos limitados de flexión y lateroflexión- rotación derecha.

Paciente en decúbito prono, con un cojín bajo el abdomen. El osteópata en bipedestación a la izquierda del paciente, sitúa la eminencia tenar de su mano derecha sobre la transversa izquierda de L3, reforzando el apoyo con la otra mano. Realizamos la puesta en tensión en dirección anterior hasta la barrera motriz y efectuamos un thrust en dirección antero-supero-lateral al final de la fase de espiración.

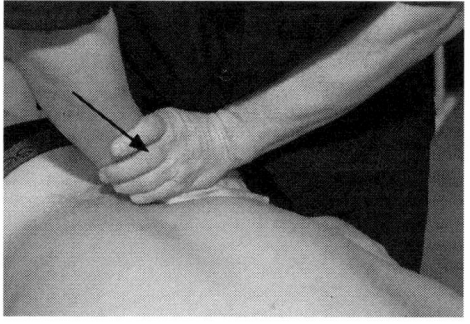

Foto 127. Técnica directa para L3 en ERLizda

Normalización de la lesión de L5 en flexión respiratoria

Objetivo: restituir la movilidad en extensión de L5.

Esta lesión se produce al levantar un peso con el tronco en flexión. El paciente se queda "clavado en flexión", sin poder moverse con un dolor en cinturón con irradiación anterior. L5 se ha bloqueado con respecto al sacro bilteralmente de ambas carillas articulares.

Paciente en decúbito prono, con un cojín bajo en abdomen y las piernas cruzadas la una sobre la otra, indistintamente. El osteópata, encima de la camilla, coloca ambas eminencias tenares sobre las EIPS del paciente.

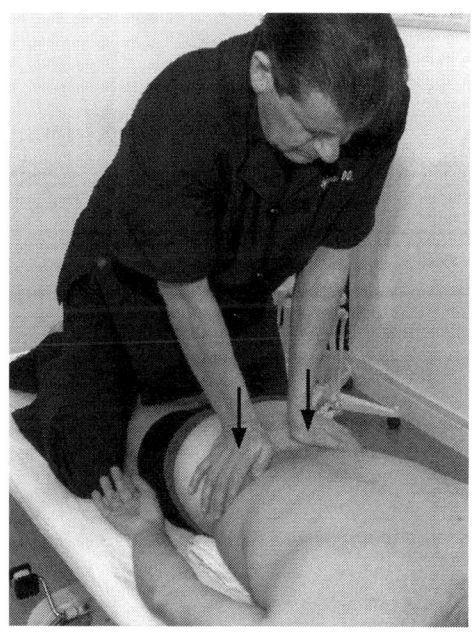

Foto 128. L5 en flexión respiratoria

Se solicita al paciente una inspiración profunda, momento en que el osteópata realiza un thrust en dirección anterior.

2. *Técnicas indirectas de normalización articular en la columna lumbar*

Se realizan focalizando la tensión en el área cercana a la región a normalizar, utilizando brazos de palanca. La palanca primaria es la dirección principal hacia la cual se dirige la fuerza correctora. La palanca secundaria sirve para estabilizar la fuerza correctora de la palanca primaria.

Estas técnicas las utilizaremos los primeros días de tratamiento y, sobre todo, en pacientes con muchas vértebras en lesión para absorber tensión. No permiten la reducción de una disfunción específica, peri sí restauran la movilidad y disminuyen significativamente el cuadro clínico que presenta el paciente.

Lumbar Roll indirecta para L3 en NLRdcha
Palanca inferior

Objetivo: desrotar la vértebra colocada en el ápex (vértebra más inferior en relación a la subyacente) del grupo adaptativo, restituyendo la movilidad limitada hacia la rotación y la lateroflexión. Absorber tensión globalmente a la columna lumbar.

Paciente en decúbito lateral izquierdo. El osteópata, en bipedestación frente al paciente, sitúa la pierna derecha del paciente sobre la rodilla izquierda, y focaliza el nivel a normalizar por rotación del tronco traccionando de la extremidad superior izquierda del paciente hasta sentir que llegamos a L3.

El osteópata sitúa el antebrazo craneal sobre el hueco delto-pectoral del paciente y su otro antebrazo sobre la región glútea. Realizamos una rotación contrariada hasta la barrera motriz, y realizamos el thrust al final de la espiración utilizando la palanca inferior (brazo caudal del osteópata) en dirección antero-inferior.

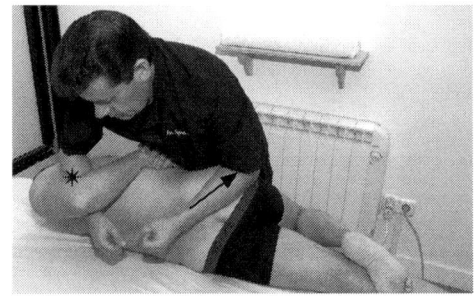

Foto 129. Técnica indirecta para L3 en NLRdcha

3. *La normalización semidirecta*

Se realizan de igual manera que las indirectas, pero además el osteópata utiliza un punto de apoyo directo sobre las espinosas o transversas.

Estas técnicas son las mejores cuando queremos restablecer una lesión específica en un nivel concreto vertebral.

Lumbar roll semi-directa para L4 en NLRdcha
Palanca inferior

Objetivo: desrotar la vértebra colocada en el ápex (vértebra más inferior en relación a la subyacente) del grupo adaptativo, restituyendo la movilidad limitada hacia la rotación y la lateroflexión.

Nota: osteopáticamente el elemento más importante que no debemos olvidar en el tratamiento de la columna lumbar, sin olvidar su influencia sobre la pelvis, es el músculo psoas.

Él es el responsable de la lesión NLR de grupo lumbar, y cuando se encuentra retraído fija la posición de la protrusión discal.

Debemos tratarlo antes de la normalización para la NLR.

Paciente en decúbito lateral izquierdo. El osteópata, en bipedestación frente al paciente, sitúa la pierna derecha del paciente sobre la rodilla izquierda, y focaliza el nivel a normalizar por rotación del tronco traccionando de la extremidad superior izquierda del paciente hasta sentir que llegamos a L4.

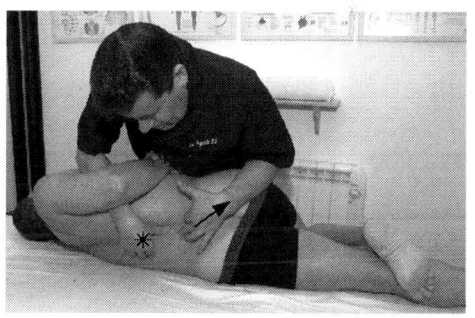

Foto 130. Técnica semi-directa para L4 en NLRdcha

El osteópata sitúa el antebrazo craneal sobre el hueco delto-pectoral del paciente, fijando con el pulgar de esta mano la espinosa de L3. El otro antebrazo lo posiciona sobre la región glútea del paciente, sujetando la espinosa de L4 con el dedo índice o mayor de esta mano. Se realiza una rotación contrariada hasta la barrera motriz, y realizamos el thrust al final de la espiración utilizando la palanca inferior (brazo caudal del osteópata), empujando de la espinosa de L4 hacia la anterioridad y rotación izquierda.

Lumbar roll semi-directa para L2 en FRLdcha
Palanca inferior doble

Objetivo: cerrar la carilla izquierda desimbricada. Restituir los movimientos limitados de extensión y lateroflexión-rotación izquierda.

Paciente en decúbito lateral izquierdo. El osteópata, en bipedestación frente al paciente, sitúa la pierna derecha del paciente sobre la rodilla izquierda, y focaliza el nivel a normalizar por rotación del tronco traccionando de la extremidad superior izquierda del paciente hasta sentir que llegamos a L2.

El osteópata sitúa el antebrazo craneal sobre el hueco delto-pectoral del paciente, fijando con el

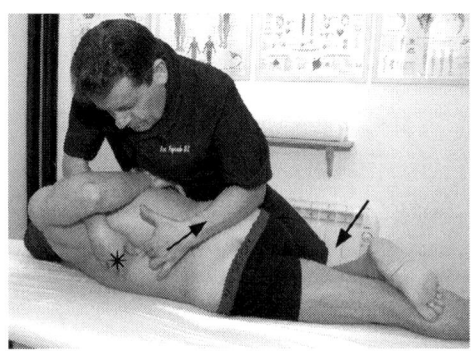

Foto 131
Técnica semi-directa para L2 en ERLdcha

pulgar de esta mano la espinosa de L1. El otro antebrazo lo coloca sobre la región glútea del paciente, sujetando la espinosa de L2 con el dedo índice o mayor de esta mano. Se realiza una rotación contrariada hasta la barrera motriz, y realizamos el thrust al final de la espiración utilizando la palanca inferior doble (brazo caudal + la ayuda de la pierna izquierda del osteópata situada sobre la rodilla derecha del paciente), empujando de la espinosa de L2 hacia la anterioridad y rotación izquierda.

Lumbar roll semi-directa para T12 en eRLizda
Palanca superior

Objetivo: cerrar la carilla derecha desimbricada. Restituir los movimientos limitados de flexión y lateroflexión-rotación derecha.

Paciente en decúbito lateral izquierdo. El osteópata, en bipedestación frente al paciente, sitúa la pierna izquierda del paciente sobre la rodilla derecha, y focaliza el nivel a normalizar por rotación del tronco traccionando de la extremidad superior izquierda del paciente hasta sentir que llegamos a T12.

El osteópata sitúa el antebrazo craneal sobre el hueco delto-pectoral del paciente, posicionando la yema del pulgar de esta mano so-

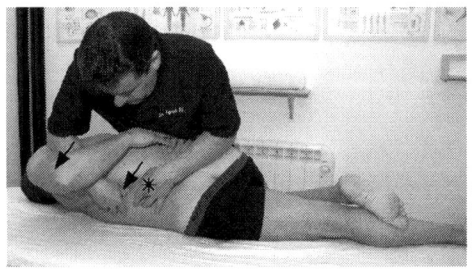

Foto 132
Técnica semi-directa para L2 en ERLizda

bre la espinosa de T12. El otro antebrazo lo sitúa sobre la región glútea del paciente, fijando la espinosa de L1 con el dedo índice o mayor de esta mano. Se realiza una rotación contrariada hasta la barrera motriz, y realizamos el thrust al final de la espiración utilizando la palanca superior (brazo craneal del osteópata), empujando de la espinosa de T12 hacia la posterioridad y rotación derecha.

Bombeo del occipital

Ver página 249.

Inversor de gravedad

Tras la finalización de cada sesión osteopática, aconsejo poner al paciente 5 minutos en inversión de gravedad. No superar los 45º-60º de inversión.

BENEFICIOS

- Mejora la circulación sanguínea
- Descongestiona las vísceras en ptosis
- Descomprime los discos intervertebrales
- Descomprime las vértebras y articulaciones periféricas del pie-tobillo, rodilla y cadera

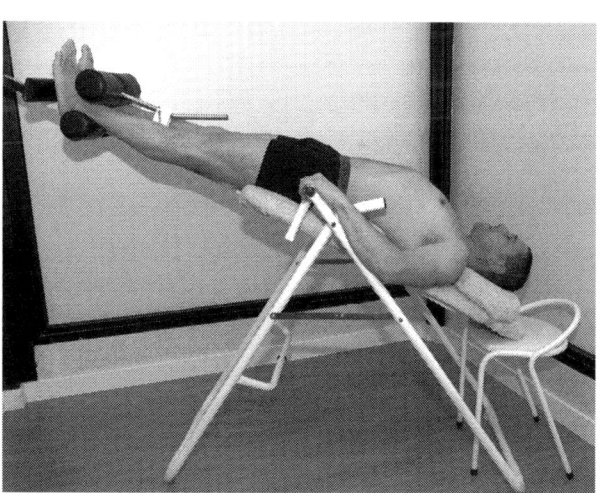

Foto 13. Inversor de gravedad

CONTRAINDICACIONES

- Dolor agudo lumbar
- Glaucoma, hernia de hiato, reflujo gastroesofágico
- El paciente se marea

3. LAS LUMBALGIAS DE ETIOLOGÍA LIGAMENTOSA

Los ligamentos de la columna lumbar y sacro, como los del resto del raquis y extremidades, a menudo están lesionados y son los responsables de una gran parte del dolor en todo cuadro clínico. Por ello, podemos afirmar que existen lumbalgias imputables a un síndrome ligamentoso.

El diagnóstico diferencial es sencillo de realizar cuando se conoce la anatomía y la fisiopatología de los ligamentos lumbo-pélvicos. Un error en el examen clínico puede llevar al osteópata a realizar una manipulación contraindicada, con todas las consecuencias álgicas que conlleva. Vamos a tratar de establecer un protocolo clínico que permita eliminar este error de diagnóstico.

Anatomía de los ligamentos lumbo-pélvicos

1. *Los ligamentos longitudinales* (figuras 251 y 252)

Son los ligamentos vertebrales común anterior, posterior y supraespinoso. Estos ligamentos frenan la flexión y la extensión.

- Por delante de los cuerpos vertebrales encontramos el ligamento **Vertebral Común Anterior** que se extiende desde el occipucio hasta la 2ª vértebra sacra, donde termina por su cara anterior. Este ligamento se inserta en la parte anterior de los cuerpos vertebrales realizando un freno anterior para evitar el desplazamiento de los discos intervertebrales, lo que hace que las hernias discales anteriores sean raras. Esta poco inervado, es poco sensible por lo que no es responsable directo de los dolores lumbares pero si de fijaciones de los cuerpos vertebrales y del disco intervertebral.

- El Ligamento **Vertebral Común Posterior** que es mucho más fino que el anterior (y débil) y se inserta desde el agujero occipital (clivus) a lo largo del borde posterior de los cuerpos vertebrales para terminar a nivel del sacro (en el interior del conducto sacro) en la zona de S5 donde se prolonga a través del ligamento coxígeo. Su característica principal es que su formato es rodeado ya que se inserta en los pedículos, las laminas y en los discos intervertebrales lo que hace que el núcleo pulposo quede retenido en su encaje posterior, pero no lo puede hacer en la dirección posterolateral por su morfología. Este ligamento está ricamente inervado por el nervio de Luschka.

- El **ligamento supraespinoso** es un cordón fibroso que se extiende en toda la longitud de la columna vertebral, desde el occipital al coxis, por detrás de las apófisis espinosas y de los ligamentos interespinosos. Se adhiere al vértice de las apófisis espinosas y se une, en el espacio comprendido entre las apófisis espinosas, con el borde posterior de los ligamentos interespinosos.

En la región lumbar, el ligamento supraespinoso se confunde con el rafe producido por el entrecruzamiento de las fibras tendinosas de los músculos del dorso.

En la región dorsal, el ligamento supraespinoso es más aparente, pero más delgado que en la región lumbar.

En el cuello, el ligamento supraespinoso se denomina ligamento cervical posterior. Forma por detrás de las vértebras un tabique intermuscular medio, que se extiende hasta la aponeurosis superficial.

2. *Los ligamentos intervertebrales* (figuras 251 y 252)

Son los ligamentos cortos:

- Los **ligamentos interespinosos** (une las apófisis espinosas de las vértebras entre sí).
- Los **ligamentos intertransversos** (unen las apófisis transversas entre sí).
- Los **ligamentos amarillos** (unen dos vértebras vecinas y están constituidos por en gran parte por fibras elásticas de color amarillo. Discurren a modo de cintas anchas y resistentes entre las láminas de los arcos vertebrales contiguos y completan la pared del conducto vertebral en la parte dorsal de los forámenes intervertebrales. Con la columna vertebral en posición erguida, los ligamentos amarillos se tensan y refuerzan la musculatura de la espalda en su estabilización en el plano sagital. Además, frenan una flexión excesiva de la

columna y apoyan de este modo la erección de la columna flexionada hacia delante. Además, refuerzan la cápsula articular interna.

- Los **ligamentos ilio-lumbares** (figuras 253 y 254) unen las vértebras lumbares L4 y L5 al ilíaco. Tienen un papel importante en lo que se refiere a la unión de la columna lumbar con la pelvis. Posee dos fascículos:

— El superior: que se dirige desde el vértice de la transversa de la L4 hacia abajo, afuera y atrás hasta la cresta ilíaca.

— El fascículo inferior: parte del vértice y borde inferior de la apófisis transversa de la L5 y se dirige hacia abajo y afuera para insertarse en la cresta ilíaca por delante y por dentro del fascículo precedente.

Se distinguen a veces dos haces, uno estrictamente ilíaco y otro sacro más vertical que termina en la parte más anterior de la articulación sacro ilíaca y en el alerón sacro.

Estos ligamentos limitan:

1. Movimientos de inclinación lateral (heterolateral a la inclinación).
2. Movimientos de flexión, el fascículo superior.
3. Movimientos de extensión, el fascículo inferior.

Los ligamentos iliosacros son los grandes protectores de los dos últimos discos lumbares.

3. *Inervación de los ligamentos longitudinales e intervertebrales*

Están muy inervados. Los receptores son polimodales. El origen de estas ramificaciones nerviosas es metamérico. Dos nervios se reparten esta inervación:

- el nervio sino-vertebral de Luschka (recurrente),
- la rama posterior del nervio raquídeo, descrita por Lazorthes.

— El nervio recurrente inerva los ligamentos longitudinales, el disco y la duramadre. Para ciertos autores, inerva igualmente la parte anterior de las cápsulas articulares y el periostio de la vértebra.

— La rama posterior del nervio raquídeo inerva todos los ligamentos posteriores y la cápsula de las articulaciones interapofisarias.

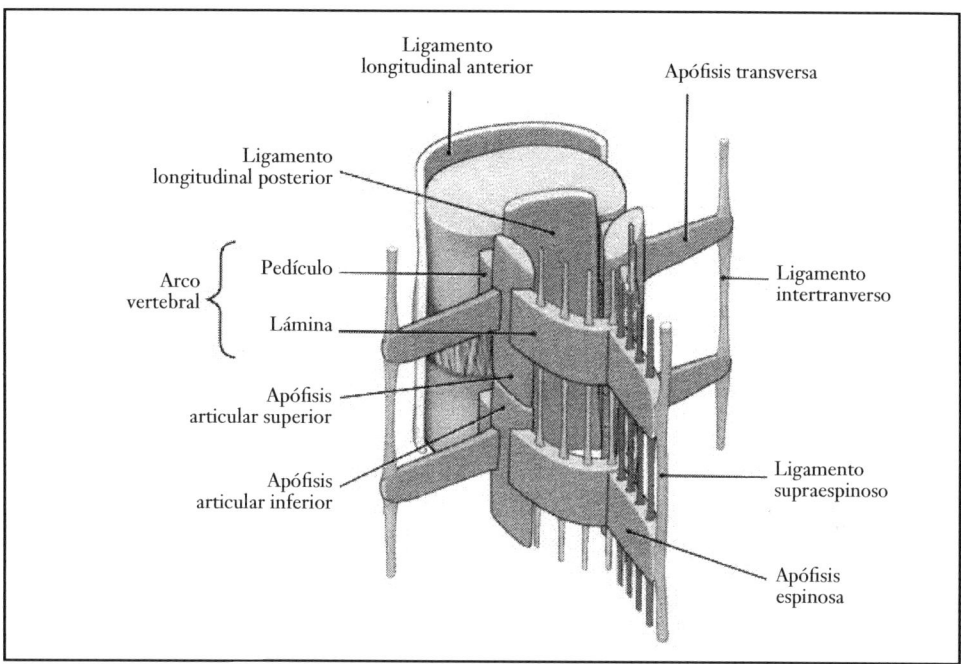

Figura 251. Representación esquemática de los ligamentos de los cuerpos y arcos vertebrales. Vista oblicua posterior izquierda.

4. Los ligamentos sacro-ilíacos anteriores y posteriores

No forman parte de los ligamentos de la región lumbar, pero su patología álgica los hace clasificarse entre las causas de las lumbalgias.

La tuberosidad sacra e ilíaca están unidas por los ligamentos interóseos (sindesmosis).

Las superficies están recubiertas de cartílago hialino y fibrocartílago. En la cavidad articular de los jóvenes se forman septos que anquilosan las articulación masculina después de los 50 años.

- **Ligamento sacro-ilíaco anterior**. En la región anteroinferior de la articulación. Se extiende desde la base y cara anterior del sacro a la fosa ilíaca interna, parte posterior de la línea innominada, región ósea por encima de la escotadura ciática, llamados frenos de la nutación (extensión sacra). Está formado por dos haces: anterosuperior y anteroinferior. En el hombre especialmente se suele osificar.

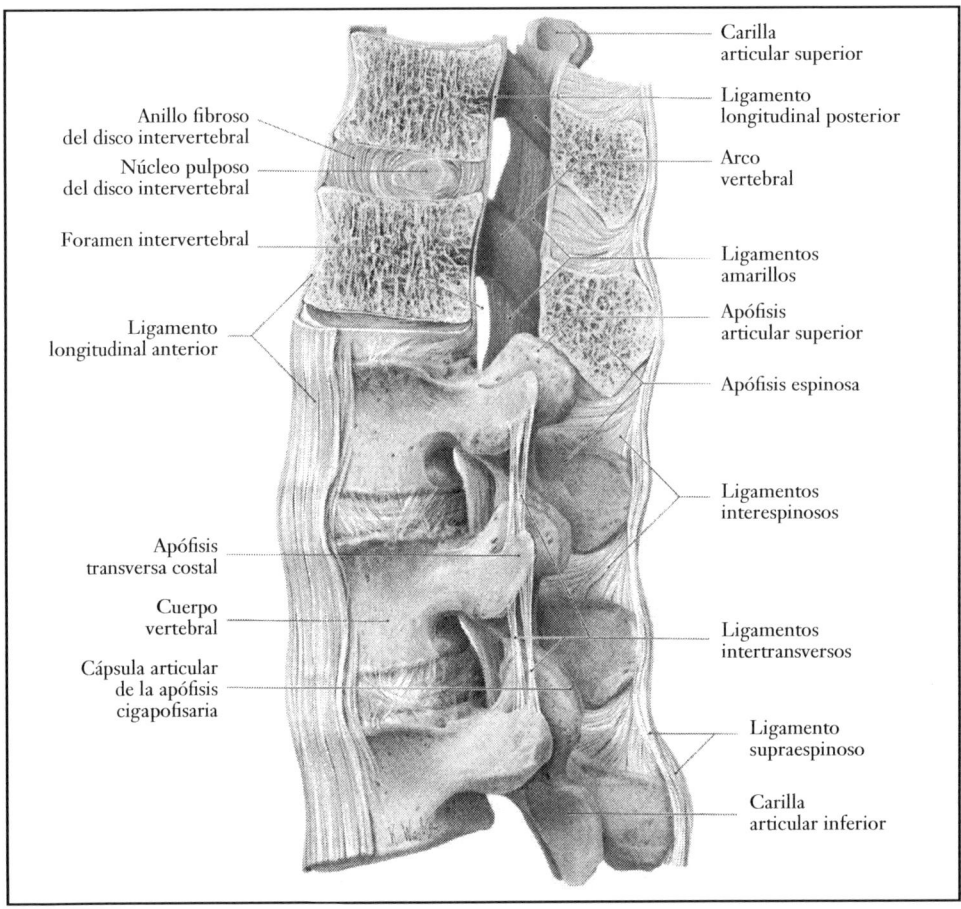

Figura 252. Ligamentos de la columna vertebral a la altura de la transición toracolumbar (T12-L3). Vista lateral izquierda.

- **Ligamento sacro-ilíaco posterior.**

Divido en dos planos que cubren a los ligamentos interóseos.:

Los superiores casi horizontales van desde la tuberosidad ilíaca a los tubérculos transversos de los segmentos sacros I y II; los inferiores, más largo y oblicuos, se extienden de las proximidades de la espina ilíaca posterosuperior al tubérculo del III segmento sacro, entrecruzándose en su origen, con la parte superior del ligamento sacrotuberoso.

Ligamentos accesorios

- **Ligamento sacrotuberoso:** lámina fibrosa y larga que se origina por superior en las dos espinas ilíacas posteriores, en la parte late-

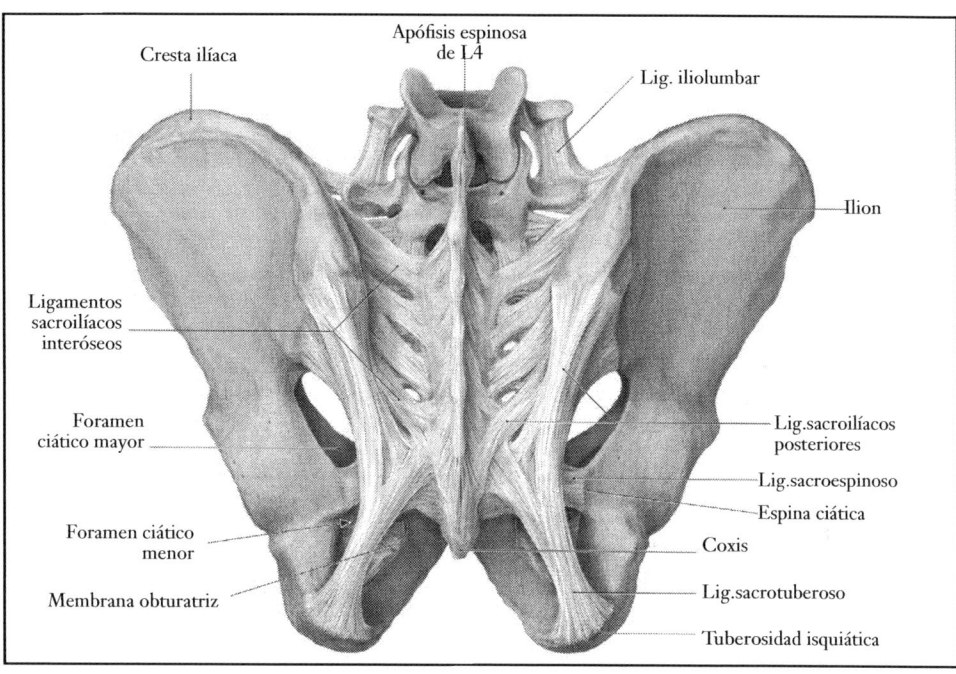

Figura 253. Ligamentos de la pelvis. Vista posterior

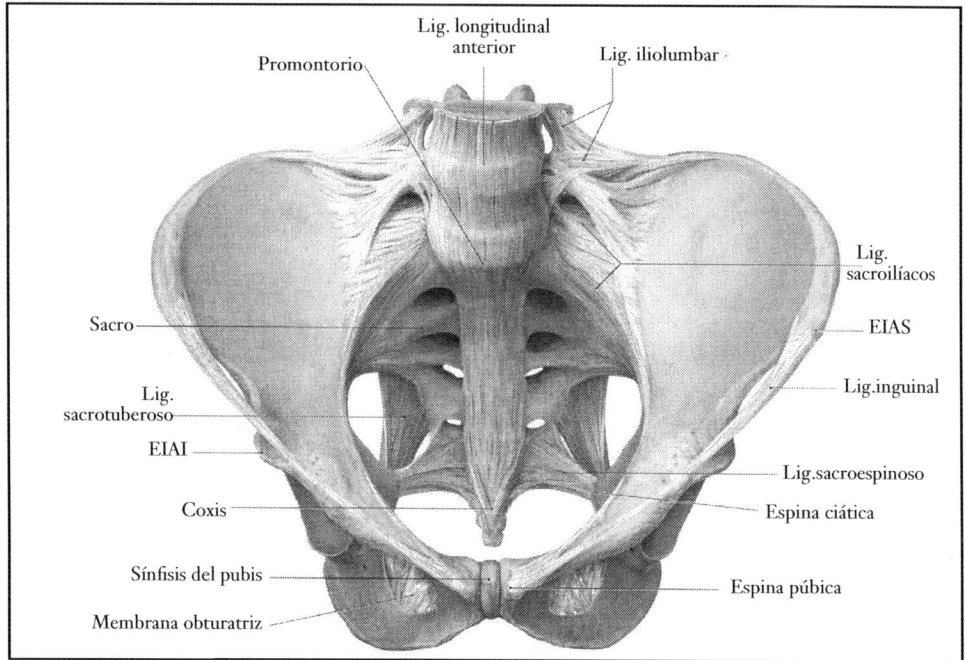

Figura 254. Ligamentos de la pelvis. Vista anterior

ral del sacro desde S3, borde lateral de las últimas vértebras sacras y de las dos primeras coxígeas y ligamento sacroilíaco dorsal. Se inserta en la tuberosidad isquiática mezclándose con el origen de la cabeza larga del bíceps femoral, también en la cara pélvica del ramo isquiopubiano por su proceso falciforme.

- **Ligamento sacroespinoso:** se origina por su base en el borde lateral del sacro y coxis, sus fibras convergen inferior y lateral, en la espina isquiática donde se inserta en el vértice y bordes.

Estos dos ligamentos dividen el espacio inter sacroilíaco y convierten en forámenes isquiáticos mayor y menor las incisuras homónimas.

Inervación: es cuestión de debate, pero las más recientes investigaciones refieren que deriva de L2-S2, L4-S2, L5-S2.

Recordemos que la región cutánea que recubre la sacro-ilíaca está inervada por la rama posterior de los segmentos T12 y L1, lo que puede llevar a una confusión en la interpretación del examen clínico.

Clínica del dolor ligamentario

Los dolores de etiología ligamentaria se manifiestan al mantener durante un periodo una posición estática (en bipedestación, sedestación, decúbito, etc.), así como al final del movimiento articular. El dolor es de tipo quemadura.

Los dolores ligamentosos pueden manifestarse localmente:

- bajo la forma de ligamentosis, álgicos a la presión,
- pueden referirse en algias difusas en los miembros inferiores e incluso en el tronco. Estos dolores están generalmente mal localizados por el paciente. Sus topografías no son siempre metaméricas.

Etiologías de los dolores ligamentosos

Las dividiremos en tres grupos, según la etiología:

1. La tensión ligamentosa

Es causada por el bloqueo articular o discal. El ligamento en tensión puede desencadenar un potencial de acción cuando sus receptores sensitivos están supraliminares.

Las lesiones articulares en flexión y en flexión-rotación son generadoras de esta patología dolorosa.

Todos los ligamentos intervertebrales pueden estar concernidos, particularmente el supraespinoso y los ligamentos ilio-lumbares.

El ligamento ilio-lumbar L4 está fuertemente tenso por las posiciones de L4 en flexión y por un ilíaco posterior.

El ligamento ilio-lumbar L5 está fuertemente en tensión en las lesiones ilíacas anteriores o posteriores. Señalar que es el freno de las anterolistesis y, sobre todo, de las espondilolistesis.

El ligamento lumbo-sacro está solicitado en las retrolistesis de L5 y por las posiciones sacras en flexión mecánica, uni o bilaterales.

2. El síndrome de Baastrup o kissing spine

En la región lumbar, en las lordosis importantes, o bien secundariamente al asentamiento discal y a la retrolistesis, los ligamentos interespinosos puede estar comprimidos entre dos espinosas. Se trata de una ligamentitis por presión supra-liminar. Esta patología ligamentosa puede degenerar en apofisitis del periostio e incluso en artrosis interespinosa.

Ver figura 255.

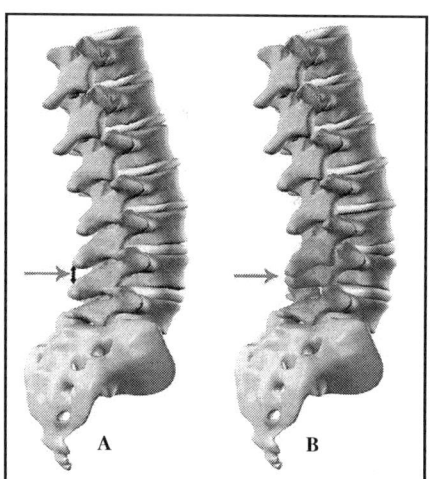

Figura 255. Síndrome de Baastrup.
A: Normal. B: Compresión ligamentaria.

3. Los esguinces ligamentosos

Se trata de un estiramiento rápido y/o brutal del ligamento, con ruptura de algunas fibras colágenas. El ligamento se polimeriza y se edematiza.

Sobre todo, los tractos cápsulo-ligamentosos de las articulaciones posteriores son los que pueden sufrir esta agresión mecánica.

Los otros ligamentos vertebrales raramente están afectados, dado su volumen y su resistencia. Sin embargo, se encuentra bastante a menudo esguinces de ligamentos ilio-lumbares de L4. No hemos puesto en evidencia los esguinces del ligamento L5. Esto puede explicarse debido a la diferencia anatómica de los dos ligamentos: el ligamento L4 es demasiado largo, un poco grácil y poco protegido por el ilíaco. El ligamento L5 es corto, delgado y completamente protegido por el hueso ilíaco. Por otra parte, su flujo mecánico está limitado por la acción frenadora del ligamento lumbo-sacro. Señalar que el ligamento ilio-lumbar L5 no es palpable, pues está situado hacia delante del cuarto posterior de la cresta ilíaca. El dolor, a menudo encontrado en este nivel, es frecuentemente un punto canalar de las ramas posteriores de la cadena dorso-lumbar.

Los movimientos lesionales, en flexión-rotación del tronco son generalmente el origen de estos daños.

En los esguinces ligamentosos, los músculos que doblan el trayecto del ligamento se encuentran en contractura de defensa para proteger a dicho ligamento de un eventual estiramiento. Así, los músculos transverso espinosos se contracturan a menudo para coaptar a la articulación y aliviar la tensión ligamentosa. Es corriente observar una contractura de algunos fascículos musculares del cuadrado lumbar inferior para proteger a los ligamentos ilio-lumbares.

En las tensiones ligamentosas sacro-ilíacas, y en sus excepcionales esguinces, se observa una contractura frecuente de las inserciones sacras del músculo glúteo mayor. Su papel es el de proteger la articulación aumentando su coaptación. Incluso, el músculo piramidal de la pelvis puede presentar contracturas parciales que tienen el mismo objetivo.

Estas contracturas musculares son generadoras de isquemia y de anoxia locales. Los nociceptores musculares pueden ser estimulados y desarrollar mialgias secundarias que se suman al daño ligamentario.

TOPOGRAFÍAS DE LOS SÍNDROMES LIGAMENTOSOS

Son las zonas de dolores referidos en los miembros inferiores.

- El **ligamento ilio-lumbar L4**: dolores referidos en la región cuadricipital, en la ingle y la cresta ilíaca. Dolores lumbares bajos y/o sacro-ilíacos. Los pacientes se quejan de un dolor en el sacro durante y después de mantener una posición encorvada (pasar el aspirador, planchar...).

- El **ligamento ilio-lumbar L5**: algias difusas en la parte externa del muslo, pero igualmente en la ingle y la cresta ilíaca. Dolores lumbares bajos y/o sacro-ilíacos.

- Los **ligamentos interespinosos** provocan dolores en barra y dolores situados sobre la zona media raquídea. Pueden engendrar dolores referidos debidos a reflejos segmentarios.

- Los **ligamentos sacroilíacos** producen dolores, imitando una ciática, localizados en el glúteo y parte posterior del muslo. El trayecto depende de la localización de los ligamentos implicados:

  — ligamentos de la parte superior: afectación en el dermatoma de S1,

  — ligamentos de la parte inferior: afectación en el dermatoma de S2.

El dolor de los ligamentos sacroilíacos a menudo aumenta por la rotación del tronco y por el test del sartorio (dificultad para ponerse los calcetines o el calzado en posición de sedestación).

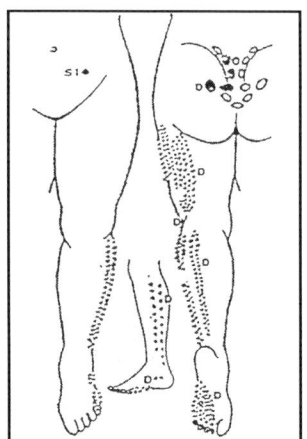 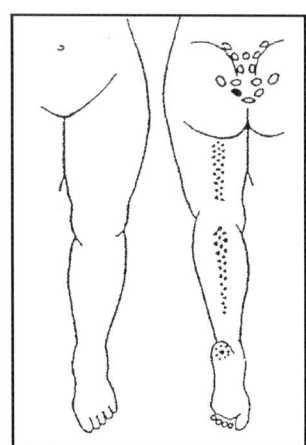 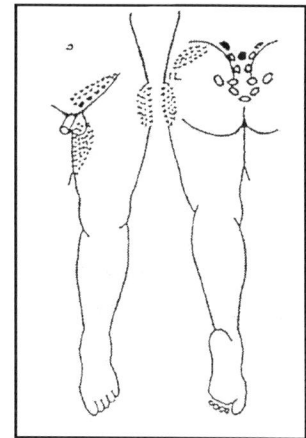

| Figura 256. Dolor referido de los ligamentos sacroilíacos posteriores | Figura 257. Dolor referido de los ligamentos sacrociáticos mayores y menores | Figura 258. Dolor referido de los ligamentos iliolumbares |

485

- Los **ligamentos sacro-ciáticos** son responsables de dolores de tipo radicular que se irradian al talón y a la pantorrilla. Los dermatomas implicados son S2 y S3: las algias pueden ser en el miembro inferior y la región del perineo (pseudo-ciática). Dermatomas del miembro inferior, ver figura 115 en página 222.

En general los dolores referidos de origen ligamentario son difusos y mal localizados.

Pueden ser cortados o decapitados y varían a menudo de un paciente a otro. Las mujeres los sufren más que los hombres.

Diagnóstico

El ligamento está siempre álgico en su estiramiento, aunque la etiología sea un esguince ligamentoso, o una tensión secundaria a una disfunción articular o discal.

1. Ligamentos supraespinosos e interespinosos

Limitación y dolor en movimientos activos y pasivos en flexión y/o extensión, tanto al realizarlos como al volver a la posición de partida. Dolor referido en los dermatomas correspondientes.

Dolor a la palpación en comparación con otros ligamentos sanos.

2. Ligamentos intertransversos

Limitación y dolor en movimientos activos y pasivos en flexión y/o extensión. Dolor referido en los dermatomas correspondientes. Dolor durante la lateroflexión del raquis.

Dolor a la palpación en comparación con otros ligamentos sanos.

3. Ligamentos iliolumbares

Dolor durante los movimientos activos/pasivos durante los movimientos de rotación, flexión lateral contralateral y flexión.

Dolor a la palpación en comparación con otros ligamentos sanos.

4. Ligamentos sacrociáticos mayor y menor

Dolor durante los movimientos activos/pasivos en flexión.
Dolor a la palpación en comparación con otros ligamentos sanos.

5. Ligamentos sacroilíacos

Dolor durante los movimientos activos/pasivos durante los movimientos de flexión, extensión, rotaciones del muslo, flexión pasiva de la articulación coxo-femoral y elevación de la extremidad inferior.
Dolor a la palpación en comparación con otros ligamentos sanos.

Palpación de los ligamentos lumbo-pélvicos

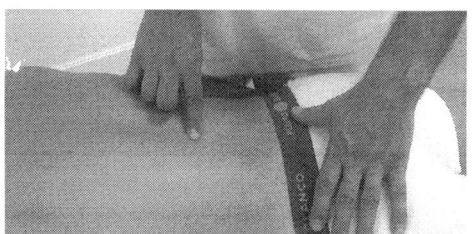

Foto 134. Palpación del ligamento supraespinoso

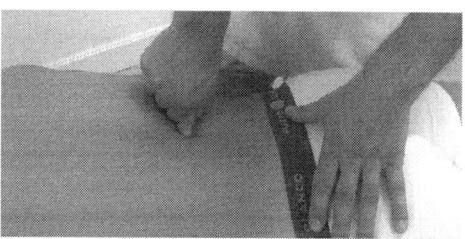

Foto 135. Palpación del ligamento interespinoso

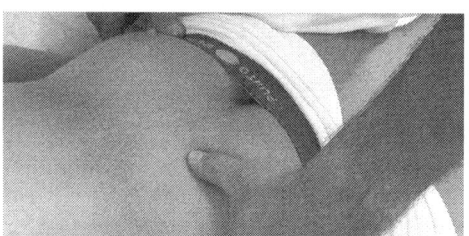

Foto 136. Palpación del ligamento sacroilíaco

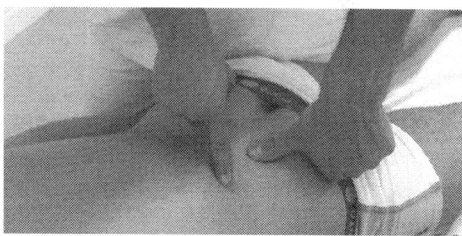

Foto 137. Palpación del ligamento iliolumbar

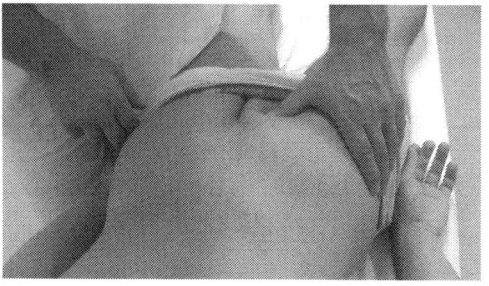

Foto 138. Palpación de los ligamentos sacrociáticos

487

Tratamiento

En caso de ligamentitis secundaria a una disfunción somática vertebral o pélvica, hay que tratar la restricción de movilidad. Ejemplos:

- En un bloqueo articular en flexión fisiológica, hay que manipular en extensión: los ligamentos en tensión en el espacio mayor interespinoso retoman su longitud normal y los receptores se encuentran inhibidos.

- En el caso de una hernia discal, el ligamento puede ser álgico en el espacio mayor lesional, pero el dolor generado por el problema disco-recurrente o disco-radicular es la que domina la patología, así que será nuestra prioridad terapéutica.

- En el caso de una disfunción en rotación-lateroflexión de L4 o L5, hay que normalizar la posición de la vértebra para detener los dolores de los ligamentos ilio-lumbares L4 o L5.

- En el caso de un ilíaco en disfunción anterior o posterior, hay que normalizar la posición del hueso para disminuir las tensiones ligamentosas L4 en el ilíaco posterior, y L5 para una fijación ilíaca anterior o posterior. Estas mismas lesiones ilíacas pueden originar ligamentitis sacro-ilíacas.

- En el caso de un sacro en disfunción, habrá que normalizar la posición sacra. Hay que destacar que los desplazamientos del sacro en disfunción son de poca amplitud, pues los problemas ligamentosos secundarios al sacro son poco frecuentes.

- La hiper-movilidad sacro-ilíaca origina a menudo ligamentitis de sobre utilización. Esta laxitud puede ser de etiología traumática o posparto, por ejemplo, pero puede ser secundaria a un bloqueo de la sacro-ilíaca opuesta, sea traumático, sea adaptativo con fibrosis y fijación. Esta algia de hiper utilización será rápidamente controlada normalizando la sacro-ilíaca en restricción de movilidad.

- En caso de lesión del coxis, normalizaremos la lesión que presente para minimizar su impacto sobre los ligamentos sacro-ciáticos.

Fricción transversa profunda, Cyriax

A pesar de no ser una técnica osteopática, su utilización es muy útil en lesiones de ligamentos y tendones.

Es un método de terapia que nos legó el Dr. James Cyriax. Este médico británico creó una forma especial de masaje transverso, para tratar pequeñas estructuras lesionadas, principalmente ligamentos y tendones. También tiene un gran uso en músculos, así como adherencias y fibrosidades. En la columna

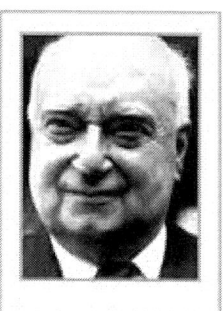

James Cyriax
(1904 - 1985)

vertebral, su uso principal son los ligamentos, sobre todo a nivel pélvico.

Cuando se produce una lesión local, existen microdesgarros en ligamentos, tendones, o músculos, ésto va a originar una cicatriz de colágeno en el área afectada. Este tejido es menos elástico y más propenso a la ruptura ante el estrés mecánico.

Se van a crear adherencias y fibrosidades entre la estructura lesionada y el hueso o tejidos de la zona. Todo ello ocasionará una pérdida de funcionalidad y dolor.

El MTP es una forma de terapia ligeramente agresiva y dolorosa pues friccionamos justo en el punto máximo de dolor (lesión). Si presionamos excesivamente fuerte, la convertimos en una técnica violenta, sumamente desagradable y dolorosa, causando con ello temor y desconfianza, por parte del paciente, hacia un método sumamente eficaz cuando se realiza correctamente.

Normas de aplicación

- No se utilizan lubricantes.
- El dedo del osteópata forma un todo con la piel del paciente, y "salta" sobre la estructura lesionada, sin deslizar el dedo sobre la piel.
- En lesiones agudas se fricciona suave, con un tiempo de 1 a 5 minutos, aproximadamente. En lesiones crónicas, la fricción se realiza más profundamente, pudiendo llegar hasta los 10 minutos con la fricción.
- El tratamiento se realiza 2 o 3 veces semanales.
- Se fricciona en una dirección y en la otra se relaja, pudiendo variar indistintamente la dirección de la fricción.

- Se fricciona en el punto máximo de dolor, que se corresponderá con el punto exacto de lesión.

Efectos terapéuticos

- Romper el tejido colágeno cicatricial, el cual se ha formado de manera indiscriminada en el tejido lesionado, con una orientación de fibras diferente al tejido original.
- Romper y/o separar las adherencias y fibrosidades entre la estructura lesionada y los diferentes tejidos.
- Se consigue una cicatriz más móvil y con una dirección de fibras correctamente alineadas.
- Aumenta el riego sanguíneo en el punto de lesión (hiperemia), lo cual es muy importante si tenemos en cuenta lo poco vascularizadas que están algunas estructuras, como por ejemplo los tendones.
- Gracias a la hiperemia lograda, se consigue disminuir el dolor en la zona afectada.

Contraindicaciones

- Bursitis y procesos inflamatorios en general.
- Procesos infecciosos, degenerativos.
- Osificaciones, calcificaciones.
- Fisuras o roturas óseas.
- Roturas masivas músculo-tendinosas.
- Nunca sobre raíces nerviosas ni paquetes vasculares.

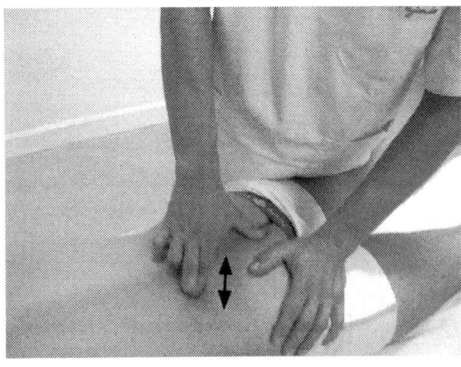

Foto 140. Fricción transversa profunda, Cyriax en los ligamentos ilio-lumbares

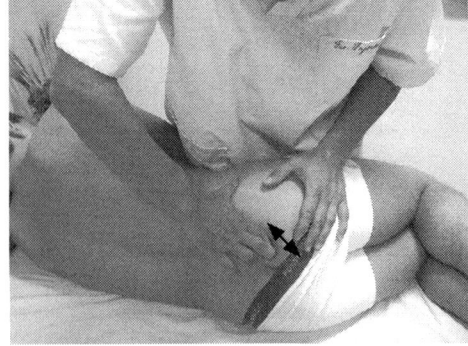

Foto 141. Fricción transversa profunda, Cyriax en los ligamentos sacro-ciáticos

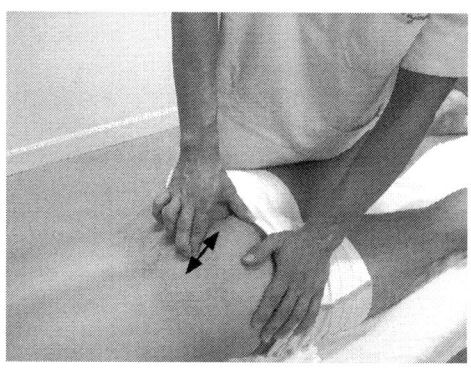

Foto 142. Fricción transversa profunda, Cyriax en los ligamentos sacro-ilíacos

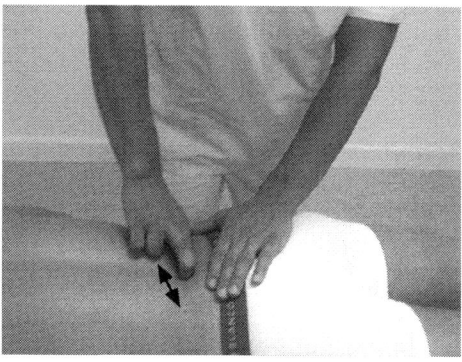

Foto 143. Fricción transversa profunda, Cyriax en el ligamento supraespinoso

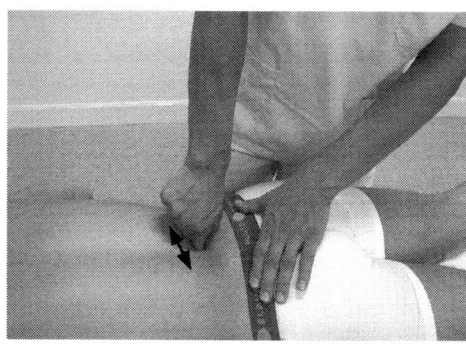

Foto 144. Fricción transversa profunda, Cyriax en el ligamento interespinoso

Movilización del área afectada con alguno de estos ejercicios:

1. Movilización de la charnela lumbo-sacra en decúbito supino, (ver página 247).

2. Tracción-bombeo de ambas extremidades inferiores en flexión-abducción-rotación externa, (ver página 248).

3. Movilizaciones lumbo-pélvicas en decúbito supino.

4. Movilizaciones lumbo-pélvicas en sedestación.

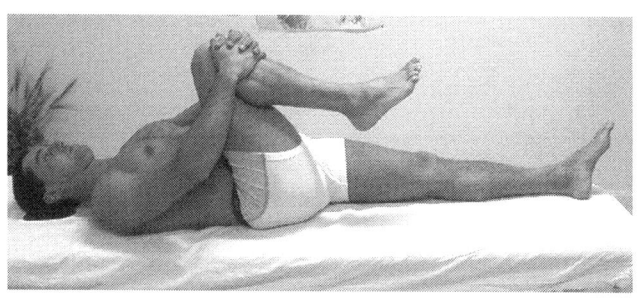

Foto 145. **Fase 1:** el paciente flexiona al máximo su cadera derecha, manteniendo esta postura durante 3 segundos.

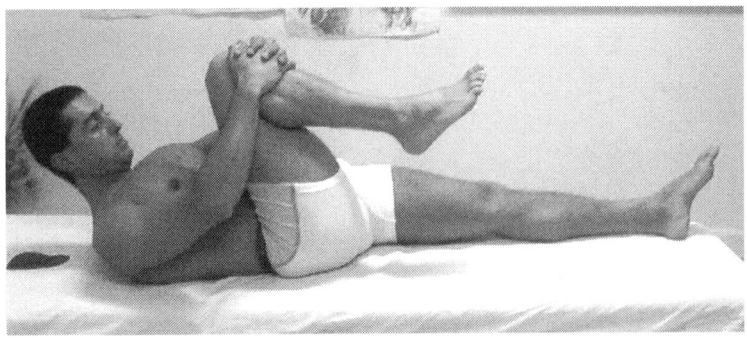

Foto 146.
Fase 2:
a continuación,
flexiona el tronco
tanto como
le sea posible,
manteniendo esta
postura durante
3 segundos.

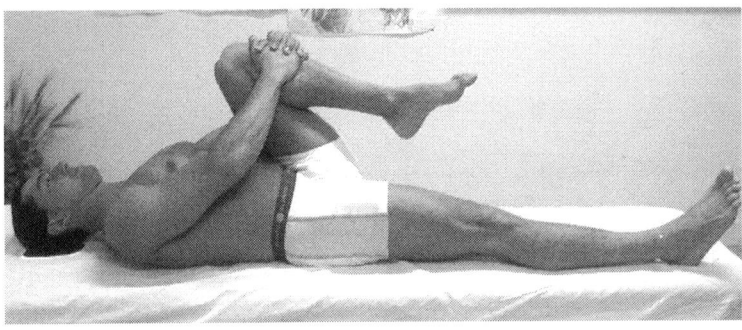

Foto 147.
Fase 3: el paciente
flexiona al máximo
su cadera izquierda,
manteniendo esta
postura durante
3 segundos.

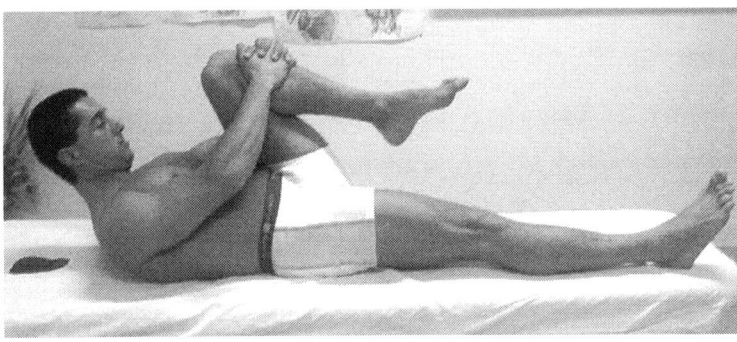

Foto 148.
Fase 4:
a continuación,
flexiona el tronco
tanto como
le sea posible,
manteniendo esta
postura durante
3 segundos.

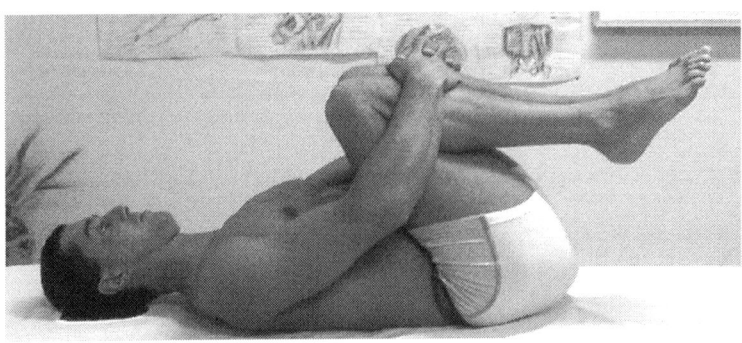

Foto 149.
Fase 5: el paciente
realiza una flexión
bilateral máxima
de sus caderas,
manteniendo esta
postura durante
3 segundos.

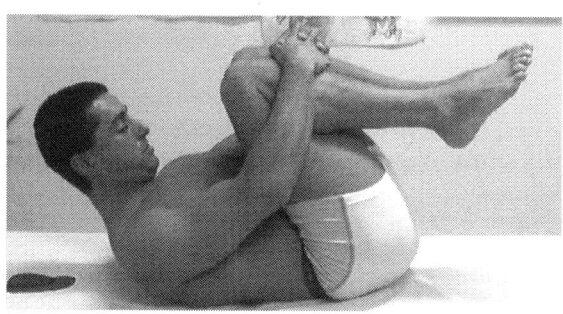

Foto 150. **Fase 6:** a continuación, flexiona el tronco tanto como le sea posible, manteniendo esta postura durante 3 segundos.

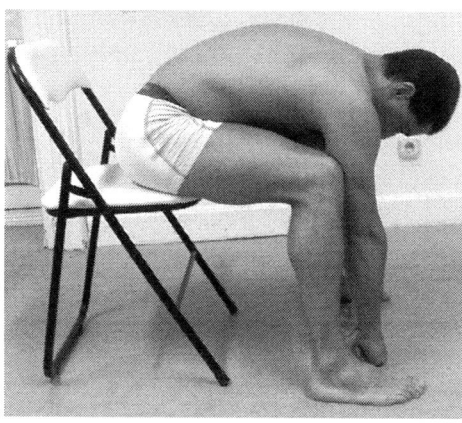

Foto 151. El paciente se sienta en una silla o taburete, con los puños cerrados contactando con el suelo, a la altura del centro de ambos pies. Mantiene esta postura durante 15-20 segundos.

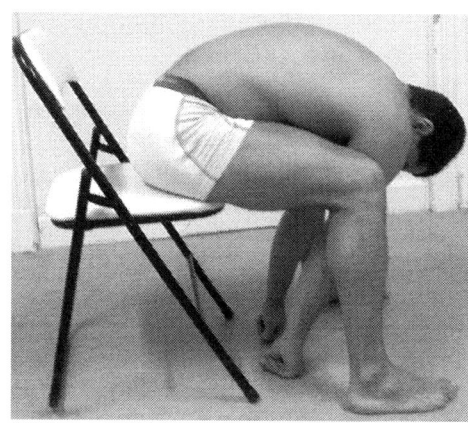

Foto 152. A continuación, se enrosca sobre sí mismo, procurando tocar con ambos puños 15 o 20 centímetros más hacia atrás, manteniendo esta nueva postura otros 15-20 segundos.

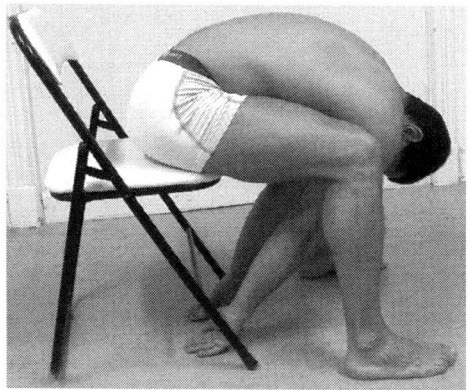

Foto 153. Por último, realiza el máximo enroscamiento posible, procurando tocar con ambas manos los más lejos posible hacia atrás, manteniendo esta postura 15 o 20 segundos.

Criomasaje en el ligamento afectado

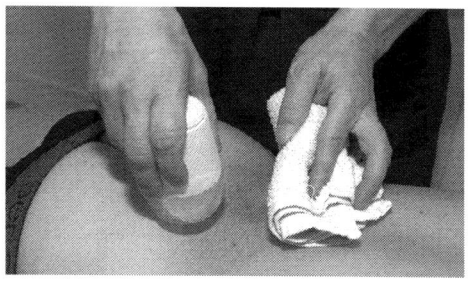

Foto 154. Criomasaje sobre el ligamento afectado. Se realiza durante 4 a 6 minutos, friccionando sobre el área afectada. Es importante ir secando constantemente el área que estamos trabajando.

4. LAS LUMBALGIAS DE ETIOLOGÍA MUSCULAR

En el tomo 1 de esta colección se detallaron los principales músculos que son susceptibles de provocar un cuadro de dolor lumbar.

A continuación vamos a exponer algunos músculos de la región dorso-lumbar cuyas contracturas afectan de manera refleja, y de forma habitual, a la región lumbo-pélvica.

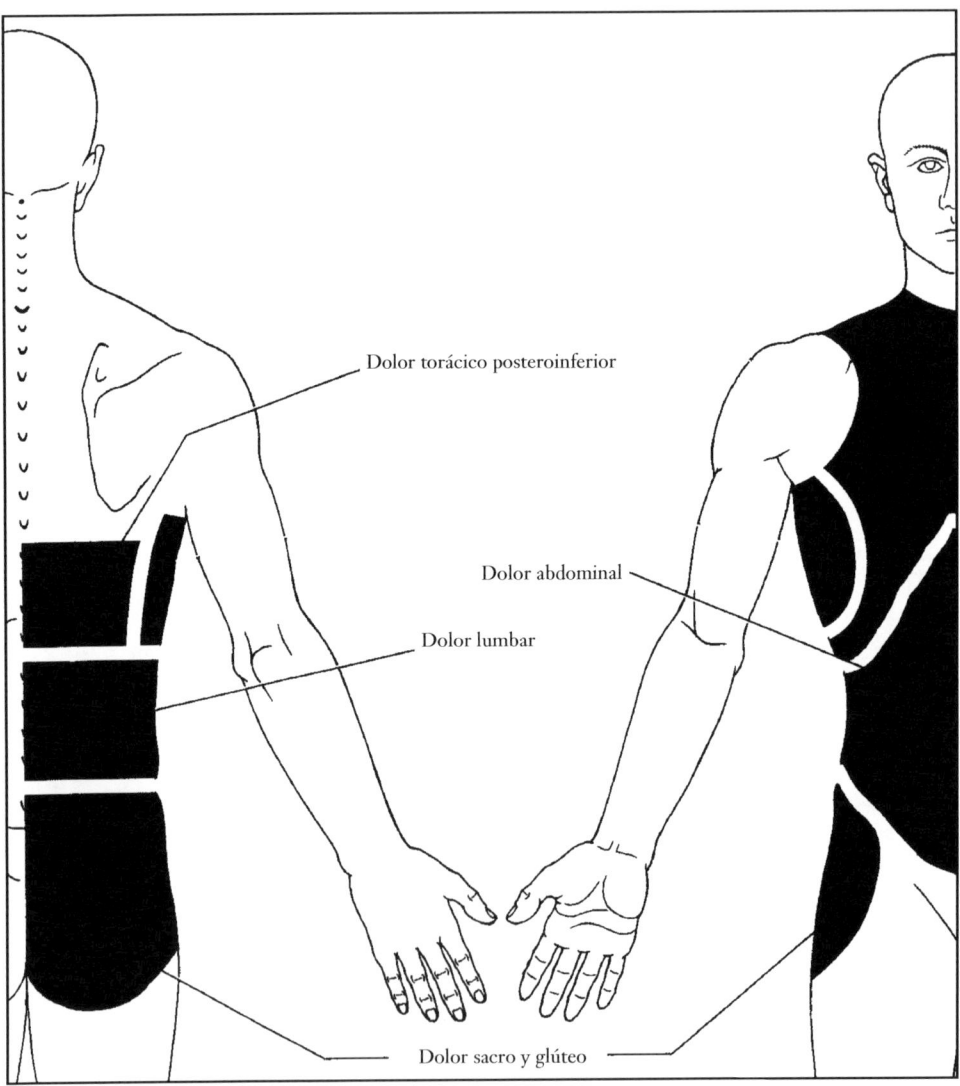

Figura 259. Topografía de las regiones dorsal inferior, lumbar y glúteo donde se manifiestan los dolores referidos de etiología muscular

Dolor torácico posterosuperior	Dolor abdominal
• Iliocostal torácico	• Recto abdominal
• Multífidos	• Oblicuos abdominales
• Serrato posteroinferior	• Transverso abdominal
• Recto abdominal	• Iliocostal torácico
• Intercostales	• Cuadrado lumbar
• Dorsal ancho	• Multífidos
• Iliopsoas	• Piramidal de la pelvis
Dolor lumbar	**Dolor sacro y glúteo**
• Longísimo torácico	• Longísimo torácico
• Iliocostal lumbar	• Iliocostal lumbar
• Iliocostal torácico	• Multífidos
• Multífidos	• Cuadrado lumbar
• Recto abdominal	• Piramidal de la pelvis
• Glúteo medio	• Glúteo medio
	• Glúteo mayor
	• Elevador del ano
	• Obturador interno
	• Glúteo menor
	• Esfínter anal
	• Coxígeo

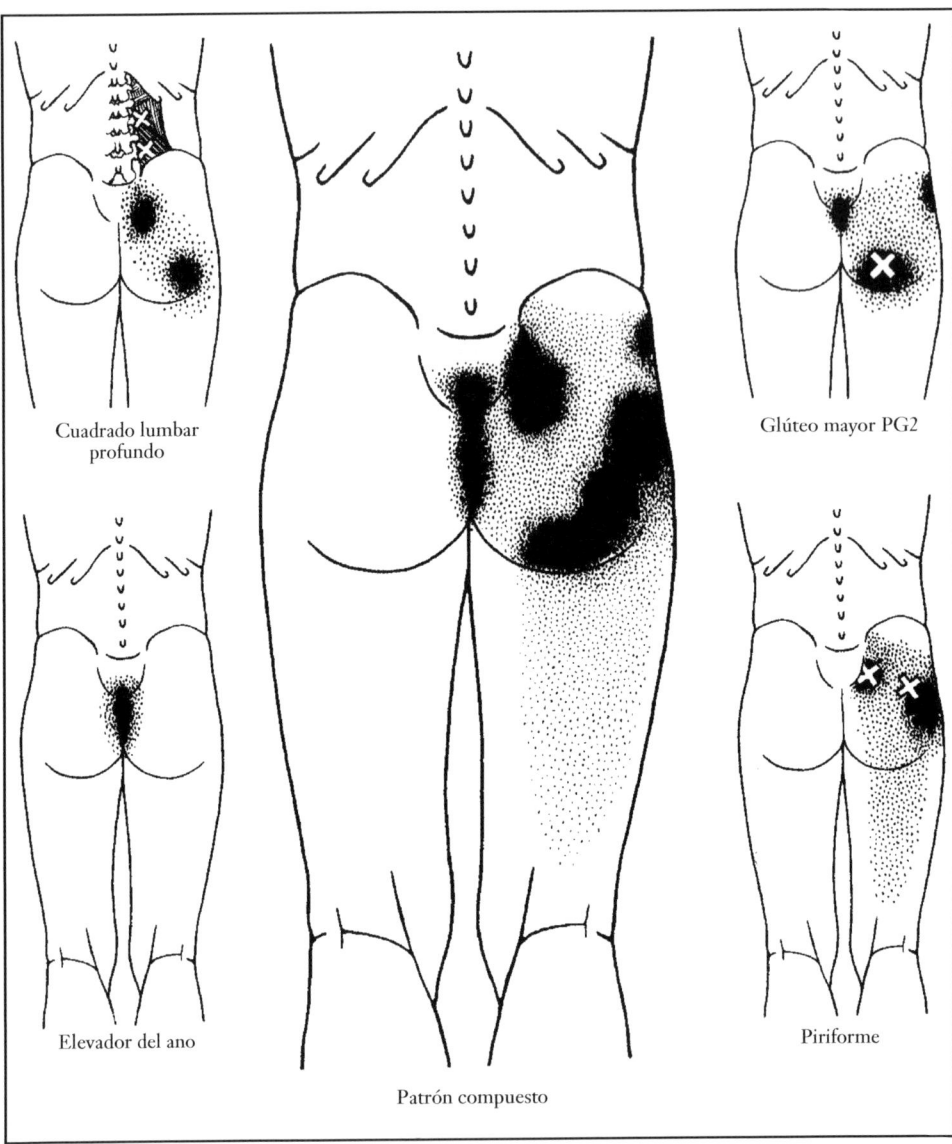

Cuadrado lumbar
profundo

Glúteo mayor PG2

Elevador del ano

Piriforme

Patrón compuesto

Figura 260. Patrones individuales de dolor de varios puntos gatillo que refieren dolor a la región pélvica y que pueden superponerse entre sí.

El patrón de dolor compuesto de la figura central representa la sumación de dolor que un paciente puede experimentar. Muestra la suma del dolor referido por los puntos gatillo (X) de los músculos específicos de la zona.

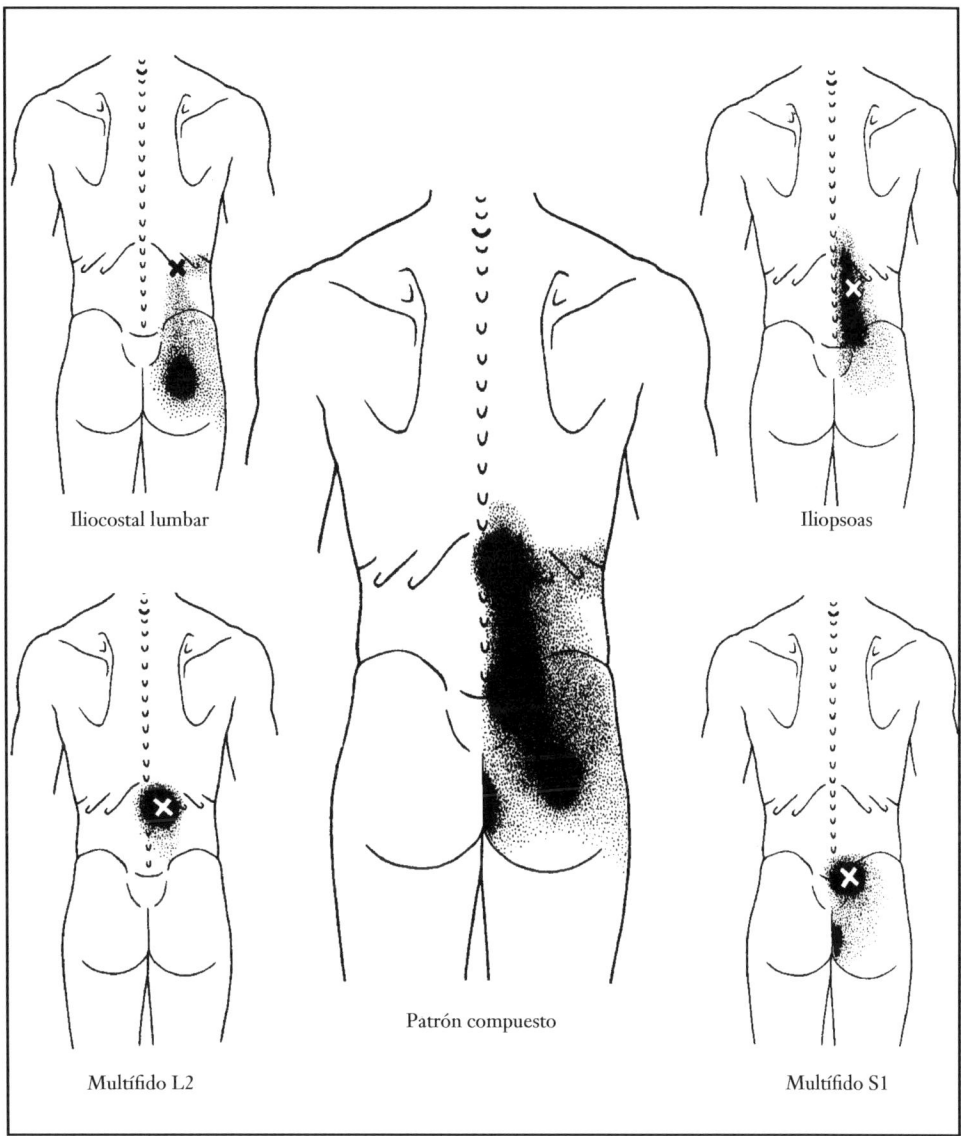

Iliocostal lumbar

Iliopsoas

Multífido L2

Patrón compuesto

Multífido S1

Figura 261. Patrones individuales de dolor de varios puntos gatillo que refieren dolor a la región lumbosacra y que pueden superponerse entre sí.
El patrón de dolor compuesto de la figura central representa la sumación de dolor que un paciente puede experimentar. Muestra la suma del dolor referido por los puntos gatillo (X) de los músculos específicos de la zona.

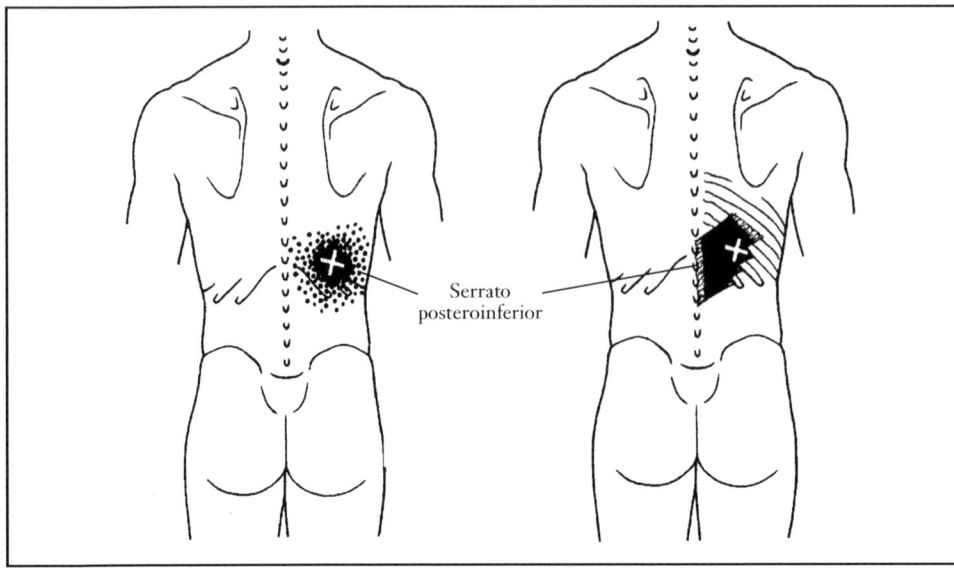

Figura 262. Patrón de dolor referido (zona principal en negro sólido y zona de desbordamiento en negro punteado) de un punto gatillo (X) activo del músculo serrato posteroinferior.

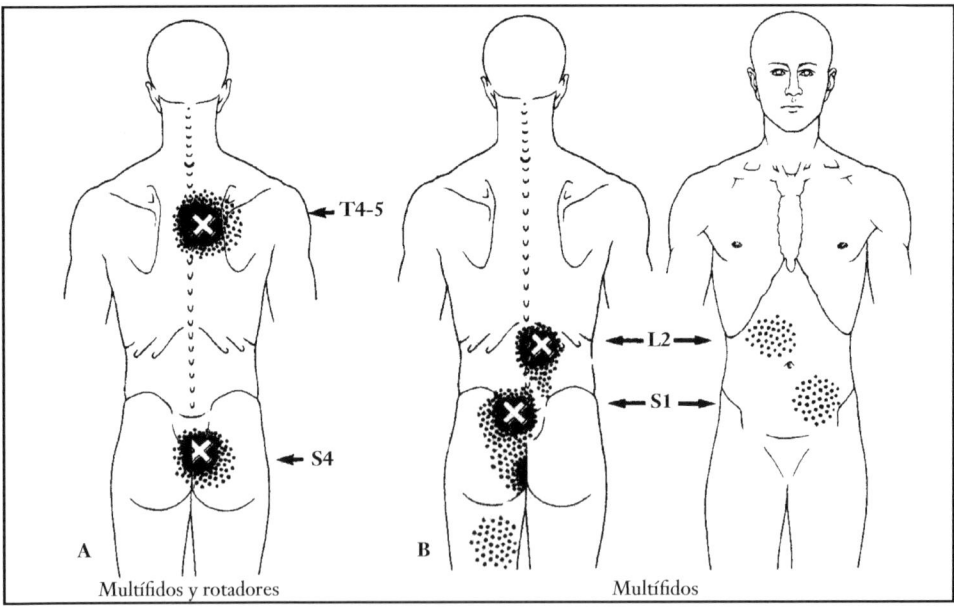

Figura 263. Patrones de dolor referido y sus correspondientes puntos gatillo (X) en los músculos paravertebrales profundos. El dolor referido por los rotadores se siente esencialmente en la línea media. A: Ejemplos de patrones locales característicos de los puntos gatillo del nivel torácico medio y de los multífidos en el nivel sacro bajo. B: Patrones de dolor local y proyectado de los puntos gatillo de estos músculos en los niveles intermedios L2 y S1.

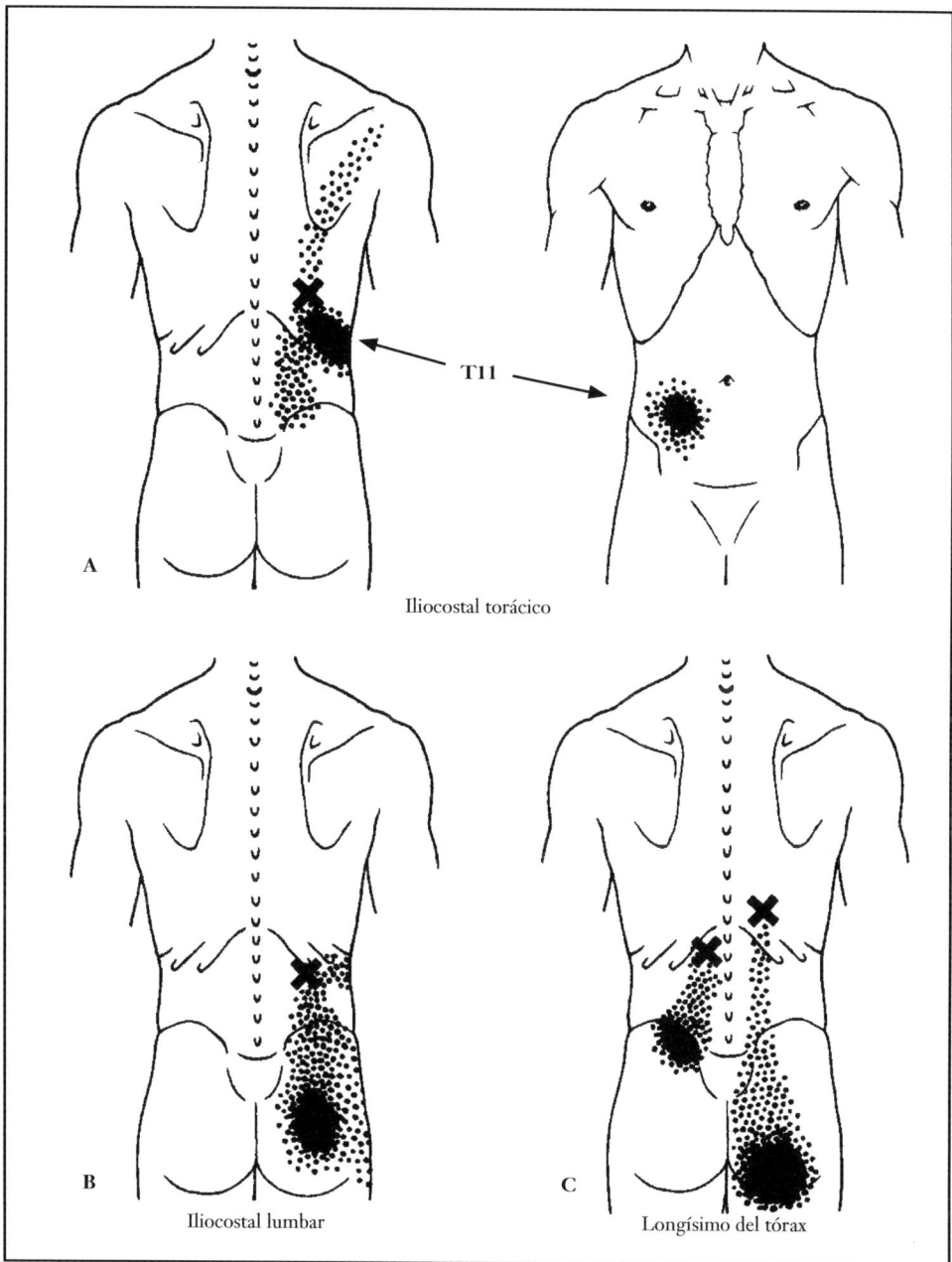

Figura 264. Ejemplos de patrones de dolor referido (las zonas principales en negro sólido y las zonas de desbordamiento en negro punteado) con sus correspondientes puntos gatillo (X), a varios niveles de los músculos paravertebrales superficiales: A: Porción caudal del iliocostal del tórax derecho. B: Extremo superior del iliocostal lumbar derecho. C: Longísimo del tórax inferior (derecha) y lumbar superior (izquierda). Las fibras del longísimo a menudo alcanzan a la región lumbar superior.

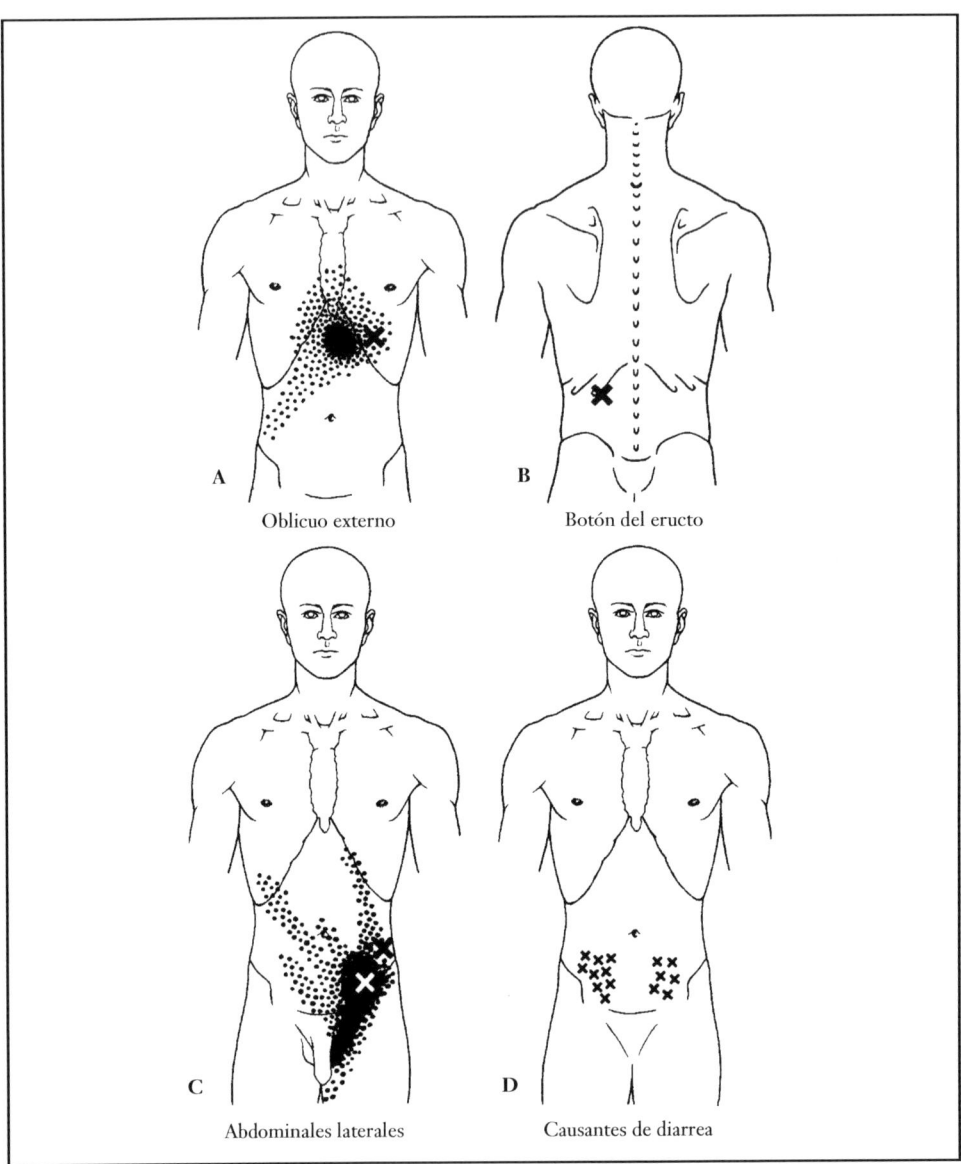

Figura 265. Patrones de dolor referido y síntomas viscerales de puntos gatillo (X) de los músculos oblicuos abdominales (y posiblemente del transverso del abdomen). A: "Ardor de estómago" de un punto gatillo insercional del oblicuo externo del abdomen, por encima de la pared torácica anterior. B: Vómitos en escopetazo y eructos del "botón del eructo", que habitualmente se localiza en la musculatura más posterior de la pared abdominal o en el tejido conjuntivo, pudiendo encontrarse en cualquiera de los dos lados. C: Dolor inguinal y/o testicular, así como dolor principalmente del cuadrante abdominal inferior, referidos por puntos gatillo centrales de la musculatura de la pared abdominal inferolateral de cualquiera de los dos lados. D: Diarrea causada por varias zonas de puntos gatillo en los músculos del cuadrante abdominal inferior.

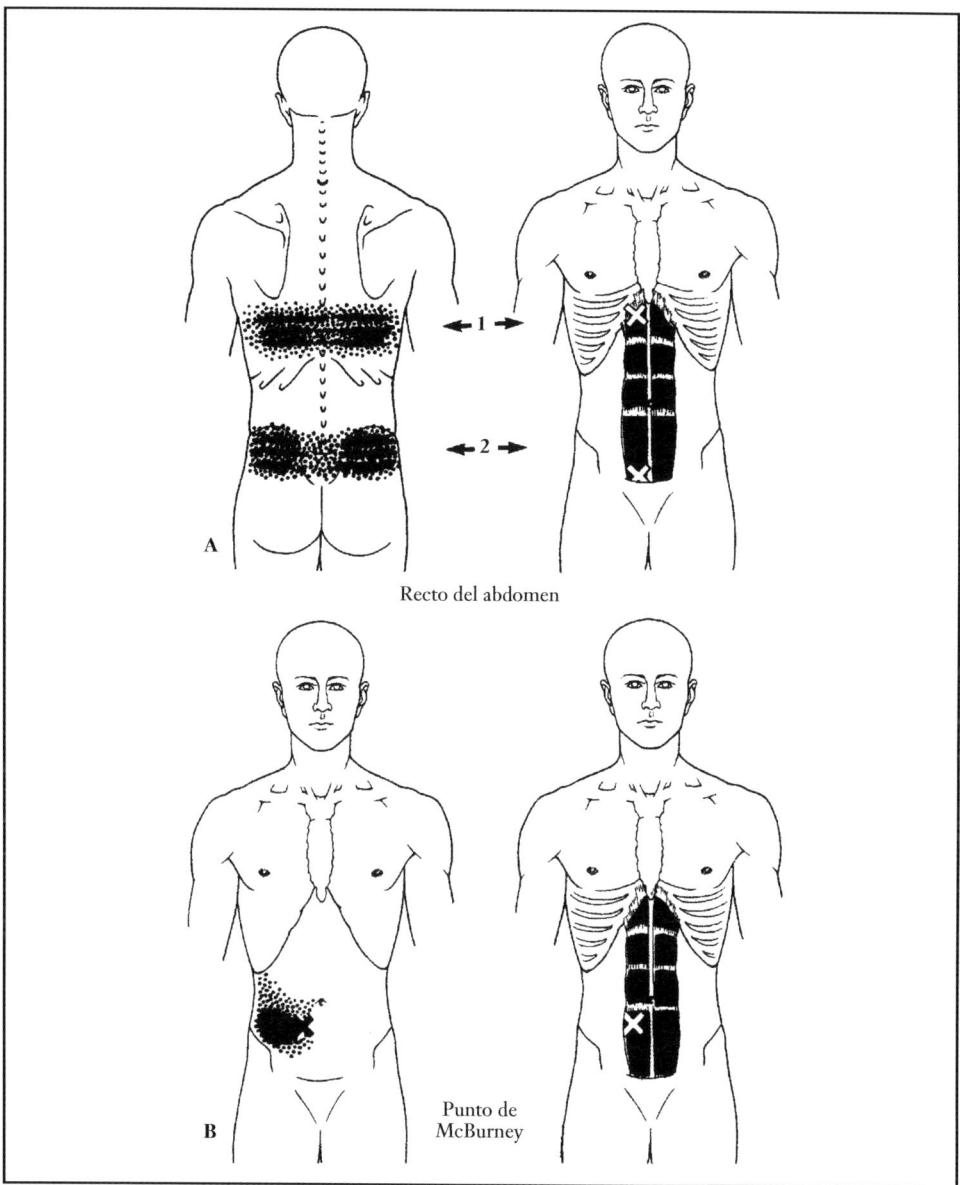

Figura 266. Patrones de dolor referido y síntomas viscerales de puntos gatillo (X) del músculo recto del abdomen. A: Un punto gatillo (1) en el lado derecho (mostrado) o en el lado izquierdo del recto abdominal superior puede causar dolor bilateral a través de la espalda, dolor precordial y/o sensación de plenitud abdominal, nauseas y vómitos. El punto gatillo (2), que a menudo es un punto gatillo insercional, situado en cualquiera de los lados del extremo caudal del recto del abdomen, refiere un patrón parecido de dolor lumbar bilateral. B: Un punto gatillo del borde lateral del recto del abdomen cercano a la zona del punto de Mc Burney puede producir dolor e hipersensibilidad a la presión en el cuadrante inferior derecho.

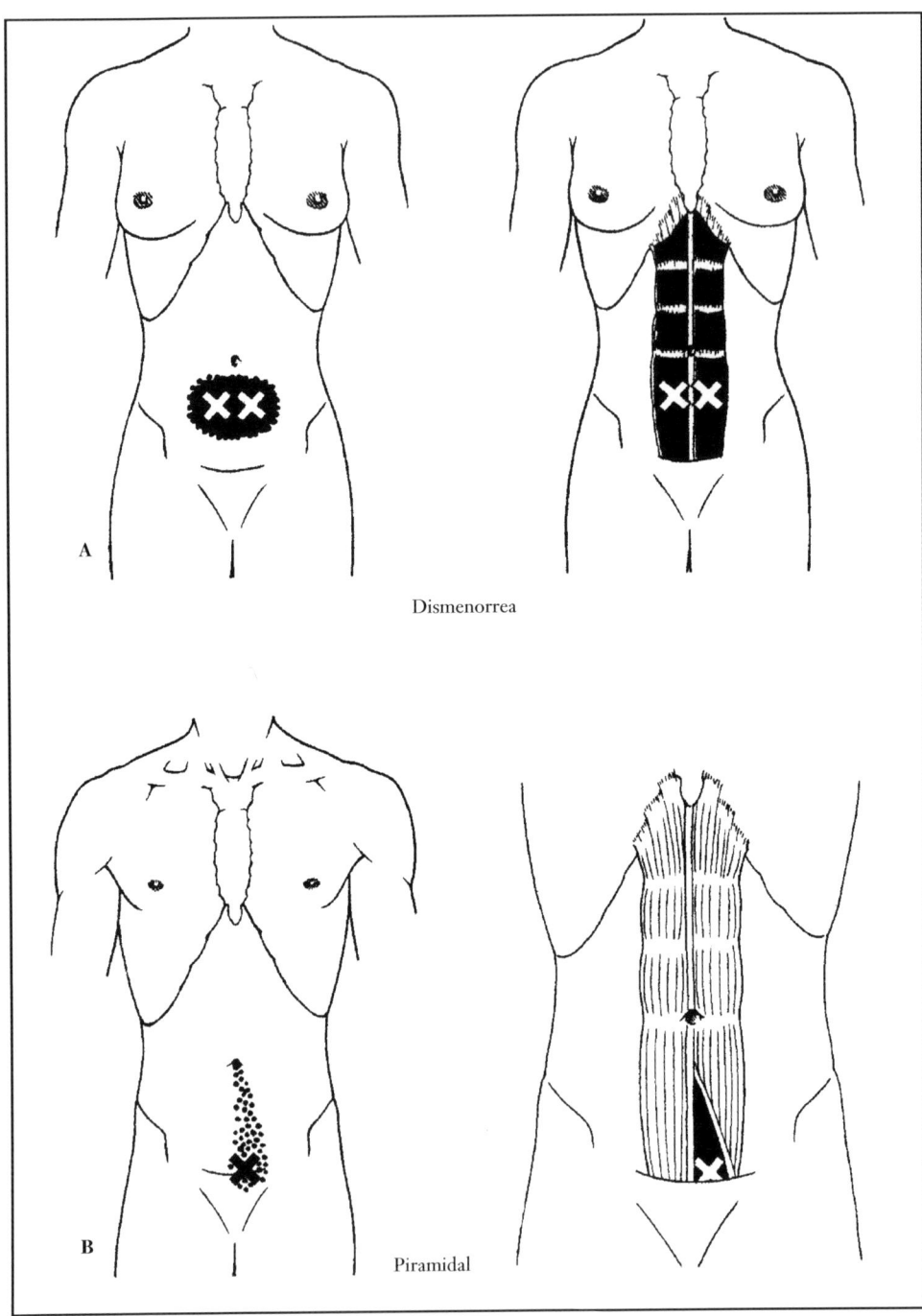

Dismenorrea

Piramidal

Figura 267. A: La dismenorrea puede ser notablemente intensificada por los puntos gatillo del recto abdominal inferior. B: Patrón de dolor referido del músculo piramidal de la pelvis.

4. TRATAMIENTO DE LA MUSCULATURA ABDOMINAL

En la sección dedicada a la anatomía ya quedó reflejada la importancia de los músculos abdominales con respecto a la columna lumbar. Por ello, es imprescindible que el osteópata verifique la integridad de este grupo muscular con cada paciente afectado de patologías en la columna lumbar.

Estos músculos son fásicos, por lo que su tendencia es el debilitamiento. Por lo tanto, nuestro objetivo consistirá en devolverles el tono perdido.

Ver páginas 180 y 181.

Generalidades sobre el trabajo de los músculos abdominales

En este capítulo vamos a centrarnos en los dos métodos más avanzados en trabajo abdominal, desarrollados por dos franceses:

- Marcel Caufriez: Fisioterapeuta. Método abdominales hipopresivos.
- Bernadette de Gasquet: Doctora en Medicina, Profesora de Yoga. Método abdominal de Gasquet.

Suponen un avance importantísimo con respecto a lo que hasta ahora se venía realizando, por lo que su aprendizaje y práctica se muestran imprescindibles de cara al tratamiento de pacientes afectados de:

- patología lumbar,
- y alteraciones viscerales.

Se ha comprobado en investigaciones que la práctica de los ejercicios abdominales clásicos (elevación del tronco o de la pelvis para acercar el esternón al pubis, figura 268):

- No son eficaces en reducir el perímetro de la cintura (cuando buscamos un efecto estético), especialmente en la mujer que tiene una cadera más grande, un periné más amplio, débil y atravesado por la vagina.
- Disminuyen el tono del suelo pélvico (M. Caufriez, 1997-2006).

- Es la principal causa de la incontinencia urinaria de esfuerzo (Amostegui, J. M., 1999, D. Grosse et J. Sengler, 2001, G. Valancogne, J.P. Galaup, 1997, www.urologiaandrologia.com, 2005, www.mifarmacia.es. 2001).
- Provoca prolapsos, especialmente cistoceles y uterinos (M. Caufriez, 2006, D. Grosse et J. Sengler, 2001)
- Y es la causa de algunas disfunciones sexuales, puesto que al disminuir el tono del suelo pélvico, no recibe suficiente estimulación y los orgasmos son menos intensos o no llegan a alcanzarse. (P. Jáuregui, 1998).

Es sencillo imaginar lo que sucede en el periné y es fácil responder a la pregunta de porque las mujeres que practican ejercicio físico o deportes tienen más problemas de incontinencia urinaria (31% frente a 2,85% en mujeres entre 14 y 35 años) que las personas que no practican ejercicio, especialmente si ejercitan mucho su musculatura abdominal.

Cualquier contracción abdominal que provoca una distensión del abdomen (toser, reír, gritar y,

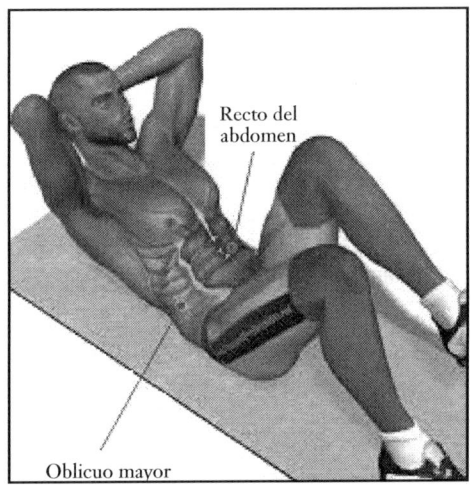

Figura 268. Ejercicio abdominal clásico

especialmente, realizar ejercicios abdominales clásicos), paralelamente, hace una fuerza que empuja el periné hacia abajo, lo debilita facilitando la incontinencia urinaria y los prolapsos. Analizar la función de la musculatura pélvica, ver la sinergia con la musculatura abdominal y observar su relación con el diafragma deja patente la necesidad de un trabajo sincronizado.

Previo al trabajo concreto de la musculatura abdominal se debe tomar conciencia de la acción muscular del suelo pélvico, su acción es mucho más sutil y no por ello menos importante. Se puede sincronizar con el diafragma y por tanto simultanearlo en la respiración (Blandine Calais, 1998).

Para evitar patologías del suelo pélvico y para reforzarlo es preciso que la persona haga consciente esta zona y la movilice adecuadamente. El periné o suelo pélvico que no ha sido educado, cuando hay un aumento de presión dentro del abdomen como sucede al toser, baja.

La persona siente como al realizar el esfuerzo de reír, gritar, toser o realizar los clásicos ejercicios abdominales el suelo pélvico desciende y esto provoca, a medio o largo plazo, un debilitamiento del suelo pélvico.

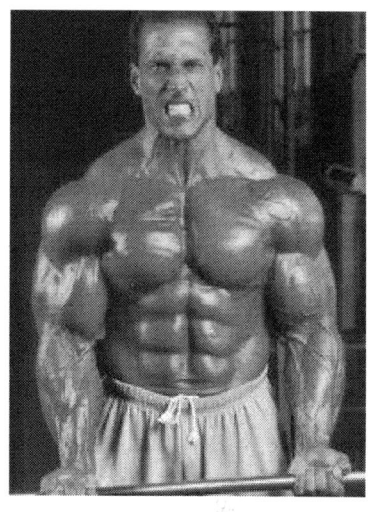

Foto 155. Abdominales de culturista

Las persona puede educar el suelo pélvico, uno de los ejercicios es sentir como se eleva y desciende voluntariamente, sube y baja el ano y, en las mujeres, la vagina. Cuando la persona domina esto puede sincronizar el esfuerzo (toser, reír, gritar o realizar ejercicios abdominales clásicos) con la elevación del suelo pélvico. Con ello cada vez que tosa, ría o grite o haga ejercicios abdominales reforzará el suelo pélvico y evitará patologías en el mismo.

Aunque es preciso recordar que si el principal objetivo es la reducción del contorno de la cintura para conseguir una

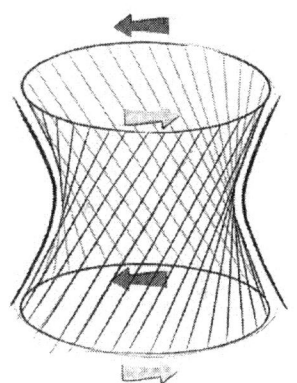

Figura 269. Faja abdominal

mejora estética y funcional, el transverso y los oblicuos deben ser los principales músculos a tonificar. Los clásicos ejercicios abdominales no tienen por principal objetivo esta reducción de cintura y provocan justo lo contrario, basta observar la prominente barriga de los culturistas (foto 155).

Un análisis de la función de la musculatura abdominal deja patente que la acción muscular que estos realizan en la vida cotidiana es la de faja (figura 269), deben actuar para mantener los órganos internos y proporcionar una buena postura; estas son las funciones principales de la musculatura abdominal. Se debe entrenar esta musculatura para realizar correctamente esta función de faja y para ello convendrá diseñar ejercicios que provoquen una tonificación en acortamiento de la musculatura. Los ejercicios más apropiados para ello deberán provocar una acción muscular constante que mantenga acortada la faja abdominal, serán ejercicios estáticos, lo que se denomina técnicamente isometría concéntrica. Los músculos implicados en estos ejercicios deben ser el transverso y los oblicuos, entrenar adecuadamente éstos proporcionará unas excelentes mejoras estéticas y de salud.

Prácticamente nunca en la vida diaria tenemos que realizar una acción dinámica, en movimiento, como la que plantean los ejercicios que se repiten centenares de veces en los gimnasios y centros de rehabilitación. Si nuestro paciente no busca ni necesita un desarrollo abdominal desmesurado (como en los culturistas o atletas de élite en velocidad, etc.), el trabajo clásico de los músculos abdominales va a reportarles más perjuicios que beneficios.

EJERCICIOS ABDOMINALES HIPOPRESIVOS
de Marcel Caufriez

A diferencia de los ejercicios abdominales tradicionales, que como hemos comentado provocan:

- hiperpresión abdominal,
- causan un abdomen abultado.
- y provocan incontinencia urinaria, prolapsos y disfunciones sexuales,

los ejercicios abdominales hipopresivos disminuyen la presión abdominal, son idóneos para reducir la cintura, solucionar la incontinencia urinaria de esfuerzo y evitar los prolapsos.

El creador de la gimnasia abdominal hipopresiva fue el fisioterapeuta francés Marcel Caufriez, que durante los años ochenta y hasta la actualidad ha estado investigando sobre la incontinencia urinaria, relacionada básicamente con los esfuerzos abdominales y el mal reparto de las presiones que se producen en el abdomen causantes de la relajación del suelo pélvico y del transverso abdominal.

Principales beneficios de los abdominales hipopresivos

- Relajación postural diafragmática.
- Activación tónica del periné y de la faja abdominal.
- Estimulación de los centros espiratorios del tronco cerebral (centro pneumotáxico y centro respiratorio bulbar ventral).
- Inhibición de los centros inspiratorios (centro apnéustico y centro respiratorio dorsal bulbar).
- Aumento de la secreción de catecolaminas (acción inhibitoria de la dopamina sobre el centro dorsal bulbar).

Los centros respiratorios supraespinales tienen una acción de control tónico postural y fásico sobre los diversos músculos con acción sobre la respiración: músculos de las vías respiratorioas superiores, intercostales, escalenos, ecom, diafragma, abdominales y suelo pélvico.

Incluir este método terapéutico al tratamiento osteopático, enriquece notablemente nuestros trabajo y representa un claro avance en la recuperación de nuestros pacientes.

Como trabajo para casa, es buena rutina incluir tres ejercicios en series repetitivas durante un periodo de mínimo de 20 minutos.

Para un trabajo más profundo es aconsejable remitir a nuestro paciente a un entrenador personal experto en la materia.

Piti Pinsach (alumno mío en un seminario de hernias discales en Vigo) es uno de los máximos exponentes en nuestro país, ademas de una excepcional persona. (www.entrenadorespersonales.cc)

Contraindicaciones

La realización de estos ejercicios precisan de unas apneas espiratorias. Por ello, las **personas hipertensas** deben abstenerse de hacerlos. Durante la apnea el contenido de oxígeno en sangre disminuye fuertemente. Esto puede hacer que el corazón y el cerebro no reciban suficiente oxígeno. Como reacción de alarma del organismo, se libera mayor cantidad de hormonas que estimulan la circulación. En consecuencia, los vasos sanguíneos se contraen, produciendo elevaciones importantes de la presión arterial sistólica y diastólica nocturna.

Igualmente las **mujeres embarazadas** no pueden realizar estos ejercicios por la presión que generan. Posteriormente, después del parto, serán los ejercicios que le ayudarán a recuperarse más rápidamente.

Ejercicios hipopresivos básicos

Algunos ejercicios son simples y nuestros pacientes pueden obtener beneficios con su práctica.

1. Hipopresivo inicial con ayuda de la gravedad

La forma más simple de sentir que el abdomen se hunde, paso previo a la hipopresión, es ayudándose de la gravedad como en el primer ejercicio que proponemos.

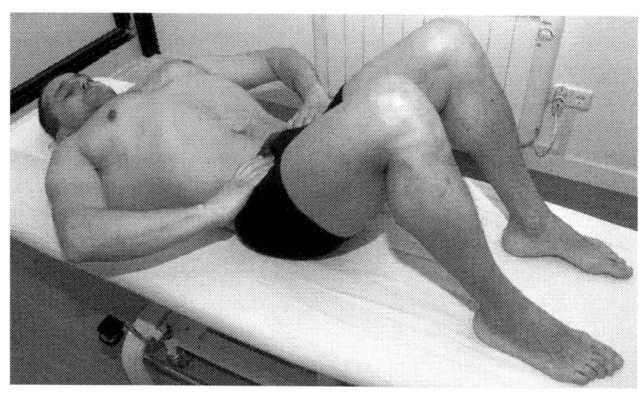

Foto 156. Hipopresivo inicial con ayuda de la gravedad

Para ello el paciente se tumba en decúbito supino, con las rodillas flexionadas, las plantas de los pies en el suelo, el mentón en flexión (para evitar la lordosis cervical) y las manos en las caderas intentando tensar la musculatura dorsal.

En esta posición solicitamos se inspire en dos tiempos y, a continuación se espire en cuatro tiempos, manteniendo más de 10 segundos (lo idóneo es llegar a 25 segundos) una apnea espiratoria abriendo el tórax (contracción del serrato mayor), manteniendo las escápulas en abducción. Este ejercicio se repite tres veces seguidas sin descanso.

2. Hipopresivo con elevación pélvica

Una posición, muy parecida, en la que la gravedad también ayuda a la realización del ejercicio abdominal hipopresivo, y donde el paciente podrá percibir fácilmente la musculatura que se implica en estos ejer-

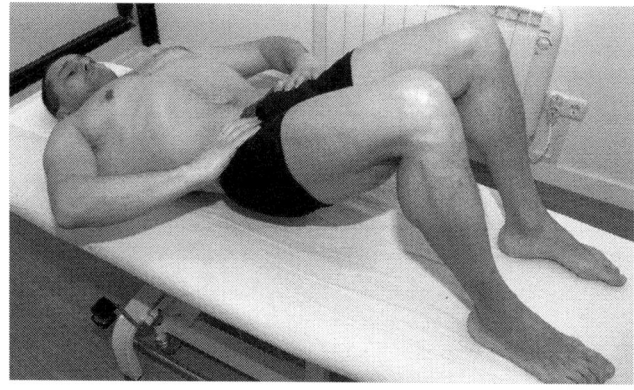

Foto 157. Hipopresivo con elevación pélvica

cicios es, en la misma posición anterior, elevando los glúteos del suelo, con elevación y rotación pélvica.

Las pautas a realizar en esta posición son las mismas que la técnica precedente. Al elevar la pelvis se facilita el acortamiento de determinados "músculos faja" y nuestro paciente percibirá con más facilidad la correcta ejecución del ejercicio.

3. Hipopresivo en cuadropenia

Este ejercicio es uno de los que muestra con claridad las ventajas de los ejercicios abdominales hipopresivos.

El paciente se coloca en cuadrupedia, con una ligera anteposición del cuerpo de forma que se hace recaer más peso sobre las manos que sobre las rodillas. Esta posición facilita realizar una contracción del serrato mayor que la persona debe ir intentando aumentar mientras está en apnea espiratoria. Entonces se produce un fenómeno de divergencia neurológica que provoca la relajación del diafragma torácico, una activación del sistema ortosimpático, una normalización de los músculos antigravitatorios y una contracción refleja del suelo pélvico y de la faja abdominal.

En las primeras sesiones se logra la relajación del diafragma torácico y la activación del sistema ortosimpático.

Una de las ventajas, contrastadas científicamente, de esta técnica es que cuando la persona se coloca en cuadrupedia, se puede comprobar que la presión abdominal disminuye de 20 a 30 mm. de mercurio, sim-

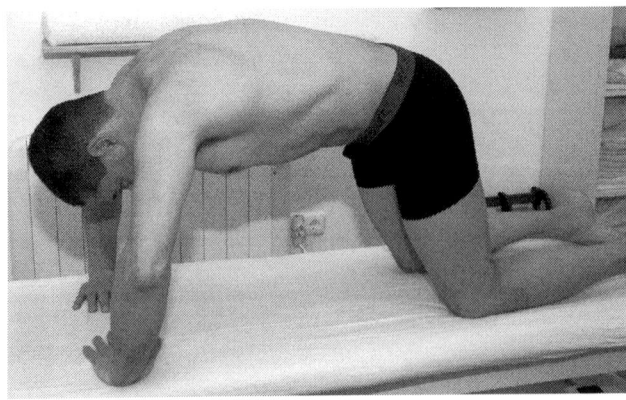

Foto 158. Hipopresivo en cuadropenia

plemente por la posición. Con la contracción del serrato mayor y la anteposición del cuerpo la presión disminuye hasta 50 mm. Mientras que en todos los ejercicios abdominales clásicos los aumentos de presión son peligrosamente altos y las consecuencias de ello son graves, especialmente para las mujeres. Es por ello que estos ejercicios reciben el nombre de ejercicios abdominales hipopresivos.

4. Hipopresivo en bipedestación

El paciente en bipedestación, cuerpo inclinado hacia delante; los hombros están en rotación interna, los codos flexionados a 90° y las muñecas en flexión dorsal; los dedos posicionados en extensión con el borde radial de las manos situadas sobre las crestas ilíacas, pulgares hacia atrás.

En esta posición, se llevan los codos hacia delante sin desplazar los hombros. Se borra la lordosis cervical (empujar la barbilla hacia atrás sin extensión cervical); autoelongación del tronco; inspirar (2 tiempos), espirar (4 tiempos) y mantener más de 10 segundos una apnea espiratoria abriendo el tórax (contracción del Serrato Mayor), las escápulas permanecen en abducción (empujar los codos hacia el exterior en la dirección de prolongación de los brazos). Al final de la apnea espiratoria, el paciente vuelve a inspirar (2 tiempos) y espirar (4 tiempos), manteniendo de nuevo una apnea espiratoria: lo importante es mantener la postura adecuada durante más de 25 segundos. Este ejercicio es repetido tres veces seguidas, sin tiempo de descanso.

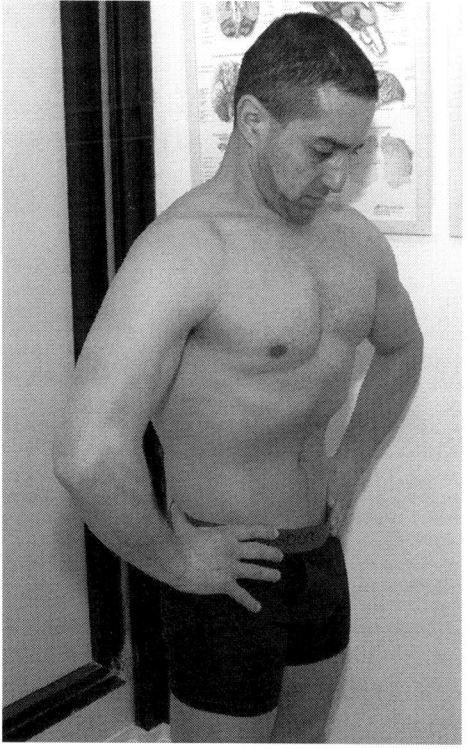

Foto 159. Hipopresivo en bipedestación

MÉTODO ABDOMINAL DE GASQUET
de Bernadette de Gasquet

Podemos resumir así los principios generales que van a regular cualquier ejercicio de este método:

- Mantener siempre el estiramiento de la columna vertebral, es decir la distancia mayor que podamos entre el coxis y el vértice de la cabeza.
- Realizar todos los esfuerzos espirando, de abajo hacia arriba, y sin inspiración previa.
- Comenzar la espiración con un movimiento de ascenso activo del perineo, que se mantendrá durante el esfuerzo.
- Comenzar la contracción con el transverso del abdomen, luego los oblicuos, luego eventualmente los rectos abdominales, para ir de abajo hacia arriba y ascender las vísceras durante el esfuerzo.
- Nunca empuje hacia abajo, jamás bajar las costillas y el diafragma en los esfuerzos diarios y los ejercicios.
- Jamás acortar los grandes rectos del abdomen, no dejarlos alargarse demasiado en un movimiento de curvatura.
- Trabajar los grandes rectos abdominales en "isométrico", es decir sobre la misma longitud, que corresponde al estiramiento de la columna vertebral.

Podremos asegurarnos que estos principios son respetados observando la respiración, que debe corresponder a una movilidad de la parte baja del vientre, y colocando una mano sobre el vientre, que jamás debe salir, sino al contrario volver en el momento de las contracciones abdominales.

Programa fundamental: refuerzo del transverso abdominal

El transverso del abdomen es el fundamento de la estática en bipedestación, como muralla contra las presiones sobre el perineo y garantía de una espalda solida.

Este músculo es poco conocido, difícil de movilizar y debe ser reforzado como prioridad, pero hay que ayudar a veces a encontrarlo.

Conciencia y fortalecimiento del transverso del abdomen

Ya que es a la vez mal conocido y poco trabajado, primero vamos a por posiciones que permiten acceder a su percepción luego ejercicios de fortalecimiento.

En cuadropenia

En cuadropenia, según los principios ya comentados, distancias de estimiento respetadas, peso del cuerpo hacia atrás, nuca estirada, espalda plana.

Espiramos por la boca como para hacer burbujas en el agua, durante un largo periodo, sin curvar la espalda. Cuando nos sentimos "vacíos" abrimos la boca y

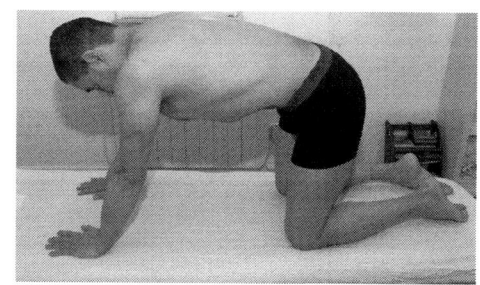

Foto 160. Refuerzo del transverso abdominal en cuadropenia

dejamos entrar el aire. Vamos a sentir la bajada brutal del diafragma y la expansión abdominal; el abdomen se hincha. Pero a la siguiente espiración volvemos a sentir el abdomen retroceder, la cintura estrecharse, comenzando con la parte baja del vientre.

Si dejamos la espalda curvarse, son los grandes rectos del abdomen los que desempeñan su papel parásito, la cintura no puede estrecharse.

Situar la frente sobre los antebrazos y tirar los glúteos hacia atrás, sin curvar la espalda. No es un arqueo sino un estiramiento, mientras las caderas queden por detrás de los pies.

Levantamiento sentado de rodillas

Nos situamos sentados sobre los talones. Nos incorporamos de rodillas. Un mal gesto habitual es realizado por "un golpe de riñones" que

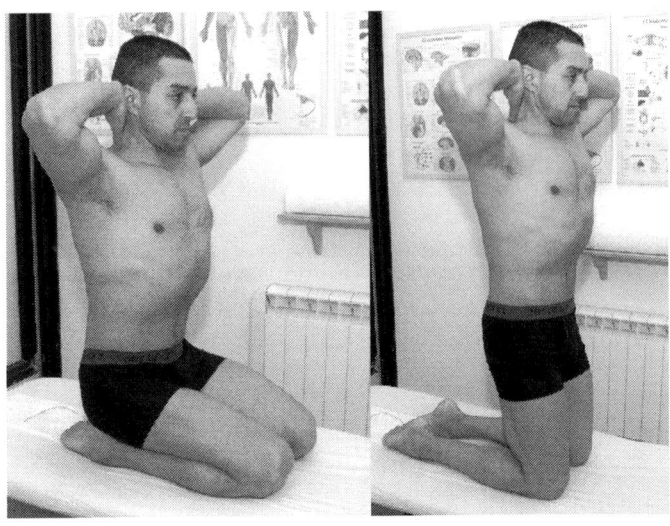

Foto 161. Levantamiento
sentado de rodillas.
Izquierda: inicio.
Derecha: final

empuja el ombligo adelante y flexiona el tronco. Nos imaginamos una carga sobre la cabeza que no queremos derribar.

Comenzamos el movimiento por una rotación externa de los fémures, es decir el gesto de girar los muslos hacia el exterior, espirando. Nuestros músculos del muslo van a trabajar. Controlamos el abdomen metido, espalda estirada. Atención a no retroceder los hombros en el espacio.

Controlamos: el tono en los glúteos, el tono en la parte baja del abdomen, por encima del pubis, el tono en el perineo que "es sostenido" por la postura. Es posible respirar abdominalmente sin mover la espalda.

Autocrecimiento

Los ejercicios de autocrecimiento pueden practicarse durante la vida cotidiana:

- En sedestación, empuje los glúteos en el sitio y la cabeza hacia el cielo,
- En bipedestación, imaginamos que nos colocamos un peso en la cabeza empujando bien los pies contra el suelo, etc.

Comprobaremos que la parte baja del abdomen queda muy tónica, hasta cuando respiramos abdominalmente.

En bipedestación en el suelo, con una rodilla flexionada lo más cerca posible del glúteo; la otra pierna extendida con el pie en dorsiflexión. Los antebrazos en rotación externa con las yemas de los dedos apoyados sobre el suelo. Nos enderezamos, codos semiflexionados, hombros bajos; apoyamos fuertemente ambos glúteos en el suelo, creciendo cranealmente.

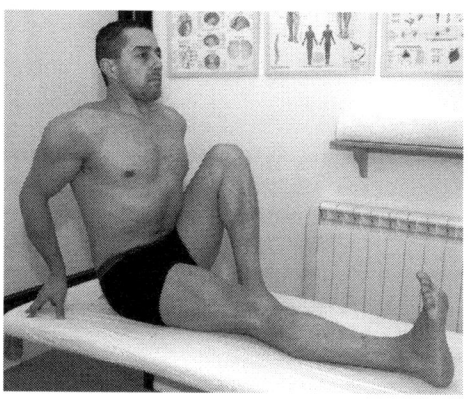

Foto 162. Autocrecimiento

Series de ejercicios para todos de Bernadette de Gasquet

1. Los oblicuos

El trabajo presentado aquí está sin acortamiento de los rectos y con activación del transverso. Todos estos movimientos suponen:

— situar la pelvis y estar en estiramiento,
— comenzar todo movimiento con una contracción perineal,
— hacer el esfuerzo sobre la espiración tal como se describió precedentemente.

Para los ejercicios asimétricos, hacer evidentemente ambos lados, lo que no hay que hacer: acercar los hombros a la pelvis o la pelvis a los hombros.

Oposición brazo-pierna homolateral

Se sitúa el muslo los más cerca posible del vientre sin contratar los grandes rectos, sin levantar el glúteo. No apartamos la rodilla hacia el exterior. Resbalamos el brazo por el mismo lado dentro de la rodilla. El gesto consiste

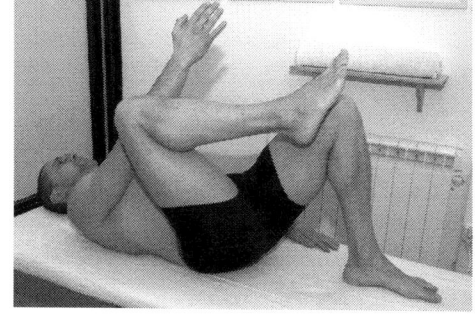

Foto 163. Oposición brazo-pierna homolateral

en rechazar la rodilla con el brazo y resistir. No debe haber ningún movimiento de apertura. La espalda y la nuca perfectamente planas en contacto con el suelo. Podemos poner una mano bajo el occipucio para mantener la nuca estirada. Palpamos nuestro abdomen, sintiendo la contracción de los transversos y de los oblicuos.

Oposición brazo-pierna cruzados

Misma posición que la técnica precedente. Situamos un brazo por fuera de la rodilla contraria. El brazo rechaza la rodilla y la rodilla rechaza el brazo.

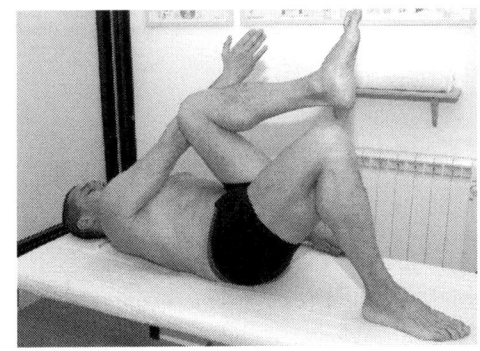

Foto 164. Oposición brazo-pierna cruzados

Pequeña sirena

En sedestación, rodillas dobladas, ambas piernas juntas y vueltas hacia el cuerpo. Nos estiramos y giramos el tronco lo más posible hacia los pies. Miramos hacia nuestros pies sin hundirnos.

2. Los grandes rectos

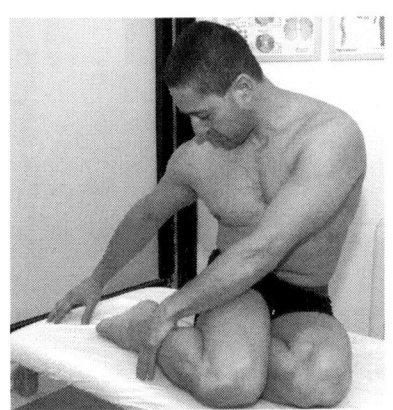

Foto 165. Pequeña sirena

Ahora vamos a realizar un trabajo isométrico con los grandes rectos (más los transversos y eventualmente los oblicuos). Es un trabajo de los músculos en alargamiento constante, sin acortamiento, sin hundimiento, sin compresión de los discos intervertebrales y sin empuje sobre el perineo.

El trabajo se hará siempre de la siguiente manera:

- después del reposicionamiento de la pelvis,
- comenzando con una contracción perineal,

- sobre la espiración,
- verificando que el vientre no sale.

Cuando el ejercicio es asimétrico, hacer ambos lados.

Estiramientos de la espalda y de las piernas: dificultad progresiva

- En decúbito supino, el muslo flexionado sobre el abdomen, la otra pierna extendida y bien pegada al suelo, el pie en dorsiflexión.

Mantenemos con nuestras manos el muslo lo más cerca posible del abdomen, sin permitir a la otra extremidad despegarse del suelo.

Apretamos el perineo, espiramos, aseguramos bien el bloqueo del transverso y soltamos las manos de la rodilla (foto 167). ¡Nada debe moverse! El abdomen no debe estar metido.

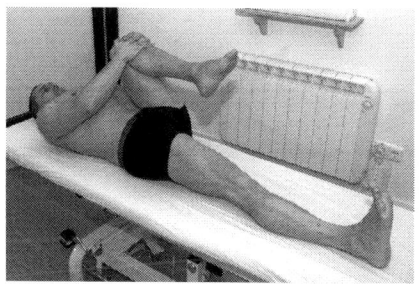
Foto 166. Estiramiento de la espalda y de las piernas

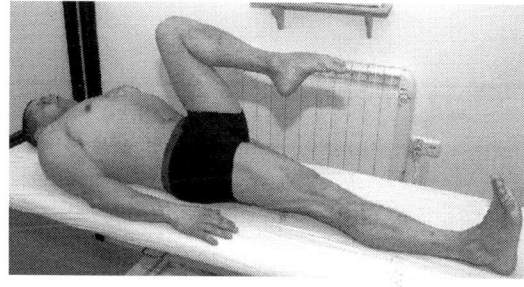
Foto 167. Estiramiento de la espalda y de las piernas

- En decúbito supino, una pierna extendida y con flexión de cadera, tomamos una toalla y la situamos bajo el pie, las manos a la altura de la rodilla, los codos cerca del cuerpo, los hombros contra el piso. Tratamos de extender la pierna hacia el techo sin cambiar esta posición y sin dejar al muslo apartarse del vientre más allá de 90°. El abdomen está metido. Relajamos la toalla dejando que sea arrastrada.

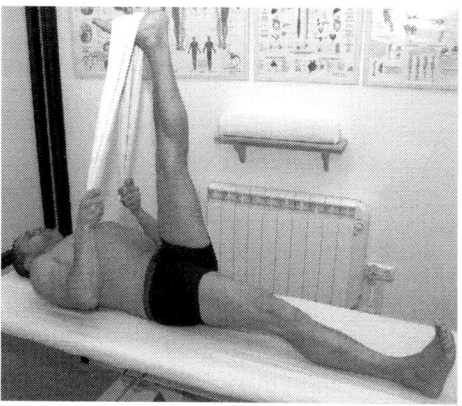
Foto 168. Estiramiento de la espalda y de las piernas

Si no podemos extender la pierna, se acepta dejar la rodilla un poco flexionada, esto no cambia nada, ni la colocación de las manos, ni la posición de los hombros, etc.

• Hiperflexión de la cadera: en decúbito supino, una pierna extendida, la otra con flexión de cadera y rodilla. Intentamos con la ayuda de la toalla situar el muslo lo más cerca posible del abdomen, manteniendo la línea talón-rodilla perpendicular al suelo. Bloqueamos bien el transverso y soltamos la toalla, posicionando la mano en el suelo.

Nada se debe mover y el abdomen no debe sobresalir.

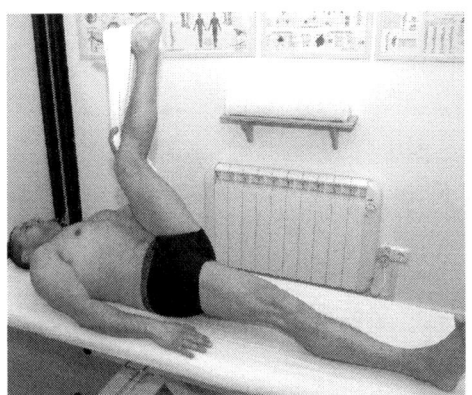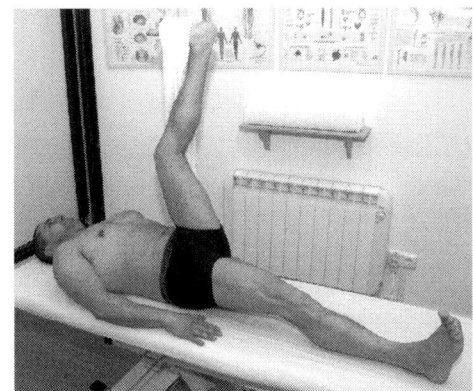

Foto 169 y 170. Estiramiento de la espalda y de las piernas

Las tracciones contra resistencia

En los ejercicios de tracción contra resistencia, la dificultad es progresiva. Habrá un trabajo del transverso, rectos y de los oblicuos sin acortamiento.

Pie bajo la rodilla

En decúbito supino con el cuerpo bien pegado al suelo. Una extremidad inferior flexionada y con el pie apoyado en el suelo, deslizando los dedos detrás de la línea de la rodilla, sin apartar el

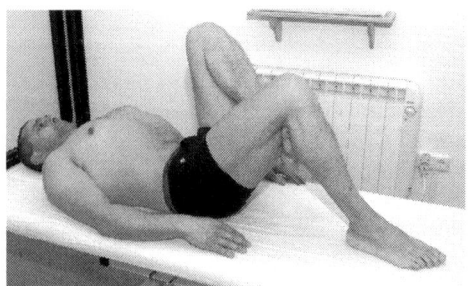

Foto 171. Pie bajo la rodilla

muslo lateralmente. Posicionamos el dorso del otro pie bajo la rodilla flexionada y traccionamos en el eje sin que nada se mueva. El abdomen se contrae y se mantiene dentro.

La espalda debe estar bien protegida del aumento de la lordosis.

• Cruce ahora los tobillos. El pie superior presiona hacia el suelo mientras que el pie inferior resiste.

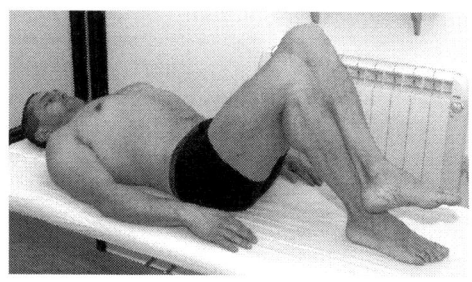

Atención: el riesgo de curvatura lumbar es más grande, hay que situar bien la pelvis al principio. Esta postura puede hacerse sentado en una silla.

Foto 172. Pie bajo la rodilla

• Extendemos las piernas, colocamos un pie encima del otro situado en dorsiflexión. Imaginamos situar la pierna extendida hacia nosotros mientras que el pie superior la fija. Atención: el riesgo de curvatura lumbar es aquí superior.

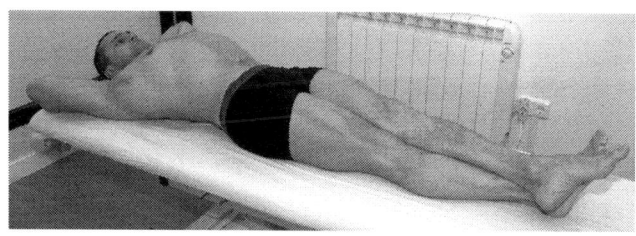

Foto 173. Pie bajo la rodilla

Variante en decúbito lateral

Los mismos principios pero con el pie bajo el hueco poplíteo.

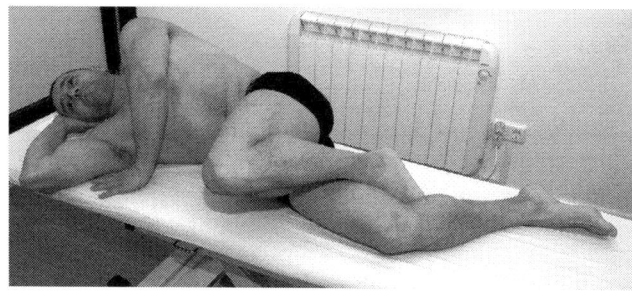

Foto 174. Pie bajo la rodilla

Rechazado-retenido

En decúbito supino, con una extremidad inferior en flexión de rodilla y cadera con el pie en el suelo; el otra extremidad en la misma posición pero con el pie en flexión plantar a la altura de la rodilla contraria.

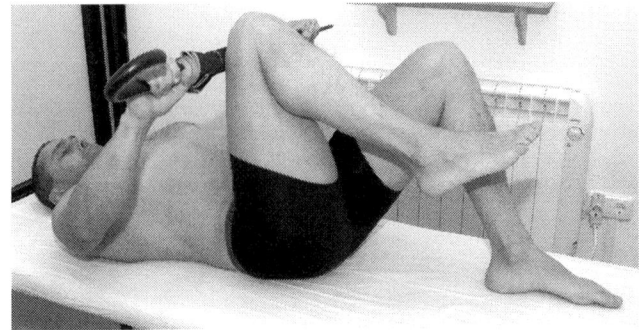

Foto 175. Rechazado-retenido

Rechazamos la rodilla con nuestras manos o con un paraguas y retenemos el muslo exactamente donde estaba. Nada debe moverse y el abdomen no debe sobresalir.

En cuadropenia

El ejercicio en cuadropenia es energético pero más difícil porque se trata de mantener nuestra espalda ya que no hay punto fijo.

Comenzamos en cuadropenia, lordosis lumbar marcada, el peso del cuerpo hacia atrás. Flexionamos un muslo hacia el abdomen, sin que la lordosis se cifose. Mantenemos fuertemente las escápulas fijadas y la nuca en la prolongación de la espalda.

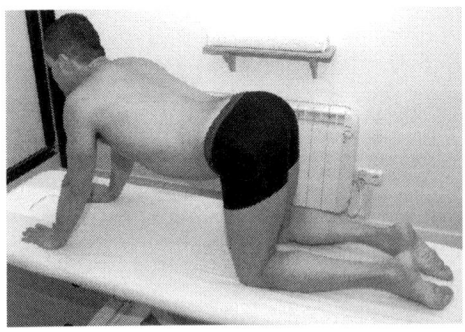

Foto 176. En cuadropenia, fase 1

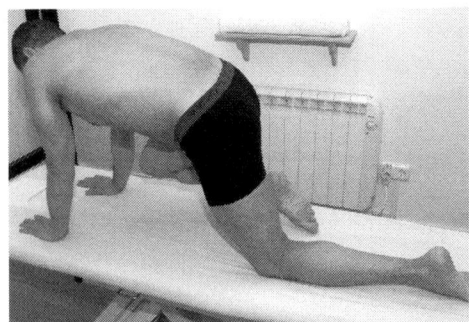

Foto 177. En cuadropenia, fase 2

4. OTRAS ETIOLOGÍAS DEL DOLOR LUMBAR

Dolores lumbares de origen visceral

La única manifestación de un problema visceral puede ser un dolor lumbo-sacro. En esta región, las vísceras u órganos internos que en estado patológico suelen manifestarse más a menudo con dolor irradiado son:

- Riñones. Dolor en la región dorso lumbar y/o con irradiación a la ingle-rodilla
- Próstata. Pesadez perineal, irradiación dolorosa hacia los muslos, región sacra, testículos, eyaculación precoz, dolor durante la micción...
- Trastornos ginecológicos. Dolores dorso lumbares de T9 a L2 y congestión pélvica.
- Intestinos (sigmoides y recto). Dolores lumbo-sacros.
- Vejiga. Dolores lumbo-sacros y pesadez y dolores en la región púbica.
- Órganos genitales. Dolores lumbo-sacros, inguinales y púbicos.
- Peritoneo. El peritoneo parietal posterior produce dolor lumbar y dorsal bajo. El peritoneo parietal inferior produce sensación errónea atribuida a los órganos de la pelvis menor, con sensación de evacuar sin necesidad.
- Uroginecológico. En la mujer representa el 30% de las lumbociatálgias.

En términos generales diremos que la cadena visceral está formada por el conjunto de órganos, glándulas y tejidos que se localizan en nuestras cavidades corporales. Un conjunto de ligamentos sujetan los órganos entre sí gracias a las expansiones del peritoneo, que es como el saco que contiene las vísceras. Pero el peritoneo tampoco está libre en nuestro interior. Está ligado a nuestra estructura ósea (la columna, las costillas y la pelvis) y también a los músculos que la rodean. De manera, que tenemos una "cadena visceral" que se encuentra delante de la columna lumbar y relacionada con ella a través de diferentes tejidos conjuntivos que le otorgan flexibilidad, movilidad y estabilidad, influyendo en su estática (su posición) y su dinámica (su capacidad de movimiento).

Ante cualquier problema visceral, la cadena estática visceral (CEV) puede reaccionar y transmitir tensiones a la columna lumbar. La liberación de estas tensiones y el alivio del dolor producirá que los tejidos recobraran su longitud y tono normal, restaurando el equilibrio a la columna lumbar, aliviando así esas lumbalgias rebeldes, que hasta ahora no habían respondido a ningún tratamiento convencional estructural.

Las cadenas musculares, mediante la intermediación del tejido conjuntivo, tienen una influencia sobre el sistema visceral, neuromeníngeo, articular y vascular bajo la dependencia del sistema neurovegetativo. La inervación de los discos L4-L5 y L5-S1 es mayoritariamente simpática.

Existe una facilitación metamérica de la región medular correspondiente a la víscera espasmada, Los músculos espinosos lumbares se espasman, provocando una lumbalgia. Esta lumbalgia se puede transformar al menor gesto, hasta anodino, en lumbago que cederá espontáneamente con el tiempo dejando paso a una lumbalgia crónica recidivante.

Este cuadro clínico clásico no se acompaña obligatoriamente de signos de discopatía objetivadas mediante imágenes médicas.

Existen plexos nacidos de la unión del sistema simpático y del nervio vago (X pár craneal) al nivel de los ganglios celíacos.

Podemos así establecer una correspondencia entre las vísceras, el aparato locomotor y la dentición (tabla 30 y figura 270).

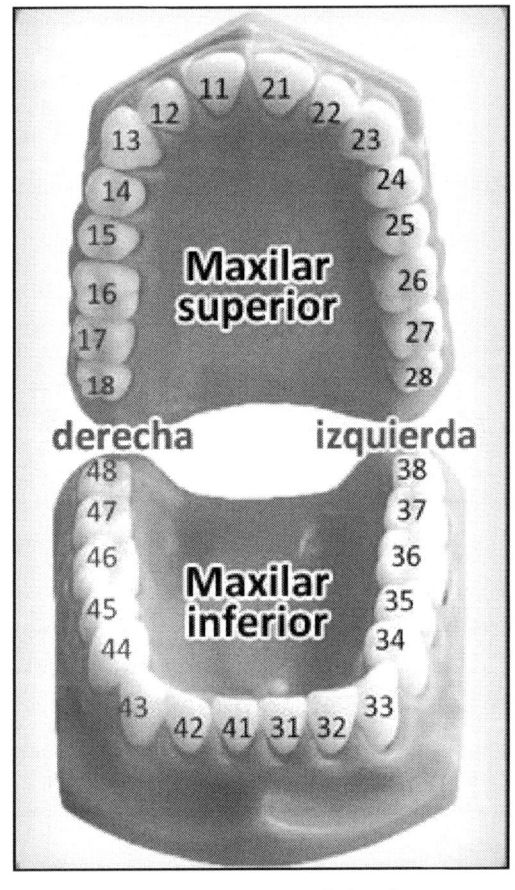

Figura 270. Numeración de los dientes

Tabla 30
Correspondencia entre vísceras aparato locomotor y dentición

Órganos	Músculos	Vértebras	Dientes
Senos	Extensores y flexores del codo, diafragma	C1 a C7 C5-C7-T1 1ªC -T7-T8-T9	11-12 21-22 15-25
Arterias coronarias	Subescapular	T1-T2	12-22
Pulmones	Deltoides, serrato mayor	T3	13-23
Vesícula, estómago	Coracobraquial, poplíteo	T4	14-24
Estómago	Pectoral mayor clavicular	T5	15-25
Páncreas	Dorsal ancho	T6	16-26
Bazo	Trapecio medio	T7	18-28
Hígado	Pectoral mayor esternal	T8	35-45
Suprarrenales	Sartorio, grácil	T9	36-46
Intestino delgado	Cuádriceps	T10	37-47
Riñones	Psoas, abdominales	T11-T12 T6 a T12	37-38 y 47-48 17-27
VIC, ciego	Isquiotibiales	L1	35-45
Apéndice	Cuadrado lumbar	L2	33-44
Útero, próstata	Glúteo mayor	L3	33-43
Colon, recto	TFL	L4	32-42
Ovarios, testículos	Glúteo medio, piramidal, aductores	L5	31-41

DOLORES LUMBARES DE ORIGEN ALIMENTARIO

Los que padecen afecciones de tipo articular deben saber que su curación depende de su propia acción, de su voluntad. Ciertamente, el osteópata, médico o fisioterapeuta que le trate tiene un papel indispensable para elaborar un diagnóstico, y guiar al paciente en el tratamiento adecuado. Pero es preciso abandonar la idea de que con esto basta.

No se trata únicamente de hacer desaparecer los síntomas, de reducir el dolor añadiendo regularmente medicamentos a un organismo que apenas puede librarse de los residuos que estos generan.

Para favorecer esta expulsión de los venenos (toxinas) elaborados por el organismo, el primer punto sobre el que hay que llamar la atención es la alimentación. Quien quiera evitar las afecciones articulares o curarse definitivamente de ellas debe recibir una alimentación hipotóxica.

A continuación, vamos resumir los principales "alimentos" que más problemas producen a nivel visceral y vertebral:

- **Los lácteos.** Para nada la leche es el mejor aporte de calcio, causa un gran estrés del sistema inmune, acumula gran cantidad de mucosidades, impide la eliminación de tóxicos y esta relacionado con múltiples e importantes problemas de salud tanto en niños como en adultos.
- **El cerdo y los embutidos.** Su consumo se relaciona con patologías tales como apendicitis, sinusitis, colecistitis, cólicos biliares, problemas intestinales, gastroenteritis con cuadros clínicos similares al tifo y al paratifo, eczemas agudos, forúnculos, abscesos de glándulas sudoríparas, etc. Ver libro "Los Peligros de la Alimentación Actual", autor Francisco Fajardo. Editorial Dilema.
- **Los azúcares refinados.** Es un "alimento" vacío, ya que no aporta ni una vitamina ni ningún mineral y es el máximo acidificante. Es el gran responsable de innumerables dolencias, sobre todo las relacionadas con el sistema inmunológico. Su abuso produce: dolores de cabeza, vértigos, fatiga, dolores articulares, alergias, etc.
- **El exceso de hidratos de carbono.** La ingesta excesiva de bebidas azucaradas (una Coca Cola tiene 10 cucharillas de azúcar), bollería, dulces, cereales y lácteos azucarados se asocia a dislipide-

mia, diabetes tipo 2 y síndrome metabólico. La Asociación Americana del Corazón, en su revista "Circulation", señala las nuevas certezas sobre la relación entre la ingesta de azúcares y la salud cardiovascular.

- **El exceso de proteínas**, ya que aumentan los niveles de ácido úrico e intoxican nuestros riñones e hígado. Además acidifican el medio interno.
- **El exceso de sal en las comidas**, es el enemigo de los riñones y de todo el aparato urinario, así como del corazón. Un gramo de sal retiene 9 gramos de agua aumentado la tensión arterial y alterando la libre circulación de los fluidos corporales (ley de la arteria de Still).
- **El exceso de grasas animales**, ya que produce enfermedades como aterosclerosis, hipercolesterolemia, obesidad, esteatosis, etc.

Hay que consumir regularmente:

- Frutas
- Verduras y hortalizas
- Legumbres
- Frutos secos
- Agua mineral

El organismo humano está compuesto por un elevado número de sustancias orgánicas e inorgánicas de las cuales sólo 39 (9 aminoácidos, 2 ácidos grasos, 13 vitaminas y 15 elementos inorgánicos) se consideran actualmente esenciales, es decir, no sintetizables por el organismo, debiendo formar parte de la dieta habitual. Las necesidades o requerimientos de un nutriente esencial se definen como la cantidad mínima de dicho nutriente que permite el mantenimiento de la masa corporal y las funciones orgánicas, así como el crecimiento y desarrollo en los niños, evitando los signos de depleción (disminución de la cantidad de líquidos, especialmente de la sangre del cuerpo o de un órgano) y las alteraciones por carencia.

La presencia de enfermedades puede alterar las necesidades cuantitativas y/o cualitativas de energía y nutrientes mediante diferentes mecanismos:

Alteración del gasto energético basal

La presencia de fiebre, procesos inflamatorios o infecciosos, las intervenciones quirúrgicas, los traumatismos, las quemaduras y el hipertiroidismo se asocian a un aumento del gasto energético, mientras que la desnutrición o el hipotiroidismo pueden acompañarse de una disminución del gasto energético. En estos casos el aporte energético debe ajustarse en función de las necesidades, teniendo en cuenta en cada caso el grado de capacidad del paciente para metabolizar los nutrientes administrados. Los individuos con intenso estrés metabólico pueden presentar intolerancia a la glucosa, resistencia a la insulina e hipertrigliceridemia, que obliguen a una limitación en los aportes, mientras que los pacientes desnutridos a menudo aumentan la capacidad de utilización de los nutrientes de una forma similar al período de crecimiento.

Aumento de las pérdidas

Las dificultades en la absorción de nutrientes o las pérdidas por vómitos o aspiración gástrica, drenajes, fístulas, hemorragias, quemaduras, pérdidas renales y otras situaciones pueden aumentar las necesidades de uno o varios nutrientes.

Alteraciones metabólicas

Las alteraciones enzimáticas u hormonales congénitas o secundarias a ciertas afectaciones orgánicas pueden producir imposibilidad o limitación en la utilización de nutrientes, haciendo necesaria su restricción o su sustitución por formas metabolizables. Por ejemplo, la afectación renal puede disminuir la eliminación de ciertas sustancias y hacer necesaria una disminución en su aporte.

Interacciones medicamentosas

La absorción o el metabolismo de ciertos nutrientes pueden resultar afectados por interacciones farmacológicas, lo que determina un aumento de sus requerimientos.

Desarreglos nutricionales

Los nutrientes que presentan un interés especial en los pacientes con síndromes de dolor miofascial son las vitaminas hidrosolubles B1, B6, B12, el ácido fólico, la vitamina C y ciertos elementos:

- Calcio
- Hierro
- Potasio

Una insuficiencia vitamínica exige que el organismo efectúe algún grado de ajuste metabólico ya que la cantidad de la coenzima (vitamina) es limitada. El desarreglo vitamínico aparentemente incrementa la irritabilidad de los PG (puntos gatillo) miofasciales por diferentes mecanismos. Dado que la crisis de energía es uno de los eslabones clave de la cadena de los cambios histoquímicos característicos de los PG, cabe esperar que cualquier cosa que interfiera en el suministro de energía del músculo agravará los PG.

Existen varios factores que pueden causar insuficiencia vitamínica:

- La ingesta inadecuada de la vitamina
- El deterioro de la absorción
- Una utilización inadecuada
- Unos requerimientos metabólicos aumentados
- El incremento de la excreción
- Un aumento de la destrucción en el organismo

Algunos grupos de personas son especialmente vulnerables a las deficiencias vitamínicas:

- Los ancianos
- Las mujeres embarazadas
- Las mujeres que están dando el pecho a sus bebés
- Los niños
- Los partidarios de ciertas dietas
- Los que consumen ciertas sustancias en exceso (sobre todo alcohol y tabaco)
- Las personas con fuertes depresiones
- Las personas que se encuentran seriamente enfermos

5. OTRAS MEDIDAS TERAPÉUTICAS

El reposo como acto terapéutico

En ningún caso es aconsejable reposo absoluto para la resolución de patologías del aparato locomotor. Los inconvenientes son mayores que los beneficios:

- El reposo absoluto hace que el músculo pierda entre el 1 y el 5% de su fuerza al día.
- Además, disminuye la resistencia a la fatiga, así como las propiedades elásticas y de con tractilidad.
- Se pierde 1,54 g. de calcio y 8 g. de proteínas a la semana.
- Se pierde masa ósea.
- El paciente tiene una sensación de enfermedad, lo cual favorece la pasividad, dependencia y a la larga la depresión.

Ante un dolor intenso:
Reposo en cama 2 días, levantándose para comer e ir al aseo.

Dolor crónico:
Contraindicado el reposo absoluto, sólo en periodo de crisis aguda.

Dolor radicular:
Reposo en cama de 2 a 7 días, levantándose para comer e ir al aseo.

La sauna como fuente de salud

Las toxinas, acumuladas en los músculos, provocan contracciones, calambres y favorecen los accidentes musculares.

Los desperdicios orgánicos y el ácido úrico, depositado en las articulaciones, son factores de reumatismo, gota y diversas afecciones artríticas.

La presencia de toxinas en el cuerpo es causa de diversos fenómenos patológicos así como de un envejecimiento prematuro.

En verano, los ejercicios físicos y los baños de sol favorecen la sudación, que es una forma de desintoxicación natural. En los meses fríos no ocurre lo mismo, produciéndose una acumulación de sustancias nocivas que pueden llegar al máximo en el umbral de la primavera.

Es importante recordar que no hay enfermedades locales. Es la persona total quien enferma.

El agua en el ser humano

El 65% del ser humano está compuesto de agua. Los órganos más importantes de nuestro cuerpo están constituidos por agua, principalmente.

- Cerebro y cerebelo: 82 - 90% de agua
- El músculo: 83% de agua
- Los pulmones: 71% de agua
- El corazón: 71% de agua
- El hígado: 75% de agua
- El bazo: 77% de agua
- La célula: 83% de agua

El sudor

El sudor es el producto de la secreción de las glándulas sudoríparas de la piel. Es un líquido incoloro, ligeramente salado, que surge en forma de minúsculas gotas de la superficie cutánea, sobre todo de ciertas regiones:

- Axilas
- Ingles
- Frente
- Manos
- Pies...

Cuando la temperatura interna del organismo se eleva por encima de lo normal, ya sea por fiebre, por un ejercicio intenso o como consecuencia de un ambiente excesivamente caluroso, se rompe a sudar.

El sudor está compuesto en un 98% por agua. El resto está formado por:

- Cloruro de sodio, principalmente
- Colesterina

- Grasas
- Ácidos grasos
- Vestigios de albúmina
- Urea
- Ácido úrico
- Ácido láctico
- Etc.

La enorme abundancia de agua se explica por la función termorreguladora que tiene el sudor. La presencia de las demás sustancias se explica por la otra función que tiene el sudor: excretora, depuradora o desintoxicante.

A través del sudor, nuestro organismo elimina los tóxicos o venenos importantes provenientes del exterior o producidos en el interior de nuestro organismo como escorias del metabolismo celular (urea, ácido úrico, creatinina, ácido láctico, etc., que constituyen los componentes normales del sudor), que se convierten en toxinas y que constituyen casi siempre la causa inicial de la mayoría de los trastornos y perturbaciones de nuestro organismo.

Un estudio realizado desveló que por el sudor se pueden eliminar restos de medicamentos tomados quince años atrás.

La función termorreguladora del sudor no es exclusiva de este, sino que la comparte con otros órganos, sobre todo con los riñones (secreción urinaria). Cuando los riñones están lesionados (nefritis, etc.) y su función desintoxicante y termodispersora es insuficiente, el sudor se hace más abundante y concentrado para compensar la función renal insuficiente.

El sudor como acto terapéutico

Existen ciertos medicamentos, llamados sudoríficos o diaforéticos, que se utilizan cuando los riñones están patológicos y el sudor debe compensar la escasa secreción de orina. Pero existen otros medios naturales para provocar el sudor:

- La sauna
- Compresas calientes

- Baños de sol
- Etc.

La cura mediante la provocación del sudor resulta útil en muchas patologías:

- Los reumatismos y artritismos, sobre todo cuando son crónicos
- En los enfriamientos
- En las neuralgias
- En la uricemia
- Facilita también el adelgazamiento

La sauna

En la sauna, que influye en todo el organismo, las toxinas del metabolismo son eliminadas con el sudor.

En toda sauna existe un banco de tres peldaños, sobre los cuales nos podemos sentar o tumbar. Puesto que el calor va ascendiendo, el peldaño superior es, por lo tanto, el más caliente, mientras que el inferior es el más fresco.

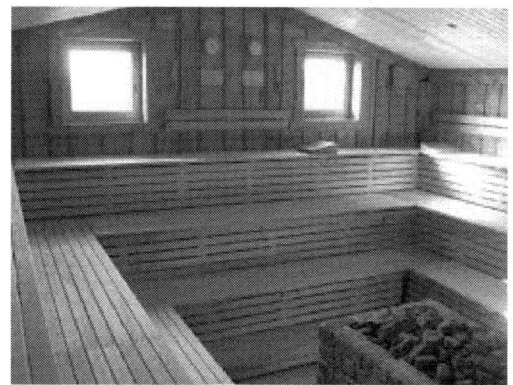

Foto 178. Sauna

Las personas agotadas, débiles de corazón, que padezcan hidropesía, hipertensión o estén mal alimentadas deberán practicar la sauna con mayor prudencia, siempre bajo supervisión médica.

Después de tomar una sauna, es aconsejable, antes de reintegrarse a las actividades, hacer una media hora de reposo. Si durante el día se experimenta algún cansancio es señal de que la próxima vez la sauna debe de ser menos prolongada.

Una sesión de sauna elimina la fatiga y tensión, limpia el organismo, aligera, tonifica y rejuvenece. Los capilares se abren lo mismo que los poros, la circulación sanguínea recorre todo el aparato circulatorio arrastrando de esta manera las toxinas.

Antes de entrar a la sauna hay que efectuar un enérgico lavado de todo el cuerpo. Así los poros se abren mejor.

Las personas con varices también pueden obtener un gran beneficio de la sauna si después del baño se aplican aspersiones suaves de agua fría sobre las piernas, a fin de estimular la retractibilidad de las venas, tomando a continuación un reposo de 10 minutos, con las piernas en alto.

Una sesión de sauna a la semana es suficiente. Como máximo se pueden tolerar dos, pero en ningún caso se tolerarán más de dos.

Hay que evitar tomar una sauna dos horas después de haber comido, sobre todo si esta ha sido abundante. Tampoco se debe ir a la sauna con el estómago lleno. Después de la comida, la sangre se acumula en los órganos digestivos y el calor de la sauna puede provocar una reacción de malestar e incluso vómitos.

Si se tiene necesidad de evacuar los intestinos o la vejiga, es mejor hacerlo antes de entrar en la sauna.

La gran función de la sauna es: relajar y desintoxicar el cuerpo.

Hay que evitar tomar la sauna en momentos de gran fatiga física o nerviosa.

La regla de oro de la sauna es: no permanecer en la cámara caliente más que el tiempo en que uno se encuentre perfectamente bien en ella.

Efectos de la sauna

El proceso de transpiración arrastra los desechos del cuerpo y los libra de ellos. La piel es la primera en beneficiarse y, bajo los efectos de la sauna, se tensa y recupera su ligereza y suavidad. Los pulmones, el intestino y los riñones, participan en la operación de limpieza del organismo, que sale de la sauna revigorizado, endurecido, ofreciendo menos vulnerabilidad a las infecciones.

El Dr. C.J. Cappadoro, en su tesis doctoral presentada en París, en 1966, afirmaba que la sauna aumenta los mecanismos de defensa del organismo. La persona que practica regularmente las sesiones de sauna resiste mejor el frío, el calor, la fatiga, el estrés, el sueño es más tranquilo, etc.

La sensibilidad a los resfriados, los trastornos debidos a los cambios de tiempo, los reumatismos, la obesidad y las disfunciones circulatorias responden muy bien a la sauna.

Generalidades y metodología

La sauna después del deporte	La sauna antes del deporte
Mejora la eliminación de residuos metabólicos	Disminuye el rendimiento deportivo
Mejora el metabolismo	Reduce el volumen sanguíneo
Disminuye el tono muscular	Se pierde agua de los tejidos
Mejora la flexibilidad articular	Se pierden sales minerales
	Aumenta la temperatura corporal
	Si se toma sauna, no competir hasta 24 horas después

Modo correcto de tomar una sauna

- 80°-90°:

  — 80°: 10-15% de humedad
  — 90°: 5-10% de humedad

- No tomar sauna 24 horas antes ni 24 horas después de la competi-
ción
- Preferiblemente, una vez a la semana
- Antes de la sauna, ducha caliente-secado:

  — 8 a 12 minutos como máximo
  — Enfriamiento corto, preferiblemente ducha
  — Descanso de 2 a 5 minutos
  — Repetir 2-3 veces
  — Si se rompe a sudar en la 2ª entrada, no repetir una tercera vez
  — Descanso

Contraindicaciones

- Seguido a la práctica deportiva
- Fiebre, infecciones
- Enfermedades cardiovasculares
- Epilepsia

- Glaucoma
- Tumores
- Los que sufren deficiencias graves de corazón o del sistema circulatorio
- Los que padecen de hipertensión (consultar al médico)
- Arterioesclerosis avanzada
- Tuberculosis
- Afecciones pulmonares graves
- Trastornos nerviosos graves
- Trastornos nefríticos o hepáticos
- En ningún caso en enfermedades en estado agudo

Ante la duda lo mejor es consultar con el médico.

Errores que se cometen al tomar una sauna

- Tomarla con hambre
- Tomarla sin haber realizado la digestión
- No beber agua después de tomar una sauna
- Realizar más de dos sesiones semanales
- Realizar ejercicio inmediatamente antes o después
- Tomar la sauna envuelta en plásticos
- Realizar ejercicio dentro de la sauna y permanecer dentro durante largos periodos

Observaciones prácticas

Las personas que sufran de hipotensión deberán permanecer durante menos tiempo dentro de la sauna, realizando durante mayor periodo el contraste frío.

Las personas con hipertensión también deberán permanecer menos tiempo dentro de la sauna, pero al contrario, no deberán realizar grandes periodos de contraste frío.

6. HIGIENE POSTURAL

La falta de higiene postural en el hogar, deporte, actividades de ocio y trabajo son, si no la causa principal, uno de los agravantes principales en los trastornos musculoesqueléticos del raquis.

Como bien dice el refrán *una imagen vale más que mil palabras.*

Organizar nuestras actividades de forma que:

No estemos sentados, de pie, acostados, fregando, etc. durante largos períodos de tiempo, procurando alternar las tareas que requieran posiciones estáticas de pie, sentado o en movimiento; repartir la tarea en varios días (por ej. planchar, barrer).

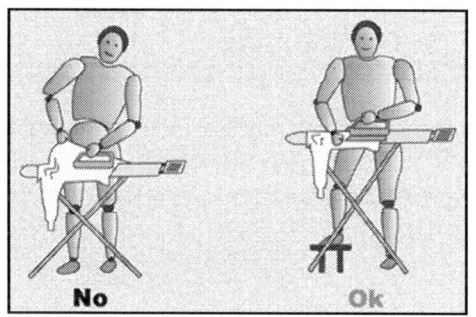

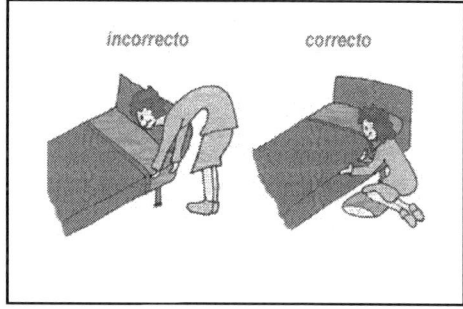

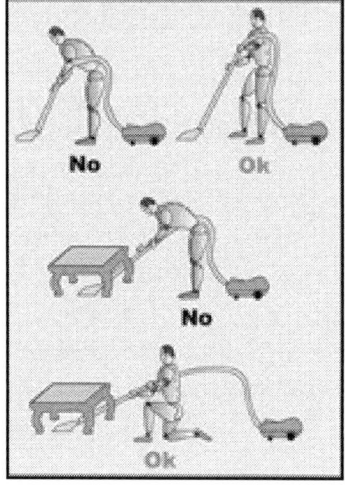

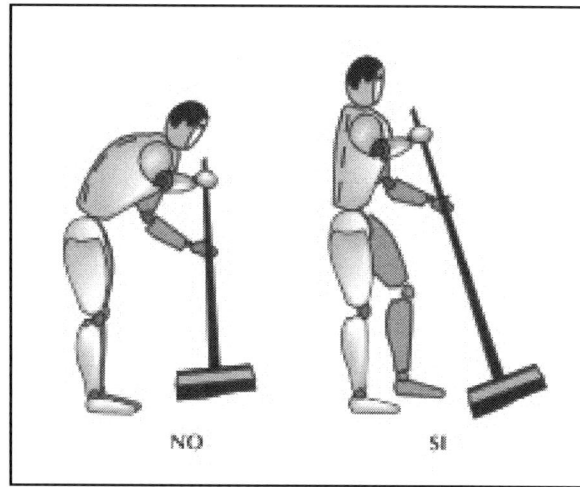

Intercalar períodos de pequeños descansos entre tareas, nos servirán para estirarnos, relajarnos, etc.

Modificar de nuestro entorno, si es necesario, el mobiliario, especialmente mesas y sillas, recordando que lo blando es perjudicial (sofá, sillón, cama), adecuar la altura de los objetos, la iluminación, etc.

De pie o al caminar:

Al estar de pie, poner siempre un pie más adelantado que el otro y cambiar a menudo de posición, no estar de pie parado si se puede estar andando. Caminar con buena postura, con la cabeza y el tórax erguidos. Usar zapatos cómodos de tacón bajo (2-5 cm,). Para recoger algún objeto del suelo flexionar las rodillas y mantener las curvaturas de la espalda.

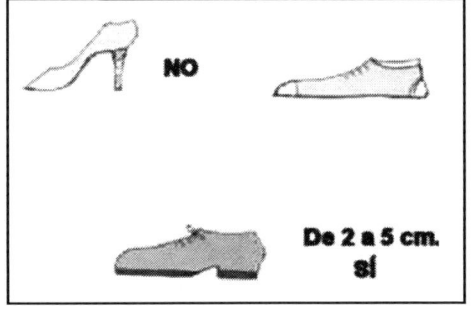

Para realizar actividades con los brazos, hacerlo a una altura adecuada, evitando tanto los estiramientos si elevamos demasiado los brazos, como encorvamientos silo hacemos con los brazos demasiado bajos.

Evitar las posturas demasiado erguidas (militar) o relajadas de la columna.

Sentado:

Mantener la espalda erguida y alineada, repartiendo el peso entre las dos tuberosidades isquiáticas, con los talones y las puntas de los pies apoyados en el suelo, las rodillas en ángulo recto con las caderas, pudiendo cruzar los pies alternativamente. Si los pies no llegan al suelo, colocar un taburete para posarlos. Apoyar la espalda firmemente contra el respaldo de la silla, si es necesario utilizar un cojín o una toalla enrollada para la parte inferior de la espalda.

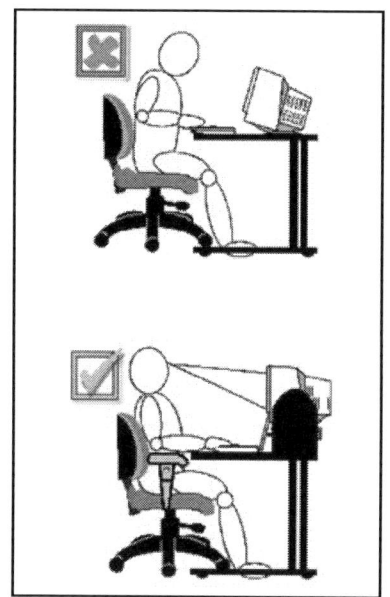

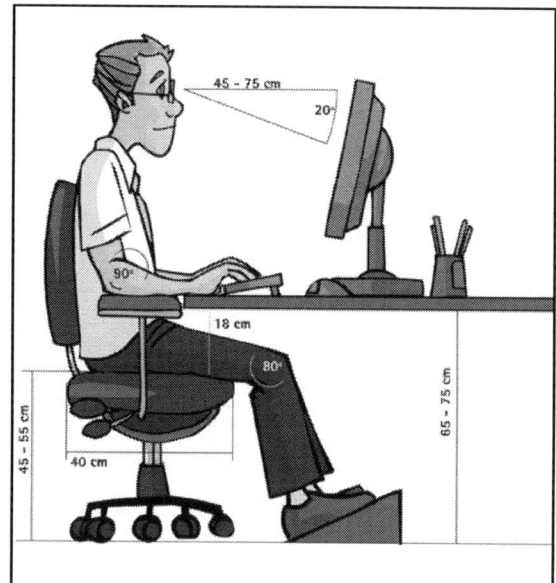

Sentarse lo más atrás posible, apoyando la columna firmemente contra el respaldo, que ha de sujetar fundamentalmente la zona dorso-lumbar.

Si vamos a estar sentados con una mesa de trabajo delante, hemos de procurar

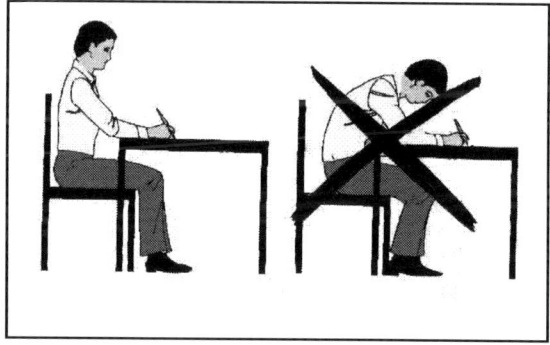

que ésta esté próxima a la silla, de esta forma evitaremos tener que inclinarnos hacia delante. También es importante que el tamaño sea adecuado a la estatura, evitando especialmente las mesas bajas que obligan a permanecer encorvado. En general se considera un tamaño adecuado si el tablero de la mesa nos llega, una vez sentados, a la altura del esternón.

Evitar los asientos blandos, los que no tengan respaldo y aquéllos que nos quedan demasiado grandes o pequeños. Igualmente, se evitará sentarse en el borde del asiento, ya que deja la espalda sin apoyo, o sentarse inclinando y desplazando el peso del cuerpo hacia un lado. Si estamos sentados para trabajar o estudiar con una mesa delante, se debe evitar que ésta sea demasiado baja o alta, y que esté retirada del asiento.

Conducir:

Adelantar el asiento del automóvil hasta alcanzar los pedales (freno, acelerador y embrague) con la espalda completamente apoyada en el respaldo, las rodillas en línea con las caderas (ángulo de 90°). Sentarse derecho, agarrar el volante con las dos manos, quedando los brazos semiflexionados.

Se debe evitar conducir con los brazos demasiado alejados del volante, con brazos y piernas extendidos y sin apoyo dorso-lumbar.

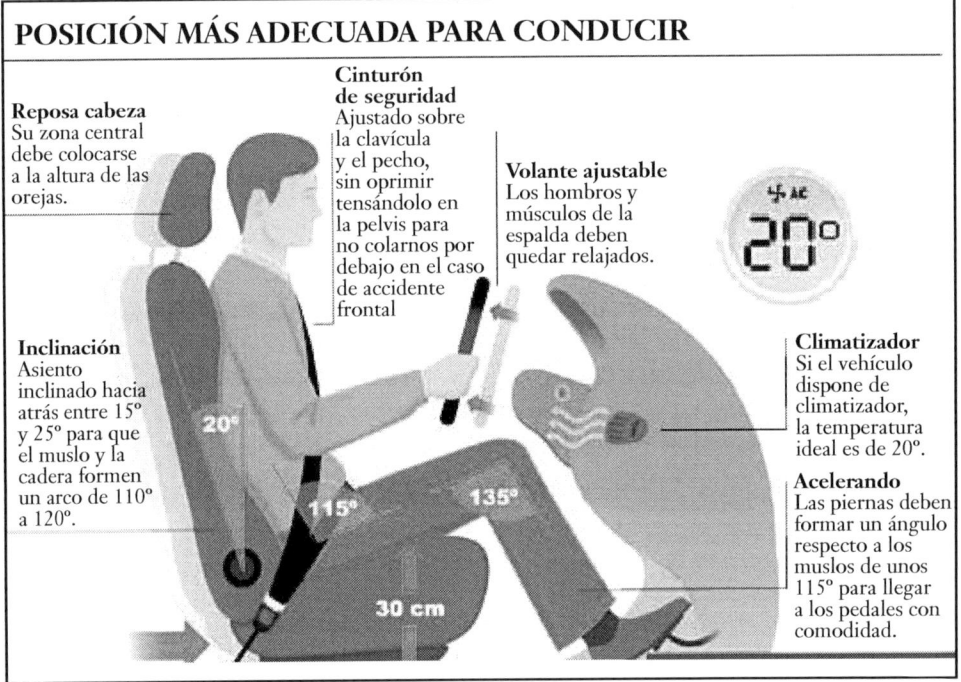

POSICIÓN MÁS ADECUADA PARA CONDUCIR

Reposa cabeza
Su zona central debe colocarse a la altura de las orejas.

Cinturón de seguridad
Ajustado sobre la clavícula y el pecho, sin oprimir tensándolo en la pelvis para no colarnos por debajo en el caso de accidente frontal

Volante ajustable
Los hombros y músculos de la espalda deben quedar relajados.

Inclinación
Asiento inclinado hacia atrás entre 15° y 25° para que el muslo y la cadera formen un arco de 110° a 120°.

Climatizador
Si el vehículo dispone de climatizador, la temperatura ideal es de 20°.

Acelerando
Las piernas deben formar un ángulo respecto a los muslos de unos 115° para llegar a los pedales con comodidad.

20°
115°
135°
30 cm

Inclinarse:

Para recoger algo del suelo, se recomienda no curvar la columna hacia delante, sino más bien agacharse flexionando las rodillas, y manteniendo la espalda recta. Podemos ayudarnos con las manos si hay algún mueble o pared cerca.

Levantar y transportar pesos:

Doblar las rodillas, no la espalda, y tener un apoyo de pies firme. Levantarse con las piernas y sostener los objetos junto al cuerpo.

Levantar los objetos sólo hasta la altura del pecho, no hacerlo por encima de los hombros. Si hay que colocarlos en alto, subirse a un taburete. Cuando la carga es muy pesada buscar ayuda. No hacer cambios de peso repentinos.

Para transportar pesos, lo ideal es llevarlos pegados al cuerpo, y si los transportamos con las manos, repartirlos por igual entre ambos brazos, procurando llevar éstos semiflexionados.

Se evitará flexionar la columna con las piernas extendidas, llevar

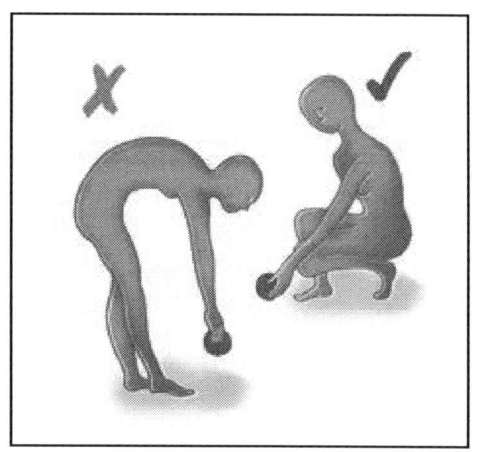

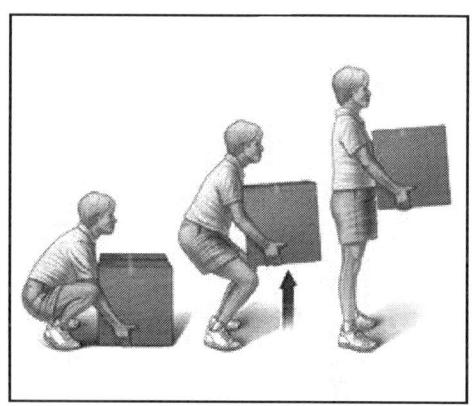

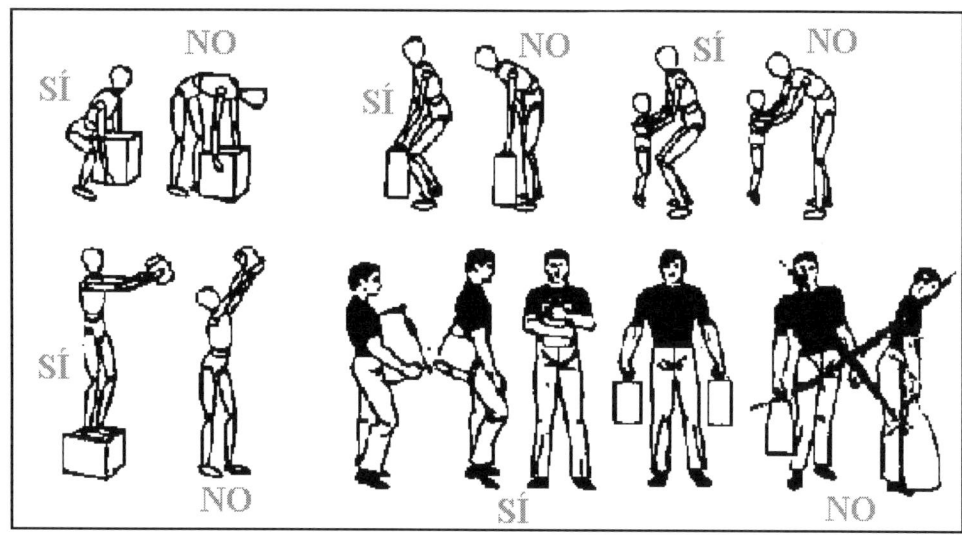

los objetos muy retirados del cuerpo, echar todo el peso en un mismo lado del cuerpo y girar la columna cuando sostenemos un peso.

Empujar y tirar de objetos puede ser fácil si sabemos emplear la fuerza creada por la transferencia de todo el peso del cuerpo de uno a otro pie. La forma correcta de empujar es con un pie delante del otro y es la transferencia del peso del cuerpo del pie posterior al anterior la que empuja el objeto. Se realiza con los brazos flexionados, la barbilla retraída, los abdominales contraídos y expulsando aire durante el proceso. Para tirar de un objeto se procede de la forma siguiente: una vez cogido éste, hay que dejarse caer como si fuéramos a sentarnos en una silla, y es esto lo que nos permite utilizar todo el peso del cuerpo para tirar del objeto. Es más recomendable empujar los objetos que tirar.

Acostado:

Las posturas ideales para estar acostado o dormir, son aquellas que permiten apoyar toda la columna en la postura que adopta ésta al estar de pie. Buena postura es la "posición fetal", de lado, con el costado apoyado, con las caderas y rodillas flexionadas y con el cuello y ca-

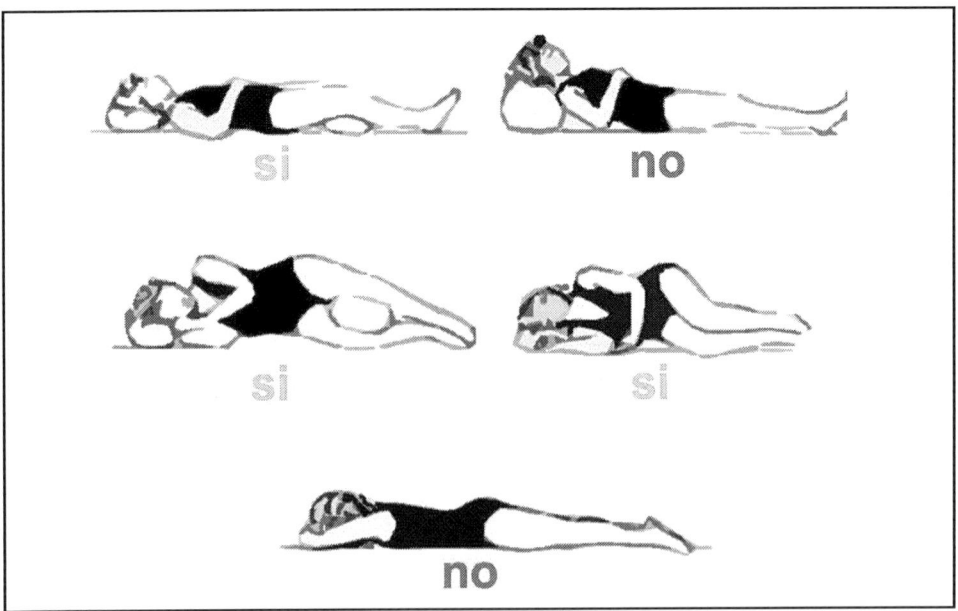

beza alineados con el resto de la columna. Buena postura también es en "decúbito supino" (boca arriba), con las rodillas flexionadas y una almohada debajo de éstas. Dormir en "decúbito prono" (boca abajo) no es recomendable, ya que se suele modificar la curvatura de la columna lumbar y obliga a mantener el cuello girado para poder respirar

El colchón y somier han de ser firmes y rectos, ni demasiado duros, ni demasiado blandos, que permitan adaptarse a las curvas de la columna, la almohada baja, la ropa de la cama debe ser manejable y de poco peso (ej. sábana y edredón). Las camas grandes, en general, son más recomendables, en especial si se duerme acompañado, ya que permiten mantener posturas relajadas y cambiar de postura con mayor frecuencia y facilidad.

Se debe evitar dormir siempre en la misma posición, en camas pequeñas, con el somier o el colchón excesivamente duros o blandos, con almohada alta, o en la posición de decúbito prono (boca abajo).

Vestirse:

Se procurará estar sentado para ponerse los calcetines y zapatos, elevando la pierna a la altura de la cadera o cruzándola sobre la contraria, pero manteniendo la espalda recta. Para atarnos los cordones de los zapatos, o nos agachamos con las rodillas flexionadas o elevamos el pie y lo apoyamos en un taburete o silla.

Levantarse de la cama:

Lo ideal es flexionar primero las rodillas, girar para apoyarnos en un costado, e incorporarnos de lado hasta sentarnos, ayudándonos del apoyo en los brazos. Una vez sentados al borde de la cama, nos ponemos de pie apoyándonos en las manos.

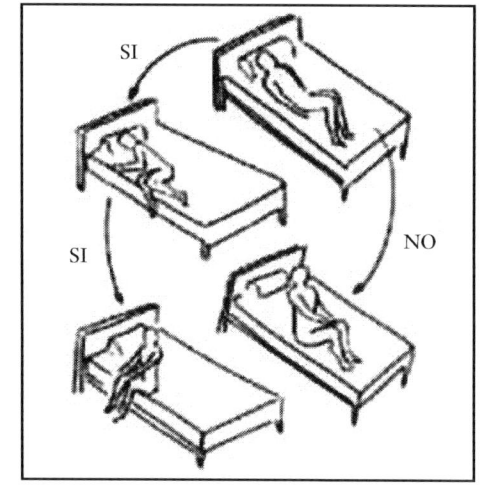

Asearse:

Hay que tener en cuenta la altura del lavabo, porque la excesiva flexión del tronco para asearnos, no provoque dolores lumbares. La postura correcta será agacharnos con la espalda recta y las piernas flexionadas.

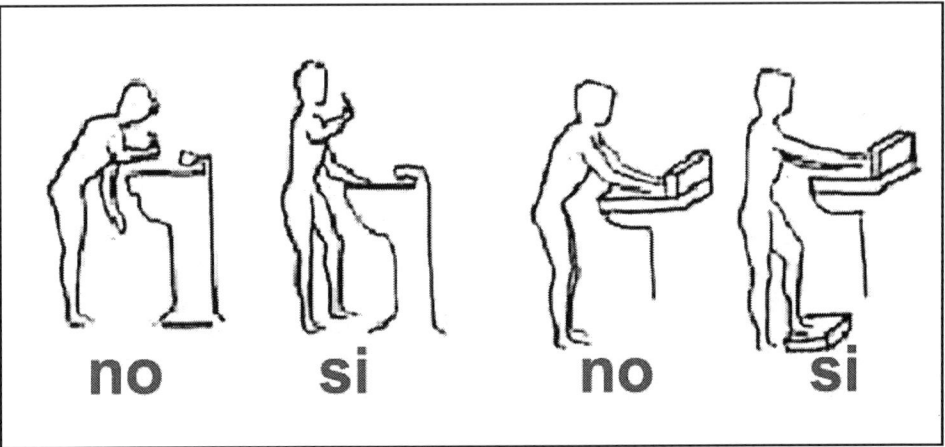

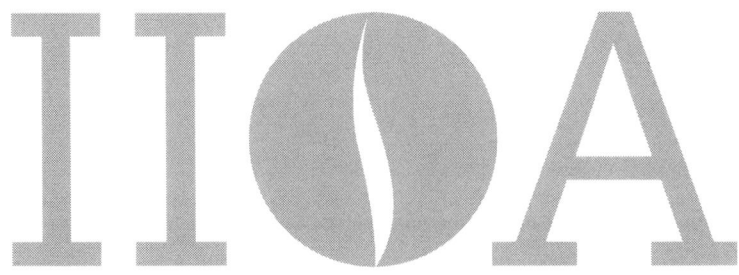

INSTITUTO INTERNACIONAL DE OSTEOPATÍA AVANZADA

FORMACIONES PROFESIONALES DE OSTEOPATÍA

Director: Francisco Fajardo, D.O. MROE

Sedes en
IIOA Donostia
Paseo Duque de Mandas, nº 30 – bajo.
20012 Donostia (Guipúzkoa)
Tel.: 943 420 458

IIOA Barcelona
Calle del Rosellón, 518 - local.
08026 Barcelona
Tel.: 640 368 492

www.institutoioa.com

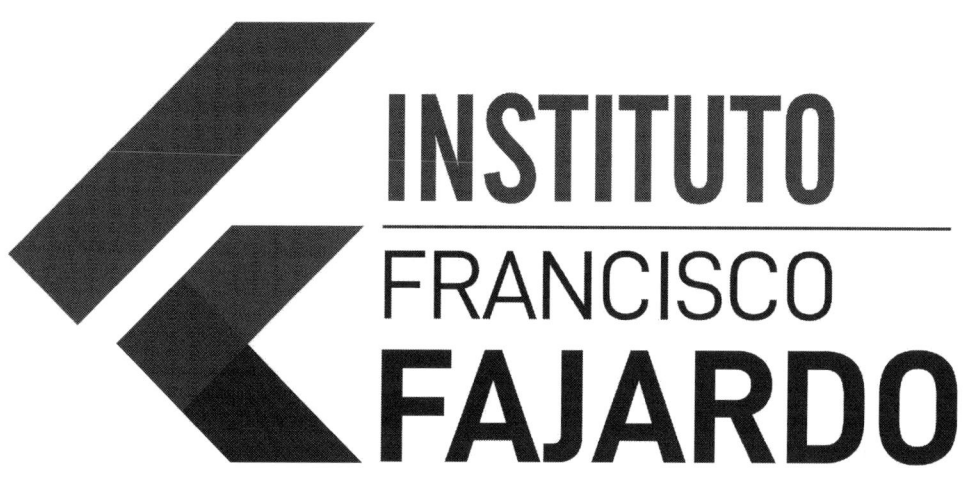

FORMACIONES AVANZADAS DE OSTEOPATÍA

POSGRADO Y MÁSTER

Formaciones en cualquier país del mundo

Director: Francisco Fajardo, D.O. MROE

Tel.: 943 420 458

instituto@franciscofajardo.es
www.franciscofajardo.es